住院医师规范化培训精品案例教材

总主审：王成增　　总主编：姜　勇

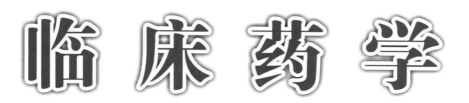

临 床 药 学

本册主编　赵　杰

郑州大学出版社

图书在版编目（CIP）数据

临床药学／赵杰主编. -- 郑州：郑州大学出版社，2024.1
住院医师规范化培训精品案例教材／姜勇总主编
ISBN 978-7-5645-9979-9

Ⅰ．①临⋯　Ⅱ．①赵⋯　Ⅲ．①临床药学－职业培训－教材
Ⅳ．①R97

中国国家版本馆 CIP 数据核字（2023）第 200666 号

临床药学

LINCHUANG YAOXUE

项目负责人	孙保营　李海涛	封面设计	苏永生
策划编辑	陈文静	版式设计	苏永生
责任编辑	陈文静	责任监制	李瑞卿
责任校对	陈思　胡文斌		

出版发行	郑州大学出版社	地址	郑州市大学路 40 号（450052）
出版人	孙保营	网址	http://www.zzup.cn
经销	全国新华书店	发行电话	0371-66966070
印刷	河南瑞之光印刷股份有限公司		
开本	850 mm×1 168 mm　1／16		
印张	16.5	字数	479 千字
版次	2024 年 1 月第 1 版	印次	2024 年 1 月第 1 次印刷

书号	ISBN 978-7-5645-9979-9	定价	92.00 元

编委会名单

总主审　王成增

总主编　姜　勇

编　委　(以姓氏笔画为序)

丁德刚	王　叩	王　悦	王　薇	王义生	王成增
王伊龙	王秀玲	王怀立	王坤正	车　璐	艾艳秋
卢秀波	田　华	兰　超	邢丽华	邢国兰	朱　涛
朱长举	刘　丹	刘　红	刘升云	刘刚琼	刘会范
刘冰熔	刘舒娅	刘献志	闫东明	许予明	许建中
李　莉	李向楠	李淑英	余祖江	宋东奎	宋永平
宋学勤	张　大	张　磊	张英剑	张国俊	张金盈
张建江	陈志敏	范应中	岳松伟	郎　艳	房佰俊
赵　松	赵　杰	赵占正	赵先兰	姜　勇	姜中兴
贺玉杰	秦贵军	贾　勐	贾延劼	徐　敬	高剑波
高艳霞	郭瑞霞	黄　艳	曹　钰	符　洋	董建增
程敬亮	曾庆磊	窦启峰	魏新亭		

秘　书　王秀玲

作者名单

主　编　赵　杰

副主编　周玉冰　梁淑红　李朵璐
　　　　时程程　闫峻峰

编　委　(以姓氏笔画为序)
　　　　于已芳(郑州大学第一附属医院)
　　　　王　华(郑州大学第一附属医院)
　　　　边　原(四川省人民医院)
　　　　刘　楠(郑州大学第一附属医院)
　　　　齐光照(郑州大学第一附属医院)
　　　　汤　姝(郑州大学第一附属医院)
　　　　安　琪(郑州大学第一附属医院)
　　　　孙　雅(郑州大学第一附属医院)
　　　　李　纳(郑州大学第一附属医院)
　　　　李　莹(郑州大学第一附属医院)
　　　　李　峰(郑州大学第一附属医院)
　　　　杨　杰(郑州大学第一附属医院)
　　　　汪新茹(郑州大学第一附属医院)
　　　　张文达(郑州大学第一附属医院)
　　　　张爱玲(郑州大学第一附属医院)
　　　　张晶敏(郑州大学第一附属医院)
　　　　苗文静(郑州大学第一附属医院)
　　　　孟海阳(郑州大学第一附属医院)
　　　　赵咏梅(郑州大学第一附属医院)
　　　　秦崇臻(郑州大学第一附属医院)
　　　　柴玉娜(郑州大学第一附属医院)
　　　　韩　超(郑州大学第一附属医院)

前　言

当前,我国临床药师的培养主要依靠继续教育培训,由于尚无明确的政策法规对临床药师的职责、权利进行系统清晰的界定,各个地区的临床药师培养模式和培养效果差异较大。因此,建立一套适用于各个单位或培训基地的通用教材,将有力促进临床药师培训朝着更加规范化和标准化的方向发展。

编者查阅了大量国内外最新的疾病诊治指南和药学服务相关资料,参考临床医学领域较为经典、成功的案例教学模式,为制订临床药师规范化培训教材提供了重要参考依据。本教材的特点是结合各专业相关最新指南介绍了常见疾病的概念和药物治疗原则,围绕每种疾病列出一个典型案例,涵盖患者的病史、问诊、检查、用药全过程信息,系统性地将治疗药物选择、用法用量调整、疗程合理性分析、药学监护和用药教育等进行呈现,以清晰的逻辑凸显在真实医疗场景中临床药师应有的个体化诊疗思维与药学服务实践技能。案例均来源于真实病历,内容丰富,不仅为临床药师如何参与临床工作指明方向,也为临床药学相关诊疗文书的标准化书写记录提供了参考模板。本教材特色鲜明,科学性与实用性强,可供临床药学及相关领域医疗技术专业人员学习和参考。

本教材由具有丰富临床药师带教经验的临床药学专家撰写,编写过程中虽然我们做了诸多努力,但由于临床药学本身是一门新兴学科,发展变化较快,加之编写人员能力有限,虽然书稿几经修改,难免存在不足与疏漏之处,恳请读者批评指正!

编者

2024 年 1 月

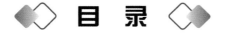

目　录

第四章　感染性疾病

第五章　恶性肿瘤

第一章　呼吸系统疾病

呼吸系统疾病是一种危害人民健康的常见病、多发病，已经成为影响公共健康的重大问题。2020 年《柳叶刀》子刊发布了 2017 全球疾病负担研究成果，慢性呼吸系统疾病所致的死亡占全因死亡总数的 7.0%，仅次于心血管疾病(31.8%)和肿瘤(17.1%)。由于大气污染加重、吸烟等不良生活习惯滋长、人群结构的老龄化等多种因素影响，呼吸系统疾病的流行病学和疾病谱分布正在发生改变。慢性阻塞性肺疾病(chronic obstructive pulmonary disease, COPD, 简称慢阻肺)患病率居高不下(40 岁以上人群中超过 8%)，支气管哮喘患病率出现明显增高趋势，肺癌发病的年递增率居各种恶性肿瘤之首。肺结核在我国目前仍属于高发传染病。更应注意的是，尽管新的抗菌药物不断问世，但由于病原体的变化和免疫功能受损的宿主不断增加，肺部感染的发病率和死亡率仍有增无减。流行性感冒在我国每年的发病率为 10% ~ 30%，其侵入体内的主要靶器官也是肺。呼吸系统疾病不仅发病率高，而且许多疾病起病隐匿，致使肺功能逐渐损害，致残率较高，给社会和国民经济带来沉重负担。

第一节　慢性阻塞性肺疾病

一、疾病概述

(一)定义

慢性阻塞性肺疾病(COPD)是一种常见的以不完全可逆的气流受限为特征的呼吸道疾病，表现为呼吸困难，慢性咳嗽、咳痰，是可以预防和控制的。气流受限呈进行性发展，与气道和肺对有毒颗粒或气体的慢性炎性反应增强有关。吸烟为 COPD 最主要的危险因素。烟草、烟雾等有害物质的吸入激活肺内免疫细胞和实质细胞，进而促使全身炎症细胞在肺内积聚。随着 COPD 的进展，同时会引发其他系统的疾病，包括恶病质、心脏病、骨骼肌异常、骨质疏松症、贫血等。

(二)药物治疗原则

慢阻肺急性加重期和稳定期的治疗目的并不相同。稳定期药物治疗的基本目标是预防或控制症状、减少发作频率及减轻恶化程度，提高运动耐量，改善健康状态。目前用于治疗 COPD 的药物不能改变其自然发展过程，因此，对每个患者来讲，药物应个体化，重点在控制症状，改善生活质量。一般来讲，COPD 是一种进展性疾病，一般指南适用于多数需要应用药物治疗的 COPD 患者。用药量将随疾病的进展而增加。除非药物的副作用阻止进一步的使用，否则患者最终需要持续的日常维持治疗。药物反应存在个体差异,需连续监测一段时间,以确定其效益-风险比是可接受的。当药物治疗开始或变更时,通常需要短则几周长则几个月的观察期以确定其全部益处。急性加重期的治疗目标为最小化本次急性加重的影响,预防再次急性加重的发生。根据疾病的严重程度,患者可以院外治疗或院内治疗,多数患者可以使用支气管扩张剂、激素和抗菌药物在院外治疗。

二、典型病例

(一)病例介绍

【患者基本情况】　患者女,73 岁,身高 152 cm,体重 60 kg。

【主诉】　咳嗽、咳痰、喘息 2 年,加重 1 月余。

【现病史】　患者 2 年前活动后出现咳嗽、咳痰、喘息,发作时呈呼气性呼吸困难,可平卧。讲话方式:讲话不受影响,可耐受平地行走。伴随症状:伴咳嗽、咳痰,休息后缓解,至当地诊所给予抗感染治疗后,症状未缓解,遂至某市中医院进行住院治疗,心内科以"冠心病待查"收治入院,入院后完善相关检查,给予降脂、改善循环、营养心肌药物治疗,1 个多月前受凉后喘息症状加重。现为进一步诊治门诊以"①胸闷查因;②肺部阴影"收入院。自发病以来,精神可,睡眠可,大小便无明显异常,体重无明显异常。

【既往史】　高血压病史 20 年,现口服"替米沙坦"每天 1 次,每次 1 片,血压控制尚可,冠心病病史 2 年。

【用药史及药物不良反应史】　不详。

【体格检查】　双下肢凹陷性水肿,呼吸运动正常,肋间隙正常,语颤正常,无胸膜摩擦感,无皮下捻发感,叩诊清音,双肺呼吸音清、弥散湿啰音,无胸膜摩擦音,语音共振正常。

【辅助检查】　CT:①双肺少许炎症;②左肺下叶胸膜下小结节,炎症可能性大,请结合临床;③双侧胸膜局部稍增厚;④主肺动脉干稍增宽,提示肺动脉高压;⑤心影稍大,主动脉壁钙化。肺功能检查报告:①轻度阻塞性通气功能障碍,肺弥散功能轻度降低;②万托林气雾剂支气管舒张试验阴性,FEV_1 改善不明显。

【入院诊断】　①胸闷查因;②肺部阴影。

(二)药物治疗经过

患者入院第 2 天予以左氧氟沙星注射液 0.5 g qd 抗感染,多索茶碱注射液 0.3 g qd 和盐酸左沙丁胺醇雾化吸入溶液 0.31 mg bid 平喘,吸入用布地奈德混悬液 1 mg bid 抗感染治疗。3 d 后胸闷气短未明显改善,将盐酸左沙丁胺醇雾化吸入溶液调整为吸入用复方异丙托溴铵溶液 2.5 mL bid,吸入用布地奈德混悬液剂量调整为 2 mg bid,加用氨溴索注射液化痰。入院第 5 天动态心电图:①基础心律为窦性心律+异位心律;全程平均心率及最慢心率均高于正常范围;②阵发性心房扑动;③频发房性期前收缩;④短阵房性心动过速;⑤偶发室性期前收缩,偶呈 R-on-T;⑥心率变异性大致在正常范围。心内科会诊后给予地高辛片 0.125 mg 隔天一次;抗凝、控制心室率,给予利伐沙班片 10 mg qd,沙库巴曲缬沙坦钠片 50 mg bid。第 8 天患者病情平稳,办理出院。出院带药:氟替美维吸入粉雾剂、地高辛片、多索茶碱片、利伐沙班片、沙库巴曲缬沙坦钠片。

(三)药物治疗方案分析

慢阻肺急性加重的诱因复杂多样,50%~70% 是由感染引起,结合该患者影像学检查结果,以及临床症状,考虑患者肺部感染,有抗感染用药指征。该患者 73 岁、病程 2 年余,有感染铜绿假单胞菌(PA)的危险因素,根据《慢性阻塞性肺疾病诊治指南》首选具有抗 PA 活性的 β-内酰胺类或喹诺酮类抗菌药物。患者入院后体温稳定,痰量无明显增加,感染不重,左氧氟沙星系喹诺酮类广谱抗菌药,对革兰氏阳性菌、革兰氏阴性菌、支原体、衣原体均有效,且能抗铜绿假单胞菌。轻、中度慢性阻塞性肺疾病急性加重期患者抗菌药物疗程为 5 ~ 7 d,疗程延长并未发现临床获益。重度慢性阻塞性肺疾病急性加重期、合并支气管扩张、机械通气患者铜绿假单胞菌和耐药菌感染风险明显增高,抗菌药物疗程可适当延长。该患者入院治疗后体温稳定,咳嗽、咳痰减轻,抗感染药物使用7 d 合理。患者肺功能检查报告提示轻度阻塞性通气功能障碍,先后使用短效 β_2 受体激动剂(short-acting inhale bete2-agonist,SABA)和短效抗胆碱药(SAMA)后喘息症状有所好转,控制不佳的患者可进一步联合磷酸二酯酶抑制剂如多索茶碱,出院前转换为长效支气管扩张剂维持治疗。慢阻肺急性加重病情反复与痰液分泌增多有关,临床常见祛痰药包括氨溴索、溴己新、乙酰半胱氨酸等。

(四)药学监护

1.**有效性监护**　治疗期间观察患者喘息、痰液、感染指标改善情况,复查影像学检查判断疾病控制情况。

2.**安全性监护**　SABA 可以作用于心脏的 β_2 受体,引起心率加快、心律失常等副作用,且 β_2 受体激动剂与洋地黄类合用可增加洋地黄诱发心动过速的危险性,同时磷酸二酯酶抑制剂个体差异大,亦会引起心动过速、心律失常。用药期间需密切关注患者心功能,监测动态心电图,同时监测地高辛和多索茶碱的血药浓度。

3.**依从性监护**　为提高患者治疗依从性,感染指标好转后改为口服药物继续治疗。详细指导患者雾化吸入制剂的用法及注意事项。

(五)用药教育

患者出院后规律吸入氟替美维粉雾剂,应在每天同一时间使用,吸入后用清水漱口,不要吞咽,以减少口腔念珠菌病发生风险,常见不良反应包括鼻咽炎、头痛、上呼吸道感染等。多索茶碱片需饭前或饭后 3 h 服用,可能有心悸、上腹不适、食欲缺乏、呕吐、兴奋、失眠等不良反应,不可自行减量或停用。地高辛片可能引起恶心、呕吐、厌食、头痛、眩晕等不良反应,若有心律失常、持续性腹泻、视力模糊、黄视或绿视等症状要及时告知医生。

第二节　支气管哮喘

一、疾病概述

(一)定义

支气管哮喘(bronchial asthma,简称哮喘)是由多种细胞,以及细胞组分参与的慢性气道炎症性疾病,这种慢性炎症导致气道高反应性,通常出现广泛多变的可逆性呼气气流受限,临床表现主要为反复发作的喘息、气促,伴或不伴胸闷或咳嗽等症状,常在夜间和/或清晨发作、加剧,多数患者可自行缓解或经治疗后缓解。这些症状和气流限制的特点是随时间和强度而变化,这些变化通常是由运动、变应原或刺激物暴露、天气变化或病毒性感染等因素引起的。

(二)药物治疗原则

降低气道炎症是哮喘患者长期的控制目标。哮喘管理的核心原则是环境控制、吸入糖皮质激素,以及支气管扩张剂。哮喘的长期治疗:①首选缓解药物推荐为低剂量吸入性糖皮质激素(inhale corticosteroids,ICS)及福莫特罗,备选药物按需使用 SABA。②控制治疗以 ICS 为每日常规用药的基础上,按分级联合长效 β_2 受体激动剂(long-acting inhale bete2-agonist,LABA)或白三烯调节剂或缓释茶碱等。③第 5 级治疗方案中加入了生物靶向药物,如抗 IgE 单克隆抗体、抗 IL-5 受体单克隆抗体和抗 IL-4 受体单克隆抗体等,同时推荐大环内酯类药物(如阿奇霉素)作为备选药物。哮喘的急性加重期的主要治疗是频繁吸入 SABA 及短期使用 ICS。

二、典型病例

(一)病例介绍

【患者基本情况】 患者女,69 岁,身高 160 cm,体重 70 kg,BMI 27.34 kg/m^2。

【主诉】 反复咳嗽 4 年余,加重伴胸闷 8 d。

【现病史】 患者 4 年余前受凉后出现咳嗽、喘息、胸闷症状,晨起及睡前较重,与体位、冷空气及刺激性气味无关,可闻及哮鸣音,伴少量白黏痰、清涕,无发热、咯血,无反酸、烧心、腹痛、腹泻等症状,于当地医院诊断为支气管哮喘,给予抗感染治疗(具体用药不详)后好转。后反反复复,症状同前,给予对症治疗后好转。8 d 前受凉后再次出现咳嗽、胸闷、喘息,症状较前加重,可闻及哮鸣音,伴咳痰,晨起为黄色黏痰,日间多为白色泡沫状,量大。1 d 前就诊于急诊科,未吸氧时指尖氧饱和度为 89%。

【既往史】 高血压 20 年余,用药"依那普利"。

【用药史及药物不良反应史】 不详。

【体格检查】 T 36.7 ℃,P 87 次/min,R 15 次/min,BP 137/76 mmHg。呼吸运动增强,肋间隙增宽,语颤正常,无胸膜摩擦感,无皮下捻发感,语音共振正常,双肺可闻及哮鸣音。

【辅助检查】 血气全项(鼻导管吸氧 3 L/min):氧分压 63.30 mmHg,全血总二氧化碳 21.40 mmol/L;血常规:白细胞计数 $19×10^9$/L,单核细胞绝对值 $0.74×10^9$/L;特殊变应原多价变应原:柏树 0.35 IU/mL、黄花茅/鸭茅/黑麦草羊茅/梯牧草/小糠草/早熟禾 0.45 IU/mL,蒲公英 0.35 IU/mL,杨树/柳树 0.49 IU/mL;ECG:多导联 T 波低平、倒置,性质待定。

【入院诊断】 ①支气管哮喘(急性发作期);②高血压。

(二)药物治疗经过

患者入院后给予对症治疗,主要是缓解症状、解除气流受限和低氧血症。给予经鼻高流量吸氧,机械振动排痰;初始治疗方案为甲泼尼龙针 40 mg qd 抗炎,头孢曲松 2 g qd 抗感染,二羟丙茶碱 0.5 g q12h 平喘,氨溴索注射液 30 mg q12h 化痰,同时雾化吸入用布地奈德混悬液 2 mg+特布他林雾化液 5 mg q12h。患者基础病是高血压,长期服用马来酸依那普利片,临床药师会诊建议换为钙通道阻滞剂苯磺酸氨氯地平;第 5 天患者一般情况好转,停用甲泼尼龙针;第 8 天痰培养结果为白念珠菌,结合患者临床症状考虑为定植菌,临床药师建议不做全身抗真菌治疗,使用制霉菌素片 20 片研磨碎,加入 500 mL 生理盐水中,一日漱口 2~3 次;患者入院第 10 天,听诊双肺哮鸣音已消失,喘息、咳嗽、咳痰明显好转。出院诊断:①支气管哮喘(急性发作期);②高血压;③冠状动脉粥样硬化性心脏病。出院带药:布地奈德福莫特罗粉吸入剂(信必可都保 160 μg)每日 2 次,每次 1 吸;孟鲁司特钠片(顺尔宁 10 mg)每晚 1 次,每次 1 片;苯磺酸氨氯地平片(5 mg)每天 1 次,每次 1 片;沙丁胺醇吸入气雾剂按需使用。

(三)药物治疗方案分析

抗菌药物使用合理性分析:患者受凉后出现咳嗽、咳痰、胸闷,可闻及哮鸣音,晨起为黄色黏痰,日间多为白色泡沫状,量大,根据 2019 年《GINA 全球哮喘处理和预防策略》建议,哮喘急性发作不推荐常规使用抗感染药物,除非有强有力的肺部感染证据。该患者老年(≥65 岁)女性,有基础疾病高血压、冠心病,咳黄色黏痰,血常规等炎症指标升高,肺部影像学显示有感染,按照《中国成人社区获得性肺炎诊治指南》推荐选择头孢曲松抗感染治疗是合理的。全身糖皮质激素使用的合理性分析:可加速急性发作的缓解并预防复发,除成人和 6～11 岁儿童中最轻微的急性发作外,所有患者均应使用(A 级),如有可能,应在患者就诊后 1 h 内给予全身性糖皮质激素,成人 5 d 和 7 d 的疗程分别与 10 d 和 14 d 的疗程一样有效。降压药物选择的合理性:该患者基础病为高血压,长期服用马来酸依那普利片,临床药师会诊:依那普利属于血管紧张素转化酶抑制剂,其常见的不良反应包括刺激性干咳,不建议哮喘患者使用,推荐换为苯磺酸氨氯地平,该类药物可通过阻滞钙离子通道达到降压效果,又有松弛平滑肌,解除支气管平滑肌痉挛,降低肺动脉高压和改善肺通气功能等作用,是哮喘合并高血压患者的首选药物。

(四)药学监护

1. 有效性监护　哮喘急性发作期的疗效监护指标主要包括喘息、胸闷、咳嗽等症状,心率、呼吸等体征,肺部哮鸣音,肺功能及动脉血气等。

2. 安全性监护　茶碱类药物应用时建议进行血药浓度监测和个体化用药,防止茶碱蓄积中毒;茶碱静脉给药速度不宜过快,剂量不宜过大,以免引起严重的副作用,甚至心搏骤停,应密切注意。全身糖皮质激素的使用容易发生不良反应,如血糖升高、血压升高、消化道出血等,用药期间需密切监测患者血糖、血压、电解质等指标的变化。

3. 依从性监护　布地奈德福莫特罗粉吸入剂长期规律吸入,配合沙丁胺醇吸入气雾剂按需使用,建议任何时候都随身携带沙丁胺醇吸入剂,以便哮喘急性发作时使用。

(五)用药教育

哮喘是一种慢性气道疾病,以吸入用药为主,布地奈德福莫特罗粉吸入剂应每日 2 次,每次 1 吸,长期规律使用,和其他吸入制剂一样,该类药物偶可发生支气管痉挛现象,出现这种情况时,应立即停用本品,并告知医生,以重新评估治疗方案。为减少口腔念珠菌感染的风险,建议患者吸入药物后,用温水漱口,保持口腔卫生。沙丁胺醇吸入气雾剂按需使用,如若需要多吸一剂,应至少等待 1 min。孟鲁司特钠应晚上睡前服用 1 片,可与食物同服或另服,建议患者无论是在哮喘控制还是恶化阶段都坚持服用,最常见的不良反应包括腹痛、嗜睡、口渴、头痛、呕吐和精神运动过速,一般均可耐受。控制药物不能自行减量或停药,必须由医师制订给药方案。

第三节　变应性支气管肺曲菌病

一、疾病概述

(一)定义

变应性支气管肺曲菌病(allergic bronchopumonary aspergillosis,ABPA),是一种因易感宿主对寄殖于支气管内的烟曲霉过敏,产生的免疫介导的炎症性支气管和间质性肺疾病。ABPA 以烟曲霉所致常见。ABPA 发病机制可能涉及体液免疫和细胞免疫等,引发变态反应,同时激活 T 淋巴细胞,引起血中 IgE、IgG 特异性抗体浓度增高和局部嗜酸性粒细胞浸润,产生炎症反应,出现支气管痉挛。患者呈急性、亚急性或慢性起病,发作性哮喘为主要表现,伴有咳痰(可咳出黏液栓)、发热,偶有咯血。发作时肺部可闻及哮鸣音或局限性干、湿啰音,晚期可有发绀和杵状指(趾),部分患者无明显异常。

(二)药物治疗原则

ABPA 的治疗目标包括控制症状,预防急性加重,防止或减轻肺功能受损。治疗药物在抑制机体烟曲霉变态反应的同时,清除气道内烟曲霉定植,防止支气管及肺组织出现不可逆损伤。ABPA 患者应尽量避免接触烟曲霉等变应原,口服激素是治疗 ABPA 的基础治疗,不仅抑制过度免疫反应,同时可减轻烟曲霉引起的炎症损伤。绝大多数 ABPA 患者对口服激素治疗反应良好,总疗程通常在 6 个月以上。ICS 不作为 ABPA 的首选治疗方案,联合使用可减少口服激素的用量。抗真菌药物可通过减少真菌定植、减轻炎症反应而发挥治疗作用。对于激素依赖患者、激素治疗后复发患者建议使用。三唑类抗真菌药物是 ABPA 的首选,三唑类药物不耐受时可选用两性霉素 B。伊曲康唑在三唑类抗真菌药物中临床应用最多。伏立康唑用于伊曲康唑治疗无效患者,疗程均为 4~6 个月。

二、典型病例

(一)病例介绍

【患者基本情况】 患者女,66 岁,体重 42 kg,身高 152 cm。

【主诉】 胸闷,咳嗽、咳灰色黏痰 5 d。

【现病史】 患者 2 年余前无明显诱因出现咳嗽、咳痰、喘息、气促,活动后症状加重,休息后可缓解,无发热、胸痛、恶心、呕吐等症状,未给予进一步治疗。此后症状间断发作,就诊于当地医院(具体用药不详)。5 d 前患者胸闷加重,呼吸困难,咳嗽、灰色黏痰不易咳出,为进一步诊治来我院就诊。自发病以来,神志清,精神差,食欲缺乏,体重无明显减轻。

【既往史】 1 年余前发现胃腺癌行胃部分切除术,后慢性食管炎,半年前发现腹膜转移。

【用药史及药物不良反应史】 奥沙利铂+卡培他滨化疗 2 周期,后规律口服卡培他滨单药治疗,慢性食管炎长期口服艾司奥美拉唑。

【体格检查】 双肺呼吸音粗,双肺可闻及散在湿啰音。

【辅助检查】 血气全项:酸碱度 7.41,二氧化碳分压 37.10 mmHg,氧分压 56.80 mmHg,氧饱和度 90.30;血常规:白细胞计数 $10.50×10^9$/L,中性粒细胞百分数 34.2%,嗜酸性粒细胞百分数 43.9%,嗜酸性粒细胞绝对值 $4.61×10^9$/L;C 反应蛋白 24.57 mg/L;ABPA:链格孢 1.31 KUA/L,点青霉/分枝孢/烟曲霉/链格孢/长蠕孢 11.00 KUA/L,总 IgE 免疫球蛋白(变态反应)3 517.00 KU/L,烟曲霉 38.10 KUA/L;肺部 CT:双肺炎症,双上肺支气管管壁增厚,扩张,呈"腊肠样"改变,周围斑片样渗出。

【入院诊断】 ①肺部感染;②胃恶性肿瘤术后;③慢性食管炎;④I 型呼吸衰竭。

(二)药物治疗经过

患者入院第 1 天神志清,精神差,食欲缺乏,胸闷不能平卧,咳嗽、咳痰明显,痰量多,色发灰,给予甲泼尼龙琥珀酸钠 40 mg qd 抗炎,伏立康唑首日 0.4 g bid,后 0.2 g bid 抗烟曲霉感染,吸入用布地奈德混悬液 1 mg 及特布他林 2.5 mg bid,雾化吸入,氨溴索 30 mg bid,多索茶碱 0.3 g qd 化痰平喘治疗,艾司奥美拉唑 40 mg qd 抑酸护胃治疗。患者入院第 3 天咳嗽、咳痰症状好转,右上叶活检病理结果回示支气管黏膜及肺泡组织伴少量嗜酸性粒细胞为主的炎细胞浸润。伏立康唑血药浓度 7.94 μg/mL,临床药师会诊建议:调整伏立康唑给药剂量为 0.1 g bid,患者可经口进食改为雷贝拉唑胶囊 10 mg bid 口服。3 d 后复查伏立康唑血药浓度为 2.69 μg/mL。患者入院第 7 天,胸闷好转。咳嗽、咳痰明显减少,复查血常规及感染指标基本正常,血清总 IgE 水平明显下降。肺功能提示重度阻塞性为主的混合型通气功能障碍,肺总量降低,弥散功能重度降低,支气管舒张试验阴性。患者一般情况好转,办理出院。院外继续口服泼尼松片,每次 30 mg(6 片),每日 1 次,1 周后减为 3 片。伏立康唑片每次 100 mg,每日 2 次。雷贝拉唑胶囊每次 10 mg,每日 2 次。

(三)药物治疗方案分析

结合患者既往病史、肺部 CT 表现、外周血嗜酸性粒细胞明显增高,血清总 IgE 升高,烟曲霉 IgE 阳性,考虑患者为变应性支气管肺曲菌病。《变应性支气管肺曲菌病诊治专家共识》推荐急性发作期激素的使用有助于短时间内症状缓解、肺部阴影吸收,抗真菌药物可减轻症状、减少激素用量。患者起始给予甲泼尼龙抗炎,伏立康唑抗真菌治疗,3 d 后患者临床症状好转,但伏立康唑血药浓度超标,临床药师会诊,结合患者体重(42 kg)较轻,考虑给药剂量偏大,同时该患者因慢性食管炎以及此次入院食欲缺乏给予艾司奥美拉唑抑酸治疗,艾司奥美拉唑为 CYP2C19 强抑制剂,而伏立康唑主要经 CYP2C19 代谢,次要经 CYP3A4 以及 CYP2C9 代谢,两者联用会使伏立康唑血药浓度升高,建议更换为相互作用较小的雷贝拉唑,3 d 后复查血伏立康唑药浓度为 2.69 μg/mL,考虑到伏立康唑为非线性代谢,同时患者需长期口服伏立康唑,建议院外规律监测伏立康唑血药浓度。

(四)药学监护

1. 有效性监护　治疗期间需关注伏立康唑血药浓度是否达标,关注患者感染指标、血气分析、临床症状的改善情况。

2. 安全性监护　伏立康唑治疗期间应监测肝功能、肾功能、视觉改变。甲泼尼龙不良反应较多,老年患者警惕消化道出血、骨质疏松。

3. 依从性监护　为提高患者治疗依从性,急性期控制后改为口服药物继续治疗。

(五)用药教育

伏立康唑片应餐前或餐后 1 h 服用,院外规律监测血药浓度及时调整给药剂量,用药期间监测肝功能,以及视觉功能。泼尼松长期使用应注意监测血糖、电解质,警惕骨质疏松,以及消化道出血,停药时应遵医嘱缓慢减量。雷贝拉唑长期服用可能导致骨质疏松与骨折、缺铁性贫血、维生素 B₁₂ 缺乏等,应注意补充钙剂、铁剂、维生素,同时错峰服药。

第四节　支气管扩张

一、疾病概述

(一)定义

支气管扩张(bronchiectasis)是慢性气道损伤引起支气管管壁肌肉和弹力支撑组织破坏所导致的一支或多支支气管不可逆扩张,支气管-肺组织感染和支气管阻塞是引起支气管扩张的两个主要原因。支气管扩张以慢性化脓性支气管扩张多见,以慢性咳嗽、咳大量脓性痰和/或反复咯血为主要症状,可导致呼吸功能障碍及慢性肺源性心脏病。

支气管扩张不是一种独立的疾病,多种直接或间接影响支气管管壁防御功能的疾病均可导致支气管扩张。支气管扩张的主要病因如下:①既往下呼吸道感染,如百日咳、肺结核、肺炎等;②免疫功能缺陷,如低免疫球蛋白血症、慢性肉芽肿病、艾滋病等;③遗传因素,如 α₁-抗胰蛋白酶缺乏症、纤毛运动障碍、囊性纤维化等;④气道阻塞和反复误吸;⑤其他肺部疾病,如 ABPA;⑥慢阻肺和哮喘常与支气管扩张共存,相互影响。

(二)药物治疗原则

支气管扩张的治疗分为稳定期治疗,以及急性加重期治疗。

1. 稳定期治疗　①气道廓清治疗:对于痰量多或排痰困难的患者,推荐行体位引流、拍背等方法辅助排痰。②祛痰治疗:对于排痰困难支气管扩张患者,可尝试长期使用(≥3 个月)一种祛痰药物。对于伴有气流受限或气道高反应的支气管扩张患者,使用祛痰药物前建议吸入支气管舒张剂。③长期抗菌药物治疗:对于每年急性加重≥3 次的支气管扩张患者,推荐接受长期(≥3 个月)口服小剂量大环内酯类抗菌药物治疗。

2. 急性加重期治疗　支气管扩张患者出现急性加重合并症状恶化,即咳嗽、痰量增加或性质改变、脓痰增加和/或喘息、气急、咯血及发热等全身症状时,应考虑应用抗菌药物。急性加重一般是由定植菌群引起,最常分离出的细菌为流感嗜血杆菌和铜绿假单胞菌,还包括肺炎链球菌和金黄色葡萄球菌等。推荐经验性抗菌治疗前送检痰培养加药敏试验,中、重度患者的经验性用药建议选用具有抗铜绿假单胞菌活性的抗菌药物治疗,推荐疗程为 14 d,并及时根据病原体检测及药敏试验结果和治疗反应调整抗菌药物治疗方案。

二、典型病例

(一)病例介绍

【患者基本情况】　患者女,59 岁,体重 50 kg,身高 160 cm。

【主诉】　反复咳嗽、咳痰 30 年余,发热 2 d、咯血 1 d。

【现病史】　患者 30 年前受凉后出现咳嗽、咳大量黄色黏痰,每日 50～100 mL,活动后呼吸困难加重,伴心慌,无胸痛、咯血,无发热、畏寒、寒战,无头晕、恶心、呕吐等症状,冬季容易加重,多次住院治疗,诊断为支气管扩张(囊性扩张为主),经抗感染、化痰等对症治疗后可好转。2 d 前患者出现发热,体温最高 38.3 ℃,口服布洛芬可降至正常,1 d 前出现咯血,咯血为鲜红色,咯血量 10～20 mL,夜间发作 2 次,晨起后咯血症状转变为咳黄色黏痰伴血丝,门诊以"①支气管扩张;②咯血"收入院。自发病以来,一般情况欠佳,饮食差,睡眠欠佳,小便无明显异常,体重无减轻。

【既往史】　无糖尿病病史,无高血压、心脏病病史,无肝炎、结核、疟疾病史,无手术、外伤、输血史。

【用药史及药物不良反应史】　头孢过敏,表现为皮疹、口唇发绀。

【体格检查】　发育正常,营养不良,体形消瘦,神志清楚,慢性病容,表情忧虑,呼吸运动正常,双肺呼吸音粗,可闻及湿啰音。

【辅助检查】　血气全项:酸碱度 7.410,二氧化碳分压 48.20 mmHg,氧分压 61.9 mmHg;血常规:白细胞计数 10.62×10^9/L,中性粒细胞百分数 80.5%,淋巴细胞百分数 12.7%;C 反应蛋白 18.62 mg/L,红细胞沉降率 55.00 mm/h,降钙素原 0.108 ng/mL。

胸部 CT:双肺弥漫性支气管扩张(囊状扩张为主)并渗出,肺气肿、双肺支气管扩张并感染。纵隔及右肺门略肿大淋巴结。心包增厚。双侧胸膜增厚。

【入院诊断】　①支气管扩张;②咯血。

(二)药物治疗经过

患者入院第 1 天给予鼻导管吸氧 6 L/min,哌拉西林他唑巴坦 4.5 g q8h ivgtt 抗感染,酚磺乙胺 0.5 g bid 止血,多索茶碱 0.3 g qd 平喘,吸入用布地奈德混悬液 2 mg、盐酸左沙丁胺醇雾化吸入溶液 0.62 mg 与吸入用盐酸氨溴索溶液 30 mg q8h 三联雾化吸入治疗。入院第 3 天患者仍发热,体温 38.3 ℃,口服布洛芬后体温降至正常,咳嗽、咳黄色黏痰,不易咳出,未再咯血,鼻导管吸氧 6 L/min,指尖氧饱和度 95%。血常规:白细胞计数 11.59×10^9/L,中性粒细胞百分数 83.4%,淋巴细胞百分数 10.6%;C 反应蛋白 50.89 mg/L,降钙素原 0.403 ng/mL。痰培养结果:铜绿假单胞菌(+++)(中量)(黏液型),哌拉西林他唑巴坦敏感,阿米卡星敏感,临床药师会诊结合药敏试验结果建议加用阿米卡星 0.6 g qd ivgtt。入院第 5 天患者未再发热,咳嗽、咳痰较前好转。继续目前抗感染方案。入院第 8 天患者体温正常,指尖氧饱和度 96%,感染指标已恢复正常,复查胸部 CT:慢性支气管炎、肺气肿、双肺支气管扩张并感染,感染较前减轻。一般情况好转,办理出院。根据药敏试验结果院外继续口服左氧氟沙星片、乙酰半胱氨酸泡腾片。

(三)药物治疗方案分析

铜绿假单胞菌是成人支气管扩张患者感染最主要的病原菌之一,也是支气管扩张患者频繁急性加重、住院次数增加和生活质量下降的独立危险因素,经验性治疗药物选择应参考当地细菌耐药的流行病学资料、患者既往下呼吸道铜绿假单胞菌定植史、感染分离菌的药敏试验结果,以及抗菌药物使用情况等,通常使用有抗铜绿假单胞菌活性的酶抑制剂复合制剂(哌拉西林/他唑巴坦、头孢哌酮/舒巴坦)、头孢菌素类(头孢他啶、头孢吡肟)和碳青霉烯类(美罗培南、亚胺培南),并给予充分的剂量。喹诺酮类和氨基糖苷类可在 β-内酰胺类过敏或不能使用时选用或作为联合治疗用药。本案例中患者既往多次因支气管扩张急性加重入院,多次痰培养出铜绿假单胞菌,根据患者既往痰培养,以及药敏试验结果经验性选择覆盖铜绿假单胞菌的哌拉西林他唑巴坦,治疗 3 d 后患者仍发热,感染指标较前升高,结合微生物室培养结果铜绿假单胞菌为黏液型,需要联合用药,《中国铜绿假单胞菌下呼吸道感染诊治专家共识》(2022 年版)推荐 β-内酰胺类与氨基糖苷类或喹诺酮类联合后均可提高对铜绿假单胞菌的抗菌活性,临床药师建议加用阿米卡星。后患者一般情况好转出院,根据药敏试验结果院外继续口服左氧氟沙星片序贯治疗。

(四)药学监护

1. 有效性监护 治疗期间需关注患者感染指标、体温、血气、临床症状的改善情况,关注抗菌药物疗效,病原菌及药敏试验结果,及时由经验治疗转为目标治疗。

2. 安全性监护 哌拉西林他唑巴坦用药期间监测肝、肾功能及造血功能。阿米卡星用药期间监测肾功能和听力。使用多索茶碱过量易导致心律失常及阵发性痉挛,应监测血药浓度。

3. 依从性监护 为提高患者治疗依从性,感染指标好转后改为口服药物继续治疗。

(五)用药教育

哌拉西林他唑巴坦应定期检查肝、肾功能及造血功能,凝血时间,血小板聚集功能和凝血酶原时间。如果出现出血,应停用。长时间用药可能发生双重感染。阿米卡星不良反应为耳、肾毒性,避免与其他具有潜在耳、肾毒性的药物如多黏菌素、呋塞米联用。茶碱类药物个体差异较大,受多种 CYP450 酶影响,和大环内酯类、喹诺酮类抗菌药物合用,可降低茶碱的清除率,合用应减量,应注意监测血药浓度(5 ~ 20 μg/mL),茶碱中毒时可出现心动过速、心律失常。左氧氟沙星可能导致过敏反应,表现为皮疹、光敏反应,用药期间应注意防晒,宜多饮水保证尿量在 1 500 mL 以上,偶可发生精神异常、烦躁不安等中枢神经系统不良反应,及时就医。乙酰半胱氨酸泡腾片应用温水(<40 ℃)溶解后服用,不可直接吞服,偶尔发生恶心、呕吐、上腹部不适、腹泻、咳嗽等不良反应,一般减量或停药即缓解。

第五节 特发性肺纤维化

一、疾病概述

(一)定义

特发性肺纤维化(idiopathic pulmonary fibrosis,IPF)是一种局限于肺部的慢性进行性纤维化性间质性肺炎的一种特殊类型。其原因不明,好发于老年男性,组织学和/或影像学表现为普通型间质性肺炎(usual interstitial pneumonia,UIP)。IPF 具有渐进式的特征,表现为呼吸困难和肺功能的进行性恶化,预后不良。IPF 患者从诊断开始中位生存期仅 2～3 年。部分患者在短期内可出现急性呼吸功能恶化,称之为 IPF 急性加重(AE-IPF),是导致 IPF 患者死亡的重要原因。

(二)药物治疗原则

IPF 尚无肯定显著有效的治疗药物,根据近年来的随机对照临床试验的结果,结合我国临床实际情况,可以酌情使用下列药物:吡啡尼酮、尼达尼布、抗酸药物、乙酰半胱氨酸。到目前为止,AE-IPF 尚无最佳的治疗方案,目前激素仍然是 AE-IPF 患者主要的治疗药物。越来越多的证据表明,病毒或细菌感染可能与 AE-IPF 发病有关,因此,在处理 AE-IPF 患者时,选择不同种类的抗生素或抗病毒药物进行预防或治疗。建议抗生素使用原则开始时广覆盖,包括兼顾非典型病原体,如果培养或检测鉴定出某种特殊病原体,则应缩小抗生素的范围,针对性使用抗生素。针对抗肺纤维化治疗,如果患者在 AE-IPF 发病前已经使用抗纤维化治疗,则继续使用;对于 AE-IPF 发病前未使用者,建议根据患者的病情及治疗意愿,充分沟通后使用;或者在急性加重病情缓解、影像学吸收好转后开始使用抗纤维化治疗。其他对症支持治疗,包括缓解低氧血症、减轻呼吸急促和咳嗽等症状。

二、典型病例

(一)病例介绍

【患者基本情况】　患者男,73 岁,身高 173 cm,体重 78 kg。

【主诉】　确诊肺间质纤维化 9 年,低热 1 周。

【现病史】　患者 9 年前体检行胸部 CT 发现双肺间质纤维化,伴轻度杵状指,无咳嗽、活动后气喘,曾进行肺功能检查(未见报告),确诊为特发性肺间质纤维化。行口服"克拉霉素缓释片、乙酰半胱氨酸泡腾片"口服 2 年,病情控制良好。6 年前复查评估,肺部纤维化进展,改用"吡非尼酮胶囊 400 mg po tid"抗纤维化治疗,定期门诊随诊。2018 年 8 月因"心房颤动"入住心内科,后转至呼吸内科,复查胸部 CT 及肺功能,肺功能示通气功能正常,弥散功能轻度下降,乙酰胆碱激发试验阴性。病情稳定,继续口服"吡非尼酮"治疗至今。3 个月前间断出现阵发性燥热,晨起为著,至中医学院就诊,考虑"阴虚",给予中药汤剂口服治疗,症状缓解不明显,燥热症状频繁,1 周前活动后胸闷、气喘,测体温,出现低热,午后为著,最高达 37.6 ℃,伴口干、乏力、易出汗,体温可自行降至正常。现为进一步诊治来院,门诊以"肺间质纤维化伴感染"为诊断收入院。自发病以来,精神可,睡眠可,大小便无明显异常,体重无明显异常。

【既往史】　6 年前因心慌不适就诊于医院,诊断"阵发性心房颤动",4 年前至我院心内科就诊,评估后停用相关心脏病药物;4 年前体检发现血糖高,口服"二甲双胍"治疗,后监测血糖正常,2 年前停药,测血糖正常。1 年前参加中医学院一项药物"缓纤颗粒"临床试验,无明显药物不良反应,停药 3 个月。

【用药史及药物不良反应史】　口服吡非尼酮胶囊 6 年余。既往服用心脏病药物、降糖药物等,具体不详。1 年前参加中医学院一项药物"缓纤颗粒"临床试验,余不详。

【体格检查】　呼吸运动正常,肋间隙正常,语颤正常,无胸膜摩擦感,无皮下捻发音,右肺听诊呼吸音低,双肺未闻及干、湿啰音,无胸膜摩擦音,语音共振正常。

【辅助检查】　CT:两肺间质性纤维化合并肺炎,较两年前片稍增多。肺功能检查报告:肺通气功能正常,肺弥散功能重度降低,肺总量降低。

【入院诊断】　①肺间质纤维化;②发热查因:肺部感染?

（二）药物治疗经过

患者肺间质纤维化诊断明确，口服吡非尼酮胶囊 6 年余，CT 示肺部纤维化较前进展同时合并有感染，降钙素原<0.12 ng/mL，C 反应蛋白 36 mg/L 予以莫西沙星注射液 0.4 g qd 抗感染，同时维持吡非尼酮控制肺间质纤维化进展。入院第 3 天，支气管灌洗液高通量测序（NGS）结果回示肺孢子菌感染，遂将抗菌药物调整为复方新诺明 3 片 tid。入院第 5 天患者诉晨起后、活动后胸闷较前有加重，复查 CT 结果示两肺间质性纤维化较前稍增多，考虑特发性肺纤维化加重，加用甲泼尼龙针40 mg qd 控制疾病，艾司奥美拉唑抑制胃酸，将吡非尼酮胶囊更换为乙磺酸尼达尼布软胶囊进一步控制肺间质纤维化进展。入院第 9 天患者诉胸闷较前缓解，复查 CT 结果示两肺间质性纤维化较前变化不大，感染指标下降，提示炎症逐渐控制。入院第 12 天，患者胸闷较前明显好转，患者病情稳定，今日办理出院。出院带药：甲泼尼龙片、乙磺酸尼达尼布软胶囊、复方新诺明、艾司奥美拉唑镁肠溶胶囊、阿法骨化醇片、碳酸钙 D_3 片。

（三）药物治疗方案分析

指南中推荐 AE-IPF 抗菌药物使用原则开始时广覆盖，包括兼顾非典型病原体，该患者初始经验性选择莫西沙星注射液抗感染合理。确定为耶氏肺孢子菌肺炎（PCP）后调整为复方新诺明。PCP 首选复方磺胺甲噁唑，按体重计算，甲氧苄啶（TMP）15～20 mg/(kg·d)，磺胺甲噁唑（SM2）75～100 mg/(kg·d)，标准的药物治疗疗程为 3 周，轻症感染的疗程至少 2 周。根据患者体重计算复方磺胺甲噁唑剂量不足，但患者肾小球滤过率偏低，SMZ 及 TMP 均主要自肾小球滤过和肾小管分泌，肾功能减退者，半衰期延长，因此，需减小剂量。关于 AE-IPF 治疗，指南推荐酌情使用激素冲击疗法，也可以联用免疫抑制剂。该患者不属于危重症，使用小剂量激素维持治疗，7 d 后改为口服激素 24 mg qd 序贯治疗。使用抗纤维化制剂吡非尼酮和乙磺酸尼达尼布可延缓 IPF 患者肺功能的下降，尤其乙磺酸尼达尼布可显著降低急性加重发生风险。IPF 合并高发的胃食管反流病，其中近半数患者没有临床症状。慢性微吸入包括胃食管反流是继发气道和肺炎症的危险因素，可能引起或加重 IPF。应用抗酸药物艾司奥美拉唑，可能降低胃食管反流相关肺损伤的风险。

（四）药学监护

1. 有效性监护　治疗期间观察患者喘息、感染指标改善情况，复查影像学检查判断疾病控制情况。

2. 安全性监护　长期使用激素警惕其引起血糖升高、骨质疏松、高血压等不良反应的发生，该患者既往血糖高，用药期间需密切观察，必要时服用降糖药物。此外还会抑制患者免疫力，容易诱发感染。乙磺酸尼达尼布最常见的不良反应是腹泻，大多数病情不严重，吡非尼酮副作用包括光过敏、乏力、皮疹、胃部不适和厌食等，服药期间需观察临床症状。

3. 依从性监护　激素和质子泵抑制剂需长期规律服用。

（五）用药教育

复方新诺明服用疗程长，剂量大，宜多饮水，防止不良反应，若发生结晶尿或血尿，要给予碳酸氢钠直至结晶尿和血尿消失，口服 21 d 后减量为每次 2 片 bid，不可自行增减量，要严格遵医嘱用药。甲泼尼龙片用药期间需密切观察血糖、血压变化。腹泻也是乙磺酸尼达尼布是最常见的不良反应，此外还有头晕、皮疹、高血压等。

参考文献 ▶▶▶

[1] 蔡映云,吕迁洲. 临床药物治疗学:呼吸系统疾病[M]. 北京:人民卫生出版社,2016.
[2] 中华医学会呼吸病学分会慢性阻塞性肺疾病学组. 慢性阻塞性肺疾病诊治指南(2021 年修订

版)[J].中华结核和呼吸杂志,2021,44(3):170-205.

[3]慢性阻塞性肺疾病急性加重抗感染治疗中国专家共识编写组.慢性阻塞性肺疾病急性加重抗感染治疗中国专家共识[J].国际呼吸杂志,2019,39(17):1281-1296.

[4]陈亚红.2018年GOLD慢性阻塞性肺疾病诊断、治疗及预防全球策略解读[J].中国医学前沿杂志(电子版),2017,9(12):15-22.

[5]中华医学会呼吸病学分会哮喘学组.支气管哮喘防治指南(2020年版)[J].中华结核和呼吸杂志,2020,43(12):1023-1048.

[6]卡罗琳·S.扎因得,MICHAEI G. C.实用临床药物治疗学呼吸系统疾病[M].杨秀玲,蔡志刚,译.11版.北京:人民卫生出版社,2020.

[7]瞿介明,曹彬.中国成人社区获得性肺炎诊断和治疗指南(2016年版)[J].中华结核和呼吸杂志,2016,39(4):253-279.

[8]王辰.临床呼吸病学[M].北京:科学技术文献出版社,2009.

[9]中华医学会呼吸病学分会哮喘学组.变应性支气管肺曲霉病诊治专家共识[J].中华医学杂志,2017,97(34):2650-2656.

[10]温林芳,刘双,李梅.变应性支气管肺曲霉病的治疗进展[J].中华内科杂志,2019,58(2):150-153.

[11]AGARWAL R,AGGARWAL AN,DHOORIA S,et al. A randomised trialof glucocorticoids in acute-stage allergic bronchopulmonaryaspergillosis complicating asthma[J]. Eur Respir J,2016,47(2):490-498.

[12]AMERICAN THORACIC SOCIETY STATEMENT. Treatment of Fungal Infections in Adult Pulmonary and Critical Care Patients[J]. Am J Respir Crit Care Med,2011,183:96-128.

[13]成人支气管扩张症诊治专家共识编写组.成人支气管扩张症诊治专家共识(2012版)[J].中华危重症医学杂志,2012,5(5):20-30.

[14]中华医学会呼吸病学分会感染学组.中国铜绿假单胞菌下呼吸道感染诊治专家共识(2022年版)[J].中华结核和呼吸杂志,2022,45(8):739-751.

[15]徐金富,柴燕华.支气管扩张症患者下呼吸道分离出铜绿假单胞菌的临床意义和对策[J].中华结核和呼吸杂志,2019,42(7):506-509.

[16]中华医学会呼吸病学分会间质性肺病学组.特发性肺纤维化急性加重诊断和治疗中国专家共识[J].中华医学杂志,2019,99(26):2014-2023.

[17]中华医学会呼吸病学分会间质性肺疾病学组.特发性肺纤维化诊断和治疗中国专家共识[J].中华结核和呼吸杂志,2016,39(6):427-432.

[18]周瑛,李惠萍.2018 ATS/ERS/JRS/ALAT特发性肺纤维化诊断指南解读[J].同济大学学报(医学版),2018,39(6):30-33.

[19]RICHELDI L,DU B R,RAGHU C,et al. Efficacy and safety of nintedanib in idiopathic pulmonary fibrosis[J]. N Engl J Med,2014,370(22):2071-2082.

[20]KING TE JR,BRADFBRD WZ,CASTRO-BERNARDINI S,et al. A phase 3 trial of pirfenidone in palienls with idiopathic pulmonary fibmsis[J]. N Engl J Med,2014,370(22):2083-2092.

第二章 消化系统疾病

消化系统疾病是威胁人们健康的常见病和多发病,包括消化道的溃疡、出血,消化系统器质性和功能性病变,各种感染和炎症,免疫及遗传代谢性疾病,以及累及消化系统的药源性疾病等。本章选择了具有代表性的胃食管反流病、消化性溃疡、幽门螺杆菌(HP)感染、炎症性肠病、急性胰腺炎和乙型肝炎肝硬化等疾病。由于消化系统疾病治疗药物类别较为广泛,涉及常见的抑酸药、胃黏膜保护药、保肝药、利胆药、助消化药、胃肠解痉及胃动力药、泻药、止泻药、抗炎药、止血药等,临床药师在开展药学服务时,应重点关注药物的药效学、药动学、药物不良反应、药物相互作用等,进行个体化的选择和使用。另外,还应注重患者整体性评估,如营养状况、以肝功能为代表的药物代谢能力、慢性疾病患者长期用药的依从性等。对于一些慢性功能性胃肠道疾病,临床药师应做好患者教育,指导患者合理用药并提高防病能力。

第一节 胃食管反流病

一、疾病概述

(一)定义

胃食管反流病(gastroesophageal reflux disease,GERD)指胃内容物反流入食管产生烧心、反流、胸痛等临床症状和/或并发症如恶心呕吐、咽部不适、出血等。根据反流是否导致食管黏膜糜烂、溃疡,GERD 可分为糜烂性食管炎和非糜烂性反流病,以后者最常见。GERD 的食管并发症常见为反流性食管炎、出血、狭窄、Barrett 食管、食管腺癌等。

(二)药物治疗原则

GERD 的药物治疗核心是抑制胃酸分泌,短期也可使用抗酸药缓解症状,常联用胃黏膜保护剂。是否联用促动力药尚存争议。因该病易反复,迁延日久可导致部分患者伴发精神心理问题,必要时应对症治疗。

二、典型病例

(一)病例介绍

【患者基本情况】 患者男,49 岁,身高 167 cm,体重 70 kg,BMI 25.1 kg/m^2。

【主诉】　腹痛、腹胀 1 月余。

【现病史】　患者 1 个月前进食晚餐后腹胀不适，夜间有烧心，恶心感。自行于药店购买铝碳酸镁咀嚼片，服药后稍有缓解，但症状仍反复发作。

【既往史】　既往体健，无特殊。

【用药史及药物不良反应史】　3 周前自行于药店购买铝碳酸镁咀嚼片，间断未规律服用。

【体格检查】　T 36.4 ℃，P 60 次/min，R 20 次/min，BP 120/84 mmHg。神志清楚，无病容，皮肤巩膜无黄染，全身浅表淋巴结未扪及肿大；心、肺、腹无异常；肝、脾、肾未触及；双下肢无水肿。

【辅助检查】　血常规、肝功能、电解质无异常，生化检查：甘油三酯 2.75 mmol/L 轻度升高，大便隐血、尿常规、尿沉渣无异常，凝血正常，乙肝五项示乙型肝炎病毒表面抗体阳性，余阴性，肿瘤标志物阴性。^{14}C-尿素呼气试验阴性。胃镜：①胃体隆起性病变（2 cm×2 cm），病理提示管状腺瘤；②反流性食管炎；③慢性非萎缩性胃炎。

【入院诊断】　①胃体腺瘤；②反流性食管炎。

（二）药物治疗经过

入院后开始奥美拉唑肠溶片 20 mg po qd 抑酸治疗。第 2 天，经评估无手术禁忌，晚餐后禁食，至第 3 日行肠道准备（术前 12 h 禁食，口服复方聚乙二醇电解质散，至术前 2 h 排出大便为清水样），行内镜黏膜下剥离术。术前 1 h 给予头孢西丁 1 g ivgtt，预防感染，其余补充水、电解质等，术后 48 h 恢复流质饮食，并过渡至正常饮食，患者未感特殊不适。术后观察 2 d 给予办理出院。出院诊断：①胃体腺瘤；②反流性食管炎。出院医嘱为奥美拉唑肠溶片 20 mg po qd，疗程 8 周，如有不适，门诊随诊。

（三）药物治疗方案分析

根据患者现病史及用药史，反流性食管炎的药物治疗核心是抑制胃酸治疗。根据目前我国共识，质子泵抑制剂（PPI）和新型钾离子竞争性抑酸药（P-CAB）为一线选择药物，疗效优于 H₂受体拮抗剂和传统抗酸药。不同的 PPI 在临床有效性、安全性上依据患者个体耐受情况选择，影响选择的因素主要包括药物的体内药学特性（药动学、CYP2C19 基因多态性、药物相互作用、特殊人群禁忌）、经济因素等，例如，患者如果存在肾功能不全，推荐使用"双通道排泄"的兰索拉唑，如果联用有氯吡格雷等经 CYP2C19 代谢的药物，推荐使用对该酶影响小的雷贝拉唑或 P-CAB 等。总体上，若一种 PPI 疗效不佳可以更换另一种 PPI 或 P-CAB 类药物。

本患者不存在特殊情况，针对 GERD，经验性应用 PPI 的标准疗程为 8 周。住院期间，患者行内镜黏膜下剥离术，围术期采用头孢西丁预防感染，术前 0.5～2 h 用药 1 次。头孢西丁属头霉素类，抗菌谱与二代头孢相当且兼具抗厌氧菌作用，药物选用较为规范。该患者既往使用的铝碳酸镁兼有抗酸（中和胃酸）和胃黏膜保护作用，服用抑酸类药物期间可以联合应用加强抑酸效果，但考虑到既往用药效果不佳，且抗酸类药物有可能加重患者腹胀不适，因此暂考虑停用亦属合理。

（四）药学监护

1. 有效性监护　首次用药无过敏，住院期间每 3 d 评估一次，出院后通过随访，4～8 周评估一次。主要评估 GERD 的典型症状（反酸、烧心）和不典型症状（胸痛、上腹烧灼感、腹痛、腹胀、嗳气等）的缓解情况，胃镜（复查）下黏膜病变的改变情况。

2. 安全性监护　应用抑酸类药物，短期注意胃肠道不适，菌群失调，长期注意艰难梭菌感染、骨质疏松、低镁血症等不良反应。此外，应注意服用影响胃酸类药物可能干扰对 HP 等诊断。同时，还应注意肠道准备期间包括营养、水电解质在内的整体性评估，术后应尽早恢复正常饮食等。

3. 依从性监护　质子泵抑制剂等在疗程内应规律服用，胃黏膜保护剂可按需服用，一般常见不良反应如胃肠道不适可在停药后逐渐消失，因此，不应随意减停药物。

(五)用药教育

奥美拉唑属 PPI 类药物,抑酸作用强,是 GERD 的首选治疗药物,每日 20 mg 规律服药(如晚餐前 0.5 h)至 8 周,肠溶片应整粒吞服,不可咀嚼。该药短期使用安全性高,不良反应一般为胃肠道不适,用药期间如有过敏等不适,可停药后咨询医生或药师,必要时门诊随诊。此外,GERD 的长期预防管理除合理用药外,还应采取积极的生活方式,如戒烟酒,适当减重,避免暴饮暴食和睡前进食,避免进食辛辣、酸性食物或高脂饮食等。

第二节 消化性溃疡

一、疾病概述

(一)定义

消化性溃疡(peptic ulcer,PU)是指在各种致病因子的作用下,黏膜发生炎性反应与坏死、脱落、形成溃疡,溃疡的黏膜坏死缺损穿透黏膜肌层,严重者可达固有肌层或更深。病变可发生于食管、胃或十二指肠,也可发生于胃-空肠吻合口附近或含有胃黏膜的麦克尔憩室内,其中以胃、十二指肠最常见。

(二)药物治疗原则

增强抗溃疡保护性因素,如抑制胃酸分泌、给予胃黏膜保护药物等,消除或减少致溃疡因素,如根除 HP、调整非甾体抗炎药(NSAID)药物等,其余对症治疗,如镇痛,预防出血等并发症。活动期的治疗首选 PPI 或 P-CAB;合并消化道出血等并发症,以及其他治疗失败的病例应优先使用 PPI 治疗;胃溃疡患者可考虑抑酸药物和胃黏膜保护药物联合应用;合并十二指肠胃反流或腹胀症状明显时可联合使用促胃肠动力药物;为预防溃疡复发,部分患者可"维持治疗";伴有 HP 感染时必须行根除 HP 治疗。

二、典型病例

(一)病例介绍

【患者基本情况】 患者男,41 岁,身高 170 cm,体重 50 kg,BMI 17.3 kg/m^2。

【主诉】 反复呕血、便血,伴烧心、腹痛、腹胀 5 个月。

【现病史】 患者 5 个月前饱食后出现呕血,呈咖啡色,量不详,伴便血,呈暗红色,不成形,1~2 次/周,伴烧心、腹痛、腹胀,于当地就诊,行胃镜检查示胃溃疡(未见报告),但是幽门狭窄,内镜不能通过,观察困难,给予止血、输血等对症治疗后好转出院。3 个月前,患者再次出现上述症状,再次入院治疗,行 2 次胃镜,均不能通过,经过对症治疗,患者症状好转出院,2 个月前,患者出院后反复出现呕血、便血,性质同前,又入院治疗,胃镜仍不能通过,住院一星期后症状未缓解,遂就诊于我院门诊。

【既往史】 一般情况良好,否认传染病史,有输血史,其他无特殊。

【用药史及药物不良反应史】 奥美拉唑、复方聚乙二醇电解质散等,余不详。

【体格检查】 T 36.2 ℃,P 69 次/min,R 19 次/min,BP 100/64 mmHg。神志清楚,无病容,皮肤巩膜无黄染,全身浅表淋巴结未扪及肿大。心、肺未见异常。腹部外形正常,全腹软,无压痛及反跳痛,腹部未触及包块。双下肢无水肿。

【辅助检查】 胃镜:①胃窦溃疡,性质? ②幽门及球部狭窄,原因?(建议行上消化道钡餐检查);③反流性食管炎。肠镜:直肠及结肠未见异常。

【入院诊断】 ①胃窦溃疡伴出血;②幽门及球部狭窄;③反流性食管炎。

(二)药物治疗经过

在排除其他因素后给予患者对因治疗,主要为针对胃窦溃疡及反流性食管炎的抑酸治疗,对症止血及营养支持。初始治疗方案为艾司奥美拉唑钠 40 mg qd 抑酸,卡络磺钠 60 mg qd 止血,患者入院第 3 天给予脂肪乳氨基酸(17)葡萄糖(11%)营养支持后精神可,入院第 5 天出血止,大便隐血试验阴性,停用卡络磺钠,后继续抑酸治疗。治疗总共约 2 周,患者自入院给予抑酸治疗后,病情平稳,无呕吐、腹泻、腹胀,无发热、寒战,无反酸、烧心及其他特殊不适。患者入院第 15 日出院。出院诊断为:①胃窦溃疡伴出血;②幽门及球部狭窄;③反流性食管炎。出院医嘱为艾司奥美拉唑镁肠溶片 40 mg po qd,疗程 8 周,疗程结束后复诊。

(三)药物治疗方案分析

消化性溃疡病合并活动性出血的首选治疗方法是胃镜下止血,同时使用大剂量质子泵抑制剂(PPI)可有效预防再出血,减少外科手术率与病死率。而对于消化性溃疡,抑酸治疗是缓解症状、愈合溃疡的最主要措施,PPI 亦为首选药物。对于胃食管反流病(GERD),PPI 是 GERD 治疗的首选药物,若单剂量 PPI 治疗无效可改为双倍剂量,一种 PPI 治疗无效可换用另一种 PPI。对于不同种类 PPI 对 24 h 胃内 pH 的影响,国内共识中提示艾司奥美拉唑 40 mg/d 优于奥美拉唑 20 mg/d 或 40 mg/d,而采用奥美拉唑、泮托拉唑、雷贝拉唑和兰索拉唑治疗效果不佳时,70%的患者在换用艾司奥美拉唑后获得了更为满意的疗效。因此,患者入院后初始治疗方案卡络磺钠止血,艾司奥美拉唑抑酸适宜,结合胃溃疡及 GERD 诊断明确,采用了 8 周的标准疗程。

根据整体性评估,患者身体较为消瘦,BMI 明显偏低,需加强营养支持。成品一袋脂肪乳氨基酸(17)葡萄糖(11%)注射液(1 440 mL)含有钾 24 mmol,若其折算成氯化钾则约 1.8 g,成人每日需补充 3 ~ 5 g 氯化钾,因此,加入 10% 氯化钾注射液 20 mL 可以达到一日补钾量。因为有电解质(氯化钾)的存在,将水溶性维生素同时加入不合理。药师应关注水溶性维生素的配伍,禁与含电解质溶液配伍。丙氨酰谷氨酰胺原则上需用氨基酸作为溶剂,且溶解稀释体积比应达到 1:5,1 440 mL 复方溶液中含有氨基酸 300 mL,没有达到 20 g(100 mL)丙氨酰谷氨酰胺的稀释溶剂体积要求,且输注前复方溶液需将氨基酸、脂肪乳、葡萄糖混合,不能确定混合后液体对药物的影响。

(四)药学监护

1. 有效性监护 观察是否仍有呕血、便血,大便隐血情况;复查胃镜,观察溃疡情况。

2. 安全性监护 卡络磺钠溶剂宜采用灭菌注射用水或氯化钠注射液,每次用量一般为 60 ~ 80 mg,不良反应为个别患者可能出现恶心、眩晕及注射部位红、痛等。用药期间,药师应关注该药溶剂的选择及用药后患者有无不良反应,以及用药后出血量是否改变。艾司奥美拉唑配伍亦只能用 0.9% 氯化钠注射液溶解,关注其常见的不良反应如消化道反应(腹痛、便秘、腹泻、腹胀、恶心、呕吐)、神经系统不良反应等。

3. 依从性监护 质子泵抑制剂长期规律服用;营养支持从短期的肠外营养逐步到长期的肠内营养,应定期开展营养评估,关注饮食及生活方式。

(五)用药教育

根据目前的指南及专家共识,多数要求抑酸治疗的疗程为十二指肠溃疡 4 ~ 6 周,胃溃疡 6 ~ 8 周。药师嘱患者艾司奥美拉唑镁肠溶片每日 1 次,每次常规剂量 40 mg,早上饭前 0.5 ~ 1.0 h 服用,治疗期间若服用其他药物应先咨询医师或药师。应避免进食易引起反流的食物,如巧克力、咖啡因、酒精、酸性和辛辣食物,若夜间出现反流可抬高床头且睡前 2~3 h 避免进餐。长期应用艾司奥美拉唑镁常见的不良反应为消化道反应及头痛,若出现其他不适应及时就医。患者治疗期间返回门诊复诊,长期应用 PPI 可增加艰难梭菌的感染风险。

第三节 幽门螺杆菌感染

一、疾病概述

(一)定义

幽门螺杆菌(helicobacter pylori,HP)感染是慢性胃炎、消化不良、消化性溃疡、胃癌的重要危险因素。HP 胃炎现被认为是一种感染性疾病,并可主要经口-口、粪-口和水源等途径传播。根除 HP 可作为胃癌的一级预防措施。

(二)药物治疗原则

不论有无症状或并发症,HP 感染均应进行根除治疗,一些特殊群体,如 14 岁以下青少年等应权衡利弊。应根据我国普遍推荐的四联方案(PPI/P-CAB+两种抗菌药物+铋剂),结合当地菌株敏感性特点合理选择药物,一般以阿莫西林或四环素为核心进行联用;左氧氟沙星通常不作为首选。

二、典型病例

(一)病例介绍

【患者基本情况】 患者男,40 岁,身高 168 cm,体重 70 kg,BMI 24.8 kg/m²。

【主诉】 便血 1 周余。

【现病史】 患者 1 周余前无诱因出现鲜红色血便,3 次/d,量不详,伴呕吐绿水,量约 500 mL,伴黄染、口苦、间断头晕、乏力,进食后及饥饿时腹部不适,无反酸、烧心、嗳气等不适,至当地诊所给予输液治疗,效欠佳。今为求进一步诊治,门诊以"消化道出血待查"收入院。

【既往史】 7 年前于我院行"青光眼手术",余无特殊。

【用药史及药物不良反应史】 不详。

【体格检查】 T 36.4 ℃,P 80 次/min,R 20 次/min,BP 138/89 mmHg,余查体未见明显异常。

【辅助检查】 血常规:白细胞计数 3.0×10^9/L,红细胞计数 2.53×10^{12}/L,血红蛋白 83.0 g/L,尿酸 146 μmol/L,总蛋白 54.5 g/L,球蛋白 16.4 g/L,胆碱酯酶 3.60 kU/L;¹³C-尿素呼气试验 13.8 DOB(‰)。肿瘤标志物:肿瘤相关抗原 15-3 26.70 U/mL;传染病筛查、尿粪常规、血凝试验、叶酸、维生素 B₁₂、乙肝五项、甲状腺功能、血糖、电解质、血脂、BNP 等未见明显异常。

【入院诊断】 消化道出血待查。

(二)药物治疗经过

患者以"消化道出血待查"入院,入院后完善相关检查,出血查因。同时,给予雷贝拉唑注射液抑酸,输注丙氨酰谷氨酰胺注射液和复方氨基酸注射液加强营养支持。住院后行消化内镜检查,提示:慢性食管炎、食管隆起(囊肿?)、胃溃疡(A1 期)。溃疡组织活检:黏膜慢性炎,淋巴组织增生。患者住院期间未再出血,输液后稍感好转,拒绝针对食管隆起进一步治疗,遂出院。嘱加强营养,半年随访观察(胃镜、肿瘤标志物),出院诊断:①胃溃疡;②食管隆起(囊肿?);③慢性食管炎。住院医嘱为抗 HP 标准方案(雷贝拉唑肠溶胶囊 20 mg bid、阿莫西林胶囊 1 g bid、克拉霉素缓释片 0.5 g bid、胶体酒石酸铋 165 mg qid、铝镁加混悬液 1.5 g tid),疗程 14 d。

(三)药物治疗方案分析

该患者病史及胃镜检查结果提示胃溃疡,入院后给予 PPI 抑酸及补充营养治疗,根据国内指南(详见本章第二节),胃溃疡疗程应达 6～8 周,同时,联合应用胃黏膜保护剂,有助于溃疡愈合及减少复发。该患者入院后¹³C-尿素呼气试验阳性,提示幽门螺杆菌感染。根据国内抗 HP 共识,推荐含铋剂的四联方案为一线治疗选择,包括以阿莫西林为核心,分别与克拉霉素、左氧氟沙星、呋喃唑酮、甲硝唑、四环素联合,或以四环素为核心,分别与呋喃唑酮、甲硝唑联合的方案。该患者采用的是雷贝拉唑+阿莫西林+克拉霉素+胶体酒石酸铋四联方案,用药剂量与疗程均符合共识推荐的标准方案。需要指出的是,国内共识推荐铋剂为枸橼酸铋钾,采用其他铋制剂时,可能出现同一药名下不同厂家生产的制剂铋含量不同的情况,应注意按铋含量换算为标准方案中的推荐用量。

(四)药学监护

1. 有效性监护　消化道有无再出血(黑便)、腹痛改善情况。HP 根除情况可复查¹³C 或¹⁴C 结果,另外往往需要定期胃镜复查评估。

2. 安全性监护　在院期间应用雷贝拉唑静脉滴注,应采用 0.9% 氯化钠注射液作为溶剂,避免与其他药物混合输注,静脉滴注时间要求 15～30 min,观察输注部位及输注后有无消化道不良反应、神经系统不良反应等。丙氨酰谷氨酰胺为高浓度溶液,不可直接输注。在输注前,必须与可配伍的氨基酸溶液或含有氨基酸的溶液混合,然后与载体溶液一起输注(将本品加入载体溶液时,必须保证它们具有可配伍性,保证混合过程是在洁净的环境中进行,还应保证溶液完全混匀)。当营养液输注速度过快时,可能出现寒战、恶心、呕吐等。本品使用过程中应监测患者的肝功能和酸碱平衡。

3. 依从性监护　阿莫西林、克拉霉素、胶体酒石酸铋应连续服用 14 d,PPI(雷贝拉唑)疗程至少 6 周,为规律服用并提高依从性,推荐患者使用药盒,固定 PPI、阿莫西林和克拉霉素早晚服用,胃黏膜保护剂随三餐服用,胶体酒石酸铋随三餐,并于临睡前加服一剂。

(五)用药教育

雷贝拉唑肠溶胶囊一次 20 mg(1 粒),早晚各 1 次,餐前 0.5 h 服用,不能咀嚼或压碎服用,应整粒吞服。阿莫西林胶囊口服,一次 1 g,早晚各 1 次,短期应用注意有无过敏、腹泻等。克拉霉素缓释片,一次 0.5 g,早晚各 1 次,若出现肝损害(黄疸、尿色深、瘙痒等)应停服并就诊,另外,服药期间避免驾驶或使用精密仪器。胶体酒石酸铋口服一次 165 mg(3 粒),一日 4 次,可于三餐前及临睡时服用,该药偶可出现恶心、便秘等症状,服药期间若出现黑褐色无光泽大便但无其他不适,为正常现象,一般停药后 1～2 d 后粪便色泽可转为正常,铋剂不宜与牛奶同时服用,否则会降低药效。铝镁加混悬液可中和胃酸药,每次 1 袋,餐后 1～2 h 或睡前服用,用前摇匀,偶有便秘、腹泻或恶心。上述药品应放于儿童不能触及的地方,常温避光保存。

第四节　炎症性肠病

一、疾病概述

(一)定义

炎症性肠病(inflammatory bowel disease,IBD)是一种累及肠道的慢性、非特异性、复发性的炎症性疾病,尚缺乏特异性诊断指标,主要包括克罗恩病(Crohn's disease,CD)和溃疡性结肠炎(ulcerative colitis,UC)。IBD病因及发病机制尚不明确,可能与遗传、环境等因素有关,通常病情复杂,病程较长、迁延不愈,严重影响患者的生活质量,是消化科较难治的疾病。

(二)药物治疗原则

通常根据病情,给予诱导缓解或维持缓解治疗。常用药物包括氨基水杨酸制剂、糖皮质激素、免疫抑制剂和生物制剂等。治疗过程中应根据患者对治疗的反应,以及对药物的耐受情况随时调整治疗方案。决定治疗方案前应向患者详细解释方案的效益和风险,在与患者充分交流并获得同意后实施。

二、典型病例

(一)病例介绍

【患者基本情况】　患者女,24岁,身高163 cm,体重48 kg,BMI 18.1 kg/m²。

【主诉】　间断便血8年余。

【现病史】　患者8年前无明显诱因出现大便带血,成形,少量鲜血,无腹痛、黏液、腹泻,就诊于当地医院,考虑"痔疮",给予塞肛药物治疗,症状未再出现。5年前再次出现便血,伴腹泻,4~5次/d,稀糊样,余症状同前,入当地医院,肠镜:溃疡性结肠炎,给予美沙拉秦治疗,症状较前明显改善。4年前上述症状再次出现,伴腹痛,7~8次/d,口服美沙拉秦,症状控制不佳,再次就诊于当地医院,肠镜:溃疡性结肠炎(全结肠)。后就诊于我院,抗中性粒细胞胞质抗体(ANCA)谱定量测定:抗非典型ANCA阳性(+);沙门菌、志贺菌培养及鉴定:菌群失调;给予美沙拉秦(莎尔福)3 g/d、美沙拉秦栓纳肛,症状缓解后出院,院外大便2~3次/d,伴鲜血,量时多时少,无腹痛、发热、关节疼痛。4年前来我院复查,肠镜:溃疡性结肠炎;病理:(降结肠)黏膜慢性活动性炎伴糜烂,部分腺腔结构破坏伴腺上皮内中性粒细胞浸润及隐窝脓肿形成,较支持溃疡性结肠炎,建议先排除结核等因素;血常规:白细胞计数10.8×10⁹/L,血红蛋白53 g/L,血小板计数793×10⁹/L,给予悬浮红细胞4 U输注,叶酸片、琥珀酸亚铁片、抗血小板药物阿司匹林片,并给予醋酸泼尼松50 mg/d(每周减5 mg),症状好转后出院。3年余年前加用硫唑嘌呤片,同时美沙拉秦治疗,大便次数减少至每日1次,1个月后于我院复查肠镜明显减轻。出院后间断出现脓血便,伴便频、腹痛,每天5~6次,现规律口服用美沙拉秦缓释颗粒(艾迪沙)0.5 g bid。5月余前因外伤后出现双下肢水肿溃烂、流脓液、不愈合症状,至当地医院就诊输液治疗(具体不详)后,症状仍未缓解,至我院门诊行"伤口清创"和包扎处理后,针对"溃疡性结肠炎"转入消化科。患者自发病以来,精神状态一般,食欲一般,睡眠良好,大便同上,小便正常,体力情况一般,近期体重无明显变化。

【既往史】　无。

【用药史及药物不良反应史】　不详。

【体格检查】　T 36.7 ℃,P 109 次/min,R 22 次/min,BP 107/71 mmHg。四肢活动自如,双下肢水肿溃烂、流脓液、伤口不愈合;余无特殊。

【辅助检查】　肠镜:回肠末端溃疡,溃疡性结肠炎。病理:①(回肠末端黏膜活检)黏膜重度慢性活动性炎症伴溃疡形成;②(横结肠黏膜活检)黏膜重度慢性活动性炎症伴溃疡形成,部分隐窝变形伴隐窝脓肿;③(乙状结肠黏膜活检)黏膜重度慢性活动性炎症伴溃疡形成,个别腺体隐窝脓肿形成。

【入院诊断】　①溃疡性结肠炎;②下肢外伤并感染。

(二)药物治疗经过

该患者入院诊断为"溃疡性结肠炎",入院前长期服用美沙拉秦等药物控制,疗效尚可,此次虽因"下肢外伤"入院,但皮肤破溃或全身炎性反应与溃疡性结肠炎的基础病可能存在关联。入院后继续给予美沙拉秦治疗,剂量增加至 1 g qid。评估患者营养风险状况,加强营养支持,饮食柔软易消化、富含营养少渣,同时给予丙氨酰谷氨酰胺注射液 10 g qd 联合复方氨基酸 18AA-Ⅳ 注射液8.7 g qd。入院第 6 天,患者出现低热(37.5 ℃),怀疑感冒引起,考虑合并下肢感染及肠道感染的可能,给予美洛西林舒巴坦 5 g q12h,并于 5 d 后停用,体温恢复正常,送检标本未培养出病原体,双下肢破溃较前明显减轻,无脓液流出。入院第 13 天,停用美沙拉秦,给予英夫利西单克隆抗体,首次100 mg,后同日再次输注 100 mg 2 次,患者未诉特殊不适,后办理出院,嘱托 2 周(距首次应用英夫利西单抗 14 d)来院进行第二次治疗,开具双歧杆菌三联活菌胶囊,一次 4 粒,一天 2 次。出院诊断:①溃疡性结肠炎;②下肢外伤并感染清创后。

(三)药物治疗方案分析

美沙拉秦有多种剂型,适应范围不同:对于溃疡性直肠炎或者远端病变,强调局部用药,对于左半结肠炎或者广泛结肠炎,则推荐口服或者口服联合局部用药。根据制剂工艺又可分为 pH 依赖释放型(莎尔福、艾迪莎等)和时间依赖释放型(颇得斯安),前者适用于乙状结肠局部,后者适用于全结肠患者。需根据分级、分期、分段不同而选择剂型。对于活动期溃疡性直肠炎,强烈推荐直肠给药;当超过直肠,累及乙状结肠时,强烈推荐灌肠,最少 1 g/d;当病变累及降结肠时,推荐口服,2.0 ~4.8 g/d,或联合局部用药优于仅口服。该患者为回肠末端,选择 pH 依赖释放型,选药适宜。

IBD 患者在初诊时应常规进行营养风险筛查。NRS 2002 评分 ≥3 分提示有营养风险,需要进行营养支持治疗。根据患者的需求确定能量和蛋白质供给量。缓解期 IBD 患者蛋白质需要量与普通人相似 1.0 g/(kg·d),活动期蛋白供给应达到 1.2 ~1.5 g/(kg·d)。谷氨酰胺是肠上皮细胞和淋巴细胞的重要营养元素,无论口服或静脉补充谷氨酰胺都有利于肠道炎症和黏膜损伤结构及功能的改善,改善肠道免疫功能,减少细菌易位。丙氨酰谷氨酰胺:每日剂量 1.5 ~2.0 mL/kg,相当于0.3 ~0.4 g/kg。该病例中患者经评估 NRS 2002 评分为 3 分,有营养支持指征。患者体重 48 kg,应给予患者丙氨酰谷氨酰胺 72 ~96 mL(14.4 ~19.2 g),实际给予剂量偏小。

由于 IBD 的致病因素中有肠道感染学说,且该患者存在外部感染病灶,伴随发热等,同时,由于考虑使用英夫利西单克隆抗体有加重感染的风险,因此,选择广谱的酶抑制剂复合制剂美洛西林舒巴坦经验性抗感染治疗较为合理。目前国内外指南共识均显示,包括英夫利西单克隆抗体在内的生物制剂对 IBD 的疗效显著优于其他类别的药物,在经济等条件允许的情况下应优先使用。英夫利西单克隆抗体用于 UC 患者标准方案为首剂(首日)5 mg/kg,然后在首次用药后的第 2 周、第 6 周再次给药,以后每隔 8 周用药 1 次,该患者长期应用美沙拉秦,间断使用免疫抑制剂,疗效不满意,本次入院尝试使用英夫利西单克隆抗体,符合标准方案相关推荐。

(四)药学监护

1. 有效性监护　监测患者排便情况(黏液血便或腹泻量、频次)、感染相关指征(体温、血常规、

PCT)、全身性炎性指标(红细胞沉降率、CRP),内镜下肠道病变部位变化、营养状况(体重、白蛋白)等。

2. 安全性监护　　长期应用美沙拉秦后应关注血小板变化。首次应用英夫利西单克隆抗体,关注有无过敏(该药品非全人源生物制剂,过敏发生率相对较高,同时存在迟发型超敏反应)或输液反应,用药后应特别关注有无新增感染或感染加重,包括对一些潜在的感染的筛查(结核、嗜肝病毒等),长期应关注肝毒性、肿瘤,以及免疫系统损害等。该患者入院时采集患者临床资料,每日关注患者体温、大便性状、便血情况、消化道情况,检测其血常规、炎症指标;关注肠镜检查时肠道黏膜愈合情况、细菌培养(艰难梭菌培养情况)等,调整为生物制剂方案后情况明显好转,未出现不良事件。

3. 依从性监护　　IBD 患者往往需要终身服药,同时用药方案及营养支持方案应个体化调整,因此应建立随访评估机制。为提高患者依从性,可鼓励自学放置营养管夜间滴注,从而减少对正常生活工作的影响。

(五)用药教育

美沙拉秦是维持治疗的主要药物,需长期服用。使用过程中建议定期检查血象(白细胞分类计数、肝功能、血肌酐)和尿液状况。以 4 周 2 ~ 3 次为宜,如结果正常,每 3 个月例行检查 1 次。整粒吞服,不可嚼碎与压碎。若遗忘漏服一剂量时,应尽快补服或与下次剂量同时补服。双歧杆菌三联活菌胶囊使用过程中,避免与抗生素同服,如必须联用,需间隔至少 2 h。

英夫利西单克隆抗体的使用应严格遵循标准方案,第 2 周、第 6 周及之后每隔 8 周用药及按时进行门诊评估。同时需要注意的是,该患者为年轻女性,应用该药期间,应采取避孕措施(怀孕与末次用药至少间隔 6 个月),不可擅自停药或更改方案。

第五节　急性胰腺炎

一、疾病概述

(一)定义

急性胰腺炎(acute pancreatitis,AP)是各种原因引起的胰酶激活,继而以胰腺局部炎症为主要特征,伴有或不伴有其他器官功能改变的疾病。基于临床常用修订版 Atlanta 分级(RAC)严重程度分级将 AP 分为轻症急性胰腺炎(MAP)、中重症急性胰腺炎(MSAP)和重症急性胰腺炎(SAP)。AP 病因很多,我国最常见因素是结石、高脂血症和酒精,其他因素包括手术、药物、感染、创伤、遗传、免疫性疾病、先天发育不良等。

(二)药物治疗原则

对于轻症 AP 的治疗,一般应早期治疗,短期禁食,及时处理病因和症状,纠正水、电解质紊乱,通过药物抑制胰液分泌、导泻等,防止局部和全身并发症;对于 SAP 的治疗,个体差异大,除上述治疗措施外,还需更多对症支持,特别是伴发器官功能不全、脏器衰竭等。长期禁食的患者需要营养支持;疼痛患者需要参照"癌痛三阶梯原则"给予镇痛治疗;高脂血症患者需要降脂;合并感染时需要抗感染治疗;后期一般针对出血、感染、消化道瘘等并发症进行治疗。此外,一些患者会出现持续的胰腺内/外分泌不全、继发糖尿病等,需要长期康复治疗。

二、典型病例 ▶▶

(一)病例介绍

【患者基本情况】　患者女,50 岁,身高 162 cm,体重 61 kg,BMI 23.2 kg/m²。

【主诉】　上腹痛 2 d。

【现病史】　患者 2 d 前无明显诱因出现腹痛,为上腹持续性胀痛并向腰背部放射,伴恶心、呕吐胃内容物数次,无宿食、胆汁及咖啡色样物质,无畏寒、发热,无胸痛、气促,无呕血、黑便,自购对乙酰氨基酚胶囊等,服药后无缓解,遂来我院就诊。

【既往史】　平素体健,否认其他疾病。

【用药史及药物不良反应史】　对乙酰氨基酚胶囊 0.3 g po,服用 2 次,间隔 4 h。

【体格检查】　T 37.4 ℃,P 67 次/min,R 22 次/min,BP 117/95 mmHg。神志清楚,急性病容,皮肤巩膜轻度黄染,全身浅表淋巴结未扪及肿大。心、胸、双肺未见异常。腹部外形正常,全腹软,中上腹压痛明显,无肌紧张及反跳痛,腹部未触及包块。肝、脾肋下未触及,双肾未触及。双下肢无水肿。

【辅助检查】　肝功能:总胆红素 68.9 μmol/L,直接胆红素 44.8 μmol/L,谷丙转氨酶 75 U/L,谷草转氨酶 97 U/L,谷氨酰转肽酶 184 U/L,白蛋白 35.1 g/L。葡萄糖 12.73 mmol/L,肾功能、血脂、电解质正常。淀粉酶 857 U/L,脂肪酶 1 077 U/L。血常规:白细胞计数 25.67×10⁹/L,中性粒细胞百分数 93.5%,余正常。凝血酶原时间 13.4 s。上腹部 CT 平扫:胰腺肿胀,密度降低,胰周渗出广泛累及腹腔及腹膜后,考虑急性胰腺炎。胆总管区域见稍高密度小结节影,考虑结石,肝密度低。腹部彩超:胆囊壁增厚,胆囊壁固醇沉积。胰腺不均匀增大:考虑胰腺炎。腹腔积液。

【入院诊断】　①急性胰腺炎(轻症,胆源性?);②胆总管结石伴急性胆管炎?

(二)药物治疗经过

患者入院后短期禁食禁饮(约 3 d),停用院外药品。给予液体复苏、抑制胰腺分泌和营养等支持治疗,经验性抗感染、镇痛治疗。注射用生长抑素(12 mg/d,微量泵持续泵入,泵速 4.2 mL/h,0.9% 氯化钠注射液 100 mL);注射用甲磺酸加贝酯(300 mg ivgtt qd,5% 葡萄糖注射液 250 mL 加胰岛素 4 IU);钠钾镁钙葡萄糖注射液(500 mL ivgtt qd);丙氨酰谷氨酰胺注射液(100 mL ivgtt qd,溶剂复方氨基酸 18AA 500 mL);氯化钾注射液(20 mL ivgtt qd,葡萄糖氯化钠注射液 500 mL);聚明胶肽注射液(500 mL ivgtt qd);注射用谷胱甘肽(1.2 g ivgtt qd,5% 葡萄糖注射液 350 mL 加 4 IU);注射用帕瑞昔布钠(40 mg ivgtt qd,0.9% 氯化钠注射液 20 mL);注射用帕尼培南倍他米隆(500 mg ivgtt q8h,0.9% 氯化钠注射液 100 mL);注射用奥美拉唑钠(40 mg ivgtt bid,0.9% 氯化钠注射液 100 mL);注射用水溶性维生素(1 支 ivgtt qd,5% 葡萄糖注射液 500 mL 加胰岛素 6 IU);大黄加芒硝(浸泡水溶液 300 mL,灌肠一次)。

入院第 2 天,测尿量 1 400 mL,加用呋塞米 20 mg ivgtt,今日小便量 2 000 mL,黄色稀便 4 次,停用水溶性维生素,氯化钾注射液减量(10 mL ivgtt qd,葡萄糖氯化钠注射液 500 mL),液体总量减少至约 3 500 mL,加用人血白蛋白 20 g ivgtt qd,尝试进食少量米油,患者诉腹痛缓解,双侧季肋部疼痛明显。

入院第 3 天,解小便量 1 780 mL,黄色稀便 2 次,体温最高 37.6 ℃,腹痛缓解,双侧季肋部稍感缓解。停用聚明胶肽注射液、呋塞米、注射用谷胱甘肽,生长抑素日剂量减半,氯化钾注射液中加胰岛素 4 IU,液体总量约 2 500 mL,患者诉疼痛缓解。可继续尝试进食少量米油或流质饮食。

入院第 5 天,体温最高 38.4 ℃,排黄色稀便 1 次,全腹软,轻压痛,较前缓解,无反跳痛。心、肺、肾无异常,双下肢无水肿。停用帕瑞昔布、甲磺酸加贝酯,生长抑素日剂量减为 6 mg 2.1 mL/h

0.9%氯化钠注射液 50 mL。体温高时暂予以物理降温,继续抗感染治疗。患者可进食少量流质饮食。

入院第 6 天,上腹痛较前加重,体温最高 37.9 ℃,排黄色稀大便 4 次,量少。复查肝功能:谷草转氨酶 114 U/L,谷氨酰转肽酶 123 U/L,白蛋白 34.5 g/L。葡萄糖 8 mmol/L。淀粉酶、脂肪酶等指标正常。血常规:白细胞计数 15.14×10⁹/L,中性粒细胞百分数 81.3%。电解质:钾 2.84 mmol/L,钙 1.96 mmol/L,磷 0.71 mmol/L,钠 135.2 mmol/L,氯 98.6 mmol/L。血培养病原学阴性。加用塞来昔布胶囊 200 mg po bid,加用氯化钾 15 mL,后复查血钾 4.31 mmol/L。停用生长抑素。患者进食少量流质饮食。

入院第 8 天,体温正常,腹痛、腹胀缓解,巩膜苍白,精神稍差,余无异常。上腹部增强 CT:胰腺及周围炎性改变,急性胰腺炎伴部分坏死灶形成,腹膜后广泛扩散,胰周大量渗出,小网膜、胃裸区、胃脾韧带、双侧结肠旁沟及肠系膜根部积液;双侧胸腔少量积液。再次确认患者无贫血史,近几次月经量多,给予大便隐血、胃镜检查排查消化道出血,给予妇科彩超检查,确定有无子宫肌瘤、子宫腺肌病等妇科问题。患者恢复正常饮食,停用钠钾镁钙注射液、丙氨酰谷氨酰胺注射液、注射用奥美拉唑钠,加用胰酶肠溶胶囊 150 mg po tid,多糖铁复合物胶囊 150 mg po qd,奥美拉唑肠溶胶囊 20 mg po qd。

入院第 10 天,体温正常,腹痛、腹胀缓解,精神可。复查血常规:红细胞计数 2.79×10¹²/L,血红蛋白 74 g/L,血小板计数 0.24×10⁹/L,白细胞计数 10.99×10⁹/L,中性粒细胞百分数 83.3%。肝功能:谷氨酰转肽酶 102 IU/L,余指标正常,电解质无异常。停用帕尼培南倍他米隆注射液。

入院第 11 天,患者体温正常,小便正常,饮食欠佳,服用铁剂后大便颜色有改变,属正常。腹平、软,全腹无明显压痛、反跳痛、肌紧张等,停用所有药物,予以办理出院。

出院诊断:①急性胰腺炎(轻症,胆源性?);②胆总管结石伴急性胆管炎。

(三)药物治疗方案分析

根据患者病史、入院体征、影像学及淀粉酶、脂肪酶等生化指标,AP 的诊断明确。结合无器官功能不全及 CT 表现,初步判断为轻症 AP,病因可能是胆石症。早期短暂禁食禁饮,给予液体复苏及对症支持治疗。初始根据液体复苏目标制订液体入量,由于相关复苏指标尚无统一标准,参考一般禁食禁饮患者的基础液体入量 2 500~3 000 mL、尿量>0.5 mL/(kg·h)、中心静脉压 8~12 mmHg、平均动脉压>65 mmHg、中心静脉血氧饱和度等,制订初始补液入量约 4 000 mL,液体构成以晶体液为主,同时给予胶体溶液聚明胶肽注射液 500 mL,以 5~10 mL/(kg·h)速度输注,根据血流动力学及尿量等动态调整,在充分、快速补液的基础上,避免过度补液加重脏器负担。此后,由于初始尿量 1 400 mL(根据上述基础液体入量下最低尿量约 800 mL 推测,入量 4 000 mL,目标尿量应为 1 800~2 300 mL),加用呋塞米 20 mg 利尿,用药后尿量约 2 000 mL,基本达标。此后鼓励患者逐步由进食少量无渣流质饮食过渡到正常饮食,补液量随之动态下降。在此过程中,根据监测白蛋白水平偏低,增加补充人血白蛋白,维持血浆胶体渗透压;根据监测血糖水平,在 5%葡萄糖注射液中成比例加入胰岛素(每 250~500 mL 加入 4~6 IU)维持血糖平稳;根据监测电解质水平,特别是血钾水平,补充氯化钾注射液用量,同时经验性联用钠钾镁钙葡萄糖注射液,维持正常的电解质水平。

除补液外,应用生长抑素抑制胃泌素、胃蛋白酶的分泌,质子泵抑制剂奥美拉唑抑制胃酸分泌(由于动物及临床研究显示 H₂ 受体阻断剂有可能导致 AP,故 AP 患者一般不选择该类药物),两者均发挥间接抑制胰腺分泌的作用。生长抑素由于半衰期很短,需要持续泵入给药,根据指南推荐,通常给药量需要达到 250 μg/h,可据此调整泵速,一般轻症患者连续使用 72~120 h。而对于已经分泌的胰酶,采用甲磺酸加贝酯抑制胰酶活性,减轻蛋白酶、磷脂酶、纤溶酶、弹性蛋白酶等直接造成的病理损害,以及由此启动的继发炎症反应,需注意该药不与 0.9%氯化钠注射液配伍。

尽管一般 AP 患者不推荐常规使用抗菌药物预防感染,但胆源性 AP 较为特殊,此类患者感染风险大,且往往是肠杆菌科细菌和厌氧菌的混合感染。本例患者根据影像学判断是胆源性 AP,结合血常规中白细胞计数、中性粒细胞百分数偏高,同时存在发热,具有抗感染指征,因此,采取经验性抗感染治疗。考虑 AP 或 AP 继发腹膜炎进展迅速,预后差,通常需要降阶梯用药,同时应选择在胰腺组织分布较高、"血胰屏障"穿透作用好的抗菌药物,因此,可以选择碳青霉烯类或酶抑制剂复合制剂类,该患者选用帕尼培南倍他米隆属前者,抗菌谱广,作用强。用药后择机(体温高峰时)开展病原学及其药敏试验检测,以转为目标性治疗,但实践中因为已经使用抗菌药物,导致往往查不出病原,因此,剂量和疗程多依据体温、PCT 变化而灵活调整,有时虽可采用高能量测序(NGS)等技术明确病原,但成本较高。该患者抗感染疗程达 10 d,其间体温有波动,但总体效果较理想,未出现感染加重,病原学送检阴性,未进一步采用 NGS 等明确病原。

此外,在入院第 1 天给予中药大黄及芒硝灌肠一次,减轻炎症反应。考虑患者存在肝功能不全,转氨酶水平轻度升高(约 3 倍正常值上限内),因此,给予谷胱甘肽保肝治疗。针对轻中度疼痛,参考世界卫生组织关于癌痛三阶梯的止痛方案,使用非阿片类的 NSAID 药物帕瑞昔布钠缓解疼痛。考虑患者为 MAP,短期禁食禁饮,因此仅短期输注丙氨酰谷氨酰胺和水溶性维生素维持消化道屏障功能,在患者尽早恢复肠内营养及正常饮食后停用。以上治疗方案均符合我国 AP 的相关指南或共识推荐。

患者在治疗后期出现中度贫血,暂给予多糖铁复合物胶囊补铁。由于 AP 多合并或继发胰腺功能不全导致消化不良等,因此,院外继续服用胰酶肠溶胶囊辅助消化,复方谷氨酰胺肠溶胶囊促进消化道屏障功能恢复,塞来昔布胶囊止痛。半个月后可复诊,进一步贫血查因,并根据治疗效果调整用药。

(四)药学监护

1. 有效性监护　腹痛、腹胀、恶心、呕吐等是否缓解,有无新发不适症状或体征;监测液体复苏达标情况:尿量>0.5 mL/(kg·h)、中心静脉压 8~12 mmHg、平均动脉压>65 mmHg、中心静脉血氧饱和度等;血常规、白蛋白、电解质水平;监测血液淀粉酶、脂肪酶,结合 CRP 及影像学如腹部超声、CT 等评估总体药物治疗效果;对于合并感染或存在感染高危因素的患者,监测体温、血常规、PCT、病原学及药敏试验检查等;出院后症状监测有无持续缓解,AP 有无复发,有无消化不良等。

2. 安全性监护　入院后采集患者临床资料,对患者有无尽早充分液体复苏进行监护,尤其关注液体出入量、症状缓解情况,监测药物使用过程中的有效性和安全性,注意与原发病进展进行鉴别,每日进行个体化用药调整的评估。对患者有无感染或感染相关风险进行评估,注意观察有无异常或新的体征,对相关药学问题及时处理。监护内容具体包括有无消化道出血(便血、黑便等);便秘或腹泻,尿量不足或过多;电解质紊乱;心功能异常;血压、血糖、白蛋白水平;药物不良反应(如主要注意利尿剂对电解质的影响);生长抑素类似物胃肠道不良反应;抗菌药物过敏情况;NSAID 药物使用后对消化道、肝肾功能的影响等。

(五)用药教育

多糖铁复合物胶囊用于改善贫血,该药可使大便染色,可正常服用;胰酶肠溶胶囊补充胰酶,改善消化不良,注意与餐同服;复方谷氨酰胺肠溶胶囊有利于胃肠道屏障功能恢复,餐后服用,整粒吞服不可咀嚼;塞来昔布胶囊每日固定时间(推荐晚餐后)服用,用药后若出现胃肠道不适或黑便,应停止服药。服药期间如有症状加重,门诊随诊。生活上,戒烟酒,饮食规律,宜少盐、低脂,稍增加优质蛋白摄入。向患者解释胆源性胰腺炎易复发,以后应注意。

第六节　乙型肝炎肝硬化

一、疾病概述

(一)定义

乙肝肝硬化是由乙型肝炎病毒(hepatitis B virus, HBV)引起的慢性肝病,进展至以弥漫性纤维化、假小叶、再生结节和肝内外血管增殖为特征的病理阶段。分为代偿期和失代偿期,前者无明显症状,后者会出现门静脉高压和肝功能减退。患者常并发腹水、食管-胃底静脉曲张出血、感染、肝性脑病、肝肾综合征、门静脉血栓和癌变等可引发多器官功能衰竭。

(二)药物治疗原则

药物治疗包括病因治疗、并发症防治和营养支持。以我国最常见的HBV感染所致肝硬化为例,根据病因给予抗病毒药。对某些疾病无法进行病因治疗,或进行充分病因治疗后肝脏炎症和/或肝纤维化仍然存在或进展的患者,可考虑给予抗炎、抗肝纤维化的治疗。积极进行并发症的防治,如利尿药物、白蛋白和缩血管活性药治疗腹水;特利加压素、生长抑素及其类似物降低门静脉压力等。同时,肝硬化患者应采用营养支持疗法。

二、典型病例

(一)病例介绍

【患者基本情况】　患者男,37岁,身高171 cm,体重60 kg,BMI 20.52 kg/m²。

【主诉】　腹胀15年余,加重1月余。

【现病史】　患者15年前劳累后出现腹胀,进食及劳累后加重,休息后好转,伴面部黄染、乏力,伴小便发黄,无恶心、呕吐,无反酸、烧心,无发热、黑便,无腹痛、腹泻,至当地医院查乙型肝炎抗原阳性,给予"拉米夫定、阿德福韦酯、复方软肝片、护肝片"药物治疗1年余,其间定期复查,查乙型肝炎病毒定量阴性,遂停药。10年前再次出现腹胀,性质同前,伴面部黄染、乏力,伴小便发黄,无恶心、呕吐,无反酸、烧心,查乙型肝炎病毒定量阳性,继续给予"拉米夫定、阿德福韦酯、复方软肝片、护肝片"药物治疗1年,后未规律服药治疗。1个月前出现腹胀,性质同前,伴面色发黑,至当地医院查HBV-DNA:5.8×10⁸ IU/mL。今为求进一步诊治来我院,门诊以"慢性乙型肝炎"收入院。

【既往史】　无其他基础病史。

【用药史及药物不良反应史】　不详。

【体格检查】　T 36.5 ℃,P 76次/min,R 19次/min,BP 107/77 mmHg。贫血面容,结膜苍白。腹平坦,无腹壁静脉曲张,无胃肠型,无蠕动波,轻压痛、无反跳痛,腹式呼吸存在,脐正常、无分泌物,腹部柔软、无包块,肝肋缘下未触及,脾肋缘下未触及。

【辅助检查】　CT:肝硬化,脾大,门静脉高压、食管-胃底静脉曲张。

胃镜:①食管静脉曲张(重度);②门静脉高压性胃黏膜病变。我院急诊查HBV-DNA定量未检出靶标。

传染病筛查:乙型肝炎表面抗原(-),乙型肝炎表面抗体(-),乙型肝炎e抗原(-),乙型肝炎e抗体(+),乙型肝炎核心抗体(+),梅毒螺旋体抗体、HIV抗体、丙肝抗体均为阴性。

血常规:红细胞计数3.52×10¹²/L,血红蛋白110.0 g/L,血小板计数247×10⁹/L。

心肌酶:谷草转氨酶 43 U/L,肌酸酶同工酶 76.7 U/L。

肝肾功能:尿素 15.50 mmol/L,尿酸 191 μmol/L,谷丙转氨酶 50 U/L,谷草转氨酶 43 U/L,谷氨酰转肽酶 59 U/L,白蛋白 32.7 g/L,球蛋白 35.5 g/L,胆碱酯酶 3.60 kU/L。凝血功能:纤维蛋白原测定 1.96 g/L,凝血酶时间 19.60 s。电解质:氯 109.0 mmol/L,磷 0.73 mmol/L。炎症指标:降钙素原 0.121 ng/mL,C 反应蛋白 19.55 mg/L,红细胞沉降率 21 mm/h。粪便常规:隐血(+)。

【入院诊断】　①上消化道出血;②乙型肝炎后肝硬化失代偿期。

(二)药物治疗经过

初始治疗方案为恩替卡韦分散片 1 mg po qd,左氧氟沙星注射液(0.5 g ivgtt qd,0.9% 氯化钠注射液 100 mL),注射用艾司奥美拉唑(40 mg ivgtt bid,0.9% 氯化钠注射液 100 mL),注射用生长抑素+15% 氯化钾(6 mg+1.5 g 泵入 q8h 25 滴/min,10% 葡萄糖注射液 500 mL);入院第 2 天:患者诉偶有腹痛、黑便,伴乏力。目前精神可,生命体征平稳,基础运算略显迟钝。其他检查结果:血氨 163.70 μmol/L;甲胎蛋白、血糖、血脂未见明显异常。加用注射用还原型谷胱甘肽(2.4 g ivgtt qd,5% 葡萄糖注射液 100 mL),卡络磺钠注射液(80 mg ivgtt qd,0.9% 氯化钠注射液 250 mL),10% 葡萄糖溶液(500 mL ivgtt qd),维生素 B_6+门冬氨酸钾针(200 mg+10 mL ivgtt qd,0.9% 氯化钠注射液 500 mL),中长链脂肪乳(250 mL ivgtt qd),门冬氨酸鸟氨酸(10 g ivgtt qd,5% 葡萄糖注射液 500 mL),乳果糖口服溶液 15 mL po qd。

入院第 3 天:患者诉仍有腹痛、少量黑便,伴乏力,精神可。在全身麻醉下行内镜食管-胃底静脉曲张套扎术,共 12 环,套扎后无活动性出血,术后未诉特殊不适。检查:血氨 79.30 μmol/L;炎症指标:降钙素原 0.074 ng/mL,C 反应蛋白 10.25 mg/L,红细胞沉降率 19 mm/h;心电图结果:正常范围心电图;消化内镜:食管静脉曲张套扎术,胃底静脉曲张(轻度),门静脉高压性胃黏膜病变。患者使用生长抑素 4 d,出现注射部位不适,疼痛感,给予停用生长抑素及卡络磺钠,调整为奥曲肽 0.2 mg H q12h。

入院第 8 天:患者腹平、软,全腹无明显压痛、反跳痛、肌紧张等,无黑便。复查血氨、炎症指标基本正常。患者病情平稳,予以办理出院。出院诊断:食管-胃底静脉曲张破裂出血;乙型肝炎后肝硬化失代偿期;肝性脑病;出院医嘱:恩替卡韦分散片 1 mg po qd 早餐前;艾司奥美拉唑镁肠溶片 20 mg qd 整片吞服;卡维地洛片 10 mg po qd。

(三)药物治疗方案分析

根据患者病史、入院体征、前期影像学及胃镜等检查结果,患者乙型肝炎后肝硬化失代偿期和食管-胃底静脉曲张破裂出血诊断明确。对于 HBV 所致的肝硬化抗病毒治疗是关键,选用强效低耐药药物,如恩替卡韦、替诺福韦,以进一步降低耐药风险。患者目前处于急性活动性出血期,且为再出血的情况。对于食管、胃底静脉曲张破裂急性出血的患者,出血急性期应禁食、水,合理补液。应用生长抑素及其类似物等降低门静脉压力,质子泵抑制剂辅助止血,以及与内镜联合治疗进行止血及降低再出血的风险,同时根据患者情况给予抗感染治疗。患者的整体治疗方案均符合我国肝硬化及相关并发症的相关指南或共识推荐。

抗病毒治疗期间密切关注患者以下几个方面。①治疗依从性问题:包括用药剂量、使用方法、是否有漏用药物或自行停药等情况,确保患者已经了解随意停药可能导致的风险,提高患者依从性。患者曾擅自停服抗病毒药物,治疗依从性差,需进一步对患者进行教育,以提高依从性。②少见和罕见不良反应的预防及处理:恩替卡韦总体安全性和耐受性良好,但在临床应用中确有少见、罕见严重不良反应的发生,如乳酸酸中毒的发生。对治疗中出现血肌酐、肌酸激酶或乳酸脱氢酶水平明显升高,并伴相应临床表现如全身情况变差、肌痛、肌无力、骨痛等症状的患者,应密切观察。一旦确诊为肾功能不全、肌炎、横纹肌溶解、乳酸酸中毒等,应及时停药或改用其他药物,同时给予积极的相应治疗干预。③耐药监测及处理:若核苷类抗病毒药物治疗 24 周,HBV DNA 仍可检出(HBV DNA>20 IU/mL),排除依从性问题后,需及时给予挽救治疗,并进行耐药检测。

目前临床常用降门静脉压力药物包括血管升压素及其类似物(特利加压素)、十四肽生长抑素及其类似物(奥曲肽)。①生长抑素可以明显减少内脏器官的血流量,而又不引起体循环动脉血压的显著变化。使用生长抑素可显著降低出血患者的手术率,预防早期再出血的发生。同时,使用此类药物可有效预防内镜治疗后肝静脉压力梯度的升高,从而提高内镜治疗的成功率。生长抑素静脉注射后在 1 min 内起效,15 min 内即可达峰浓度,有利于早期迅速控制急性上消化道出血。本药品半衰期为 3 min 左右,可选择泵入的方法。当出血停止后(一般在 12~24 h 内),继续用药 48~72 h,以防再次出血。通常的治疗时间是 120 h。患者入院初期给予生长抑素治疗 5 d 后,出血情况得到缓解。之后调整为奥曲肽,本品皮下注射后吸收迅速而完全,30 min 血浆浓度可达到高峰,消除半衰期为 100 min。奥曲肽作用时间持久,通常对于急性出血者不推荐皮下注射这种给药方式,在控制早期急性出血后可改为奥曲肽皮下注射。②卡络磺钠能降低毛细血管通透性,增强毛细血管断裂端的回缩作用,增加毛细管对损伤的抵抗力,从而缩短止血时间,对于出血有一定疗效。③另外对于 PPI 在消化道出血中的应用。血小板聚集最佳 pH 值≥6,pH 值<6 时血凝块稳定性下降,容易发生溶解。pH 值维持在 6 以上可促进血小板聚集使凝血反应得以进行。同时 PPI 可使胃蛋白酶失活,稳定已形成的血栓,有利于止血和预防再出血。持续阻止胃酸分泌,巩固内镜治疗效果。临床 PPI 应用种类较多,包括奥美拉唑、艾司奥美拉唑、泮托拉唑等。一般情况下,PPI 40~80 mg/d 静脉滴注,对于难控制的静脉曲张出血患者,PPI 8 mg/h 持续静脉滴注。

针对食管-胃底静脉曲张出血,治疗原则为止血、降低门静脉压力、防止并发症、合理补液、使用抗菌药物。其中抗菌药物的选择和疗程推荐为三代头孢菌素或喹诺酮类,疗程 5~7 d。使用预防性菌药物治疗,有助于降低感染发生率,控制出血和提高生存率。另外患者入院初期,合并感染指标升高和肝性脑病。所以抗菌药物的选用必须慎重,既需要考虑药物对肝、肾功能的影响,也要考虑所用药物可能造成神经毒性。该患者为老年患者,同时肝硬化食管静脉曲张出血,且炎症指标高,故临床医师选用左氧氟沙星控制感染。左氧氟沙星具有抗菌谱广、抗菌作用强的特点,对大多数肠杆菌科的革兰氏阴性细菌有较强的抗菌活性,可覆盖肝硬化感染的常见病原体。但需要注意的是,左氧氟沙星具有一定的脂溶性,可透过血-脑屏障,通过作用于 γ-氨基丁酸增加神经系统的兴奋性,引起精神异常。另外,喹诺酮类还可诱发癫痫,有癫痫病史、中枢神经系统疾病史患者应慎用。

(四)药学监护

1.有效性监护　患者生命体征、大便情况及血常规,了解止血效果;观察患者腹痛、腹胀、黑便等是否缓解,有无新发不适症状或体征;病毒定量情况,观察有无病毒突破;粪便常规、血常规、凝血功能、肝功能、血氨、胃镜检查等评估总体药物治疗效果;对于合并感染或存在感染高危因素的患者,监测体温、血常规、血小板压积、病原学及药敏试验检查等;出院后症状监测有无持续缓解,出血有无复发,肝硬化的进展情况;疗程结束后 1 个月复查胃镜,此后每隔 6~12 个月再次复查胃镜。关注再出血风险的发生。

2.安全性监护　①出血:有无消化道出血,包括呕血、便血、黑便等;②心率和血压:使用卡维地洛后注意随访监测心率、心电图和血压,以及腹水的情况;③肝功能:长期使用恩替卡韦注意随访监测肝功能、乳酸水平;静脉输注药物时,观察有无出现输液反应、静脉炎、头晕、头痛、神志改变等不良反应。

3.依从性监护　关注患者按时按量坚持服用药物,不得随意停用药物,加强防范擅自停药造成的疾病加重风险。针对依从性不好的原因予以针对性的宣教。尽管有血管活性药物加曲张静脉套扎术和预防性抗生素治疗,仍有 10%~15% 患者有持续性出血或早期再出血,需密切监测消化道出血症状。养成良好的生活方式,低盐、低脂饮食,避免劳累,避免受凉、刺激,保持心理平衡等。

（五）用药教育

艾司奥美拉唑镁肠溶片应嘱咐患者早餐前或晚上睡前服用,应整片吞服,不应嚼碎或掰开服用。加用其他药物时注意告知医师或药师,避免药物相互作用的发生。在肝硬化患者,卡维地洛较普萘洛尔降低平均动脉压的幅度更大。随访监测心率、心律、心电图、血压,以及腹水情况。在合并腹水后要及时停用该药,同时关注心率是否小于55次/min,有无传导阻滞等;恩替卡韦应空腹使用(餐前或餐后至少2h),每日固定时间。长期使用,不可擅自停药。用药期间监测病毒载量,监测肝肾功能和乳酸水平。在疾病治疗期间,定期复查血常规、凝血功能、肝肾功能、电解质、胃镜、胸腹CT。

低盐低脂饮食,且尽量以清淡易消化为主,不要吃辛辣刺激性和生冷寒凉的食物。根据患者的情况控制和调整饮食中的蛋白质摄入量,稍增加优质蛋白摄入。对于轻微型肝性脑病不必禁食蛋白质,以植物性蛋白或动、植混合性蛋白饮食结构为佳。避免劳累,避免受凉、刺激,保持心理平衡等。患者近期仍有出血风险,需密切监测消化道出血症状,如果出现呕血、便血的现象,应该及时来院就诊。

参考文献

[1]中华医学会,中华医学会杂志社,中华医学会消化病学分会,等.胃食管反流病基层诊疗指南(2019年)[J].中华全科医师杂志,2019,18(7):635-641.

[2]中华医学会消化病学分会.2020年中国胃食管反流病专家共识[J].中华消化杂志,2020,40(10):649-663.

[3]汪忠镐,吴继敏,胡志伟,等.中国胃食管反流病多学科诊疗共识[J].中华胃食管反流病电子杂志,2020,7(1):1-28.

[4]TARASCONI A,COCCOLINI F,BIFFL W L,et al. Perforated and bleeding peptic ulcer:WSES guidelines[J].World J Emerg Surg,2020,15(1):3.

[5]袁耀宗,王贞贞.消化性溃疡诊断与治疗规范(2016年,西安)[J].中华消化杂志,2016,36(8):508-513.

[6]刘文忠,谢勇,陆红,等.第五次全国幽门螺杆菌感染处理共识报告[J].中华内科杂志,2017,56(7):532-545.

[7]国家消化系疾病临床医学研究中心(上海),国家消化道早癌防治中心联盟,中华医学会消化病学分会幽门螺杆菌和消化性溃疡学组,等.中国居民家庭幽门螺杆菌感染的防控和管理专家共识(2021年)[J].中华消化杂志,2021,41(4):221-233.

[8]吴开春,梁洁,冉志华,等.炎症性肠病诊断与治疗的共识意见(2018年,北京)[J].中华消化杂志,2018,38(5):292-311.

[9]万健,吴开春.溃疡性结肠炎的治疗:基于欧洲共识和中国共识[J].胃肠病学,2019,24(3):173-175.

[10]中华医学会肠内肠外营养学分会,中国医药教育协会炎症性肠病专业委员会.中国炎症性肠病营养诊疗共识[J].中华消化病与影像杂志(电子版),2021,11(1):8-15.

[11]中华医学会外科学分会胰腺外科学组.中国急性胰腺炎诊治指南(2021)[J].中华消化外科杂志,2021,20(7):730-739.

[12]中华医学会急诊分会,京津冀急诊急救联盟,北京医学会急诊分会,等.急性胰腺炎急诊诊断及治疗专家共识[J].中华急诊医学杂志,2021,30(2):161-172.

[13]徐小元,丁惠国,李文刚,等.肝硬化诊治指南[J].实用肝脏病杂志,2019,22(6):770-786.

[14]中华医学会感染病学分会,中华医学会肝病学分会.慢性乙型肝炎防治指南(2019年版)[J].临床肝胆病杂志,2019,35(12):2648-2669.

[15]阚全程.内科常见疾病的药学监护[M].郑州:河南科学技术出版社,2016.

第三章 内分泌系统疾病

　　为了适应不断变化着的内外界环境并保持机体内环境的相对稳定性,人体必需依赖于神经、内分泌和免疫系统的相互配合和调控,使各器官系统的活动协调一致,共同担负起机体的代谢、生长、发育、生殖、运动、衰老和病态等生命现象。内分泌系统固有的内分泌腺(垂体、甲状腺、甲状旁腺、肾上腺、性腺和胰岛)可分泌激素,可通过血液传递,也可通过细胞外液局部或邻近传递,乃至所分泌的物质直接作用于自身细胞发挥调控作用。此外,内分泌系统可辅助神经系统将体液信息物质传递到全身各靶细胞,发挥其对细胞的生物作用。激素要在细胞发挥作用必须具有识别微量激素的受体,并在与激素结合后,改变受体的立体构象,进而通过第二信使在细胞内进行信号放大和转导,促进蛋白质合成和酶促反应,表达其生物学活性。

　　新陈代谢指在生命机体中所进行的众多化学变化的总和,是人体生命活动的基础。通过新陈代谢,使机体与环境之间不断进行物质交换和转化,同时体内物质又不断进行分解、利用与更新,为个体的生存、劳动、生长、发育、生殖和维持内环境恒定提供物质和能量。新陈代谢包括合成代谢和分解代谢两个过程,是需要能量的反应过程,其中三大营养物质以糖原、蛋白质和脂肪的形式在体内合成和储存,分解代谢是体内的糖原、蛋白质和脂肪等大分子物质被分解为小分子物质的降解反应,是产生能量的变化过程。营养物质不足、过多或比例不当,都能引起营养疾病。中间某一环节代谢出现障碍,则引起代谢性疾病。营养性疾病和代谢性疾病关系密切,往往并存,彼此影响。比如维生素 D 缺乏症属于营养性疾病,但常表现为钙、磷代谢失常;糖尿病为代谢性疾病,常伴蛋白质和能量缺乏。

第一节　糖尿病

一、疾病概述

(一)定义

　　糖尿病(diabetes mellitus,DM)是由遗传和环境因素共同作用导致胰岛素分泌和/或作用缺陷,引起碳水化合物、蛋白质、脂肪、水和电解质等的代谢紊乱,以高血糖为主要特点的代谢性疾病。主要有胰岛素绝对缺乏的 1 型糖尿病和胰岛素相对缺乏的 2 型糖尿病。糖尿病血糖控制不好时会出现急性并发症如糖尿病酮症酸中毒、高血糖高渗状态等;长期血糖控制不理想时会出现大血管病变如动脉粥样硬化、冠心病、高血压、脑血管疾病、周围血管疾病等,以及微血管病变如糖尿病肾病、糖尿病视网膜病变、糖尿病神经病变等。

(二)药物治疗原则

糖尿病治疗的近期目标是通过控制高血糖和代谢紊乱来消除糖尿病症状和防止出现急性代谢并发症,糖尿病治疗的远期目标是通过良好的代谢控制达到预防慢性并发症、提高患者生活质量和延长寿命的目的。糖尿病患者的降糖治疗包括控制饮食、合理运动、血糖监测、糖尿病教育和应用降糖药物等综合治疗措施。用药方案始终执行的治疗标准是在避免低血糖的情况下尽量使血糖达标或接近正常,即空腹血糖≤6.1 mmol/L,餐后血糖≤7.8 mmol/L,糖化血红蛋白<6.5%。而儿童、老年人、有频发低血糖倾向、预期寿命短,以及合并心血管疾病或严重的急、慢性疾病等患者血糖控制目标宜适当放宽,应个体化治疗。2型糖尿病所有治疗应基于科学的饮食、运动等生活方式,超重和肥胖者首选二甲双胍,如果治疗不理想则应该加用其他口服药,仍不理想则使用胰岛素。对于正常体重的患者,根据患者情况可选择任何一种或多种降糖药联合应用,如果3个月不达标应开始胰岛素治疗。

二、典型病例

(一)病例介绍

【患者基本情况】　患者女,50岁,身高146 cm,体重55.3 kg,BMI 25.94 kg/m^2。

【主诉】　口渴5年,四肢麻木1年。

【现病史】　患者5年前出现口渴、多饮、多尿、多食、消瘦,在当地医院测空腹血糖约7 mmol/L,不伴手足麻木、视物模糊,但未服药物治疗、未控制饮食、未规律监测血糖。2年前自行间断口服"二甲双胍"治疗,未监测血糖。1年前出现四肢麻木症状,伴针刺感,呈"手套"或"袜套样"感觉,不伴有心慌、少汗或多汗、焦虑、烦躁不安、心悸气短;于当地测空腹血糖约10 mmol/L,自行服用降糖药物,具体不详,随后出现低血糖症状,于当地医院以"2型糖尿病"住院治疗,出院后口服"格列美脲2 mg qd"治疗,四肢麻木症状逐渐加重。2个月前于我院检查糖化血红蛋白6.5%,改用"米格列醇50 mg tid"口服,服药1周后,自测空腹血糖在7 mmol/L左右,餐后2 h血糖在10~16 mmol/L,10 d前于我院复查空腹血糖8.5 mmol/L,感觉神经定量检测报告提示正中神经:左侧重度感觉减退,右侧无异常;腓浅神经、腓深神经:左侧无异常,右侧重度感觉减退。改用"沙格列汀/二甲双胍2.5 mg/1 000 mg bid,依帕司他50 mg tid"治疗,因胃肠道不适未规律服用。为进一步诊治,门诊以"糖尿病伴神经病变"收入我院。

【既往史】　无高血压、心脏病史,无脑血管病史,无肝炎、结核、疟疾病史,预防接种史随社会计划免疫接种,无手术、外伤、输血史,无食物、药物过敏史。

【用药史及药物不良反应史】　无药物不良反应史。

【体格检查】　T 36.6 ℃,P 80次/min,R 20次/min,BP 116/75 mmHg,身高146 cm。发育正常,营养中等,体型偏胖,神志清楚,自主体位,正常面容,表情自如。

【辅助检查】　空腹血糖6.6 mmol/L,糖化血红蛋白6.6%。24 h尿总蛋白为0.1 g;肝肾功能、尿常规、血常规均正常。

【入院诊断】　2型糖尿病伴有神经病变。

(二)药物治疗经过

患者为中年女性且2型糖尿病病史5年,入院胰岛功能检查提示胰岛功能尚可,具体如表3-1,但是既往血糖控制欠佳,先后给予沙格列汀/二甲双胍缓释片1片 qd和卡格列净100 mg qd降糖治疗,患者空腹血糖控制在5~7 mmol/L,餐后血糖控制在10 mmol/L以下。

表 3-1　患者胰岛功能结果

时间 项目	0	30 min	60 min	120 min	180 min
C 肽/(ng/mL)	2.05	3.77	5.72	11.15	11.44
胰岛素/(μU/mL)	5.5	17.1	22.8	52.4	50.1

患者自诉四肢麻木症状明显,呈"手套"或"袜套样"感觉,神经电图结果显示双正中神经末梢感觉传导速度减慢。感觉神经定量测试报告显示正中神经,左侧重度感觉减退,右侧无异常;腓浅神经、腓深神经,左侧无异常,右侧重度感觉减退。目前考虑为糖尿病周围神经病变,静脉给予硫辛酸 600 mg qd、依帕司他 50 mg tid、甲钴胺 0.5 g tid 和舍曲林 50 mg qn 药物治疗,同时辅以"红外线+红光治疗"改善症状,经过治疗患者四肢麻木较前明显改善。住院期间加强糖尿病宣教,低盐、低脂糖尿病饮食。患者经过治疗症状明显得到改善,准予出院。出院诊断:2 型糖尿病伴神经病变。出院带药有以下几种。①降糖药物:卡格列净 100 mg,每天 1 次,每次 1 片。②营养神经:依帕司他 50 mg,三餐前,每次 1 片;甲钴胺 0.5 mg,每天 3 次,每次 1 片;硫辛酸 0.1 g,每天 3 次,每次 2 粒。③缓解焦虑:舍曲林片 50 mg,每晚 1 次,每次 1 片。

(三)药物治疗方案分析

2 型糖尿病治疗的近期目标是通过控制高血糖和代谢紊乱来消除糖尿病症状和防止出现急性并发症,糖尿病治疗的远期目标是通过良好的代谢控制达到预防慢性并发症、提高生活质量和延长寿命的目的。根据《中国 2 型糖尿病防治指南》(2020 年版),在饮食和运动仍不能使血糖控制达标时,应积极采取药物治疗。患者入院后给予沙格列汀二甲双胍缓释片降糖治疗,二甲双胍是多个国家和指南中均推荐的一线用药和联合用药中的基本用药。二甲双胍主要的药理作用是通过减少肝葡萄糖输出和改善外周胰岛素抵抗而降低血糖,其不仅可降低基础血糖,也降低餐后血糖;DPP-4 抑制剂通过抑制二肽基肽酶IV而减少 GLP-1 以葡萄糖依赖的方式增加胰岛素分泌,抑制胰高血糖素的分泌,可降低 2 型糖尿病患者的空腹和餐后血糖。二甲双胍和沙格列汀复方制剂作用机制互补,且能降低空腹血糖和餐后血糖,达到增加疗效,减少服药数量与次数的作用。患者 BMI 25.94 kg/m²、肥胖且彩超提示左室舒张功能下降,临床药师建议沙格列汀二甲双胍缓释片换成卡格列净,因卡格列净为 SGLT-2i 类降糖药物,可抑制肾脏葡萄糖的重吸收,降低肾糖阈,从而促使尿糖的排出;另外 SGLT-2i 还有减轻体重和降压的作用,而大型心血管结局及肾脏结局的研究(CANVAS)也显示了卡格列净能够使心血管和肾脏获益,所以卡格列净更适合该患者。

糖尿病合并神经病变的患者应首先针对病因治疗,积极控制高血糖并减少血糖波动是预防和治疗糖尿病神经病变的重要措施。此外,针对神经病变改善症状的药物治疗有以下几种。①营养神经:可以促进神经元内核酸和蛋白质的合成,促进髓鞘形成和轴突再生,能够修补损伤的神经细胞,改善神经传导速度;代表药物有甲钴胺、神经生长因子。②改善微循环:周围神经血流减少是导致糖尿病周围神经病变发生的一个重要因素。通过扩张血管、改善血液高凝状态和微循环,提高神经细胞的血氧供应,可有效改善糖尿病神经病变的临床症状;常用药物有前列腺素 E_1、贝前列素、西洛他唑、己酮可可碱、胰激肽原酶、钙通道阻滞剂以及活血化瘀中药等。③抗氧化应激:通过抑制脂质过氧化,增加神经营养血管的血流量。增加钠钾 ATP 酶(Na^+,K^+-ATP)活性,保护血管内皮功能;常用药 α-硫辛酸。④醛糖还原酶抑制剂:糖尿病可引起多元醇通路过度激活,醛糖还原酶抑制剂可通过作用于醛糖还原酶而抑制多元醇通路;常用药依帕司他。因此,患者入院后给予依帕司他胶囊、甲钴胺片和硫辛酸胶囊治疗糖尿病神经病变。患者因糖尿病神经病变长期情绪不佳,可给予抗抑郁药物度洛西汀、文拉法辛、阿米替林、舍曲林等治疗,改善患者症状。

(四)药学监护

1. 有效性监护 患者通过口服降糖药物治疗患者空腹血糖控制在 5~7 mmol/L,餐后血糖控制在 10 mmol/L 以下,血糖达标,药物治疗有效。患者入院后糖尿病神经病变诊断明确,给予营养神经、改善微循环、抗氧化应激等治疗后症状明显改善。

2. 安全性监护 卡格列净常见不良反应有泌尿生殖系统感染,比如尿路感染、生殖器感染等;消化系统可出现便秘等症状;部分患者可出现过敏,如红斑、皮疹、瘙痒、荨麻疹和血管性水肿等。因此,患者在用药期间嘱托其多喝水,减少泌尿生殖系统感染的风险。

依帕司他常见不良反应有皮肤过敏症,如湿疹、皮肤瘙痒、红斑等;肝功能异常、消化系统可能出现腹痛、干呕、呕吐、腹泻、食欲缺乏等;甚至可能出现肌酐升高、少尿等;血液系统可出现严重的血小板减少。建议患者用药期间密切观察是否有不良反应发生。

甲钴胺用药期间应关注消化道不良反应,比如食欲缺乏、恶心、呕吐、腹泻等,偶见过敏反应。对患者进行监护,患者目前尚无该不良反应出现。

硫辛酸常见不良反应有头痛、味觉失调(金属味)、恶心、呕吐等。对患者进行监护,患者耐受性良好,无不良反应发生。

舍曲林用药期间可能出现神经、精神系统症状,比如嗜睡、失眠、疲劳、头晕等;部分患者可能出现消化系统症状,比如恶心、腹泻、口干、消化不良、便秘等;生殖系统可能出现性欲下降、阳痿等,还有部分患者可能出现心悸、视力障碍等。该患者存在糖尿病神经病变,因此该药用药期间嘱托患者如果出现上述不良反应积极报告医生进行换药,另外该药用药期间谨遵医嘱,不可自行停药或调药。

3. 依从性监护 糖尿病患者中有 1/3~2/3 的治疗者服用依从性不佳;这样可能会增加药物的毒副作用、糖尿病并发症的发生、患者住院次数、医疗费用、死亡率;严重影响生活质量。所以,按照医嘱服药对糖尿病患者非常重要,即使服用过程中出现了不良反应,也应该在医生或者药师的指导下停药或者换药,不可私自停药导致病情加重。该患者依从性良好,院内对患者宣讲依从性的重要性,建议患者定期复查,控制血糖。

(五)用药教育

(1)卡格列净可放在第一餐前服用,建议用药期间多饮水(每天 1.5~2 L),注意个人卫生,可每晚用清水清洗外阴,减少泌尿生殖系统感染风险。

(2)依帕司他可于三餐前口服,服药后可能尿液出现褐红色,属于正常现象,无须恐慌。

(3)甲钴胺不受饮食影响,餐前餐后服药均可。建议该药避光、干燥处保存。

(4)硫辛酸建议餐前半个小时服用,服药后可能出现尿液气味发生变化,但无临床意义;该药对光敏感,建议避光保存。

(5)舍曲林可缓解焦虑,服药期间避免饮酒;服药期间密切观察患者行为变化,停用时应逐渐减量,不可突然停药。

(6)建议患者树立健康的生活方式,定时、定量均衡饮食、规律运动、定期自我血糖监测、避免低血糖。

第二节　甲状腺功能亢进症

一、疾病概述

(一)定义

甲状腺功能亢进症(hyperthyroidism)是合成和分泌甲状腺激素增加所导致的以神经、循环、消化等系统兴奋性增高和代谢亢进为主要表现的病征,简称甲亢。常见原因有格雷夫斯病(Graves 病)、毒性结节性甲状腺肿、甲状腺自主高功能性腺瘤、垂体分泌促甲状腺激素(TSH)肿瘤等,本节主要讨论 Graves 病。

(二)药物治疗原则

目前尚不能针对病因治疗,常用方法为抗甲状腺药物、^{131}I 和手术治疗。具体需要结合患者的年龄、病程长短、病情轻重及甲状腺肿大程度决定采用何种方式。对于年龄小、病情轻、甲状腺轻至中度肿大者应选择药物治疗。病情较重、病程长、甲状腺中至重度肿大者应采用 ^{131}I 或手术治疗。

二、典型病例

(一)病例介绍

【患者基本情况】　患者女,18 岁,身高 160 cm,体重 55 kg,BMI 21.48 kg/m²。

【主诉】　心慌、疲乏无力、怕热多汗 4 月余。

【现病史】　患者 4 月余前体检发现心率快、心律失常,伴有干呕、手抖、心慌、疲乏无力、怕热多汗、皮肤潮湿、紧张焦虑、焦躁易怒、思想不集中、记忆力减退,至某院就诊,查血常规及动态心电图未发现明显异常,未给予重视。2 d 前活动后干呕、心慌加重,至某院查甲状腺功能。为求进一步治疗来我院,门诊以"甲状腺功能亢进症"收入我科,发病以来神志清、精神可、食欲正常,睡眠正常,大小便正常,体重无减轻。

【既往史】　无高血压、心脏疾病病史,无糖尿病、脑血管疾病病史,无肝炎、结核、疟疾病史,预防接种史随社会计划免疫接种,无手术、外伤、输血史,无食物、药物过敏史。

【用药史及药物不良反应史】　无。

【体格检查】　T 36.6 ℃,P 80 次/min,R 20 次/min,BP 126/75 mmHg,营养中等,体型匀称,双侧瞳孔等大等圆,颈软、无抵抗。颈动脉搏动正常,颈静脉无怒张。气管居中。肝颈静脉回流征阴性。甲状腺弥漫性肿大Ⅱ°、质软,有震颤、血管杂音,无压痛。心肺听诊无异常,双下肢无异常。

【辅助检查】　甲状腺功能:游离三碘甲腺原氨酸(FT₃)>30 pmol/L,游离甲状腺素(FT₄)>138 pmol/L,促甲状腺激素(TSH)0.004 μIU/mL,甲状腺球蛋白抗体(TgAb)3.13 IU/mL,甲状腺过氧化物酶自身抗体(TPO-Ab)94.02 IU/mL;促甲状腺素受体抗体>40.00 IU/mL,25-羟维生素 D₃ 16.8 ng/mL;甲状腺 2 h 和 4 h 摄碘率增高,24 h 摄碘率正常。总蛋白55.3 g/L,球蛋白18.0 g/L,血红蛋白106.0 g/L,单核细胞绝对值0.74×10⁹/L,血细胞比容0.325 L/L,平均红细胞体积78.8 fL。甲状腺彩超:甲状腺体积大,弥漫性回声改变并血流信号丰富。

【入院诊断】　甲状腺功能亢进症。

(二)药物治疗经过

患者 4 月余前体检发现心率快、心律失常,伴有干呕、手抖、心慌、疲乏无力、怕热多汗、皮肤潮湿、紧张焦虑、焦躁易怒、思想不集中、记忆力减退。1 d 前至某院查甲状腺功能:$FT_3>30$ pmol/L,$FT_4>$ 138 pmol/L,TSH 0.004 μIU/mL,TgAb 3.13 IU/mL,TPO-Ab 94.02 IU/mL。以"甲状腺功能亢进症"收入院,入院后给予抗甲状腺药物甲巯咪唑 10 mg qid 治疗,由于 T_4 的血浆半衰期 7 d,加之甲状腺内储存的甲状腺激素释放约需要 2 周时间,所以抗甲状腺药物开始发挥作用多在 4 周以后,因此,患者治疗后 4 周复查甲状腺功能。患者入院心率 120～130 次/min,心电图示窦性心动过速,给予普萘洛尔 30 mg qid 减慢心率。经过治疗后患者症状有所缓解,出院时患者心率约为 102 次/min,院外继续服药治疗。出院诊断:甲状腺功能亢进症。出院带药:甲巯咪唑片 10 mg,每日 3 次,每次 1 片;普萘洛尔 10 mg,每日 4 次,每次 3 片。

(三)药物治疗方案分析

根据《中国甲状腺疾病诊治指南——甲状腺功能亢进症》,甲亢的治疗包括甲状腺药物、^{131}I 和甲状腺次全切除术 3 种,每种方法各有优缺点、适应证和禁忌证。一般根据患者年龄、性别、病情、病程、并发症,以及患者个人意愿、医疗条件、医师经验等慎重选用不同的治疗方法。抗甲状腺药物治疗适用于病情轻、甲状腺轻中度肿大的甲亢患者;年龄在 20 岁以下、妊娠、年老体弱或合并严重心、肝、肾疾病不能耐受手术者均宜采用药物治疗。因此,该患者采用药物治疗甲状腺功能亢进症。2016 年版美国甲状腺学会(ATA)《甲亢和其他病因导致的甲状腺毒症诊治指南》指出:除妊娠早期、甲状腺危象,以及对甲巯咪唑治疗过敏或不敏感同时又拒绝 ^{131}I 治疗或手术治疗者选用丙硫氧嘧啶治疗外,对于任何选择抗甲状腺药物治疗的患者均推荐选用甲巯咪唑治疗;因此,该患者选择甲巯咪唑 10 mg qid 进行起始治疗。

根据 2016 年版 ATA《甲亢和其他病因导致的甲状腺毒症诊治指南》治疗建议,对于具有甲亢症状的老年患者以及静息时心率超过 90 次/min 或同时存在心血管疾病的其他甲亢患者,推荐给予 β 受体阻滞剂治疗。β 受体阻滞剂可有效对抗过多甲状腺激素引起的交感亢奋症状,降低心率、改善乏力、手抖、易激动等症状;常用药物有普萘洛尔、阿替洛尔和美托洛尔等。该患者入院心率为 120～130 次/min,建议医生采用普萘洛尔 30 mg qid 口服治疗。普萘洛尔的常规起始剂量为 40～160 mg/d,该药的作用机制包括:①从受体部位阻断儿茶酚胺的作用,减轻甲状腺毒的症状;②具有抑制外周组织 T_4 转换为 T_3 的作用;③通过独立的机制(非肾上腺受体途径)阻断甲状腺素对心肌的直接作用。

(四)药学监护

1. 有效性监护　患者通过服用抗甲状腺药物甲巯咪唑和控制心率的药物普萘洛尔后症状好转,考虑到抗甲状腺药物需要 4 周才能完全发挥作用,建议患者密切观察自身症状,必要时可复诊。

2. 安全性监护　患者使用甲巯咪唑期间注意监测以下几个方面。①粒细胞缺乏症:应定期检查外周血白细胞数目,关注发热、咽痛等临床症状。其中,中性粒细胞<$1.5×10^9$/L 时应当停药;若发生白细胞减少(<$4.0×10^9$/L),但是中性粒细胞>$1.5×10^9$/L 时,通常不需要停药,减少抗甲状腺药物剂量,加用一般促进白细胞增生药物。②皮疹:发生率 5% 左右,轻度皮疹可给予抗组胺药,或换用另外一种抗甲状腺药物;严重的皮疹,则需停药。③中毒性肝病:甲巯咪唑引起的肝毒性主要是胆汁淤积,主要发生在大剂量和老年患者。④血管炎,甲巯咪唑可诱发抗中性粒细胞胞质抗体(ANCA)阳性的小血管炎,其特点是随着用药时间延长,发生率增加。

普萘洛尔使用期间监测患者心率变化,该药使用期间可能会出现以下反应。①胃肠道反应:较常见,如恶心、呕吐、腹胀、腹泻。②常见心血管不良反应:如诱发或加重充血性心力衰竭。③支气管痉挛、呼吸困难。④泌尿系统:可见血尿素氮、肌酐、尿酸等升高,降低肾血流量和肾小球滤过率,对存在潜在肾功能不全和/或糖尿病的患者应监测肾功能。⑤可见眩晕、头晕、反应迟钝、头痛、感觉异常、嗜睡、失眠、多梦、意识模糊等。⑥其他:如血糖、血钾、血脂等异常、皮肤反应、眼干、雷诺病。⑦停药反应:如甲状腺功能亢进症患者,停药或减量后表现出格雷夫斯病的典型症状如心悸、突眼、神经过敏、出汗等。

3.依从性监护 该患者为首次因甲状腺功能亢进症入院,我们为患者讲述了该疾病的危害性,需要按时服药,定期监测血常规、肝功能,如有异常应积极复诊。

(五)用药教育

1.生活指导 患者处于甲状腺功能亢进症状态,注意忌碘饮食、保证营养充足,禁食海带、紫菜、海鲜等富含碘的食物。保持心情愉悦,注意休息,避免从事重体力劳动,避免熬夜、受凉、劳累、剧烈运动等。

2.用药监测 开始服用甲巯咪唑的最初几周,应注意粒细胞缺乏症的症状,如口腔炎、咽炎、发热等,对血常规应严密监测,若观察到上述任何一个症状,应与医生取得联系,确诊为粒细胞缺乏症者应停药;此外还应定期监测肝功能,避免出现药物性肝损伤。定期监测甲状腺功能,以免过量服用。

第三节　甲状腺功能减退症

一、疾病概述

(一)定义

甲状腺功能减退症(hypothyroidism)指由各种原因导致的低甲状腺激素血症或甲状腺激素抵抗而引起的全身性低代谢综合征,其病理特征是黏多糖在组织和皮肤堆积,表现为黏液性水肿,简称甲减。

(二)药物治疗原则

甲减的治疗主要是左甲状腺素替代疗法,多数患者需终身服药。起始的剂量和达到完全替代剂量的需要时间要根据年龄、体重、心脏情况及血清 T_3、T_4、TSH、FT_3、FT_4 水平确定。

二、典型病例

(一)病例介绍

【患者基本情况】 患者男,年龄 30 岁,身高 173 cm,体重 77.5 kg。

【主诉】 劳累后双下肢无力 8 个月,加重 3 d。

【现病史】 患者 8 个月前因劳累或下蹲、上楼时出现双下肢无力、酸沉,休息 2~4 s 症状缓解,无饮水呛咳,无意识丧失,无恶心、呕吐,无大小便失禁,无四肢抽搐。在当地医院就诊,按"椎间盘突出"给予理疗及休息后症状缓解。3 d 前患者再次出现上述症状,于我院门诊查颈椎及腰椎 MRI 平扫:①颈 3~颈 4、颈 4~颈 5 椎间盘轻度膨出;②颈椎体轻度骨质增生;③腰 5~骶 1 椎间盘突出;④腰骶部皮下软组织水肿。为求进一步治疗,门诊以"双下肢无力待查"收入内分泌科。发病以来,精神状态较好,食欲正常,睡眠正常,睡眠时打鼾明显,大小便正常,体重增加 10 kg。

【既往史】 既往体健,无高血压、心脏病病史,无糖尿病、脑血管疾病病史,无肝炎、结核、疟疾病史,预防接种史不详,无手术、外伤、输血史。

【用药史及药物不良反应史】 无药物不良反应史。

【体格检查】　T 36.5 ℃，P 65 次/min，R 19 次/min，BP 124/88 mmHg。甲状腺无肿大、无压痛、震颤、血管杂音。双肺呼吸音清，无干、湿啰音，心率 76 次/min，律齐，心脉率一致，各瓣膜听诊区未闻及杂音，无心包摩擦音。双下肢无水肿。

【辅助检查】　血常规显示：白细胞计数 $7.17×10^9/L$，红细胞计数 $3.53×10^{12}/L$，血红蛋白121.3 g/L，血小板计数 $309×10^9/L$，中性粒细胞百分数 59.6%，淋巴细胞百分数 32.5%，单核细胞百分数 6.2%。心电图显示：①显著性窦性心动过缓伴不齐，建议做动态心电图；②多数导联 T 波低平，性质待定，建议做动态心电图。

【入院诊断】　双下肢无力待查。

（二）药物治疗经过

患者以"劳累后双下肢无力 8 个月，加重 3 d"为主诉入院，入院后积极完善相关检查。甲状腺功能显示 T_3 2.70 pmol/L，T_4 0.60 pmol/L，TSH>100.00 μIU/mL，抗甲状腺过氧化物酶抗体105.90 IU/mL，抗甲状腺球蛋白抗体 23.54 IU/mL。血脂提示总胆固醇 5.64 mmol/L，甘油三酯2.42 mmol/L，低密度脂蛋白 3.73 mmol/L。因此临床诊断为：①原发性甲状腺功能减退症；②高胆固醇血症。给予补充左甲状腺素治疗 75 μg，早餐前 1 h 服用；患者血脂偏高，降脂药物瑞舒伐他汀片 10 mg，睡前服用。经过治疗，患者乏力较前好转，病情稳定。临床药师对其进行用药与饮食教育，嘱患者规律服药、定期复查。出院诊断：甲状腺功能减退症。出院带药：左甲状腺素治疗 75 μg qd。

（三）药物治疗方案分析

根据《成人甲状腺功能减退症诊治指南》血清 TSH 和游离 T_4、总 T_4 是诊断原发性甲减的第一线指标。甲减的症状和体征主要为代谢率降低和交感神经兴奋性下降的表现，典型表现可有表情呆滞、反应迟钝、声音嘶哑、听力障碍、面色苍白、颜面和/或眼睑水肿、唇厚舌大、常有齿痕、皮肤干燥、粗糙、脱皮屑、皮肤温度低、水肿、手脚掌皮肤可呈姜黄色，毛发稀疏干燥、跟腱反射时间延长，脉率缓慢，少数病例出现胫前黏液性水肿。该例患者血清 TSH 增高，TT_4、FT_4 降低且双下肢无力，原发性甲减诊断明确。治疗甲减的药物主要是甲状腺激素类，首选左甲状腺素（L-T_4）单药替代治疗，多需终生服药。L-T_4 治疗剂量取决于甲减的程度、病因、年龄、特殊情况、体重和个体差异。成人 L-T_4 替代剂量按照标准体重计算为 1.6~1.8 μg/(kg·d)；原发性临床甲减的治疗目标为甲减的症状和体征消失，血清 TSH 和 TT_4、FT_4 水平维持在正常范围。患者 8 个月前发现上下肢无力，体重增加10 kg，甲状腺功能提示 FT_3 2.976 pmol/L，FT_4 6.25 pmol/L，TSH>100 μIU/mL，抗甲状腺过氧化物酶抗体 105.90 IU/mL，抗甲状腺球蛋白抗体 23.54 IU/mL。因此甲状腺功能减退症诊断明确。依据指南给予患者左甲状腺素片（优甲乐）进行甲状腺素的补充治疗，并根据监测结果动态调整补充剂量，使血清 TSH 和 TT_4、FT_4 水平维持在正常范围。

（四）药学监护

1. 有效性监护　用药期间密切观察患者症状、体征及甲状腺功能。

2. 安全性监护　左甲状腺素钠在空肠与回肠被吸收，空腹条件下胃内呈酸性状态，其对后续的小肠吸收至关重要。建议患者每日晨起空腹服药 1 次，如果治疗过程中剂量大，可以分多次服用。此外，考虑到患者的依从性，如果不能早餐前 1 h 服用，睡前服药也可选择。与其他药物的服用间隔应当在 4 h 以上，因为有些药物和食物会影响 T_4 的吸收和代谢，如肠道吸收不良及氢氧化铝、碳酸钙、消胆胺、硫糖铝、硫酸亚铁、食物纤维添加剂等均可影响小肠对左甲状腺素片的吸收；苯巴比妥、苯妥英钠、卡马西平、利福平、异烟肼、洛伐他汀、胺碘酮、舍曲林、氯喹等药物可以加速药物的清除。甲减患者同时服用这些药物时，需要增加用量。对患者进行药学监护提高了患者用药依从性，患者每日规范服药，保障了患者治疗安全有效。

3. 依从性监护　患者初次发现该疾病，告知患者甲状腺功能减退症是需要长期服用左甲状腺素钠终身替代治疗,患者依从性良好,建议患者定期复查甲状腺功能。

(五)用药教育

告知患者在清晨饭前 1 h 服用左甲状腺素片,有利于药物吸收,含大豆制品会降低其在肠道中的吸收,用药期间尽量避免食用,不能擅自停药,应定期监测甲状腺功能,左甲状腺素片主要不良反应为药物过量导致甲状腺功能亢进症状,如心悸、心动过速、震颤、多汗、失眠、体重下降等。如出现不良反应,应及时就诊进行药物减量或停用。

第四节 骨质疏松症

一、疾病概述 ▶▶▶

(一)定义

骨质疏松症(osteoporosis,OP)指骨量减少、骨组织细微结构破坏、致使骨的脆性增加和易于骨折的一种全身性骨骼疾病。其中绝经后骨质疏松症和老年性骨质疏松症统称为原发性骨质疏松症;而由于某些内分泌疾病、肿瘤或代谢性疾病,以及糖皮质激素等药物导致的骨质疏松症统称为继发性骨质疏松症;特发性骨质疏松症原因不清,发生于青春期发育前的儿童,而在青春期后可自行缓解。

(二)药物治疗原则

应坚持早期预防、早期治疗的原则。同时对于已发生骨质疏松者应调整生活方式、补充钙剂、维生素 D、对症治疗和预防跌倒。

二、典型病例 ▶▶▶

(一)病例介绍

【患者基本情况】 患者女,57 岁,身高 148 cm,体重 50 kg。

【主诉】 间断双足、颈部疼痛 3 年,全身骨痛 1 年。

【现病史】 患者 3 年前无明显诱因出现间断双足疼痛,表现为全足底、足背骨痛,为锐痛,可耐受,行走无障碍,劳累时加重,休息或泡脚后减轻,偶伴手脚抽筋、双手麻木,不伴双下肢肿胀、麻木。就诊于当地医院,行腰椎 CT 检查,考虑腰椎间盘突出症,给予相关药物口服,症状未见好转。1 年 5 个月前无明显诱因出现腰部不适,伴劳累后双下肢胀痛,不伴双下肢麻木,四肢发凉等不适,就诊于我院,查骨密度提示为骨质疏松,骨折危险性高;腰椎磁共振提示为腰 3~腰 4、腰 4~腰 5、腰 5~骶 1 椎间盘突出,腰 2~腰 3 椎体骨质增生,腰 2、腰 4、腰 5 椎体终板变性。于我院住院治疗,出院后口服"维生素 D 胶囊、碳酸钙 D_3 片"治疗。半年前于我院门诊查骨密度显示骨质疏松,骨折危险性高;加用"特立帕肽"治疗半年,症状无明显改善,且关节痛逐渐加重。今为求进一步诊治收入我院,门诊以"骨质疏松症"收入院。自发病以来,食欲正常,睡眠正常,大小便正常,精神正常,体重无减轻。

【既往史】 高血压 3 年,规律口服硝苯地平缓释片 1 片,每天 1 次,血压未监测。血脂升高 2 年,口服辛伐他汀片 1 片,每晚 1 次。无心脏疾病病史,无糖尿病、脑血管疾病病史,无肝炎、结核、疟疾病史,预防接种史随社会计划免疫接种,无手术、外伤、输血史,无食物、药物过敏史。

【用药史及药物不良反应史】 硝苯地平缓释片 1 片,每天 1 次;辛伐他汀片 1 片,每晚 1 次;维生素 D 胶囊 400 U,每晚 1 次;碳酸钙 D_3 片 1 片,每晚 1 次;特立帕肽皮下注射半年。

【体格检查】 心、肺、腹部查体未见明显异常。右足第一跖趾关节变大,无红肿、压痛。关节无红肿、疼痛、压痛、积液、活动度受限,肌肉无萎缩。腹壁反射正常,肌张力正常,肌力 V 级,肢体无瘫痪,双侧肱二、三头肌腱反射正常,双侧膝、跟腱反射正常,双侧巴宾斯基征(Babinski 征)阴性,双侧霍夫曼征(Hoffmann 征)阴性,克尼格征(Kernig 征)阴性。

【辅助检查】 骨密度提示为骨质疏松,骨折危险性高。腰椎磁共振提示腰 3 ~ 腰 4、腰 4 ~ 腰 5、腰 5 ~ 骶 1 椎间盘突出;腰 2 ~ 腰 3 椎体骨质增生;腰 2、腰 4、腰 5 椎体终板变性。甲状旁腺素 12.49 pg/mL,总 I 型胶原氨基酸端延长肽 206.6 ng/mL,25-羟基维生素 D_3 33.23 ng/mL,N-MID 骨钙素 71.84 ng/mL,β 胶原特殊序列测定 1.87 ng/mL;风湿免疫相关检查:ANCA、ENA 抗体谱、抗环瓜氨酸肽抗体(CCP)、RA33、MCV、RF-IgM、ESR、CRP 均正常。

【入院诊断】 ①骨质疏松症;②腰椎间盘突出症;③高血压 2 级。

(二)药物治疗经过

患者主诉全身各关节间断疼痛,以腰部、下肢关节痛为主,给予结缔组织病全套、血免疫固定电泳,尿本周蛋白,腹部、乳腺、子宫附件彩超均未见异常,结合患者病史与骨密度检查结果(骨质疏松,骨折危险性高)诊断为原发性骨质疏松症(重度骨质疏松)。患者半年前开始使用特立帕肽至今,但骨密度提示应用特立帕肽后患者骨密度较前无明显改善,停用该药。院内给予唑来膦酸 5 mg 静脉输注,输液后患者无发热等不适。患者病情稳定,建议院外继续口服钙片和维生素 D_3 治疗。出院诊断:①骨质疏松症;②腰椎间盘突出症;③高血压 2 级。出院带药:骨化三醇胶丸 0.25 μg po bid;碳酸钙 D_3 片 1 片 po bid。

(三)药物治疗方案分析

根据《骨质疏松症基层合理用药指南》原发性骨质疏松症的药物治疗原则为:①基本骨营养补充,钙和维生素 D_3 的使用应贯穿于整个骨质疏松治疗过程,与抑制骨吸收药和促进骨形成药合用可提高骨密度,预防骨折风险。②抑制骨吸收,通过减少破骨细胞的生成或减少破骨细胞活性来抑制骨吸收,目前抑制骨吸收药主要有双膦酸盐如阿仑膦酸钠、唑来膦酸和利塞膦酸钠;选择性雌激素受体调节药如雷洛昔芬,以及降钙素如鲑降钙素和依降钙素等,它们对预防和/或治疗骨质疏松症有效。③促进骨形成,骨形成和骨吸收的动态平衡维持正常骨骼结构和骨密度。当骨形成的量或速度低于骨吸收时,就会发生骨质疏松症;特立帕肽能直接抑制成骨细胞凋亡,延长成骨作用时间,促进衬里细胞向成骨细胞转化及刺激成骨细胞产生 IGF-1 和转化生长因子发挥其骨合成效应;但是该患者已经使用该药半年,效果欠佳,建议停用。根据《中国老年骨质疏松症诊疗指南》(2018 版)双膦酸盐类药物与其他抗骨质疏松症的药物相比有较高的性价比,可作为没有禁忌证的老年骨质疏松症患者的首选药物。2020 年美国临床内分泌学家协会和美国内分泌学学会《绝经后女性骨质疏松诊断与治疗临床实践指南》指出,对于大部分高风险骨折(髋骨、非椎体、椎体)患者,双膦酸盐(阿仑膦酸盐、利塞膦酸盐、唑来膦酸等)可作为首选用药。该患者骨密度检查提示骨质疏松且骨折风险高,患者诉全身各关节间断疼痛,以腰部、下肢关节痛为主,重度骨质疏松症诊断明确,给予患者碳酸钙、维生素 D_3 联合骨吸收抑制剂唑来膦酸,提高骨密度的治疗方案合理。

(四)药学监护

1. 有效性监护 观察患者全身各关节疼痛症状是否有改善,用药期间应监测血清及尿钙、磷、镁及肌酐等。

2. 安全性监护 唑来膦酸钠用药期间部分患者在静脉滴注后可出现发热、寒战、骨骼和/或肌肉疼痛等,该症状可于数小时或数日内自动消失,无须特殊处理。还易出现低钙血症、低磷血症、低钾血症、低镁血症、血清肌酐升高、高血压、贫血等反应。大剂量静脉滴注时眼部不良反应发生率较高，比如特异性结膜炎、眼睑水肿、视神经炎，严重者可导致葡萄膜炎和巩膜炎。还有报道在拔牙和局部感染愈合延迟时，会发生罕见的局部下颌骨坏死。该患者使用后反馈存在轻度胃肠道不适，能耐受，告知患者观察，如不适加重及时反馈，随后对患者进行随访，患者表示明显好转，通过临床药师的药学监护，消除了部分用药的安全隐患，保障了患者的用药安全，提高了患者的就诊满意度。

碳酸钙 D_3 片主要不良反应为嗳气、便秘等。大剂量服用可能出现高钙血症，导致在眼结膜和角膜的沉积。

维生素 D_3 小剂量单独服用一般无不良反应，长期、大剂量服用或与钙剂合用，有可能引起高钙血症。

3.依从性监护　患者骨质疏松症 3 年余，院内给予唑来膦酸钠治疗改善症状，建议患者每年注射一次。此外，需要长期服用碳酸钙和维生素 D_3，患者依从性欠佳。嘱托患者骨质疏松症治疗药物可减轻症状，改善预后，降低骨折发生率。

（五）用药教育

建议患者餐后 1 h 或睡前服用碳酸钙 D_3 片，可增加作用持续时间，服药期间避免饮用咖啡、牛奶、饮料等，避免进食富含纤维素的食物，因钙与纤维素结合形成不易吸收的化合物，抑制钙的吸收。为了提高维生素 D_3 的吸收，建议适当户外活动，多晒太阳、避免负重、跌倒和骨折。输注唑来膦酸后注意多饮水，半年内不进行拔牙、种植牙等口腔手术，定期复查，一年后进行第 2 次唑来膦酸治疗。

第五节　肾上腺皮质功能减退症

一、疾病概述

（一）定义

肾上腺皮质功能减退症是最常见的一类功能低下性内分泌疾病，一般可分为原发性和继发性。原发性又称为艾迪生病（Addison 病），是由于自身免疫、感染、结核、肿瘤等破坏双侧绝大部分的肾上腺所致；继发性则指垂体、下丘脑等病变引起的促肾上腺皮质激素释放激素（CRH）或促肾上腺皮质激素（ACTH）分泌不足所致。按病程则可分为慢性和急性肾上腺皮质功能减退症。一般临床上以慢性原发性肾上腺功能减退症最多见，表现为衰弱无力、体重减轻、色素沉着、血压下降等综合征。

（二）药物治疗原则

肾上腺皮质功能减退症的药物治疗方法为激素替代治疗，包括糖皮质激素和盐皮质激素替代治疗。继发性肾上腺皮质功能减退症者常伴有其他腺垂体功能减退，如性腺功能减退症和甲状腺功能减退症，应予以相应的治疗，甲状腺素的替代治疗应至少在糖皮质激素治疗 2 周后开始，以免甲状腺素加重糖皮质激素缺乏而诱发的肾上腺危象。肾上腺皮质功能减退症者一般应进食高糖类、高蛋白、富含维生素而易消化的饮食，注意休息，防止过度劳累，预防感染或肾上腺危象的发生。

二、典型病例

（一）病例介绍

【患者基本情况】 患者男,57 岁,身高 175 cm,体重 73 kg。

【主诉】 食欲缺乏、乏力、全身皮肤色素加深 4 年,加重 1 周。

【现病史】 患者 4 年前无诱因出现食欲缺乏,体重减轻,伴皮肤变暗,局部色素沉着,以面部、手部、足部等暴露部位明显,于某院就诊确诊为"肾上腺皮质功能减退症",间断服用"泼尼松片 5 mg/d",其间未复查。4 个月前患者因出现乏力加重,恶心、呕吐再次于该院住院治疗,予以补充糖皮质激素等对症治疗后好转出院。出院后继续口服泼尼松片,半个月前患者自觉乏力加重,未处理,1 周前进一步加重,今为求进一步治疗来我院,门诊以"原发性肾上腺皮质功能减退症"收入院。起病来,神志清,精神差,食欲正常,睡眠正常,大小便正常,体力下降,体重增加 5 kg。

【既往史】 无高血压、心脏病史,无糖尿病、脑血管疾病病史,无肝炎、结核、疟疾病史,无手术、外伤、输血史。

【用药史及药物不良反应史】 泼尼松片 5 mg/d。既往对乙酰氨基酚过敏,否认其他食物及药物过敏史。

【体格检查】 发育正常,营养中等,体型匀称,神志清楚,自主体位,正常面容,表情自如,查体合作。局部皮肤颜面部、手部、足部及皮肤皱褶处色素沉着。皮肤、黏膜可见色素沉着,全身浅表淋巴结未触及。

【辅助检查】 泌乳素 44.21 ng/mL,促卵泡刺激素 22.42 mIU/mL,ACTH(8 点)118.00 pg/mL(参考范围:10 ~ 60 pg/mL),ACTH(16 点)<5.00 pg/mL(参考范围:<20 pg/mL),ACTH(24 点)6.91 pg/mL(参考范围:<5.00 pg/mL),皮质醇(8 点)10.40 μg/dL(参考范围:5 ~ 25 μg/dL),皮质醇(16 点)5.60 μg/dL(参考范围:2.6 ~ 10.5 μg/dL),皮质醇(24 点)1.22 μg/dL(参考范围:<5 μg/dL)。24 h 尿游离皮质醇 415nmol/d。

【入院诊断】 原发性肾上腺皮质功能减退症。

（二）药物治疗经过

患者因"食欲缺乏、乏力、全身皮肤色素加深 4 年,加重 1 周"入院。4 年前确诊为"肾上腺皮质醇功能减退症",间断服用"泼尼松片 5 mg/d",其间未复查。近 4 个月先后两次因乏力、恶心、呕吐住院治疗,但是治疗效果均欠佳。因此,门诊以"原发性肾上腺皮质功能减退症"收入我院。入院后先后完善 ACTH、24 h 尿游离皮质醇血清学检测,院外患者服用泼尼松治疗症状缓解明显但是反复发作治疗效果欠佳;患者使用泼尼松治疗导致体重增加约 5 kg,考虑到泼尼松不良反应较多且不能更好的模拟体内皮质醇发挥作用,临床药师建议换用氢化可的松,上午 8 时 20 mg,下午 4 时 10 mg治疗。患者通过治疗以后病情稳定,未诉不适,院外建议规律使用氢化可的松治疗。出院诊断:原发性肾上腺皮质功能减退症。出院带药:氢化可的松上午 8 时 20 mg,下午 4 时 10 mg。

（三）药物治疗方案分析

原发性慢性肾上腺皮质功能减退症的治疗包括基础治疗和病因治疗。基础治疗包括糖皮质激素替代治疗和食盐及盐皮质激素治疗。糖皮质激素可选用氢化可的松、可的松等,氢化可的松为天然激素,对维持糖代谢和防止危象有重要作用,可的松须在 C_{11} 位加氢转化为氢化可的松而发挥作用,两药为首选。一般成人每日剂量开始时氢化可的松 20 ~ 30 mg,或可的松 25 ~ 37.5 mg 以后可逐渐减量,氢化可的松 15 ~ 20 mg 或相应量的可的松。糖皮质激素的服用宜模仿生理激素分泌昼夜规律,在清晨清醒时服用全日量的 2/3,下午 4 时前服下 1/3。在有发热等并发症时适当加量。

患者入院前间断服用泼尼松片 5 mg/d。泼尼松为人工合成的糖皮质激素,于皮质结构 $C_1 \sim C_2$

位之间去氢后对糖代谢可加强 5 倍,但对盐类代谢则相对减弱,一般口服 5 ~ 7.5 mg/d。糖皮质激素剂量换算公式:可的松 25 mg 等于氢化可的松 20 mg 等于泼尼松 5 mg 等于泼尼松龙 5 mg 等于甲泼尼龙 4 mg 等于倍他米松 0.6 mg 等于地塞米松 0.75 mg。判断糖皮质激素治疗是否适当,相当程度上要依靠患者的症状和体征。过量通常表现为体重过度增加,而剂量不足则表现为乏力、皮肤色素沉着。血 ACTH 不能作为剂量合适的唯一指标。患者因间断服药,体重增加约 5 kg,激素补充不足出现乏力、食欲缺乏等相应症状。因此建议使用氢化可的松上午 8 时服用 20 mg,下午 4 时服用 10 mg。

(四)药学监护

1. 有效性监护　患者服用氢化可的松治疗肾上腺皮质功能减退症,治疗后观察患者是否存在乏力、食欲缺乏等症状,可能存在该药剂量不足;但是也应注意防止剂量过多。

2. 安全性监护　氢化可的松为天然糖皮质激素,为模仿生理激素的分泌昼夜规律,最好在清晨清醒时服用 20 mg,下午 4 时服 10 mg。患者为原发性肾上腺皮质功能减退症需要长期使用该药治疗,用药过程中需要密切关注表 3-2 中不良反应。

表 3-2　糖皮质激素的不良反应和用药监护注意事项

类别		注意事项
长期服用的不良反应	消化系统并发症	可诱发或加剧胃、十二指肠溃疡,甚至造成消化道出血或穿孔。对少数患者可诱发胰腺炎或脂肪肝。应监测血电解质和大便隐血。若患者胃部不适,需要加用胃黏膜保护药如奥美拉唑
	诱发或加重感染	长期应用可诱发感染或使体内潜在病灶扩散,特别是抵抗力降低的白血病、再生障碍性贫血、肾病综合征等患者更易发生。如有感染应同时应用抗生素以防感染扩散及加重
	医源性肾上腺皮质功能亢进	可引起脂质代谢和水盐代谢紊乱;表现为满月脸、水牛背、皮肤变薄、多毛、水肿、低血钾、高血压、糖尿病等,停药后症状可自行消失。可采用低钠、高钾、高蛋白饮食;还应定期监测血糖、尿糖和糖耐量,尤其是糖尿病患者或有患糖尿病倾向者
	心血管系统并发症	可由于钠、水潴留和血脂升高而引起高血压和动脉粥样硬化。使用过程中监测血压
	骨质疏松症、肌肉萎缩、伤口愈合迟缓等	长期使用激素引起高脂血症,因中性脂肪的栓子可阻塞软骨下的骨终末动脉,使血管栓塞造成股骨头坏死。应注意补充钙剂和维生素 D 预防骨质疏松症,定期进行骨密度检查
	其他	应进行眼科检查,注意白内障、青光眼或眼部感染
停药反应	医源性肾上腺皮质功能不全	长期应用的患者,减量过快或突然停药,特别是当遇到感染、创伤、手术等严重应激情况时,可引起肾上腺皮质功能不全或危象,表现为恶心、呕吐、乏力、低血压和休克等
	反跳现象	突然停药或减量过快可致原病复发或恶化

3. 依从性监护　告知患者肾上腺皮质功能减退症为终身性疾病,需要长期服用氢化可的松治疗,治疗期间注意监测体内 ACTH、皮质醇水平。

(五)用药教育

患者院外需要口服糖皮质激素,治疗建议:①按照医嘱要求服用激素,不宜自行增加或者减少用量,以及自行延长或缩短用药疗程,以免引起肾上腺皮质功能减退症的加重。②用 250 mL 的白开水服用药物,避免服用果汁或其他饮料。③如果错过用药时间,应立即补服;但若接近下次用药时间则不宜补服;不得一次服用双倍剂量。④若服用中有其他不适请及时咨询医师或药师。

第六节　高尿酸血症和痛风

一、疾病概述

(一)定义

痛风(gout)是由于遗传性或获得性病因,引起嘌呤代谢紊乱和/或尿酸排泄障碍所致的一组临床症候群。临床上以高尿酸血症(hyperuricemia)为主要特征,表现为痛风性急性关节炎反复发作,痛风石沉积,痛风性慢性关节炎和关节畸形,常累及肾引起慢性间质性肾炎和尿酸性肾结石形成,也可由尿酸结石引起急性肾功能衰竭。患者常伴有肥胖、2 型糖尿病、高脂血症、高血压、动脉硬化和冠心病等,这些代谢紊乱以胰岛素抵抗为发病基础,临床上称为代谢综合征,高尿酸血症和痛风仅为其中两种表现。

(二)药物治疗原则

急性发作期应迅速、有效地缓解和消除急性发作症状,可使用的药物包括秋水仙碱、非甾体抗炎药(NSAID)和糖皮质激素。糖皮质激素通常用于不能耐受秋水仙碱、NSAID 或肾功能不全者。间歇发作期旨在长期有效地控制尿酸水平,可使用的药物包括抑制尿酸生成药(别嘌醇、非布司他等)和促尿酸排泄药(苯溴马隆、丙磺舒)。同时进行适当调整生活方式和饮食结构调整,避免高嘌呤饮食、采用低热量以保持理想体重、严格戒饮各种酒类,尤其是啤酒;每日饮水应在 2 000 mL 以上,以利于尿酸排泄,防止尿路结石形成。

二、典型病例

(一)病例介绍

【患者基本情况】　患者男,34 岁,身高 180 cm,体重 100 kg。

【主诉】　双踝、双腕关节疼痛 4 年余,加重半年。

【现病史】　患者 4 年余前无明显诱因出现双踝、双腕关节剧烈疼痛,非对称性,伴关节肿胀,局部皮温高,间断伴发热,伴全身乏力,伴关节活动度受限,偶伴出汗,进食高嘌呤饮食后易发作,无关节畸形,无四肢小关节肿痛,自行口服塞来昔布治疗,2 ~ 3 d 可完全缓解。半年前上述症状频繁发作,持续时间延长,就诊于当地医院查血尿酸 640 μmol/L,诊断为"痛风",未予药物治疗。近日发作时自行口服苯溴马隆治疗效果欠佳,为求进一步诊治收入我院。自发病以来,食欲正常,睡眠欠佳,大小便正常,精神正常,体重无明显减轻。

【既往史】　2007 年因不慎摔伤行"右膝关节局部皮肤缝合治疗";2017 年于当地医院行冠状动脉造影示冠心病,未予药物治疗;无高血压、糖尿病、脑血管疾病病史,无肝炎、结核、疟疾病史等。

【用药史及药物不良反应史】　无食物、药物过敏史。

【体格检查】 体型肥胖,心、肺听诊未闻及明显异常。腹软,无压痛、反跳痛,肝、脾肋缘下未触及。左腕关节局部肿胀,皮温升高,压痛明显,伴活动度受限,其余关节无明显异常。

【辅助检查】 血常规:白细胞计数 $7.1×10^9$/L,红细胞计数 $4.47×10^{12}$/L,血红蛋白 135 g/L,血小板计数 $244×10^9$/L,中性粒细胞百分数 60.3%。肾功能:尿素 6.20 mmol/L,肌酐 116 μmol/L,尿酸 590 μmol/L。血脂:总胆固醇 2.76 mmol/L,甘油三酯 1.34 mmol/L,低密度脂蛋白 1.89 mmol/L。尿常规、电解质、肝功能、凝血功能、传染病、肌钙蛋白Ⅰ、心肌酶、甲状腺功能、糖化血红蛋白和心电图均未见明显异常。

【入院诊断】 ①痛风急性期;②冠状动脉粥样硬化。

(二)药物治疗经过

患者因痛风急性期入院,患者自诉近 2 d 左腕关节局部肿胀,皮温升高,压痛明显,伴活动度受限。急查血生化,尿酸 590 μmol/L;考虑到痛风急性发作期患者需要迅速解除关节疼痛和肿胀。医生给予依托考昔抗炎镇痛缓解急性期症状。临床药师提醒急性期应禁用降尿酸药物,可使病情加重,建议停苯溴马隆片,医师采纳建议。然后加用碳酸氢钠片(1 g tid)碱化尿液,促进尿酸盐结晶的溶解和排出。此外,建议患者症状缓解后,给予降尿酸药物(如别嘌醇、苯溴马隆等)治疗。1 周后患者病情缓解,患者诉左腕部疼痛完全缓解,24 h 尿酸为 2 487.60 μmol/24 h,属于尿酸排出减少型,建议出院后 1 周给予苯溴马隆促进尿酸排泄治疗。出院诊断:①痛风;②冠状动脉粥样硬化。出院带药:依托考昔片 60 mg qn,苯溴马隆片 1 片 qd(出院后 1 周后开始口服),碳酸氢钠片 1 片 bid。

(三)药物治疗方案分析

《中国高尿酸血症与痛风诊疗指南(2019)》推荐痛风急性发作期尽早(一般应在 24 h 内)进行抗炎止痛治疗首选使用 NSAID 缓解症状;对 NSAID 有禁忌的患者,建议单独使用低剂量秋水仙碱;痛风急性发作期,短期单用糖皮质激素,其疗效和安全性与 NSAID 类似。患者目前痛风急性发作期,给予依托考昔缓解症状,依托考昔为选择性地抑制 COX-2 抑制剂,减少痛风性关节炎时前列腺素的合成,发挥镇痛,缓解炎症反应的作用,而且对胃肠道损伤小。适当碱化尿液治疗,当尿 pH 在 6.0 以下时,需要碱化尿液。尿 pH 6.2 ~ 6.9 有利于尿酸盐结晶溶解和从尿液排出,但尿 pH>7.0 易形成草酸钙及其他类结石。

(四)药学监护

1. 有效性监护 患者痛风急性期入院通过服用依托考昔控制症状,评估治疗效果。

2. 安全性监护 在服用依托考昔片期间,应监测以下方面:①消化系统可能出现腹痛、便秘、胀气、胃炎、胃酸反流、腹泻、消化不良、恶心、呕吐、食管炎和口腔溃疡。②部分患者可出现转氨酶升高,应监测肝功能。③皮肤可见瘀斑、面部水肿、瘙痒、皮疹、红斑、荨麻疹。④部分患者还可出现全身症状,比如衰弱、疲劳、流感样疾病。⑤呼吸系统可出现支气管痉挛、咳嗽、呼吸困难等。⑥心血管系统可出现高血压、心悸、心律不齐,告知患者警惕诸如胸痛、气短、无力、言语含糊等症状和体征,若存在以上症状应该马上寻求医生帮助。⑦神经、精神系统可出现头晕、头痛、焦虑、抑郁等。

3. 依从性监护 该患者痛风病史 4 年余且反复发作,本次住院后我们通过对患者宣讲痛风饮食及用药注意事项,告知患者痛风是一种慢性终身性疾病,控制不佳可导致尿酸结石形成和肾功能损害,导致肾功能不全并可危及生命,应积极控制血尿酸水平。

(五)用药教育

(1)嘱托患者院外服用苯溴马隆片应在出院后 1 周开始口服,该药应在早饭后 30 min 服用,饭后服药可减轻药物对胃肠道的刺激。用药期间多喝水以增加尿量帮助尿酸的排出,刚开始用药时的饮水量不要少于 1 500 ~ 2 000 mL。此外服用苯溴马隆对肝有影响,主要表现为食欲缺乏、恶心、呕吐、全身乏力、腹痛、腹泻、发热、尿色偏黄、眼球结膜黄染。用药期间如果出现以上症状,请立即停药并就诊。长期服用时,应定期检查肝功能。

（2）告知患者院外注意事项:①限酒;②减少高嘌呤食物的摄入;③防止剧烈运动或突然受惊;④减少富含糖果饮料的摄入;⑤大量饮水(每日 2 000 mL 以上);⑥控制体重;⑦增加新鲜蔬菜的摄入;⑧规律饮食和作息;⑨规律运动;⑩戒烟。

参考文献

[1]中华医学会糖尿病学分会. 中国 2 型糖尿病防治指南(2020 年版)[J]. 中华糖尿病杂志,2021,13(4):95.

[2]中华医学会内分泌学分会《中国甲状腺疾病诊治指南》编写组. 中国甲状腺疾病诊治指南——甲状腺功能亢进症[J]. 中华内科杂志,2007,46(10):876-882.

[3]中华医学会内分泌学分会. 成人甲状腺功能减退症诊治指南[J]. 中华内分泌代谢杂志,2017,33(2):167-180.

[4]中华医学会,中华医学会临床药学分会,中华医学会杂志社,等. 骨质疏松症基层合理用药指南[J]. 中华全科医师杂志,2021,20(5):523-529.

[5]《中国老年骨质疏松症诊疗指南》(2018)工作组,中国老年学和老年医学学会骨质疏松分会,马远征,等. 中国老年骨质疏松症诊疗指南(2018)[J]. 中国实用内科杂志,2019,39(1):38-61.

[6]卢一寒,李静. 2016 年版 ATA《甲亢和其他病因导致的甲状腺毒症诊治指南》解读[J]. 药品评价,2017,14(1):13-16,44.

[7]中华医学会内分泌学分会. 中国高尿酸血症与痛风诊疗指南(2019)[J]. 中华内分泌代谢杂志,2020,36(1):1-13.

[8]葛云波,徐永健. 内科学[M]. 8 版. 北京:人民卫生出版社,2014.

[9]CAMACHO P M,PETAK S M,BINKLEY N,et al. American Association of Clinical endocrinologists/American College of Endocrinology Clinical Practice Guidelines for the Diagnosis and Treatment of postmenopausal osteoporosis-2020 update[J]. Endocr Pract,2020,26(suppl 1):1-46.

第四章 感染性疾病

感染性疾病主要由细菌、真菌、病毒及寄生虫引起,感染性疾病的诊断是抗感染治疗至关重要的一环,需特别重视患者个体特点、流行病学史、临床表现、体格检查及相关辅助检查。抗感染治疗分为经验性治疗及目标治疗,及时进行病原学送检,明确感染部位和病原体,尽早由经验治疗转为目标治疗。除抗感染治疗外,去除感染病灶、治疗基础疾病与积极的对症治疗也非常必要。

抗感染药物是临床应用最为广泛的一类药物,涉及临床各个科室,但当前抗感染治疗用药存在较多不合理现象,如无指征用药、无指征联合用药、药物选择不恰当、给药剂量错误、用药疗程过长等。作为一类特殊药品,抗感染药物合理应用将是提高疗效、降低不良反应发生率以及遏制细菌耐药的关键。希望临床药师通过本章节的学习,熟悉相关感染性疾病的特点,掌握抗感染药物的合理使用,有效参与临床感染性疾病治疗,保障患者安全、有效、经济用药。

第一节 呼吸系统感染

一、疾病概述

(一)定义

呼吸系统感染性疾病常见为肺炎,根据感染场所将其分为社区获得性肺炎(community-acquired pneumonia,CAP)和医院获得性肺炎(hospital acquired pneumonia,HAP),其中 HAP 尚包括呼吸机相关肺炎(rentilator associated pneumonia,VAP)。

社区获得性肺炎(CAP)是指在医院外罹患的感染性肺实质(含肺泡壁,即广义上的肺间质)炎症,包括具有明确潜伏期的病原体感染而在入院后发病的肺炎。通过水滴、喷雾吸入感染颗粒或通过吸气吸入口腔菌群是导致 CAP 发生的常见原因。肺外感染部位的血源传播(例如,右心感染性心内膜炎、肝脓肿等)也可引起 CAP;极少情况下附近感染的病灶也可直接蔓延形成肺炎。大多数 CAP 患者常有急性高热、寒战、呼吸急促、心动过速和排痰性咳嗽等临床表现。肺炎支原体和肺炎链球菌是我国成人 CAP 的重要致病菌,其他常见病原体包括流感嗜血杆菌、肺炎衣原体、肺炎克雷伯菌及金黄色葡萄球菌,铜绿假单胞菌、鲍曼不动杆菌少见。对于特殊人群如高龄或存在基础疾病的患者,肺炎克雷伯菌及大肠埃希菌等革兰氏阴性菌则更加常见。治疗上抗感染是关键,同时配合其他对症治疗,积极防治并发症。

医院获得性肺炎（HAP）是指患者住院期间没有接受有创机械通气、未处于病原感染的潜伏期，而于入院48 h后新发生的肺炎。VAP是指气管插管或气管切开患者接受机械通气48 h后发生的肺炎，机械通气撤机、拔管后48 h内出现的肺炎也属于VAP范畴。口咽部病原体通过呼吸进入下呼吸道，气管插管患者气管导管口的分泌物渗入下呼吸道带入病原体是主要发病机制。病原体以革兰氏阴性菌为主，常见鲍曼不动杆菌、铜绿假单胞菌和肺炎克雷伯菌，多为多重耐药菌（MDR）。革兰氏阳性菌中常见金黄色葡萄球菌，多为耐甲氧西林金黄色葡萄球菌（MRSA），厌氧菌较少见。另外ICU和机械通气患者中嗜麦芽窄食单胞菌检出率近年来呈上升趋势。HAP多急性起病，发热为最常见症状，重症HAP可并发急性肺损伤和急性呼吸窘迫综合征、左心衰竭、肺栓塞等。HAP/VAP的治疗包括抗感染治疗、呼吸支持技术治疗、器官功能支持治疗、非抗菌药物治疗等综合措施，其中抗感染是最主要的治疗方式，包括经验性抗感染治疗和目标性治疗。HAP培养阳性率显著高于CAP，应及时进行病原学检测，以利于针对性治疗。

（二）药物治疗原则

大部分CAP患者抗菌药物治疗为经验性用药。在确立CAP临床诊断并安排合理病原学检查及标本采样后，需根据患者年龄、基础疾病、治疗场所、疾病严重程度、可能的病原菌、当地细菌流行病学情况，选择恰当的抗感染药物和给药方案，及时实施初始经验性抗感染治疗。对于门诊轻症CAP患者，建议口服阿莫西林、阿莫西林克拉维酸或二、三代头孢菌素治疗；青年无基础疾病患者或考虑支原体、衣原体感染患者可口服多西环素或米诺环素；我国肺炎链球菌及肺炎支原体对大环内酯类药物耐药率高，在耐药率较低地区可用于经验性抗感染治疗；耐药率较高地区可选呼吸喹诺酮类。对于需要住院的CAP患者，推荐单用β-内酰胺类或三代头孢菌素或联合多西环素、米诺环素、大环内酯类或单用呼吸喹诺酮类。对于需要入住ICU的无基础疾病青壮年罹患重症CAP的患者，推荐青霉素类/酶抑制剂复合物、三代头孢菌素、厄他培南联合大环内酯类或单用呼吸喹诺酮类静脉治疗，而老年人或有基础病患者推荐联合用药。对有误吸风险的CAP患者应优先选择阿莫西林克拉维酸、莫西沙星、碳青霉烯类等有抗厌氧菌活性的药物。有铜绿假单胞菌感染危险因素的CAP患者可选用头孢他啶、头孢吡肟、哌拉西林他唑巴坦、头孢哌酮钠舒巴坦、左氧氟沙星、阿米卡星等有抗铜绿假单胞菌活性的药物单用或联合用药。有CA-MRSA风险患者加用万古霉素或利奈唑胺。抗感染治疗一般可于热退2~3 d且主要呼吸道症状明显改善后停药。轻、中度CAP患者疗程5~7 d，重度CAP患者疗程8~10 d，非典型病原体疗程延长至10~14 d。金黄色葡萄球菌、铜绿假单胞菌、克雷伯菌属或厌氧菌等容易导致肺组织坏死，抗菌药物疗程可延长至14~21 d。一旦获得CAP病原学结果，就可以参考体外药敏试验结果进行目标性治疗。PCT可作为抗菌药物停用的判断指标。

HAP如果治疗延迟，即使药物选择恰当，仍可导致病死率增加及住院时间延长，在确立HAP临床诊断并安排病原学检查后，应尽早进行经验性抗感染治疗；经验性抗感染治疗应根据患者病情严重程度和基础疾病情况，结合所在医疗机构耐药细菌流行病学资料进行。非重症、无MDR危险因素的早发HAP，发病时间<5 d可采用单药治疗，可选药物有：无抗铜绿假单胞菌活性的第三代头孢菌素（如头孢曲松、头孢噻肟）或喹诺酮类抗菌药物。晚发（≥5 d）或重症HAP治疗时应选择具有抗铜绿假单胞菌活性的药物。治疗方案为抗假单胞菌的头孢菌素类（头孢他啶、头孢吡肟）、碳青霉烯类（亚胺培南、美罗培南）、β-内酰胺酶抑制剂复合制剂（头孢哌酮钠舒巴坦、哌拉西林他唑巴坦）联合1种氨基糖苷类（阿米卡星、庆大霉素）或喹诺酮类（左氧氟沙星、环丙沙星）。有MRSA感染风险时可联合万古霉素、替考拉宁或利奈唑胺。有广泛耐药（XDR）阴性菌感染风险时可联合多黏菌素或替加环素等。全身用药肺炎部位药物分布不足，疗效不佳患者可联合吸入性抗菌药物治疗，如妥布霉素、阿米卡星，以及多黏菌素。通常经验治疗48~72 h后可获得细菌学依据，根据药敏试验结果，重新评估或调整治疗方案，即目标性治疗。抗感染疗程建议为7 d，病情危重患者可酌情延长

疗程。建议使用 PCT 水平联合临床标准终止抗菌治疗。

二、典型病例

（一）病例介绍

【患者基本情况】　患者男,16 岁,体重 65 kg,身高 178 cm。

【主诉】　咳嗽、咳痰、发热、胸痛 10 天余。

【现病史】　患者 10 天余前受凉后出现咳嗽、咳痰、发热、胸痛,体温最高 40.0 ℃,呈弛张热型,痰为铁锈色痰,伴头痛、腹泻、全身肌肉酸痛、恶心、呕吐、乏力、食欲缺乏。就诊于当地医院,查胸部 CT:右肺中叶、下叶大叶性肺炎,右侧胸腔积液。考虑为肺炎,给予输注哌拉西林抗感染,并辅以退热、祛痰、止咳治疗,仍间断发热。现为进一步诊治收入院,一般情况好,睡眠欠佳,大小便正常,体重无明显变化。

【既往史】　既往体健,无高血压、心脏疾病病史,无糖尿病、脑血管疾病病史,无肝炎、结核、疟疾病史,预防接种史随社会计划免疫接种,无手术、外伤、输血史,无食物过敏史。

【用药史及药物不良反应史】　既往用药:哌拉西林;不良反应:无。

【体格检查】　呼吸运动正常,肋间隙正常,无皮下捻发感,叩诊清音,双肺呼吸音粗、可闻及湿啰音,无胸膜摩擦感,语音共振正常。

【辅助检查】　CT 示:右肺中叶、下叶大叶性肺炎,右侧胸腔积液。

【入院诊断】　肺部感染。

（二）药物治疗经过

患者入院后仍间断发热,体温最高 38.8 ℃,实验室检查:白细胞计数 8.65×10^9/L,降钙素原 0.082 ng/mL,C 反应蛋白 10.95 mg/L,红细胞沉降率 17 mm/h。抗感染方案给予头孢曲松 2 g qd 联合阿奇霉素 0.5 g qd 静脉滴注治疗,同时给予多索茶碱注射液 0.3 g qd、氨溴索注射液 30 mg qd 静脉滴注化痰平喘对症支持治疗。3 d 后患者病情较入院时好转,未见明显发热,但仍间断咳嗽。查病毒全套结果:肺炎支原体阳性(+),支原体滴度>1:1 280。临床药师会诊建议将阿奇霉素更换为多西环素 100 mg q12h 静脉滴注,继续治疗 4 d 后,患者未再发热,咳嗽、咳痰症状好转,复查感染指标恢复正常,肺炎支原体阴性(−),告知相关注意事项后办理出院。

（三）药物治疗方案分析

该患者院外受凉后咳嗽、咳痰、发热,结合肺部影像学检查,入院诊断为肺部感染,属于 CAP。根据《中国成人社区获得性肺炎诊断和治疗指南》(2016 年版),肺炎链球菌是最常见的致病菌,同时非典型病原体的检出率不断增加。患者此次住院前曾在外院使用哌拉西林抗感染,效果不佳,考虑肺炎链球菌对青霉素类耐药所致,但不排除其他未覆盖到的病原体(如 MRSA、非典型病原体)所致感染,故本次入院初始经验性治疗方案选择对肺炎链球菌耐药率低的头孢曲松联合有抗非典型病原体作用的阿奇霉素抗感染治疗。治疗 3 d 后,患者病情未见明显好转,且实验室检查,肺炎支原体阳性(+),支原体滴度>1:1 280,考虑肺炎支原体对阿奇霉素的高耐药率导致抗感染效果不佳,应更换为对肺炎支原体敏感的多西环素、米诺环素或左氧氟沙星、莫西沙星等药物治疗。考虑到喹诺酮类抗菌药物禁用于 18 岁以下患者,本案例患者 16 岁,故建议将阿奇霉素更换为多西环素抗肺炎支原体感染治疗。抗菌药物方案调整后继续治疗 4 d,患者好转出院,由于非典型病原体感染的治疗疗程相对较长,一般为 10~14 d,故建议院外继续口服多西环素治疗一周。

（四）药学监护

1.有效性监护　治疗期间需关注患者感染指标、体温、症状的改善情况。

2.安全性监护　阿奇霉素静脉滴注时长应大于 1 h,与多索茶碱合用会使后者血药浓度升高,用药期间应做好心电监护。

3.依从性监护　为提高患者治疗依从性,感染指标好转后改为口服药物继续治疗。

(五)用药教育

阿奇霉素可引起恶心、呕吐、腹泻等胃肠道不适症状,以及心律失常、QT 间期延长等心脏功能异常,如有不适请告知医师或药师。出院后需继续按时口服多西环素,不能随意停药,否则感染有复发的风险。服用多西环素时不能联合用含铝、钙、镁、铁等金属离子的药物,同时注意防晒,不要直接暴露于阳光或紫外线下,一旦皮肤有红斑应立即停药。多西环素可抑制血浆凝血酶原活性,长期使用易诱发二重感染,院外需定期复查凝血功能和感染指标。

第二节　泌尿系统感染

一、疾病概述

(一)定义

泌尿系统感染分为非复杂性尿路感染和复杂性尿路感染。非复杂性尿路感染又可依据感染部位分为上尿路感染(肾盂肾炎、输尿管炎)和下尿路感染(膀胱炎、尿道炎)。由于生理结构的区别,非复杂性尿路感染更好发于尿路结构和功能均正常的健康女性,男性还可发生细菌性前列腺炎,大肠埃希菌是首要的致病菌,其他致病菌还包括腐生葡萄球菌、肠球菌属及肠杆菌属等;复杂性尿路感染主要与影响机体防御和尿道畅通的因素有关,如尿路梗阻、免疫抑制剂的使用、肾功能衰竭、肾移植、妊娠、糖尿病、结石及留置导尿管等,多由多种细菌混合感染或耐药革兰氏阴性杆菌及对抗菌药物敏感性下降的其他致病菌引起。下尿路感染(如膀胱炎)常见尿急、尿频、耻骨上疼痛、血尿和背痛,上尿路感染(如急性肾盂肾炎)常表现为腰痛、肋脊角压痛、发热、寒战、恶心、呕吐等,同时可伴有下尿路感染症状。尿常规等实验室检查可有效提高尿路感染诊断的正确率,尿培养阳性是尿路感染诊断的金标准,但准确的尿培养结果有赖于正确的尿液收集技术。

(二)药物治疗原则

泌尿系统感染的抗感染药物选择需根据患者生理状况、感染类型、感染严重程度、抗菌药物的 PK/PD 指数及当地细菌流行病学情况综合考虑,在经验性治疗前应留取清洁中段尿进行病原学送检。细菌性下尿路感染须选择尿液中有效浓度高的敏感抗菌药物,可优先选择呋喃妥因、磷霉素氨丁三醇和复方磺胺甲噁唑等口服制剂,疗程 3~5 d,必要时可延长至 7 d,如无法耐受,可选择喹诺酮类、β-内酰胺类制剂。对于上尿路感染,因可能伴有血流感染,需要选择在尿液和血液中均具有较高浓度的药物,可选择喹诺酮类的左氧氟沙星和环丙沙星;对于轻症感染可选择二、三代头孢菌素类,重症感染可考虑使用能够覆盖产超广谱 β-内酰胺酶(ESBLs)肠杆菌科及铜绿假单胞菌的三四代头孢菌素及 β-内酰胺酶抑制剂复合制剂,或碳青霉烯类抗菌药物;如果病情严重且尿培养提示革兰氏阳性菌,还可经验性选择万古霉素,待药敏试验结果回报后尽量更换为抗菌谱窄的抗菌药物,氨基糖苷类也可联合应用于肾盂肾炎的治疗。住院治疗患者接受静脉用抗菌药物治疗,至症状改善体温正常 24~48 h 后改为口服治疗,总疗程约 14 d,对于治疗后复发的患者,推荐 6 周的疗程,如再次复发,疗程可延长至 6 个月至 1 年。

二、典型病例

（一）病例介绍

【患者基本情况】　患者女,51 岁,体重 72 kg,身高 163 cm。

【主诉】　结肠癌术后 2 年,胰头癌术后 1 年,呕吐 1 d。

【现病史】　患者为糖尿病患者,未规律服药治疗。1 d 前突然出现浑身乏力,伴恶心、呕吐,无腹痛、腹泻,无畏寒、发热等不适,门诊以"①乏力、恶心呕吐待查;②结肠癌术后"为诊断收住入院,患者发病以来,食欲缺乏,睡眠正常,2 d 未排大便,小便有烧灼感,体重减轻。

【既往史】　2 年余前因结肠癌行"经腹结肠癌根治术",后复查考虑转移,1 年前行"腹腔镜下胰头肿物切除术+肠粘连松解术",术后规律应用"信迪利单抗"至今,5 个月前曾出现尿频、尿急症状,诊所就诊,用药不明。

【用药史及药物不良反应史】　贝伐珠单抗、信迪利单抗。

【体格检查】　左、右肾区无叩击痛,输尿管点无压痛,移动性浊音阴性,无液波震颤,肠鸣音正常,4 次/min,无过水声,无血管杂音。

【辅助检查】　院外诊所查血常规:白细胞计数 17.6×10⁹/L,红细胞计数 4.11×10⁹/L,血红蛋白 111 g/L,血小板计数 136×10⁹/L;血糖 16.1 mmol/L;尿常规:尿胆素原、尿蛋白阳性。

【入院诊断】　①乏力、恶心呕吐待查;②糖尿病;③横结肠恶性肿瘤腺癌术后;④胰腺恶性肿瘤。

（二）药物治疗经过

患者入院后给予降血糖、抑酸、护胃等对症支持治疗,第 2 天突然高热,热峰 40 ℃,伴有尿急、尿痛。尿常规:亚硝酸盐(+),酮体(++),隐血(+++),蛋白(++),葡萄糖(++),白细胞(+),白细胞 735/μL。实验室检查:白细胞计数 10.01×10⁹/L,C 反应蛋白>150.00 mg/L,红细胞沉降率 150.00 mm/L,降钙素原 0.474 ng/mL。考虑尿路感染,给予左氧氟沙星 0.5 g qd 抗感染治疗,并送血培养及尿培养。第 5 天患者热峰无下降,最高体温 40.5 ℃,血糖控制不佳,复查炎症指标 C 反应蛋白 126.68 mg/L,降钙素原 0.406 ng/mL,血培养和尿培养回示均为产 ESBLs 酶的大肠杆菌,对左氧氟沙星耐药,医生拟更换为头孢哌酮舒巴坦 3 g q12h 治疗,临床药师考虑头孢哌酮主要经肝排泄,尿中浓度较低,疗效较差,建议更换为哌拉西林他唑巴坦 4.5 g q8h 进行治疗。调整抗菌药物 2 d 后患者未再发热,复查炎症指标有所下降。第 10 天,实验室检查:白细胞计数 6.07×10⁹/L,C 反应蛋白 7.44 mg/L,红细胞沉降率 141 mm/L,降钙素原 0.033 ng/mL,患者尿急、尿频尿痛症状消失,药师根据药敏试验结果建议更换为呋喃妥因 100 mg tid 口服进行序贯治疗。患者血糖控制不佳,继续调整降糖药物的使用。继续治疗 4 d 后患者无特殊不适,查感染指标已恢复正常,血糖控制佳,办理出院,院外继续口服呋喃妥因治疗。

（三）药物治疗方案分析

结合患者糖尿病史,出现尿急、尿频、尿痛症状,尿常规亚硝酸盐(+),白细胞(+),白细胞 735/μL,高热,炎症指标升高等指征,考虑为复杂性上尿路感染并继发血流感染。复杂性尿路感染的病原菌以肠杆菌科、肠球菌、铜绿假单胞菌为主,近年来产 ESBLs 酶菌株和肠球菌感染的比例升高,初始用药可选用含 β-内酰胺酶抑制剂的 β-内酰胺类、碳青霉烯或喹诺酮类抗菌药物。左氧氟沙星具有高尿液浓度的特点,抗菌谱可广泛覆盖尿路感染常见的病原菌,可用做复杂性尿路感染的初始治疗方案。根据《国家抗微生物指南》(第 3 版),头孢哌酮舒巴坦钠大部分经胆汁排泄,在尿路中浓度较低,不宜应用于尿路感染。临床药师建议使用主要经肾排泄的哌拉西林他唑巴坦,对尿路感染的致病菌及产 ESBLs 的肠杆菌都有很好的抗菌活性。对于使用静脉用药的住院患者,症状改善且体温正常24~48 h后,可以改为口服药物继续治疗,因此,该患者体温正常后继续口服呋喃妥因进行治疗。

该患者血糖控制不佳,曾经有尿路感染史,建议此次治疗疗程应使用至少6周的治疗疗程。如治疗6周后又复发,可延长疗程到6个月至1年。

(四)药学监护

1.有效性监护　治疗期间需关注患者感染指标、体温、症状的改善情况,高血糖为复杂性泌尿系统感染的高危因素,应关注患者血糖的变化。

2.安全性监护　哌拉西林他唑巴坦用药前应做皮试,避免过敏反应的发生;长期使用呋喃妥因可引起肺部病变及周围神经病变,应注意身体状况,如有不适及时就诊。

3.依从性监护　为提高患者治疗依从性,感染指标好转后改为口服药物继续治疗,治疗结束后5~9 d及4~6周应进行细菌培养和药敏试验。

(五)用药教育

呋喃妥因使用期间常见恶心、呕吐,与食物同服可减少此类不良反应的发生。糖尿病导致的尿路感染容易反复,应按时使用降糖药物,严格控制血糖以避免复发。此次治疗疗程较长,未按照规定疗程使用药物可能导致疾病复发,应按照疗程积极治疗。长期使用呋喃妥因可能引起肺部病变如肺纤维化及周围神经病变,如出现发热、呼吸困难、咳嗽及感觉迟钝、感觉异常,应及时就诊。

第三节　中枢神经系统感染

一、疾病概述

(一)定义

中枢神经系统感染是神经系统最常见的疾病之一,如脑膜炎、脑炎、脑膜脑炎、硬膜下脓肿、脑脓肿、硬膜外脓肿等。此外,一些中枢神经系统内植入的人工装置也会合并感染。根据病原学特点,中枢神经系统感染主要分为细菌、病毒、真菌和寄生虫感染;根据发病情况及病程,还可分为急性、亚急性和慢性感染。由于中枢神经系统特殊的解剖和生理特征,防御系统缺乏或不充分,抗感染药物难以穿透,给临床治疗带来极大挑战。

细菌性脑膜炎是最常见的中枢神经系统感染,多为急性起病,儿童和老年人发病率较高,大部分病例发生于2岁以内的儿童或高龄老人。脑膜炎典型的表现为发热、头痛、脑膜刺激征阳性和意识障碍,其中发热、颈强直和意识改变被称为脑膜炎的典型三联征,但大多数患者临床表现不典型,特别是新生儿、老年人和免疫功能低下的患者。脑膜炎的致病微生物与年龄和患者本身状态密切相关,如头部外伤、接受神经系统手术、脑室引流、放置人工装置等。新生儿最常见的致病菌为B组链球菌,其次是大肠埃希菌、李斯特菌等;随着年龄的增长,对肺炎链球菌和脑膜炎奈瑟菌的易感性也在增加,老年脑膜炎患者还会分离到革兰氏阴性杆菌;伴有中枢神经系统术后和开放式脑损伤的患者,大部分以革兰氏阴性菌为主,也有葡萄球菌特别是金黄色葡萄球菌感染;脑室手术或脑脊液分流术后的患者中,植入物感染通常为凝固酶阴性葡萄球菌,如表皮葡萄球菌。

(二)药物治疗原则

细菌性脑膜炎的治疗原则应遵循以下几点:①应立即进行病原微生物送检及脑脊液常规、生化检查,结合病史、年龄、基础疾病等尽早开始恰当的抗菌治疗,一旦病原菌明确应根据培养结果和药敏试验结果调整抗感染方案。②选择抗菌药物时除了应考虑抗菌药物的抗菌谱及抗菌活性外,应选择能充分进入脑脊液中的药物。③宜选择杀菌剂,剂量宜足量,必要时联合用药。病情改善后由于血脑屏障通透性下降,不宜立即减量。④必要时应考虑手术去除引流装置或其他植入物。如培养结果为肺炎链球菌,可选择青霉素、头孢曲松(新生儿不可用)、头孢噻肟、万古霉素(青霉素耐药)等;如培养结果为耐甲氧西林的葡萄球菌,可选择万古霉素、利奈唑胺等;如培养结果为革兰氏阴性杆菌,可选择头孢他啶、头孢吡肟、美罗培南、环丙沙星等。当静脉给药不能达到有效治疗浓度时,也可考虑使用已有循证医学证据或权威指南推荐的抗菌药物进行鞘内和脑室内给药,如万古霉素、庆大霉素、阿米卡星、两性霉素 B 等,但应密切监护因药物浓度过高引起的惊厥、昏迷等严重后果。

急性细菌性脑膜炎的疗程因致病菌的不同而长短不一,一般来说脑膜炎奈瑟菌、流感嗜血杆菌引起的脑膜炎治疗时间为 5～7 d,肺炎链球菌引起的脑膜炎在治疗至体温恢复正常后需继续用药 10～14 d,革兰氏阴性杆菌导致的脑膜炎复发率偏高,建议治疗时间 21 d 甚至更长。

二、典型病例

(一)病例介绍

【患者基本情况】 患者女,29 岁,体重 55 kg,身高 155 cm。

【主诉】 反复低热 3 个月。

【现病史】 患者 3 个月前因着凉后低热,体温每日波动在 37～37.5 ℃,退热药物应用后效果不佳。发热时伴头痛、头晕、双眼视物模糊、乏力。至当地诊所就诊,给予输液及口服退热药物治疗,具体不详,用药后体温降至 37 ℃,低热症状仍明显。后至当地人民医院,查胸部 CT 未见明显异常,给予抗病毒药物应用,体温恢复正常。1 周后体温再次升高,体温最高 37.5 ℃,至当地市中心医院,超声示:①三尖瓣少量反流;②肝、胰、脾、双肾超声检查未见异常;③双侧输尿管、膀胱超声未见异常,未予治疗。后体温持续波动在 37.0～37.5 ℃,至当地诊所,给予中药口服治疗,疗效不佳,仍低热。今为进一步诊治,以"发热待查"收入院。自发病以来,食欲减退、睡眠欠佳,大便正常,小便尿频。夜尿 2～3 次,体重无减轻。

【既往史】 无。

【用药史及药物不良反应史】 无。

【体格检查】 T 37.2 ℃,P 79 次/min,R 19 次/min,BP 122/66 mmHg,余无明显异常。

【辅助检查】 胸部 CT(当地人民医院):未见明显异常。超声(当地中心医院):①三尖瓣少量反流;②肝、胰、脾、双肾超声检查未见异常;③双侧输尿管、膀胱超声未见异常。

【入院诊断】 发热待查。

(二)药物治疗经过

入院后完善相关检查,2021 年 3 月 23 日尿常规白细胞(+++),血常规基本正常;谷丙转氨酶 53 U/L;2021 年 3 月 23 日结缔组织病全套:抗组蛋白抗体阳性(++);风湿免疫-免疫球蛋白补体:C3 0.67 g/L。血凝试验、粪常规、降钙素原、C 反应蛋白、结核 T 细胞检测未见明显异常。患者入院后仍低热,经验性给予头孢曲松 2.0 g ivgtt q12h 对症治疗,治疗效果不佳,体温 36.9～37.5 ℃,伴头晕、乏力。2021 年 3 月 24 日腰椎穿刺留取脑脊液送脑脊液常规、生化、细菌培养及宏基因测序(mNGS)检查。2021 年 3 月 25 日脑脊液生化检查提示颅内感染,脑脊液 NGS 结果示大肠埃希菌感染。考虑目前方案抗感染疗效不佳,更换抗感染方案为美罗培南 2.0 g ivgtt q8h。2021 年 3 月 27 日脑脊液培养结果回示大肠埃希菌(ESBLs+),继续原方案治疗。2021 年 4 月 6 日患者体温稳定,波动在 36.3 ~ 36.9 ℃,脑脊液常规、生化基本正常,转至当地医院继续治疗。

在治疗过程中,临床药师参与优化抗感染方案,包括抗感染方案的调整及美罗培南延长滴注时间,对患者进行出院后依从性教育,并全程监护用药过程中可能发生的不良反应。

(三)药物治疗方案分析

结合患者着凉后持续低热,发热时伴头痛、头晕、双眼视物模糊、乏力,入院后脑脊液 NGS 及细菌培养结果示大肠埃希菌感染,诊断为细菌性脑膜炎。患者年轻女性,社区性细菌性脑膜炎最常见的病原菌为肺炎链球菌、脑膜炎奈瑟菌,故经验性给予头孢曲松抗感染治疗。入院后进行病原学送检,根据培养结果结合抗感染疗效不佳更换治疗方案,选择能够透过血脑屏障且对大肠埃希菌敏感性高的美罗培南,之后细菌培养结果回示患者感染超广谱 β-内酰胺酶的大肠埃希菌,所以使用头孢曲松治疗无效。患者使用美罗培南抗感染有效,继续用药 2 周后转回当地医院治疗。

对于年轻人群,在常规覆盖常见病原体疗效不佳时,也要考虑革兰氏阴性菌或其他少见病原体感染的可能,积极完善病原学检查,尽早由经验治疗转为目标治疗。

(四)药学监护

1. 有效性监护　治疗期间需关注患者感染指标、体温、症状的改善情况,美罗培南可延长滴注时间至 3 h 以提高疗效。

2. 安全性监护　仔细询问患者过敏史,关注输液过程中相关过敏反应。头孢曲松静脉滴注时间至少为 30 min,为避免产生沉淀,不得使用含钙的稀释液(如林格液)复溶或稀释粉针。监护患者肝、肾功能。

3. 依从性监护　嘱患者外院继续治疗,复查脑脊液细菌培养及常规、生化指标,总疗程至少21 d。

(五)用药教育

1. 不良反应　美罗培南和头孢曲松属于超广谱 β-内酰胺酶类抗菌药物,常见的不良反应有腹泻、过敏等,用药期间注意有无皮肤瘙痒、皮疹、腹泻,如有不适请告知医师或药师。

2. 依从性教育　革兰氏阴性菌感染的脑膜炎建议疗程至少 3 周,回当地医院后继续治疗,按时复查,不可随意停药。

第四节　腹腔感染

一、疾病概述

(一)定义

腹腔感染泛指腹部感染性外科疾病,可表现为局部感染、弥漫性炎症波及整个腹膜或脓肿。根据感染发生地点的不同,分为社区获得性腹腔感染(CA-IAIs)和医院获得性腹腔感染(HA-IAIs)。尽管目前有新的抗菌药物可选,诊断能力和外科技术也有所提升,其治疗仍是治疗学上的难题,严重者可能引起菌血症、多器官功能衰竭,甚至死亡。社区获得性腹腔感染多由胃肠道内源性细菌感染所致,其致病菌与原发病灶的位置(胃、十二指肠、空肠、回肠、阑尾或结肠)有关。目前,导致 CA-IAIs 的革兰氏阴性菌中以大肠杆菌最为常见,无须常规覆盖肠球菌及真菌。医院获得性腹腔感染的致病菌通常具有更广泛的耐药性,包括铜绿假单胞菌和不动杆菌、产超广谱 β-内酰胺酶(ESBLs)的克雷伯菌和大肠杆菌、变形杆菌、MRSA、肠球菌和白念珠菌。一旦怀疑或确诊腹腔感染就应该尽早给予经验性抗感染治疗,抗菌药物根据疑似病原菌选择。单纯抗感染治疗往往是不够的,特别是存在继发性腹膜炎和腹腔脓肿时,需要外科引流或清创。

(二)药物治疗原则

腹腔感染的严重程度与抗感染治疗的成功率有着极大的关系,所以抗感染治疗前须评估 IAIs 患者治疗失败和死亡风险,以此来指导经验性抗感染治疗。在怀疑或确诊腹腔感染时,需根据患者生理状况、感染类型、疾病严重程度、可能的病原菌、抗菌药物的 PK/PD 指数及当地细菌流行病学情况综合考虑,在经验性抗感染治疗前应采集相关标本进行病原学检查,且经验性抗感染治疗应尽早开始。轻中度 CA-IAI 患者经验性抗感染单药治疗可选用莫西沙星、头孢哌酮舒巴坦、厄他培南,联合用药可选用头孢唑啉、头孢呋辛、头孢曲松、环丙沙星、左氧氟沙星联合硝基咪唑类药物;重度 CA-IAI 患者经验性抗感染单药治疗可选用亚胺培南-西司他丁、美罗培南等碳青霉烯类药物或哌拉西林他唑巴坦,联合用药可选用三代头孢菌素联合硝基咪唑类药物;HA-IAI 患者经验性抗感染单药治疗可选用亚胺培南-西司他丁、美罗培南等碳青霉烯类药物,联合用药可选用三代头孢菌素联合硝基咪唑类药物。但一般不常规进行抗真菌或抗肠球菌经验性治疗。

控制感染源是 IAI 治疗中至关重要的环节,IAI 患者应早期行感染源控制,比如充分引流、清除坏死的感染组织、外科干预等。抗菌药物经静脉给药治疗后,临床症状改善,感染指标恢复且胃肠功能适宜者可改为口服抗菌药物治疗,在感染源充分控制后,抗感染疗程应不超过 4~7 d。

二、典型病例 ►►►

(一)病例介绍

【患者基本情况】 患者男,66 岁,体重 78 kg,身高 167 cm。

【主诉】 左腹部疼痛 10 天余。

【现病史】 患者 10 天余前无明显诱因出现左腹部疼痛,伴轻微腹胀,无发热,无恶心、呕吐;无胸闷气短,7 d 前至当地医院住院治疗,效果不佳。今为求进一步诊治遂来我院,门诊以"胰腺恶性肿瘤"收入院。自发病以来,食欲正常,睡眠正常,大小便正常,精神正常,体重下降约 2.5 kg。

【既往史】 有"高血压"病史 3 年,血压控制情况可。有"糖尿病"病史 2 年余,血糖控制情况可。

【用药史及药物不良反应史】 不详。

【体格检查】 神志清,精神好,腹部无压痛、反跳痛。腹部柔软、无包块,肠鸣音正常,4 次/min。

【辅助检查】 无。

【入院诊断】 ①胰腺恶性肿瘤;②高血压;③2 型糖尿病。

(二)药物治疗经过

患者入院第 4 天行"胰体尾切除术+脾切除术",术后积极给予头孢呋辛(1.5 g ivgtt q8h)抗感染以及其他对症支持治疗。术后第 1 天患者诉手术切口疼痛不适,切口敷料干燥无渗出,腹腔引流管四根,引流暗红色引流液 200 mL,留取分泌物送培养。术后第 6 天患者发热,诉胸闷,氧合差,请 ICU 会诊后转科治疗。目前诊断:腹腔感染。实验室检查:白细胞计数 12.67×10^9/L;CT:腹水,两肺炎症。分泌物细菌培养结果回示粪肠球菌,药敏试验结果显示对青霉素、氨苄西林耐药,对万古霉素敏感,于是开始使用万古霉素 1 g q12h 治疗。治疗 4 d 后切口仍有明显渗出,给予换药并通畅引流处理,复查相关感染指标较前无明显下降,查万古霉素血药谷浓度为 12.5 mg/L。继续治疗 3 d 后患者诉不适较前减轻,切口渗出较前减少,复查感染指标明显下降。继续治疗 2 d 后患者精神状态可,腹腔引流管保持通畅,无明显腹部压痛,切口虽有渗出,定期换药即可,请肝胆外科会诊后转回肝胆外科继续治疗。

（三）药物治疗方案分析

结合患者术后发热、切口处有渗出、疼痛，以及分泌物细菌培养出粪肠球菌明确患者存在腹腔感染，属于 HA-IAI。HA-IAI 病原菌以肠道菌群为主，但是葡萄球菌属、链球菌属、肠球菌属阳性率在增加，特别是在术后病例中肠球菌属阳性率更高。肠球菌已经成为医院获得性感染的重要致病菌，其中粪肠球菌在临床分离的肠球菌中占 80%～90%。2021 年《外科常见腹腔感染多学科诊治专家共识》推荐敏感粪肠球菌引起腹腔感染可以选择氨苄西林，由于患者培养结果对青霉素类药物耐药，故选用万古霉素治疗，该患者肾功能正常，选择万古霉素 1 g q12h，用药期间监测万古霉素谷浓度在正常范围。治疗期间患者伤口处有明显渗出液，换药时发现手术切口存在脂肪液化，给予拆除一针腹部缝合线，挤压后充分引流。在恰当的抗感染治疗和外科处理后，患者症状、感染指标都较前有明显好转，建议患者转科后，在感染源充分控制情况下，抗感染疗程应不超过 4～7 d。

（四）药学监护

1. 有效性监护　治疗期间需关注万古霉素浓度是否达标，关注患者感染指标、体温、症状的改善情况。

2. 安全性监护　万古霉素滴注时长应大于 1 h，用药期间监测肾功能和听力。

3. 依从性监护　为提高患者治疗依从性，感染指标好转且胃肠功能适宜时可改为口服药物继续治疗。

（五）用药教育

万古霉素可引起皮疹、听力异常、腹泻、肾功能异常，如有不适请告知医生或药师。

第五节　骨与关节感染

一、疾病概述

（一）定义

骨与关节感染包括骨髓炎和化脓性关节炎。尽管近年来骨与关节感染的诊断技术和抗菌药物治疗水平在不断提高，其治疗仍较为棘手，严重者可导致残疾、瘫痪或死亡。骨髓炎可发生于任何年龄段，感染途径包括血源性和非血源性，血源性感染多为单一致病菌，以金黄色葡萄球菌为主；非血源性感染多为革兰氏阳性球菌、革兰氏阴性杆菌和厌氧菌引起的混合感染。化脓性关节炎通常是血源性感染，金黄色葡萄球菌是主要致病菌。血源性骨和关节感染常伴有发热、局部疼痛和肿胀，降钙素原、红细胞沉降率和 C 反应蛋白通常会升高。非血源性感染的临床症状不具特异性，可伴有局部红肿、压痛，红细胞沉降率和 C 反应蛋白通常会升高。骨与关节感染的主要治疗手段包括手术清创和积极有效的抗感染治疗。

（二）药物治疗原则

骨与关节感染的抗感染药物选择需根据患者年龄、感染部位、感染类型、当地细菌流行病学情况综合考虑，在经验性治疗前应留取血培养或局部引流液进行病原学送检。对于怀疑链球菌引起的感染可选用苯唑西林、头孢唑林。对于怀疑金黄色葡萄球菌引起的感染需警惕 MRSA 菌株感染，可选用万古霉素、利奈唑胺、替考拉宁、达托霉素，若细菌培养结果为甲氧西林敏感金黄色葡萄球菌(MSSA)可选用苯唑西林、头孢唑林。若怀疑铜绿假单胞菌感染,可选用头孢他啶、头孢吡肟、左氧氟沙星、阿米卡星等有抗铜绿假单胞菌活性的药物。若考虑淋病奈瑟球菌感染,可选用头孢曲松。对于肠杆菌科细菌引起院内感染可根据当地细菌药敏试验情况选用哌拉西林他唑巴坦、头孢哌酮舒巴坦、碳青霉烯等敏感药物治疗。抗菌药物应大剂量静脉给药以使其在骨组织达到适宜浓度,临床症状改善且感染指标恢复后可改为口服抗菌药物治疗,抗感染疗程通常为 4~6 周。

二、典型病例

(一)病例介绍

【患者基本情况】　患者男,57 岁,体重 90 kg,身高 175 cm。

【主诉】　四肢无力、双上肢麻木 5 月余。

【现病史】　患者 5 月余前无明显诱因出现四肢无力,双上肢麻木,无四肢疼痛,活动可,无头痛、头晕,未进行治疗。5 d 前到当地医院行 MRI:①双侧基底节区腔隙性脑梗死;②脑白质脱髓鞘;③双侧上颌窦炎伴囊肿;④颈椎退变;⑤颈 5~颈 6、颈 6~颈 7 椎间盘突出;⑥颈 5~颈 6、颈 6~颈 7 黄韧带肥厚或椎小关节增生。门诊以"颈椎病"收入院。自发病来,神志清,精神可,食欲正常,睡眠正常,大小便正常,体重无减轻。

【既往史】　6 个月前发现"脑梗死""高血压"在当地医院治疗。

【用药史及药物不良反应史】　不详。

【体格检查】　颈椎活动度可,臂丛牵拉试验阴性,双上肢指尖麻木,四肢张力正常。腹壁反射未引出,膝腱反射、跟腱反射正常。Babinski 征阴性,Hoffmann 征阳性。

【辅助检查】　MRI:①双侧基底节区腔隙性脑梗死;②脑白质脱髓鞘;③双侧上颌窦炎伴囊肿;④颈椎退变;⑤颈 5~颈 6、颈 6~颈 7 椎间盘突出;⑥颈 5~颈 6、颈 6~颈 7 黄韧带肥厚或椎小关节增生。

【入院诊断】　①颈椎病;②高血压。

(二)药物治疗经过

患者入院第 6 天行"颈椎管扩大成形术",术后患者自觉症状明显缓解。术后第 6 天患者诉术区疼痛不适,切口处可见淡黄色液性渗出,留取分泌物送培养,行创口换药。术后第 10 天患者诉切口疼痛,无发热。查看切口渗出明显,红肿。实验室检查:白细胞计数 15.46×10⁹/L,C 反应蛋白 186 mg/L,红细胞沉降率 89 mm/h,降钙素原 0.086 ng/mL。MRI 提示椎体局部炎症。分泌物细菌培养结果回示 MRSA,药敏试验结果显示对万古霉素、利奈唑胺等药物敏感。开始使用万古霉素 1 g q12h 静脉滴注治疗。治疗 5 d 后切口仍可见渗出,复查相关感染指标较前无明显下降,监测万古霉素血药谷浓度为 8.1 mg/L。请临床药师会诊建议万古霉素剂量调整为 1.5 g q12h,3 d 后可再次复查万古霉素血药浓度和感染指标。继续治疗 3 d 后患者诉不适较前减轻,颈部切口渗出较前减少,复查感染指标明显下降,复查万古霉素血药浓度达标。继续治疗 4 d 后患者无特殊不适,复查感染指标已恢复正常,办理出院,院外继续口服利奈唑胺治疗。

(三)药物治疗方案分析

结合患者术后切口处有脓液渗出、疼痛,CRP、ESR 明显升高,以及 MRI 检查结果考虑患者存在继发于手术部位的椎体骨髓炎感染。葡萄球菌,尤其是金黄色葡萄球菌是椎体感染最常见的病原菌,近年来 MRSA 的检出率也在不断增加。万古霉素是 MRSA 引起的骨与关节感染的首选治疗药物,该患者肾功能正常,但体重值高,2020 年《美国 ASHP/IDSA/PIDS/SIDP 万古霉素共识指南》推荐对于肥胖患者万古霉素给药剂量时可按照实际体重计算,患者 1 g q12h 给药剂量较小,容易导致万古霉素浓度低于有效治疗浓度。2020 年《中国药理学会万古霉素治疗药物监测指南》也推荐肥胖患

$$\text{（本段下转）}$$

者应该常规监测万古霉素血药浓度,并根据浓度及时调整给药剂量,对于骨髓炎万古霉素血药谷浓度应维持在 10~20 mg/L。临床药师在会诊后建议增加万古霉素给药剂量至 1.5 g q12h,再次复查血药浓度结果达标。调整万古霉素剂量后患者症状、感染指标较前都有明显好转,经静脉治疗感染控制后可转为口服药物治疗,2015 年美国感染病学会(IDSA)成人椎体骨髓炎指南推荐对于 MRSA 感染可口服利奈唑胺或左氧氟沙星联合利福平,结合患者药敏试验结果选择院外继续口服利奈唑胺治疗,总疗程 6 周。

(四)药学监护

1. 有效性监护　治疗期间需关注万古霉素浓度是否达标,关注患者感染指标、体温、症状的改善情况。

2. 安全性监护　万古霉素滴注时长应大于 1 h,用药期间监测肾功能和听力。

3. 依从性监护　为提高患者治疗依从性,感染指标好转后改为口服药物继续治疗。

(五)用药教育

万古霉素可引起皮疹、听力异常、腹泻、肾功能异常,如有不适请告知医师或药师。出院后需继续按时口服利奈唑胺,不能随意停药,否则感染有复发的风险。利奈唑胺可引起腹泻、头痛、恶心、骨髓抑制,服药期间避免服用酪胺含量高的食物或饮料及其他有相互作用的药物,院外需定期复查凝血功能和感染指标。

第六节　皮肤软组织感染

一、疾病概述

(一)定义

皮肤软组织感染(skin and soft tissue infections,SSTI)系指皮肤与附属器官,以及皮下组织受病原微生物侵袭后所引起的感染性疾病,皮肤屏障破坏是 SSTI 的主要诱发因素,致病菌主要为细菌,糖尿病未控制或肿瘤放化疗等免疫功能低下者可发生真菌、病毒和寄生虫等感染。根据其发病成因可分为原发性和继发性,原发性 SSTI 包括脓疱病、疖、痈、丹毒、蜂窝织炎和坏死性筋膜炎等;继发性 SSTI 包括烧伤创面感染、手术切口感染、压疮感染、糖尿病足感染和深部脓肿等。常见引起 SSTI 的病原菌有葡萄球菌、链球菌、铜绿假单胞菌、肠球菌、不动杆菌及大肠杆菌等;坏死性筋膜炎常存在需氧和厌氧细菌的混合感染。一般感染始于受累局部的疼痛和肿胀,并伴有红斑和硬结,随后部分病变继续形成脓肿,免疫力低下或致病菌侵袭力较强时,患者可出现乏力、发热等全身症状,严重者可休克甚至多器官衰竭。SSTI 治疗通常需要积极进行外科手术清创并结合抗菌药物治疗。

(二)药物治疗原则

SSTI 的抗感染治疗轻症以局部治疗为主,重症合并严重基础疾病患者应全身用药。单纯 SSTI 可以不做常规细菌鉴定,但对病程迁延、反复发作或抗菌药物治疗无效时,应尽量做细菌学检查。经验性治疗应根据病史、临床表现,结合分级、分类诊断,针对常见或可能致病菌选择合适的抗菌药物。可在门诊治疗的轻度感染推荐给予局部或口服抗菌药物治疗,局部外用抗菌药物可选用莫匹罗星、夫西地酸等,口服抗菌药物可选用头孢氨苄、双氯西林、阿莫西林/克拉维酸;需要住院治疗的中重度感染,推荐应用窄谱 β-内酰胺类药物,如青霉素 G、头孢唑林、头孢呋辛、头孢曲松等,需兼顾厌氧菌感染时可加用甲硝唑,对 β-内酰胺类药物过敏者推荐应用克林霉素;严重感染可联合应用万古霉素加 β-内酰胺酶抑制剂复合制剂或碳青霉烯类;疑似或确诊 MRSA 感染时,口服药物可选择用利奈唑胺、多西环素、米诺环素、SMZ/TMP,静脉用药可选用万古霉素、替考拉宁、利奈唑胺、达托霉素。若怀疑铜绿假单胞菌感染,可选用头孢他啶、头孢吡肟、哌拉西林/他唑巴坦、左氧氟沙星、阿米卡星等有抗铜绿假单胞菌活性的药物。治疗期间定期复查感染指标,进行病原学培养,感染好转后可改口服抗菌药物及外用抗菌药物治疗,抗感染疗程推荐应用至体温正常且临床症状改善后 2 ~ 3 d,通常疗程为 1 ~ 2 周。

二、典型病例

(一)病例介绍

【患者基本情况】 患者男,55 岁,体重 70 kg,身高 170 cm。

【主诉】 发现血糖升高 5 年余,足趾溃烂半月余。

【现病史】 患者 5 年余前被当地医院诊断为 2 型糖尿病,口服二甲双胍格列本脲胶囊,未监测血糖。2 个月前因双脚踝水肿就诊肾内科,尿常规:蛋白(+++),葡萄糖(+++),糖化血红蛋白 7.8%。肾穿刺病理:弥漫增生性糖尿病肾病(糖尿病肾病 IIb 级),对症治疗后病情好转。院外服用"缬沙坦胶囊、格列喹酮片、百令胶囊",后自行停药。半个月前出现右足第三趾红肿溃烂加重、趾骨显露,无伴发热、疼痛,门诊以"2 型糖尿病并糖尿病足"收入院,发病来神志清、精神差,食欲正常,睡眠正常,大小便正常,体重无减轻。

【既往史】 无高血压、心脏病病史,无脑血管疾病史,无食物、药物过敏史。

【用药史及药物不良反应史】 二甲双胍格列本脲胶囊、缬沙坦胶囊、格列喹酮片等,无药物不良反应史。

【体格检查】 右颈部可见一长约 5 cm 手术瘢痕。右足中度水肿,皮温高,足背动脉搏动未触及。第三足趾坏疽,趾骨外露。

【辅助检查】 红细胞沉降率 88.0 mm/h,降钙素原 0.33 ng/mL,C 反应蛋白 23.84 mg/L,血糖 9.78 mmol/L,糖化血红蛋白 8%。

【入院诊断】 ①2 型糖尿病;②糖尿病肾病;③糖尿病足。

(二)药物治疗经过

患者第三足趾坏疽,有少量脓液,趾骨外露,入院第 3 天行"脚趾截肢术",并留取组织分泌物送培养。给予头孢哌酮舒巴坦针 3 g ivgtt q12h 抗感染,肾康注射液改善微循环,α-酮酸护肾,硫辛酸抗氧化应激等对症支持治疗。入院第 8 天,组织分泌物培养为粪肠球菌,药敏试验结果提示对青霉素 G、氨苄西林等药物敏感。实验室检查:白细胞计数 9.82×10^9/L,中性粒细胞百分数 74%,葡萄糖 10.08 mmol/L,降钙素原 0.23 ng/mL;C 反应蛋白 15.84 mg/L,肌酐 86 μmol/L,尿酸 215 μmol/L。临床药师建议将抗感染方案由头孢哌酮舒巴坦针 3 g ivgtt q12h 更改为氨苄西林 2 g ivgtt q8h,将二甲双胍格列苯脲胶囊更改为德谷胰岛素注射液 10 IU H 睡前,诺和锐特充 5 IU H 三餐前。入院第 16 天,患者糖尿病足部感染明显好转,血象正常,红细胞沉降率 46.0 mm/h,降钙素原 0.091 ng/mL,将氨苄西林 2 g ivgtt q8h 更改为阿莫西林胶囊 0.5 g po tid。入院第 20 天,患者 VSD 拔除、足部伤口愈合好,血糖血压控制可,办理出院。外院口服阿莫西林一周,嘱其内分泌门诊复查,调整降糖药物的使用。

(三)药物治疗方案分析

糖尿病患者发生皮肤和软组织的感染很常见。轻度感染的经验性治疗与非糖尿病软组织感染治疗相同,其致病菌主要为需氧革兰氏阳性链球菌;中、重度感染多为多种病原体混合感染,需选用广谱抗菌药物。该患者第三足趾坏疽,趾骨外露,感染累及的组织深于皮肤和皮下组织,未发热,没有全身感染迹象,属于中度感染。患者没有 MRSA 或铜绿假单胞菌感染高危因素,应根据可能的致病菌葡萄球菌、链球菌、肠杆菌、厌氧菌等选择合适的药物,如头孢西丁、氨苄西林/舒巴坦、莫西沙星、碳青霉烯类或替加环素,也可用左氧氟沙星、头孢曲松联合抗厌氧菌的药物。患者初始抗感染方案选用头孢哌酮舒巴坦针,其对阳性菌作用弱,不宜作为经验性的选择。患者入院第 8 天,组织分泌物培养为粪肠球菌,药敏结果提示对青霉素 G、氨苄西林等药物敏感。临床药师会诊后建议将抗感染方案由头孢哌酮舒巴坦更改为针对粪肠球菌的氨苄西林。对于外科截肢后患者,抗菌药物需用至感染体征和症状消失,通常疗程 1～2 周,中、重度感染或感染治愈缓慢的患者可延长至 2～4 周。一旦患者临床症状改善,应考虑口服给药。入院第 16 天患者症状好转,转为口服阿莫西林治疗。患者粪肠球菌治疗疗程近 3 周,足部伤口愈合好,抗感染治疗有效。

(四)药学监护

1. 有效性监护　治疗期间需关注患者感染指标、体温、足部伤口症状的改善情况。
2. 安全性监护　氨苄西林、阿莫西林属于青霉素类,容易引起过敏反应,用药前需先进行皮试。
3. 依从性监护　糖尿病患者足趾坏疽,感染指标好转后改为口服药物继续治疗。

(五)用药教育

氨苄西林属青霉素类,用药前需皮试,用药期间若出现皮疹等不适应及时告知医务人员。口服阿莫西林疗程不足会影响疗效,不可自行停药。

第七节　侵袭性真菌病

一、疾病概述

(一)定义

侵袭性真菌病系指真菌侵入人体,在组织、器官或血液中生长、繁殖,并导致炎症反应及组织损伤的感染性疾病,致病原包括真性致病真菌和条件致病真菌。真性致病真菌包括组织胞浆菌、球孢子菌、皮炎芽生菌等,可侵犯正常宿主;条件致病性真菌包括念珠菌属、隐球菌、曲霉菌、毛霉菌等,多侵犯免疫功能受损宿主。获得性真菌感染最常见的危险因素包括免疫低下宿主、使用广谱抗细菌药物和物理屏障破坏等。

真菌感染的诊断性检查包括直接检查、培养、抗原检测、抗体检测等,1,3-β-D 葡聚糖检测(G 试验)、半乳糖甘露醇聚糖抗原检测(GM 试验)可作为抗真菌治疗的监测工具。标本直接涂片检查常可帮助诊断,活检标本的组织病理学检查对于诊断和监测真菌感染也很重要,但难以鉴定到种。病原体的大小、出芽方式、是否存在荚膜均有助诊断。培养是诊断和监测真菌感染最为准确的方法。最常用的抗原检测试验是隐球菌抗原乳胶凝集试验,它是通过能特异识别真菌物种的抗体可检测这些真菌抗原而协助诊断。

深部真菌感染根据宿主高危因素、临床表现和真菌学证据进行诊断,分为确诊、拟诊和疑似。确诊是指除了具备危险因素、临床特征和微生物证据以外,活检标本或穿刺的组织病理学、细胞学或直接镜检可见酵母或菌丝,或者无菌组织培养获得阳性结果。拟诊是既有危险因素,也有临床特征表现,同时还有微生物学诊断依据。疑似是既有危险因素,也有临床特征表现,但是没有真菌学诊断依据(包括微生物学检查和组织病理学检查)。

侵袭性真菌病治疗疗程长,应时刻保持与患者的沟通,确保治疗的依从性。患者常合并细菌感染,需重点关注药物相互作用和不良反应,必要时进行 TDM 监测。

(二)药物治疗原则

侵袭性念珠菌病是一个由定植、感染到发病的连续过程,多发生于抗菌药物使用所致多部位、高强度念珠菌定植,并伴有生理屏障破坏,或伴有严重基础疾病等机体免疫功能低下的患者,是目前发病率最高的侵袭性真菌病。常见致病菌为白念珠菌、热带念珠菌、克柔念珠菌、光滑念珠菌等。可侵犯全身各个器官系统,如肺、肾脏、心脏、骨髓、脑膜等,甚至波及多个脏器导致严重的散播性念珠菌病。宜选药物包括氟康唑、卡泊芬净、米卡芬净、两性霉素 B,备选药物包括泊沙康唑、伊曲康唑、伏立康唑等。侵袭性曲霉病最常见病原菌为烟曲霉,其次为黄曲霉、黑曲霉和土曲霉,可引起侵袭性肺曲霉病、鼻窦炎、脑曲霉病、骨曲霉病、散播性曲霉病等,免疫缺陷人群易感且预后不良。如高度怀疑存在侵袭性曲霉病时,可在进行诊断的同时开始治疗,宜选药物为伏立康唑、两性霉素 B(除土曲霉)及其含脂制剂,可选药物包括伊曲康唑、泊沙康唑和卡泊芬净等。隐球菌最常见的病原是新型隐球菌。中枢神经系统隐球菌病占 70%~80%,包括隐球菌性脑膜炎、脑膜脑炎、脑脓肿或脑和脊髓的肉芽肿,以脑膜炎最为多见,起病多较隐匿,其次为肺部隐球菌感染。治疗过程一般分为诱导、巩固治疗和维持治疗两个阶段。治疗药物以两性霉素 B 联合氟胞嘧啶为主,不能耐受氟胞嘧啶者,可延长两性霉素 B 疗程或换成大剂量氟康唑,如有肾损害者可使用两性霉素 B 含酯制剂。轻到中度急性肺组织胞浆菌病一般不用治疗,慢性肺组织胞浆菌病、中枢神经系统组织胞浆菌病和播散性组织胞浆菌病诊断确诊后应立即治疗,治疗中应监测伊曲康唑血药浓度;球孢子菌病具有自限性,慢性感染、严重感染、存在免疫缺陷者需抗真菌治疗。肺孢子菌病治疗首选复方磺胺甲噁唑,不能耐受者可选喷他脒,两者均不耐受可选氨苯砜联用甲氧苄啶。

二、典型病例

(一)病例介绍

【患者基本情况】　患者男,28 岁,体重 65 kg,身高 172 cm。

【主诉】　间断性咳嗽、咳痰伴发热 17 d 余。

【现病史】　患者 17 d 前受凉后出现咳嗽、咽痛、咳少量黄痰、发热,体温最高 39.0 ℃,伴畏寒、寒战等不适,院外就诊,胸片:肺炎,拒绝住院治疗。后间断性出现发热、咳嗽、吸气时出现右胸下疼痛。7 d 前至当地医院,给予抗感染、止咳平喘等对症支持治疗(具体不详),复查胸部 CT:右下肺阴影增大。现门诊以"右肺下叶阴影待查"收入院。自发病来,神志清,精神可,食欲正常,睡眠正常,大小便正常,体重无减轻。

【既往史】　无高血压、糖尿病、脑血管疾病病史。

【用药史及药物不良反应史】　无。

【辅助检查】　降钙素原 0.12 ng/mL,谷丙转氨酶 96 U/L,谷草转氨酶 52 U/L。CT 示肺炎伴胸腔积液、腹水。T-spot(-)。

【入院诊断】　右肺下叶阴影性质待查。

(二)药物治疗经过

患者社区入院,考虑肺炎链球菌、流感嗜血杆菌、卡他莫拉菌等常见病原菌,结合胸部 CT,结核不能被排除。给予阿莫西林克拉维酸钾注射液 1.2 g ivgtt q8h,利福平胶囊 0.45 g po qd,异烟肼片0.3 g po qd。完善胸部增加 CT 引导下肺穿刺活检,活检报告:镜下仅见炎性渗出及变性坏死组织;穿刺液抗酸染色(-)。支气管灌洗液:革兰氏染色可见 45°角分枝"鹿角样"有隔菌丝,疑似曲霉菌;

抗酸染色、六胺银染色阴性；免疫荧光发现有隔菌丝,提示真菌感染。GM 试验:0.98 μg/L。入院第7天,停用利福平胶囊、异烟肼片,更换为伏立康唑片,给予负荷剂量 400 mg q12h,24 h 后给予维持剂量 200 mg q12h。入院第 10 天监测伏立康唑血药谷浓度 0.18 μg/mL。入院第 11 天,调整伏立康唑给药剂量为 400 mg q12h,入院第 13 天,伏立康唑血药谷浓度 1.64 μg/mL。入院第 16 天,再次测得伏立康唑血药谷浓度 7.44 μg/mL,患者诉偶有畏光,请临床药师会诊建议将伏立康唑片给药方案调整为 100 mg q12h。入院第 18 天,复查伏立康唑血药谷浓度为 4.88 μg/mL,复查胸腹部 CT,胸腔积液、腹水较入院时明显吸收,肺部症状好转,办理出院。外院继续口服伏立康唑治疗。

(三)药物治疗方案分析

该患者青壮年,考虑肺炎链球菌等常见病原菌,同时非典型病原体、结核等感染不能除外。给予阿莫西林克拉维酸钾注射液、利福平胶囊、异烟肼片抗感染。入院后完善检查,胸部 CT 提示右肺炎性改变伴胸腔积液、腹水,胆囊炎,患者病理活检及支气管灌洗液革兰氏染色、免疫荧光、GM 试验排除结核,提示曲霉菌感染。于是停用抗结核药物,给予伏立康唑抗真菌治疗,根据伏立康唑血药谷浓度范围(1.0～5.5 μg/mL)调整用药剂量。入院第 11 天调整伏立康唑给药剂量为 400 mg q12h,并在入院第 13 天测得伏立康唑血药谷浓度 1.64 μg/mL,在正常范围内。然而在未调整剂量的情况下,入院第 16 天再次测得伏立康唑血药谷浓度 7.44 μg/mL,高于参考范围。临床药师考虑与之前使用利福平存在一定关系,利福平为肝药酶强诱导剂,1～2 周可以达到完全诱导,停药后诱导效应仍可维持约 2 周。患者停用利福平第 9 天(入院第 16 天),伏立康唑血药浓度仍高于正常范围,考虑这与利福平停药后随着停药时间延长诱导效应逐渐减弱,伏立康唑受肝药酶水平影响逐渐减小,导致伏立康唑血药浓度快速升高。此外,患者畏光考虑为伏立康唑血药谷浓度偏高导致的不良反应。遂将伏立康唑给药剂量从 400 mg q12h 更改为 100 mg q12h 后血药谷浓度恢复正常。患者好转出院,院外需继续伏立康唑片,2 周后门诊复查。

(四)药学监护

1. 有效性监护　治疗期间需关注伏立康唑浓度是否达标,关注患者体温、症状的改善情况。

2. 安全性监护　伏立康唑可能导致光毒性、视觉损害,用药期间需监测血电解质、肝肾功能。多种药物与其有相互作用,需定期监测血药浓度。

3. 依从性监护　高脂饮食可降低药效。应在餐前或餐后至少 1 h 服用。真菌感染治疗需长疗程,不可随意减量、停药。

(五)用药教育

高脂肪食物可降低伏立康唑片药效,建议餐前或餐后至少 1 h 服用。用药期间更容易晒伤,请采取防晒措施。另外,本药可引起视物模糊、畏光等,避免驾驶。多种药物与其有相互作用,如需加服药物,请告知医生正在口服伏立康唑片。院外定期复查肝肾功能、电解质。

第八节　中性粒细胞缺乏伴发热

一、疾病概述

(一)定义

中性粒细胞缺乏伴发热是肿瘤患者化疗或者放疗过程中常见的并发症。中性粒细胞缺乏(简称粒缺)的定义是指外周血中性粒细胞绝对计数（ANC）<0.5×10^9/L，或预计 48 h 后 ANC<0.5×10^9/L；严重中性粒细胞缺乏是指 ANC<0.1×10^9/L。发热的定义在不同地区有所差异，中国指南定义为单次口腔温度测定≥38.3 ℃，或≥38.0 ℃持续超过 1 h。

中性粒细胞缺乏患者容易继发各种感染，以细菌感染为主，常见的感染部位有呼吸、血液、消化系统和皮肤软组织等。因患者免疫功能低下，感染症状和体征表现多不明显，感染灶也不明确，发热可能存在潜在感染的唯一征象。耐药菌感染近年一直呈上升趋势，这些都是粒缺伴发热患者目前面临的严重挑战。

（二）药物治疗原则

粒缺伴发热患者在经验性治疗之前必须排除非感染因素，详细询问病史并仔细查体，完善血常规、降钙素原等相关实验室检查及影像学检查等。必须重视血培养及其他病原微生物送检，要结合本区域、本医院及本科室的细菌流行病学特点，并根据患者基础情况及危险因素进行评估，按危险程度高低对粒缺患者进行分层治疗。

粒缺发生感染的风险与粒缺减少的严重程度和持续时间有密切关系，高危患者应首选住院治疗，静脉应用能覆盖铜绿假单胞菌和其他革兰氏阴性菌的杀菌剂，如头孢他啶、头孢吡肟、哌拉西林他唑巴坦、头孢哌酮舒巴坦和碳青霉烯类。如患者初始治疗时感染较重（如血流动力学不稳定等）或高度怀疑存在多重耐药风险，则应采取降阶梯策略，抗菌药物则选择碳青霉烯类单药或抗假单胞菌的 β-内酰胺类联合氨基糖苷类或喹诺酮类（重症患者选择 β-内酰胺类中的碳青霉烯类）治疗，必要时加用覆盖革兰氏阳性耐药菌（如果存在革兰氏阳性球菌风险）药物。对于既往发生过 CRE（耐碳青霉烯肠杆菌）或 CRE 定植的患者，若出现严重感染，可经验行启动抗 CRE 治疗，主要治疗药物有头孢他啶阿维巴坦、多黏菌素、替加环素等，但应严格把握用药指征。真菌感染常出现在严重或持续粒缺 1 周以后，很少是粒缺患者初期发热的原因。应用广谱抗菌药物治疗 4～7 d 后仍持续发热，或预计粒缺将持续 10 d 以上的患者，可考虑经验性抗真菌治疗。

疗程长短取决于中性粒细胞计数的恢复和感染控制情况。原则上停药应符合：①ANC≥0.5×10^9/L，感染症状消失、退热>48 h 和血培养阴性；②ANC<0.5×10^9/L，没有并发症且退热 5～7 d。对于有临床微生物感染证据的感染患者，疗程还取决于微生物和感染部位。

二、典型病例

（一）病例介绍

【患者基本情况】 患者女，60 岁，体重 62 kg，身高 160 cm。

【主诉】 乏力 3 月余。

【现病史】 患者 3 月余前患者无明显诱因出现乏力、伴咳嗽、咳黄痰，痰中偶有血丝，伴反酸、烧心，辗转多家诊所后就诊我院。血常规：白细胞计数 6.83×10^9/L，红细胞计数 2.07×10^{12}/L，血红蛋白 64.0 g/L，血小板计数 10×10^9/L，中性粒细胞绝对计数 3.61×10^9/L。后完善骨髓穿刺检查、骨髓涂片、骨髓活检、血液病染色体等相关检查，诊断为骨髓增生异常综合征，行"小剂量地西他滨+小剂量 MA"化疗方案。1 月前复查骨髓穿刺、免疫学检测等相关检查，考虑骨髓增生异常综合征转化为急性髓系白血病，给予"阿扎胞苷+维奈克拉"方案化疗，好转后出院。5 d 前复查血常规：白细胞计数 0.9×10^9/L，红细胞计数 2.98×10^{12}/L，血红蛋白 91.0 g/L，血小板计数 19×10^9/L，门诊以"急性髓系白血病（MDS 转化）"收入院。自发病来，食欲缺乏，睡眠欠佳，大小便正常，精神正常，体重无减轻。

【既往史】 "冠心病"病史 9 月余，具体用药不详。对安乃近过敏，表现为皮疹。

【用药史及药物不良反应史】 无。

【体格检查】 T 36.8 ℃，P 76 次/min，R 19 次/min，BP 115/72 mmHg，患者贫血面容，表情自

如,查体配合,右手背部有一不规则红褐色烫伤,余无明显异常。

【辅助检查】　胸部 CT:①双肺炎症;②双侧胸膜局限性增厚。白细胞计数 $0.9×10^9/L$,红细胞计数 $2.98×10^{12}/L$,血红蛋白 91.0 g/L,血小板计数 $19×10^9/L$。

【入院诊断】　①急性髓系白血病(MDS 转化);②冠状动脉粥样硬化性心脏病。

(二)药物治疗经过

患者入院后,血小板持续低下,给予申请血小板治疗。入院第 3 天,患者体温 38.1 ℃,实验室检查:白细胞计数 $1.44×10^9/L$,中性粒细胞绝对计数 $0.44×10^9/L$,给予替考拉宁 0.4 g qd ivgtt(前 3 剂 0.4 g q12h),比阿培南 0.3 g ivgtt q6h,伏立康唑片 200 mg bid 口服(首剂 400 mg q12h)抗感染治疗,并给予人粒细胞刺激因子。入院第 7 天,患者体温 39.3 ℃,右手背部不规则烫伤处红肿明显,分泌物增多,将替考拉宁 0.4 g ivgtt qd 更改为利奈唑胺 0.6 g ivgtt q12h。用药第 3 天测得伏立康唑血药谷浓度为 2.3 μg/mL。入院第 12 天,患者体温 38.7 ℃,实验室检查:白细胞计数 $1.86×10^9/L$,中性粒细胞绝对计数 $0.30×10^9/L$,C 反应蛋白 32.02 mg/L,PCT 0.57 ng/mL,伤口分泌物及血培养均为铜绿假单胞菌(亚胺培南耐药,左氧氟沙星和哌拉西林/他唑巴坦敏感),临床药师会诊后,将比阿培南 0.3 g ivgtt q6h 更改为左氧氟沙星针 0.5 g ivgtt qd 联合哌拉西林/他唑巴坦 4.5 g ivgtt q6h,并加用复方多黏菌素 B 软膏,一天 2 次,外涂患处。入院第 18 天,患者未发热,右手背部皮肤软组织感染较前明显好转,停用利奈唑胺和伏立康唑。入院第 25 天,患者体温正常,白细胞计数 $3.74×10^9/L$,中性粒细胞绝对计数 $1.91×10^9/L$,血培养结果阴性,无特殊不适,遂办理出院。

(三)药物治疗方案分析

患者 3 月余前诊断为骨髓增生异常综合征,1 月余前考虑转化为急性髓系白血病,门诊以化疗后三系持续缺乏收入院。入院第 3 天患者出现发热,考虑患者粒缺程度及持续时间较长,医生经验性给予比阿培南联合替考拉宁、伏立康唑治疗。第 7 天体温持续升高,烫伤部位感染明显,医生将替考拉宁改为利奈唑胺。入院第 12 天体温仍偏高,分泌物培养及血培养均为铜绿假单胞菌(耐碳青霉烯),考虑原方案疗效不佳,结合药敏将抗感染方案改为哌拉西林他唑巴坦联合左氧氟沙星,外用复方多黏菌素 B 软膏治疗。治疗 6 d 后体温逐渐恢复正常,治疗 13 d 后患者粒细胞较前恢复,感染得到控制后出院。

在治疗过程中,临床药师参与抗感染方案制订,针对药敏试验结果选择合适的联合用药方案,并全程参与药学监护,包括血药浓度的监测、不良反应及药物相互作用监护、给药方案的优化等,并对患者进行相关用药教育。

(四)药学监护

1. 有效性监护　治疗期间需关注患者伏立康唑、替考拉宁浓度是否达标,关注患者感染指标、体温、症状的改善情况。哌拉西林他唑巴坦可延长滴注时间至 3 h 以提高疗效。

2. 安全性监护　伏立康唑可能导致光毒性、视觉损害,用药期间需监测血电解质、肝肾功能。关注伏立康唑可能与其他药物产生的相互作用,定期监测血药浓度。利奈唑胺用药期间可能导致骨髓抑制,尤其是用药 2 周后,患者为血液病患者,需要定期监测全血细胞计数,适时停药。左氧氟沙星应注意避光和控制滴速,监测可能发生的不良反应,如心律失常、肾毒性、精神症状、肌腱炎等。替考拉宁需关注患者耳、肾毒性,尽可能监测血药浓度。比阿培南常见的不良反应有腹泻、过敏等。

(五)用药教育

伏立康唑片高脂肪食物可降低本品药效,建议餐前或餐后至少 1 h 服用,利奈唑胺服药期间避免服用酪胺含量高的食物或饮料及其他有相互作用的药物。伏立康唑和左氧氟沙星用药后尽量避免暴晒,以防光敏性皮炎。

第九节 病毒感染

一、疾病概述

(一)定义

病毒感染是指病毒通过多种途径侵入机体,并在易感的宿主细胞中增殖的过程。病毒致病作用主要是通过侵入易感细胞、损伤或改变细胞的功能而引发的。机体感染病毒后,可表现出不同的临床类型。依据有无症状,可分为显性感染和隐性感染;依据病毒滞留时间及症状持续时间长短,又可分为急性感染和持续性感染。急性病毒感染表现为病毒侵入机体后,其潜伏期短、发病急、病程数日至数周,病后常可获得特异性免疫力,机体可通过固有免疫和适应性免疫机制把病毒完全清除出体外,如甲型流感病毒。持续性病毒感染为病毒侵入机体后,在体内持续存在数月、数年甚至数十年,机体可出现临床症状,也可不出现临床症状而长期带有病毒,如 EB 病毒、乙型肝炎病毒、HIV 病毒。

(二)药物治疗原则

大多数病毒感染没有特效药物治疗,对病毒性疾病的防治显得尤为重要,病毒性疾病的防治分为特异性和非特异性,前者包括接种疫苗、细胞免疫制剂等,后者包括使用抗病毒药。流感病毒感染潜伏期短,传染性强,临床上主要以呼吸道症状为主,根据病情的严重程度评估门诊或住院治疗。除了积极对症治疗,应尽早进行抗病毒治疗。疑似或确诊流感伴有并发症高风险患者,应发病 48 h 内给予抗病毒治疗,不必等待病毒检测结果,如果超过 48 h 症状无改善或有恶化倾向时也需进行抗病毒治疗。抗病毒治疗可以缩短病程、减少并发症。考虑到金刚烷胺和金刚乙胺耐药严重,推荐使用奥司他韦、扎那米韦等神经氨酸酶抑制剂进行治疗。疱疹病毒可以引起多种疾病,包括疱疹性脑炎、新生儿疱疹、带状疱疹等,选用阿昔洛韦、泛昔洛韦等抗病毒药可以显著降低这些感染的发病率和死亡率。

病毒性肝炎的治疗主要有护肝治疗和抗病毒治疗,抗病毒治疗是慢性乙型肝炎和丙型肝炎的关键。抗病毒治疗的药物主要有 α 干扰素,以及核苷类似物(恩替卡韦、拉米夫定等)。

HIV 感染最主要的是抗病毒治疗,且应尽早开始,它可以降低 HIV 感染的发病率和病死率、减少非艾滋病相关疾病的发病率和病死率,使患者获得正常的预期寿命,提高生活质量。目前国内可选择的治疗药物有核苷类反转录酶抑制剂(NRTIs)、非核苷类反转录酶抑制剂(NNRTIs)、蛋白酶抑制剂(PIs)、整合酶抑制剂(INSTIs),以及融合抑制剂(FIs)。

二、典型病例

(一)病例介绍

【患者基本情况】 患者男,66 岁,体重 62.5 kg,身高 170 cm。

【主诉】 发热 11 d,意识障碍 5 d,加重 1 d。

【现病史】 患者 11 d 前无明显诱因出现发热,最高体温 38.5 ℃,无头痛、头晕、咳嗽、咳痰、尿频、尿急、畏寒、寒战,在当地诊所输液治疗 3 d(具体用药及剂量不详),效果差,仍有发热,体温高达 39.0 ℃。7 d 前至当地中医院住院治疗,给予抗感染药物应用,患者仍有发热。5 d 前出现意识障碍,呈意识模糊状,回答问题答非所问,且意识障碍进行性加重,3 d 前为求进一步治疗转至当地中心医院,给予"哌拉西林他唑巴坦联合多西环素"抗感染治疗,患者体温变化不详,且意识障碍进行性加重,为求进一步诊治转至我院,急诊以"发热:病毒性脑炎?"收入院。自发病以来,食欲差,睡眠差,大小便正常,精神差,体重无明显下降。

【既往史】　2 年前因高处坠落伤导致颈椎颈 2 骨折及尾骨骨折,保守治疗后痊愈。

【用药史及药物不良反应史】　哌拉西林他唑巴坦,多西环素。

【体格检查】　患者意识模糊,反应迟钝,右侧面颊靠近鼻翼处,右侧眼内眦处可见透明突起疱疹,双侧瞳孔等大等圆,直径约 2.0 mm,对光反射灵敏,鼻唇沟对称无变浅,张口伸舌充分,颈软,无抵抗,四肢肌力、肌张力正常,病理征阴性。

【辅助检查】　颅及胸部 CT(入院 7 d 前):①脑萎缩;②双肺慢性炎症;③肝低密度影,胆囊结石;病毒全套(入院 3 d 前):巨细胞病毒 IgG 阳性,单纯疱疹病毒 1 型 IgG 阳性;血常规(入院 3 d 前):白细胞计数 $11.56×10^9$/L,血红蛋白 138 g/L,血小板计数 $192×10^9$/L,中性粒细胞百分数 92.6%;头颅 MRI 及 MRA(入院后):双侧颞叶及海马区、右侧额顶枕叶异常信号影,考虑感染可能性大(病毒性脑炎)脑内多发缺血灶,基底动脉走行迂曲。

【入院诊断】　①发热、意识障碍查因:病毒性脑炎? 自身免疫相关性脑病? ②肺部感染;③单纯疱疹病毒感染?

(二)药物治疗经过

患者入院后给予喷昔洛韦 0.3 g 和注射用头孢曲松钠 4 g 抗感染治疗,并送脑脊液常规、生化、细菌等检查。第 3 天,实验室检查:白细胞计数 $8.22×10^9$/L,C 反应蛋白 36.20 mg/L,降钙素原 0.168 ng/mL。脑脊液结果:细胞数 $110×10^6$/L,淋巴细胞比例 51%,蛋白定量 1 238.5 mg/L,糖 3.3 mmol/L,氯化物 122.5 mmol/L,脑脊液细胞学检查激活单核细胞增高,脑脊液 NGS:单纯疱疹病毒 1 型,患者单纯疱疹病毒性脑炎诊断明确。临床药师会诊建议更换抗病毒药品为阿昔洛韦,根据患者体重给予 600 mg q8h 的治疗方案进行治疗。治疗 9 d 后患者意识好转,医生考虑更换为口服阿昔洛韦进行治疗,药师建议继续静脉滴注进行治疗。治疗 24 d 后患者神志清醒,症状、感染指标较前都有明显好转,予以办理出院。

(三)药物治疗方案分析

结合患者症状,发热头痛,意识模糊、头颅 MRI 及 MRA 结果及脑脊液 NGS 确诊为单纯疱疹病毒性脑炎。阿昔洛韦为单纯疱疹性脑炎的首选治疗方案,可透过血脑屏障,脑脊液中的浓度约为血药浓度的一半。12 岁以上剂量为 10 mg/kg q8h。阿昔洛韦可减少疱疹性脑炎患者的发病,以改善临床结局,治疗疗程建议至少 21 d,也有些机构建议治疗至疱疹病毒 DNA 从脑中清除。由于阿昔洛韦的口服吸收不稳定,缓慢且不完全,相对生物利用度较低,并随剂量增加而减低,口服制剂不能在脑脊液中达到足够的药物浓度,因此,疱疹性脑炎的治疗应使用阿昔洛韦静脉滴注治疗足够的疗程,而不应该在病情好转时更换为口服制剂序贯治疗。

(四)药学监护

1. 有效性监护　治疗期间应关注患者感染指标、体温、症状及脑脊液的改善状况。

2. 安全性监护　阿昔洛韦静脉滴注速度过快可能引起肾功能衰竭,滴注时间至少 1 h。

3. 依从性监护　病毒性脑炎的静脉滴注疗程较长,应静脉滴注足够疗程以减少发病,改善临床结局。

(五)用药教育

阿昔洛韦静脉滴注速度过快可引起肾毒性,甚至导致肾功能衰竭,还可引起静脉炎和注射部位疼痛,因此,须控制输注浓度在 5 mg/mL(最大浓度 7 mg/mL),滴注时间至少 1 h,以减缓不良反应的发生。常见的其他不良反应有恶心、呕吐,较少发生中枢神经系统反应,但肾功能受损患者发生神经毒性反应的概率增高,因此,用药期间应严格检测肾功能和尿量。

第十节 血流感染

一、疾病概述

(一)定义

血流感染是指一次或多次血培养阳性,同时伴有发热、寒战等表现,部分患者可出现血压降低、多器官功能障碍。血流感染可继发于身体其他部位感染,也可以是原发性的。导管相关性血流感染是常见医院获得性感染,是指患者带有血管内导管或者拔除血管内导管 48 h 内出现菌血症,并伴有发热、寒战或低血压等感染表现,除导管外没有其他明确的感染源,而且导管段与血培养的微生物结果一致。血流感染的治疗包括控制感染源和抗菌药物治疗,控制感染源可能需要手术引流或拔除导管,抗菌药物治疗需要覆盖可能的病原菌。根据中国细菌耐药监测网(CHINET)2021 年监测结果显示,医院血流感染分离前 10 位病原菌为大肠埃希菌、肺炎克雷伯菌、表皮葡萄球菌、金黄色葡萄球菌、人葡萄球菌、屎肠球菌、鲍曼不动杆菌、铜绿假单胞菌、粪肠球菌、阴沟肠杆菌,不同地区或医院感染病原菌种类和耐药水平有差异。

(二)药物治疗原则

血流感染的经验性治疗应在留取标本送培养后立即开始,治疗药物需要结合患者的基础疾病、感染严重程度、感染源、可能的病原菌种类、当地病原菌的耐药情况去选择。一旦病原学培养和药敏试验结果获取后,可结合患者的治疗反应对治疗方案进行调整。肠杆菌科细菌如大肠埃希菌和肺炎克雷伯菌是革兰氏阴性菌血流感染的常见病原菌,对于三代头孢耐药肠杆菌科细菌检出率高的地区可经验性选用对超广谱 β-内酰胺酶(ESBLs)稳定的药物如哌拉西林/他唑巴坦、头孢哌酮舒巴坦、碳青霉烯类。对于怀疑葡萄球菌引起的血流感染需考虑甲氧西林耐药可能,可经验性选用万古霉素、替考拉宁、达托霉素治疗,若药敏试验结果为甲氧西林敏感菌株,可选用苯唑西林、头孢唑林治疗。对于没有合并心内膜炎的肠球菌菌血症可单药治疗。对于敏感肠球菌血流感染可选用氨苄西林,对于氨苄西林耐药且万古霉素敏感的屎肠球菌可选择万古霉素、替考拉宁、达托霉素。对于万古霉素耐药肠球菌可选择达托霉素或利奈唑胺。

二、典型病例

(一)病例介绍

【患者基本情况】 患者女,27 岁,体重 53 kg,身高 168 cm。

【主诉】 胚胎移植术后 2 月余,发热 1 周。

【现病史】 患者 2 个月前于某妇幼保健院行胚胎移植术,术后常规给予保胎治疗,现已停药 10 d。术后 30 d 查 B 超:宫内早孕,可见孕囊,可见原始心管搏动。自诉 1 周前受凉后发热,测体温 37.7 ℃,5 d 前测体温 39.3 ℃,伴寒战,口服双黄连、柴胡等药物后测体温 37.5 ℃。昨日寒战后发热测体温 40.5 ℃,无咳嗽、咳痰、流涕等,口服泰诺、头孢克肟等药物后体温降至 37.7 ℃。今日体温 41.3 ℃,伴寒战、头痛,就诊某妇幼保健院查白细胞计数 6.8×10^9/L,红细胞沉降率 31 mm/h,降钙素原 9.88 ng/mL,给予抗感染治疗(方案不详),效差。昨日服用双黄连后呕吐一次,现无恶心、呕吐,无阴道出血,无尿频、尿急,无腹痛、腹泻。为求进一步诊治,急诊以"①发热待查;②宫内孕 12^{+3} 周;③胚胎移植术;④G_1P_0"收入产科。自停经以来,无胸闷憋气,饮食睡眠欠佳,大小便正常。体重随孕周稍增加。

【既往史】　既往体健,无高血压、心脏病病史,无糖尿病、脑血管疾病病史,无肝炎、结核、疟疾病史,无外伤、输血史,无食物、药物过敏史。

【体格检查】　腹软,无压痛,无阴道出血及流液。

【辅助检查】　感染指标:白细胞计数 $6.8×10^9$/L,红细胞沉降率 31 mm/h,降钙素原 9.88 ng/mL。

【入院诊断】　①发热待查;②宫内孕 12^{+3} 周;③胚胎移植术;④G_1P_0。

(二)药物治疗经过

患者入院后留取血标本送培养,经验性使用头孢米诺抗感染治疗。入院第 2 天患者出现畏寒、寒战,发热伴出汗,轻微咳嗽,无咳痰。查体:T 37 ℃,P 72 次/min,R 23 次/min,BP 95/59 mmHg,神志清,精神欠佳。实验室检查:白细胞计数 $6.3×10^9$/L,C 反应蛋白211.1 mg/L,降钙素原 77.6 ng/mL,流感病毒初筛阴性。请临床药师会诊,建议更换抗感染方案为美罗培南 0.5 g ivgtt q6h。随后患者转入 ICU 继续治疗,入 ICU 后给予鼻导管吸氧,使用美罗培南抗感染治疗。入院第 3 天,血培养涂片回示革兰氏阴性杆菌,继续目前方案治疗。入院第 6 天,复查降钙素原 19.8 ng/mL,血培养结果:大肠埃希菌(ESBL+),对美罗培南、哌拉西林/他唑巴坦等药物敏感。患者体温已正常 2 d,转回产科继续治疗。再次请临床药师会诊,临床药师建议将美罗培南调整为哌拉西林/他唑巴坦 4.5g q8h ivgtt 继续治疗。入院第 11 天,患者复查血培养结果显示阴性,降钙素原 0.33 ng/mL,患者生命体征平稳,胎儿彩超无明显异常,给予停用抗菌药物并办理出院。

(三)药物治疗方案分析

结合患者反复高热 1 周,C 反应蛋白和降钙素原明显升高,考虑患者存在血流感染的可能,当降钙素原>0.5 ng/mL 时患者发展成脓毒血症的风险增加,应立即启动抗菌药物治疗。患者入院后收缩压≤100 mmHg、呼吸频率≥22 次/min,快速器官衰竭评分为 2 分,《拯救脓毒症运动:2021 国际脓毒和脓毒症休克的管理指南》指出当快速器官衰竭评分≥2 时应尽快收住 ICU 进行进一步的观察和治疗。泌尿系感染、生殖道感染是妊娠期继发血流感染常见感染灶,患者近期有胚胎移植手术史,应积极筛查寻找原发感染灶。大肠埃希菌是妊娠期血流感染的常见病原菌,当降钙素原>10 ng/mL 时革兰氏阴性菌感染的可能性更大。考虑到患者感染较重且大肠埃希菌存在产 ESBLs 的风险,可首选碳青霉烯类药物治疗,美罗培南在妊娠期间的安全性优于亚胺培南。用药后 48～72 h 需要对药物的治疗效果进行评估,经美罗培南治疗后,患者体温和感染指标都有下降,血涂片结果回示为革兰氏阴性菌,考虑目前治疗方案有效。随后患者的血培养结果为大肠埃希菌(ESBLs+),碳青霉烯和 β-内酰胺酶抑制剂复合制剂如哌拉西林/他唑巴坦是此类病原菌引起血流感染的有效治疗药物,对于非粒细胞缺乏患者或非重症感染患者可选用哌拉西林/他唑巴坦治疗。患者的相关检查未发现明显的原发感染灶,考虑为血流感染为原发性,此时患者体温已正常且已转出 ICU,可将美罗培南降阶梯为哌拉西林/他唑巴坦继续治疗。哌拉西林/他唑巴坦为时间依赖性抗菌药物,延长滴注时间、增加给药频次和剂量能提高治疗效果。血流感染的治疗疗程一般为 7～14 d,重症感染患者 PCT 下降至 0.5 ng/mL 或峰值浓度 80% 以下可停用抗菌药物。

(四)药学监护

1. 有效性监护　治疗期间需关注美罗培南和哌拉西林/他唑巴坦的给药剂量和方法,条件允许时可延长滴注时间至 3 h。关注患者感染指标、体温、症状的改善情况。

2. 安全性监护　关注患者用药期间有无腹泻、皮疹、二重感染等药物不良反应。

（五）用药教育

美罗培南和哌拉西林/他唑巴坦属于广谱β-内酰胺酶类抗菌药物,常见的不良反应有腹泻、过敏等,用药期间注意有无皮肤瘙痒、皮疹、腹泻,如有不适请告知医师或药师。这两种药物均可以透过胎盘屏障,哌拉西林/他唑巴坦被国际指南推荐用于妊娠期或产后感染,在孕妇中使用数据较多,美罗培南应用数据相对较少,但总体上两种药物安全性相对较高。考虑到住院期间使用药物和检查较多,出院后应按时参加孕检,密切关注胎儿检查结果,近期需自行监测体温,如有不适及时就诊。

参考文献

[1]卡罗琳·罗琳扎因.临床药物治疗学:感染性疾病[M].11版.北京:人民卫生出版社,2020.

[2]中华医学会呼吸病学分会.中国成人社区获得性肺炎诊断和治疗指南(2016年版)[J].中华结核和呼吸杂志,2016,39(4):253-279.

[3]中华医学会呼吸病学分会感染学组.中国成人医院获得性肺炎与呼吸机相关性肺炎诊断和治疗指南(2018年版)[J].中华结核和呼吸杂志,2018,41(4):255-280.

[4]尿路感染诊断与治疗中国专家共识编写组.尿路感染诊断与治疗中国专家共识(2015版)——复杂性尿路感染[J].中华泌尿外科杂志,2015,36(4):241-244.

[5]VAN DE BEEK D,BROUWER MC,THWAITES GE,et al. Advances in treatment of bacterial meningitis[J]. Lancet,2012,380(9854):1693-1702.

[6]SOLOMKIN JS,MAZUSKI JE,BRADLEY JS,et al. Diagnosis and management of complicated intra-abdominal infection in adults and children:Guidelines by the surgical infection society and the infectious diseases society of America[J]. Clin Infect Dis,2010,50(2):133-164.

[7]吴秀文,任建安.中国腹腔感染诊治指南(2019版)[J].中国实用外科杂志,2020,40(1):1-16.

[8]BERBARI EF,KANJ SS,KOWALSKI TJ,et al. Infectious Diseases Society of America. 2015 Infectious Diseases Society of America(IDSA)Clinical Practice Guidelines for the Diagnosis and Treatment of Native Vertebral Osteomyelitis in Adults[J]. Clin Infect Dis,2015,61(6):e26-e46.

[9]中国医师协会皮肤科分会.皮肤及软组织感染诊断和治疗共识[J].临床皮肤科杂志,2009,38(12):810-812.

[10]中国医疗保健国际交流促进会.中国糖尿病足诊治指南[J].中华医学杂志,2017,97(4):251-258.

[11]刘正印,王贵强,朱利平,等.隐球菌性脑膜炎诊治专家共识[J].中华内科杂志,2018,57(5):317-323.

[12]中国成人念珠菌病诊断与治疗专家共识组.中国成人念珠菌病诊断与治疗专家共识(2020版)[J].中国医学前沿杂志,2020,12(1):35-50.

[13]陈恳,张相林,克晓燕,等.《伏立康唑个体化用药指南》解读[J].临床药物治疗杂志,2019,17(3):47-52,78.

[14]中华医学会血液学分会,中国医师协会血液科医师分会.中国中性粒细胞缺乏伴发热患者抗菌药物临床应用指南(2020年版)[J].中华血液学杂志,2020,41(12):969-978.

[15]JAMES SH,KIMBERLIN DW,WHITLEY RJ. Antiviral therapy for herpesvirus central nervous system infections:neonatal herpes simplex virus infection,herpes simplex encephalitis,and congenital cyto-megalovirus infection[J]. Antiviral Research,2009,83(3):207-213.

[16]中国医药教育协会感染疾病专业委员会.降钙素原指导抗菌药物临床合理应用专家共识[J].中华医学杂志,2020,100(36):2813-2821.

第五章 恶性肿瘤

肿瘤(tumor)是机体在各种致瘤因素作用下,局部组织细胞基因水平上失去对自身生长的正常调控,导致细胞异常增生而形成的新生物。肿瘤一般分为良性肿瘤和恶性肿瘤两大类,恶性肿瘤生长迅速,常伴发局部组织浸润和远处转移,如果未接受积极有效的治疗,常导致死亡。根据 GLOBOCAN 2021 数据库显示,女性乳腺癌首次超过肺癌成为最常见的癌症,占总体癌症发病的 11.7%,其次是肺癌(11.4%)、结直肠癌(10.0%)、前列腺癌(7.3%)和胃癌(5.6%)。但肺癌仍是导致癌症死亡的首要原因,占总体癌症死亡的 18.0%,其次是结直肠癌(9.4%)、肝癌(8.3%)、胃癌(7.7%)和女性乳腺癌(6.9%)。2022 年 2 月,我国国家癌症中心发布最新全国癌症统计数据,显示 2016 年中国新发癌症病例约 406.4 万例,新发癌症死亡病例 241.35 万例,其中肺癌是中国最常见的癌症,也是癌症死亡的第一大原因。三大发病率最高的癌症分别是肺癌、结直肠癌和胃癌,三大死亡率最高的癌症分别是肺癌、肝癌和胃癌。癌症严重危害我国居民的生活质量,给我国的医疗卫生服务带来巨大的压力,给国家和社会的可持续发展造成严重的影响。因此,肺癌、结直肠癌、前列腺癌、胃癌、肝癌、乳腺癌作为严重威胁我国居民健康的主要恶性肿瘤,应该成为我国今后恶性肿瘤的防控重点。

第一节 肺 癌

一、疾病概述

(一)定义

肺癌(lung cancer)或称原发性支气管癌(primary bronchogenic carcinoma)、原发性支气管肺癌(primary bronchogenic lung cancer),世界卫生组织定义为起源于呼吸上皮细胞(支气管、细支气管和肺泡)的恶性肿瘤,是最常见的肺部原发性恶性肿瘤。按照组织学特点,肺癌可分为非小细胞肺癌(non-small cell lung cancer,NSCLC)和小细胞肺癌(small cell lung cancer,SCLC)。其中,NSCLC 占肺癌的 80%~85%,包括腺癌、鳞癌、腺鳞癌、大细胞癌及类癌等。临床常见 NSCLC 中的肺腺癌和肺鳞癌属于上皮源性肿瘤,而 SCLC 属于神经内分泌肿瘤。

(二)药物治疗原则

完全切除的 Ⅱ～Ⅲ 期 NSCLC,推荐含铂双药方案辅助化疗,术后基因检测为 *EGFR* 敏感突变阳性患者,推荐奥希替尼(辅助化疗后)或埃克替尼辅助治疗。Ⅳ 期无驱动基因 NSCLC 的一线首选方案为含铂双药方案,经济条件允许时,可在化疗基础上联合抗肿瘤血管生成药或免疫检查点抑制剂。一线治疗后疾病进展且 PS 评分为 0~2 的患者可进行二线治疗,可选择药物包括纳武利尤单抗或多西他赛、培美曲塞。Ⅳ期驱动基因阳性 NSCLC 包括 *EGFR* 敏感突变、*ALK* 融合阳性、*ROS1* 融合阳性等,可一线选择相应靶向药物治疗。对一线治疗达到疾病控制[完全缓解(CR)+部分缓解(PR)+病情稳定(SD)]的患者,也可选择原方案化疗药物或靶向药物进行维持治疗。

SCLC 分为局限期和广泛期,常采用同步放化疗为主的综合治疗。依托泊苷联合顺铂的 EP 方案是治疗局限期和广泛期 SCLC 的一线治疗经典方案。此外,伊立替康联合铂类的 IP 方案也是广泛期 SCLC 一线治疗可选方案。

二、典型病例

(一)病例介绍

【患者基本情况】　患者男,64 岁,身高 165 cm,体重 50 kg,BMI 18.4 kg/m²。

【主诉】　确诊肺腺癌 4 月余。

【现病史】　患者 4 个月前因"发现左锁骨上淋巴结肿大 10 d"入院就诊,查体示双侧锁骨上、左颌下可触及肿大淋巴结,触之无压痛,活动度可,边界清楚,质地中等,表面光滑。行胸部 CT 示左肺上叶纵隔旁结节,考虑肺癌伴纵隔淋巴结转移及双肾上腺区转移可能性大。行上腹部 CT 示双肾上腺区占位,转移灶可能。排除相关禁忌证后行超声引导下淋巴结穿刺活检,病理示(左侧锁骨上淋巴结)结合酶标及病史符合肺腺癌转移。基因检测示 *EGFR*、*ALK*、*ROS1* 均为野生型。患者完善基线评估并排除化疗相关禁忌证后,已完成 4 个疗程 AP 方案化疗,具体:培美曲塞二钠 780 mg ivgtt 第 1 天应用+卡铂 430 mg ivgtt 第 1 天应用,每 3 周重复一次。第 2 个疗程化疗后疾病评估为 SD-。现为行第 5 个疗程化疗收入肿瘤内科。自发病以来,患者胃纳、夜眠尚可,大小便如常,体重较上次入院减轻 2 kg。

【既往史】　患者确认吸烟史 40 多年,每天 1 包,已戒烟 4 月余。确认饮酒史 40 多年,少量饮酒。

【用药史及药物不良反应史】　确认高血压病史,平时规律服用坎地沙坦酯片 4 mg po qd。既往出现过腹泻、Ⅱ度贫血、Ⅰ度中性粒细胞减少等药物不良反应。

【体格检查】　T 37 ℃,P 80 次/min,R 18 次/min,BP 114/77 mmHg。神志清楚,发育正常,营养好,回答切题,自动体位,查体合作,步入病房,全身皮肤黝黑,无肝掌,全身浅表淋巴结无肿大。未见皮下出血点,未见皮疹。头颅无畸形,眼睑正常,睑结膜未见异常,巩膜无黄染。双侧瞳孔等大等圆,对光反射灵敏,耳郭无畸形,外耳道无异常分泌物,无乳突压痛。外鼻无畸形,鼻通气良好,鼻中隔无偏曲,鼻翼无扇动,两侧鼻旁窦区无压痛,口唇无发绀。双腮腺区无肿大,颈软,无抵抗,颈静脉无怒张,气管居中,甲状腺无肿大。胸廓对称无畸形,胸骨无压痛;双肺呼吸音清晰,未闻及干、湿啰音。心率 80 次/min,律齐;腹平坦,腹壁软,全腹无压痛,无肌紧张及反跳痛,肝、脾肋下未触及,肝、肾无叩击痛,肠鸣音 4 次/min。肛门及外生殖器未见异常,脊柱、四肢无畸形,关节无红肿,无杵状指(趾),双下肢无水肿。肌力正常,肌张力正常,生理反射正常,病理反射未引出。

【辅助检查】　胸部 CT:左肺上叶纵隔旁结节,考虑肺癌伴纵隔淋巴结转移及双肾上腺区转移可能大。慢性支气管炎,肺气肿。上腹部 CT:双肾上腺区占位,转移灶可能。超声引导下淋巴结穿刺活检,病理:(左侧锁骨上淋巴结)结合酶标及病史符合肺腺癌转移。免疫组化:酶标:AE1/AE3(+),CK20(-),CK7(+),CDX-2(-),Ki67(65%+),AFP(-),CK19(+),CA19-9(-),Muc-1(+),Muc-2(-),Hep-1(-),EGFR(+++)。颈部 CT 增强:左侧腮腺多发占位病变,较前相仿。颈部多发小淋巴结提示。附见双侧锁骨上和上纵隔多发淋巴结较前相仿。上腹部 CT 增强:双肾上腺转移瘤(右侧大小约 63 mm×42 mm,左侧大小约 55 mm×33 mm)。

【入院诊断】 ①肺腺癌($cT_xN_3M_{1b}$,Ⅳ期),纵隔淋巴结、左侧锁骨上、肾上腺转移,美国东部肿瘤协作组(ECOG)评分 1 分;②高血压。

(二)药物治疗经过

患者入院前两天完善常规检查,查体示双肺呼吸音粗糙,未闻及干、湿啰音。血常规示白细胞计数 $4.43×10^9$/L,红细胞计数 $1.96×10^{12}$/L,血红蛋白(Hb)74.00 g/L,中性粒细胞计数(NE)$1.84×10^9$/L,血小板计数 $217.00×10^9$/L,中性粒细胞百分数 41.60%,平均红细胞体积(MCV)103.2 fL,红细胞分布宽度(RDW)17.40%。促红细胞生成素测定:EPO 225.98 mIU/mL。提示Ⅲ度贫血,Ⅰ度中性粒细胞减少,给予重组人促红素注射液 10 000 U ih qd 第 1 天至第 3 天使用。胸部增强 CT 示左肺上叶尖后段及纵隔旁小斑片灶,较前片相仿,左肺上叶新发小结节灶;双侧腋下、双肺门、纵隔内淋巴结增大,较前片相仿;双侧肾上腺肿块,较前片缩小。上腹部增强 CT 示双肾上腺转移瘤较前片缩小。疗效评估为 PR,排除化疗相关禁忌证后于入院第 3 天行第 5 个疗程 AP 方案化疗,具体:注射用培美曲塞二钠 780 mg ivgtt 第 1 天应用,以及卡铂注射液 430 mg ivgtt 第 1 天应用,每 3 周重复一次。同时给予盐酸格拉司琼注射液 3 mg ivgtt qd 第 1~3 天使用+地塞米松磷酸钠注射液 5 mg iv qd 第 1~3 天使用,盐酸异丙嗪注射液 25 mg im st,以及注射用奥美拉唑钠 40 mg iv qd 第 1~3 天使用预防止吐。在培美曲塞二钠化疗前预服醋酸地塞米松片 4 mg po bid 第 1~3 天使用可以降低患者皮肤反应的发生率和严重程度。患者化疗后一般情况可,无特殊不适主诉,于入院第 6 天办理出院。出院诊断:①肺腺癌($cT_xN_3M_{1b}$,Ⅳ期),纵隔淋巴结、左侧锁骨上、肾上腺转移,ECOG 1 分;②高血压。出院医嘱:复方甘草合剂 5 mL po tid。出院后每周到门诊随访血常规、生化各 2 次(间隔 2~3 d),如出现发热、乏力明显,立即来我院门急诊就诊。

(三)药物治疗方案分析

该患者为老年男性,确诊Ⅳ期肺腺癌,*EGFR*、*ALK*、*ROS1* 均为野生型。根据中国临床肿瘤学会(CSCO)《非小细胞肺癌诊疗指南 2023》,对于Ⅳ期无驱动基因、非鳞癌 NSCLC(PS=0~1)一线Ⅰ级推荐:培美曲塞联合铂类及培美曲塞单药维持治疗,AP 方案推荐剂量:培美曲塞 500 mg/m^2,第 1 天使用,卡铂 AUC=5~6,第 1 天使用 21 d 为 1 个周期,行 4~6 个周期。患者已行 4 个疗程 AP 方案化疗,本次入院行第 5 个疗程化疗,疗效评估结果为 PR,故继续给予该患者 AP 方案进行化疗。患者身高 165 cm,体重 50 kg,体表面积 1.567 m^2,根据 CSCO 指南,培美曲塞的推荐剂量为 500 mg/m^2,静脉滴注 10 min 以上,每 21 d 为一个周期,每周期的第 1 天给药,故推荐剂量为 783.5 mg,实际给药剂量为 780 mg。卡铂的推荐剂量为 AUC=5~6,成人按体表面积一次 200~400 mg/m^2,每 3~4 周给药 1 次,2~4 次为 1 个疗程,故推荐剂量为 313.4~626.8 mg,而实际给药剂量为 430 mg。虽然实际给药剂量与理论给药剂量存在一定偏差,但总体来说,该患者化疗方案及给药剂量遴选合理。

患者使用 AP 方案进行化疗,其中卡铂(AVC>4)属于高致吐风险的药物,致吐概率为>90%;培美曲塞属于低致吐风险的药物,致吐概率为 10%~30%。根据《中国肿瘤药物治疗相关恶心呕吐防治专家共识》(2022 年版),对高致吐性方案所致恶心呕吐预防,推荐在化疗前采用三药联合方案,首选 5-HT$_3$ 受体拮抗剂,地塞米松和 NK-1 受体拮抗剂的联用方案(Ⅰ类证据)。格拉司琼为高选择性 5-HT$_3$ 受体拮抗剂,通过拮抗中枢化学感受区及外周迷走神经末梢的 5-HT$_3$ 受体而发挥止吐作用,用于放射治疗、细胞毒类药物化疗引起的恶心、呕吐。地塞米松是长效糖皮质激素,临床研究证明地塞米松是预防急性呕吐的有效药物,更是预防延迟性呕吐的基本用药。异丙嗪为吩噻嗪类衍生物,为抗组胺药,通过抑制延髓的催吐化学受体触发区发挥镇吐作用,兼有镇静催眠作用。奥美拉唑属于质子泵抑制剂(PPI),该患者联合使用 PPI 类药物无依据,指南推荐仅在预防失败后止吐方案的调整中可考虑联合 PPI 类药物。临床药师建议医生根据指南推荐给予患者标准三联方案预防止吐,无须联用异丙嗪和奥美拉唑。

在培美曲塞化疗前预服皮质类固醇(地塞米松或同类药物)可以降低患者皮肤反应的发生率和严重程度。推荐在培美曲塞给药前 1 d、给药当天和给药后 1 d 进行地塞米松 4 mg 每日 2 次口服给药。该患者在 AP 方案化疗前 1 d 开始每日 2 次口服 4 mg 醋酸地塞米松片用于补充皮质类固醇,预防皮疹的发生,医嘱合理。接受培美曲塞治疗的同时应接受叶酸和维生素 B_{12} 的补充治疗,可以预防或减少治疗相关的血液学或胃肠道不良反应,且不影响疗效。故临床药师建议医生应给予该患者补充叶酸和维生素 B_{12},叶酸的补充方法为治疗开始前 7 d 内至少口服 5 d,整个用药周期内应连续服用,直至末次用药结束后 21 d 才能停止。叶酸的推荐剂量为每天 350 ~ 1 000 µg(临床试验中最常使用的叶酸口服剂量为 400 µg);维生素 B_{12} 的补充方法为首次治疗开始前 1 周内肌内注射维生素 B_{12} 1 000 µg,治疗过程中每 3 个周期即每 9 周肌内注射 1 次。

该患者本次入院查血常规提示Ⅲ度贫血,查 EPO 225.98 mIU/mL(正常范围:2.59 ~ 18.5 mIU/mL),对于肿瘤化疗引起贫血的患者,当总体血清 EPO 水平>200 mIU/mL,理论上不推荐使用重组人促红素注射液(CHO 细胞)进行治疗,可使用其他促红细胞生成素类药品代替。故临床药师建议医生将重组人促红素注射液(CHO 细胞)更换为重组人促红素-β 注射液(CHO 细胞)改善贫血症状,推荐初始剂量为 30 000 IU/周,如果血红蛋白水平超过 120 g/L,剂量应减少 25% ~ 50%;如果血红蛋白水平超过 130 g/L,应暂时停止本药的应用。

复方甘草合剂含甘草流浸膏(末梢性镇咳药,保护性祛痰剂)、复方樟脑酊(中枢性镇咳药)、愈创性甘油醚(祛痰止咳剂)、甘油(可使药物滞留于喉部并有滋润作用,对咽喉炎起辅助治疗作用,为辅料)、浓氨溶液、乙醇(连同甘油一起保持该溶液的性状稳定,防止沉淀生成及析出,均为辅料)。本品用于上呼吸道感染、支气管炎和感冒时所产生的咳嗽及咳痰不畅。口服一次 5 ~ 10 mL,每日 3 次,服时振荡摇动。常见不良反应有口干、恶心、呕吐、腹胀、腹痛等。该患者入院查体发现双肺呼吸音粗糙,自诉咳嗽伴痰咳不出,故医生给予复方甘草合剂对症治疗。

(四)药学监护

1. 有效性监护　经过 4 个疗程 AP 方案化疗,患者本次入院进行疗效评估示 PR,疾病部分缓解,表明培美曲塞联合卡铂对于Ⅳ期无驱动基因肺腺癌患者疗效显著。本次化疗期间给予格拉司琼、地塞米松、异丙嗪及奥美拉唑预防止吐,化疗结束后,该患者无恶心、呕吐等不适感,表明止吐方案有效。

2. 安全性监护　培美曲塞可以抑制机体内还原型叶酸的生成,而叶酸缺乏可导致严重不良反应,主要表现为严重的骨髓抑制(包括中性粒细胞、血小板减少和贫血)和胃肠道毒性(包括胃炎、恶心、呕吐、腹泻),骨髓抑制是其常见的剂量限制性毒性。卡铂对骨髓也有明显的抑制作用,是其剂量限制性毒性,一般在给药后的 14 ~ 24 d 白细胞和血小板计数降至最低。培美曲塞主要以原形药物通过肾小球滤过和肾小管分泌而经肾脏清除,故伴随使用肾毒性药物(铂类化合物)可能会导致本药的清除延迟,联合用药时应谨慎,必要时临床药师应当密切监测患者肌酐清除率。卡铂导致的常见过敏反应表现为皮疹、瘙痒,偶见咳嗽,可发生于用药后几分钟之内。一旦发生任何过敏反应,应立即停止给药,并给予积极的对症治疗(肾上腺素、皮质类固醇和抗组胺药)。静脉滴注时应避免漏于血管外。该患者化疗后并未出现卡铂引起的过敏反应,也无特殊不适。患者使用了止吐药物格拉司琼,临床药师应嘱咐患者出院后关注是否存在便秘等不良反应。

3. 依从性监护　患者在院期间规律服用降压药,血压控制良好,均低于 140/90 mmHg。该患者在 AP 方案化疗前 1 d 开始每日 2 次口服 4 mg 醋酸地塞米松片用于补充皮质类固醇,预防皮疹的发生,且在化疗期间并未出现过敏症状。

(五)用药教育

1. 化疗期间注意事项　①临床药师应告知患者及家属在用药过程中不要随意调节滴速,输液前半小时内应有家属陪护,如有喉头痉挛、面部潮红、皮肤瘙痒等不适,及时呼叫医护人员。卡铂使用时要尽量避免阳光直射。②持续静脉输注的药物泵要避免阳光直射、避免紧贴皮肤、尽量与身体保持在同一水平面(不要放置过高或者过低)。③患者化疗前后应多饮水,清淡饮食,增加食物中的膳食纤维的摄入。④治疗过程中如有恶心、呕吐、腹泻、乏力等不适立即告知医护人员或者临床药师。

2. 化疗休息期间注意事项　①化疗后可能出现皮疹、脱屑、脱发或瘙痒,如果可以耐受可不处理;避免日光直晒,如出现严重皮肤及黏膜炎及时就诊。②化疗休息期间应禁烟禁酒,注意饮食清淡,营养均衡,不可吃辛辣刺激性的食物。③出门戴口罩,尽量避免去人多的场所,以免出现感冒、发热等症状,保证充足的睡眠与休息时间,避免劳累及剧烈运动,保持心情舒畅。

第二节　结直肠癌

一、疾病概述

(一)定义

结直肠癌(colorectal cancer,CRC)即大肠癌,是指起源于结肠、直肠上皮组织的恶性肿瘤,包括结肠癌和直肠癌,通常指结直肠腺癌(colorectal adenocarcinoma),约占全部结直肠恶性肿瘤的95%。

(二)药物治疗原则

对无远处转移,且可 R0 切除的结肠癌,术前新辅助化疗不作常规推荐,根据术后分期决定是否行辅助化疗。推荐的单药氟尿嘧啶方案包括口服卡培他滨(首选)和5-氟尿嘧啶(5-FU)/亚叶酸钙(LV)持续静脉滴注的双周方案。推荐的联合化疗方案包括 CapeOX/XELOX(首选)和 mFOLFOX6。除临床试验外,不推荐在辅助化疗中使用以下药物:伊立替康、替吉奥、曲氟尿苷替匹嘧啶(TAS-102)、所有的靶向药物(包括贝伐珠单抗、西妥昔单抗、帕尼单抗、阿柏西普、瑞戈非尼、呋喹替尼等)和所有的免疫检查点抑制剂(包括帕博利珠单抗和纳武利尤单抗等)。

对局部晚期直肠癌,根据临床分期决定是否需行术前新辅助放化疗,根据术后分期决定是否行辅助化疗。放疗后在间隔期可考虑巩固化疗,采用 FOLFOX、CapeOX、5-FU/LV 或者卡培他滨。对于保肛存在技术难度但保肛意愿强烈的患者,可考虑术前给予更高强度的治疗方案,如卡培他滨联合伊立替康的同步放化疗的 CinClare 方案,或 FOLFOX 同步放疗的 FOWARC 方案。

对于初始可切除转移性结直肠癌,新辅助化疗可减小术前肿瘤的体积及降低体内微小转移的发生,可提高手术 R0 切除率。新辅助化疗方案首选推荐奥沙利铂为基础的方案(FOLFOX/CapeOX),但根据个体情况也可选择伊立替康为基础的 FOLFIRI 方案。对于初始不可切除的结直肠癌,依据患者具体情况使用氟尿嘧啶类药物单药化疗或者联合奥沙利铂或者伊立替康化疗,或者三药联合化疗。对于潜在可切除患者,应选用5-FU、LV(或卡培他滨)联合奥沙利铂或伊立替康的方案加分子靶向治疗,或高选择性患者可谨慎使用强力的 FOLFOXIRI±贝伐珠单抗方案。对于 RAS 及 BRAF 均为野生型患者,原发灶位于左侧结直肠(自脾曲至直肠),西妥昔单抗疗效优于贝伐珠单抗,而在右侧结肠癌(自回盲部至脾曲),推荐联合贝伐珠单抗。微卫星稳定(MSS)或微卫星低度不稳定(MSI-L)/错配修复功能完整(MMR),RAS 或 BRAF 突变型,推荐联合贝伐珠单抗。

对于拟接受全身系统治疗的初始不可切除转移性结肠癌潜在可切除患者如果在接受转化治疗超过半年后原发灶和转移灶仍无法 R0 切除,姑息治疗患者在一线治疗 4~6 个月后疾病有效或稳定者,可考虑进入维持治疗(如采用毒性较低的 5-FU/LV 或卡培他滨单药±贝伐珠单抗)或暂停全身系统治疗,以降低持续高强度联合化疗的毒性反应。

二、典型病例

(一)病例介绍

【患者基本情况】　患者男,75 岁,身高 170 cm,体重 72.5 kg,BMI 24.9 kg/m²。

【主诉】　左半结肠癌根治术后 1 月余。

【现病史】　患者因腹痛、腹胀、排便费力入院查肠镜:距肛门 45 cm 见一巨大菜花样隆起性病变,表面充血糜烂、坏死,初步诊断为结肠肿物。全麻下行腹腔镜左半结肠切除术,术后病理:(左半结肠癌根治标本)左半结肠溃疡型浸润性中(G2)分化腺癌,肿瘤大小 2.5 cm×3.0 cm×0.5 cm,浸润至浆膜下层(T3)。手术切缘均阴性,肿瘤距近端切缘 4 cm,距远端切缘 11 cm。淋巴结(2/16)见癌转移,查见神经束及脉管侵犯。免疫组化检测结果:CK7(-),CK20(+),CDX-2(+),MLH1(+),MSH2(+),MSH6(+),PMS2(+),HER-2(20%+),P53(+),Ki67(80%+),CD34(血管+),S-100(神经+);G 片:CD34(血管+),S-100(神经+)。

【既往史】　无。

【用药史及药物不良反应史】　无。

【体格检查】　T 36.6 ℃,P 74 次/min,R 20 次/min,BP 132/78 mmHg。神志清楚,发育正常,营养好,回答切题,自动体位,查体合作,步入病房,全身皮肤黏膜颜色正常,无肝掌,无压痛。浅表淋巴结未触及肿大,未见皮下出血点,未见皮疹。头颅无畸形,眼睑、睑结膜正常,巩膜无黄染。双侧瞳孔等大等圆,对光反射灵敏,耳郭无畸形,外耳道无异常分泌物,无乳突压痛。外鼻无畸形,鼻通气良好,鼻中隔无偏曲,鼻翼无扇动,两侧鼻旁窦区无压痛,口唇无发绀。双腮腺区无肿大,颈软,无抵抗,颈静脉无怒张,气管居中,甲状腺无肿大。胸廓对称无畸形,胸骨无压痛;双肺呼吸音清晰,未闻及干、湿啰音。心率 84 次/min,律齐;腹平坦,腹壁软,全腹无压痛,无肌紧张及反跳痛,脾无肿大,肝肾无叩击痛,肠鸣音 3 次/min。肛门及外生殖器未见异常,脊柱、四肢无畸形,关节无红肿,无杵状指(趾),双下肢无水肿。肌张力正常,生理反射正常,病理反射未引出。

【辅助检查】　胸部 CT 平扫:右肺上叶前段钙化灶;主动脉及冠状动脉硬化。上腹部增强 CT:右肾见多发囊肿;胆囊未见显示。

【入院诊断】　左半结肠癌根治术后(pT3N1bM0,Ⅲ期),MSS,ECOG 1 分。

(二)药物治疗经过

患者入院第 1 天完善常规检查,排除化疗相关禁忌证后行第 1 个疗程 CapeOX+贝伐珠单抗方案的术后辅助化疗,具体:注射用奥沙利铂 240 mg ivgtt 第 1 天使用及卡培他滨片 1.5 g po bid 第 1~14 天使用,每 3 周重复一次。同时给予盐酸格拉司琼注射液 3 mg ivgtt qd 第 1~3 天使用及地塞米松磷酸钠注射液 5 mg iv qd 第 1~3 天使用预防止吐。患者化疗后一般情况可,无特殊不适主诉,于入院第 3 天办理出院。出院诊断:左半结肠癌根治术后(pT₃N₁bM₀,Ⅲ期),MSS,ECOG 1 分。出院医嘱:出院带药卡培他滨片 1.5 g po bid 第 1~14 天使用。出院后第 3 天、第 7 天复查血常规、肝肾功能,如有异常及时处理,后根据情况每周复查血常规、肝肾功能,如有异常及时处理。

(三)药物治疗方案分析

该患者为老年男性,行左半结肠癌根治术后,确诊Ⅲ期非转移性结肠癌,MSS,*KRAS* 突变型。根据《中国临床肿瘤学会(CSCO)结直肠癌诊疗指南 2023》,对于Ⅲ期可切除结肠癌优先推荐联合化疗方案 CapeOX(1A 类),术后身体恢复后应尽快开始辅助化疗,一般在术后 3 周左右开始,不应迟于术后 2 个月,辅助化疗总疗程一共为 6 个月。对于Ⅲ期的低危患者(T₁~₃N₁)可考虑 3 个月的

CapeOX 方案辅助化疗。具体: 奥沙利铂 130 mg/m², 静脉输注 2 h, 第 1 天; 卡培他滨每次 1 000 mg/m², 口服, 每日 2 次, 第 1~14 天; 每 3 周重复一次, 共 8 个周期。患者身高 170 cm, 体重 72.5 kg, 体表面积 1.85 m², 根据指南, 奥沙利铂的推荐剂量为 240.5 mg, 实际给药剂量为 240 mg。卡培他滨推荐的每次给药剂量为 1 850 mg, 即 1.85 g, 实际每次给药剂量为 1.5 g。虽然实际给药剂量与理论给药剂量存在一定偏差, 但因药品规格限制, 总体来说该患者化疗方案及给药剂量遴选合理。

患者使用 CapeOX 方案进行化疗, 其中奥沙利铂属于中致吐风险的药物, 致吐概率为 30%~90%; 卡培他滨片为低-轻微致吐风险口服药物, 致吐风险<30%, 急性和延迟性的恶心、呕吐无常规预防, 饭后 30 min 服药, 可有效预防恶心呕吐。根据《中国肿瘤药物治疗相关恶心呕吐防治专家共识》(2022 年版), 对中致吐性方案所致恶心、呕吐预防的推荐方案: 采用 5-HT₃ 受体拮抗剂联合地塞米松的标准二联方案(1 类证据)。对于口服轻-低微致吐风险方案不做常规预防, 仅在必要时给予 5-HT₃ 受体拮抗剂、甲氧氯普胺或氯丙嗪中的一种(均为 2A 类证据)。格拉司琼为高选择性 5-HT₃ 受体拮抗剂, 通过拮抗中枢化学感受区及外周迷走神经末梢的 5-HT₃ 受体而发挥止吐作用, 用于放射治疗、细胞素类药物化疗引起的恶心、呕吐。地塞米松是长效糖皮质激素, 临床研究证明地塞米松是预防急性呕吐的有效药物, 更是预防延迟性呕吐的基本用药。总体来说, 为该患者制定的标准二联预防止吐方案合理。

(四)药学监护

1. **有效性监护**　患者本次入院行第 1 个疗程 CapeOX 方案化疗, 待两个疗程化疗结束后做疗效评估。本次化疗期间给予患者格拉司琼及地塞米松预防止吐, 化疗结束后, 该患者无恶心、呕吐等不适感, 表明止吐方案有效。

2. **安全性监护**　奥沙利铂会导致急性感觉神经综合征, 可在头几次输注期间或结束后不久出现, 典型的症状包括吞咽冷食不适, 咽部不适, 对碰触冷物敏感, 手部、足部和口周区域感觉异常和感觉倒错, 以及肌肉痛性痉挛, 麻木和麻刺感比电击痛或烧灼痛更明显, 症状一般在给药后 24~96 h 内进展, 并通常在接下来的 24~96 h 中减轻。除了肌肉痛性痉挛, 其他可能出现的运动症状包括颌部紧绷、声音改变、上睑下垂、视野异常, 偶见异常勃起。奥沙利铂引起的骨髓抑制主要为中性粒细胞减少、血小板减少、贫血, 骨髓抑制的不良反应比较常见并且严重, 故临床药师应在化疗后密切监测奥沙利铂的神经系统毒性和血液学毒性。卡培他滨可引起手足综合征, 最初表现为手掌和/或足底麻刺感, 随后出现水肿和压痛性、对称性红斑。奥沙利铂与 5-FU 类(卡培他滨)联合应用时可引起腹泻, 发生率高达 76%, 有时比较严重。严重腹泻和/或呕吐可能引起脱水、麻痹性肠梗阻、肠闭塞、低血钾、代谢性酸中毒及肾功能损伤。

3. **依从性监护**　患者出院带药卡培他滨片, 临床药师应嘱咐患者每日服用 2 次, 每次 3 片(0.5 g/片), 餐后 30 min 用温水整片吞服。首剂卡培他滨于第 1 天晚间服用, 最后一剂于第 15 天早晨服用。

(五)用药教育

1. **化疗期间注意事项**　①临床药师应告知患者及家属在用药过程中不要随意调节滴速, 输液前半小时内应有家属陪护, 如有皮疹、荨麻疹、红斑、瘙痒或支气管痉挛等不适, 及时呼叫医护人员。②持续静脉滴输的药物泵要避免阳光直射、避免紧贴皮肤、尽量与身体保持在同一水平面(不要放置过高或者过低)。③治疗过程中如有恶心、呕吐、腹泻、乏力等不适立即告知医护人员或者临床药师, 对于出现严重腹泻患者应密切监护, 若患者开始出现脱水, 应立即补充液体和电解质。如果发生腹泻, 及时给予洛哌丁胺止泻。④患者化疗前后应多饮水, 清淡饮食, 增加食物中膳食纤维的摄入。

2. **化疗休息期间注意事项**　①化疗后嘱咐患者应注意手脚是否出现脱皮、红肿及疼痛等现象,可通过穿柔软的鞋子、手脚涂抹润肤霜、避免摩擦硬物、忌食辣和忌太阳下暴晒等措施减少卡培他滨引起的手足综合征的发生。②卡培他滨还可能导致指纹丢失,应告知接受长期治疗的患者这种潜在不良反应,因为在某些需要指纹识别的情况(如国际旅行)下,这可能造成阻碍。但指纹丢失不是永久性的,停药2~4周后可完全恢复。③同时嘱咐患者不应将抗肿瘤药物与食物存放在相同的地方,不随意丢弃,以防止化疗药物的暴露。④奥沙利铂还会导致累积性感觉神经病变,表现为远端感觉缺失和感觉倒错。嘱咐患者禁止饮用冷水、接触冷的物品,防止遇冷引发急性神经毒性。化疗开始即戴手套,以免有冷感加重肢端麻木。使用温水刷牙、漱口,避免诱发咽喉痉挛,沐浴、洗脸等也宜使用热水,饮食宜温软。局部热敷、按摩可减轻麻木症状。不要用无感觉的部位直接接触危险的物体,如运转的机器、搬运重物等。⑤饮食方面无特殊禁忌,患者可根据自己的口味及习惯,使食物尽可能多样化,保证营养全面。服药期间饮食应清淡,不建议食用辛辣刺激性的食物。保持适量运动及充足睡眠,保持身心愉悦。

第三节　前列腺癌

一、疾病概述

(一)定义

前列腺癌(prostate cancer)是男性泌尿生殖器官常见的恶性肿瘤,发病率逐年上升。前列腺癌好发于外周带,95%以上为腺泡腺癌,起源于腺上皮细胞。高级别前列腺上皮内瘤(high-grade prostatic intraepithelial neoplasia,HGPIN)可能是前列腺癌的癌前病变。前列腺癌大多数为雄激素依赖型,其发生发展与雄激素密切相关,后期可发展成为雄激素非依赖型前列腺癌。

(二)药物治疗原则

前列腺癌的治疗方法包括根治性前列腺切除术、内分泌治疗、放射治疗和化学治疗。其中,第Ⅲ、Ⅳ期前列腺癌以内分泌治疗为主,如正常前列腺上皮细胞依赖雄激素一样,前列腺癌的细胞大多数也依赖雄激素生长繁殖,这是内分泌治疗的生理性基础。内分泌治疗主要包括切除产生雄激素的组织、抑制雄激素的合成、降低雄激素对肿瘤细胞的刺激增殖作用、干扰靶组织中雄激素的作用及抑制垂体促性腺激素的释放等途径。药物去势治疗常用药物有三类,分别是雌激素、黄体生成素释放激素(luteinizing hormone releasing hormone agonists,LHRH-A)和抗雄激素类药物。雌激素是最早应用于前列腺癌内分泌治疗的药物,包括己烯雌酚、雌莫司汀磷酸钠、聚磷酸雌二醇、炔雌醇。目前临床常用LHRH激动剂有醋酸亮丙瑞林、醋酸戈舍瑞林、醋酸曲普瑞林等。而抗雄激素类药物从结构上分为类固醇和非类固醇两大类,前者包括醋酸环丙氯地孕酮、醋酸氯羟甲烯孕酮、醋酸甲羟孕酮、甲羟孕酮、乙酸氯地孕酮、双甲羟孕酮等,后者包括氟他胺、比卡鲁胺、尼鲁米特、酮康唑等。

由于前列腺癌化疗效果不佳,内分泌治疗是晚期前列腺癌的主要治疗方案,仅在内分泌治疗失败后可以应用全身化疗。常用化疗药物有5-FU、环磷酰胺、多柔比星、米托蒽醌、多西他赛、长春碱、丝裂霉素等。常用化疗方案包括MP方案(米托蒽醌+泼尼松)、CFP方案(环磷酰胺+5-FU+顺铂)、EEM方案(依托泊苷+雌二醇氮芥)、PEM方案(紫杉醇+雌二醇氮芥)等。

对于发生骨转移的患者,可应用地舒单抗(Ⅰ级推荐)、双膦酸盐(如唑来膦酸、伊班膦酸钠等)(Ⅰ级推荐)和镇痛药(如非甾体抗炎药和对乙酰氨基酚、阿片类药、辅助镇痛药和局麻药)来改善骨破坏程度。

二、典型病例

(一)病例介绍

【患者基本情况】　患者男,64 岁,身高 182 cm,体重 62 kg,BMI 18.7 kg/m²。

【主诉】　确诊前列腺癌 4 个月。

【现病史】　患者因门诊检验发现肿瘤指标前列腺特异性抗原(PSA)升高[总 PSA 12 902.46 ng/mL,游离前列腺特异性抗原(fPSA)686.79 ng/mL],至医院就诊。完善前列腺 MRI 检查结果提示前列腺内多发异常信号,伴双侧精囊腺受累,考虑 PI-RADS 5,盆腔内多发结节、团块影,盆腔多发骨质破坏,考虑转移。排除相关禁忌证后,在局部麻醉下行"B 超引导经会阴前列腺穿刺活检术",术后病理提示(前列腺穿刺组织 1-11)示前列腺腺癌(Gleason 评分:5+4=9 分)。总 PSA 水平:11 977.97 ng/mL。术后予以比卡鲁胺、地加瑞克内分泌治疗至今。之后完善骨扫描检查,结果提示颅骨、右肩关节、两侧肋骨多处、脊柱颈胸腰骶椎、两侧骶髂部、左侧髂骨及髋骨、右侧股骨上段等处见多发点片状放射性浓集影。影像诊断:多部位局灶性骨代谢活性增高(结合临床考虑多发性骨转移瘤);全身骨代谢退行性变。患者排除化疗相关禁忌证后已完成了第 1~5 个疗程 TPP 方案化疗,具体:多西他赛注射液 100 mg ivgtt 第 1 天,卡铂注射液 400 mg ivgtt 第 1 天,醋酸泼尼松片 5 mg po bid 第 1~21 天,每 3 周重复一次。同时予以唑来膦酸注射液 5 mg ivgtt st 治疗骨转移灶。其间患者病情评估为 SD。现为行第 6 个疗程 TPP 化疗收治住院。发病以来,患者胃纳、夜眠可,大小便如常,体重较上次入院增加 2 kg。

【既往史】　无。

【用药史及药物不良反应史】　无。

【体格检查】　T 36.6 ℃,P 80 次/min,R 20 次/min,BP 132/87 mmHg。双肺呼吸音清晰,未闻及干、湿啰音。心率 76 次/min,律齐。腹平坦,腹壁软,全腹无压痛,无肌紧张及反跳痛,肝、脾肋下未触及,肝肾脏无叩击痛,肠鸣音 4 次/min。双下肢无水肿。

【辅助检查】　上腹部增强 CT:肝多发囊肿;腹主动脉周围多发小淋巴结,较前减小;胸、腰椎多发骨转移瘤,较前增多。胸部平扫 CT:肺气肿;双肺散在纤维灶;右肺上叶尖段纤维钙化灶;多发胸腰椎及肋骨转移瘤,较前 CT 增多;主动脉及冠状动脉硬化。盆部增强 MRI:前列腺恶性肿瘤治疗后改变;腰椎、骨盆多发转移瘤。

【入院诊断】　前列腺癌(cT₄NₓM₁ᵦ,Ⅳ期),Gleason 评分:5+4=9 分,多处骨转移,ECOG 1 分。

(二)药物治疗经过

患者入院第 1 天完善相关检查,如三大常规(血常规、尿常规、粪便常规),大便隐血试验(OB),肝、肾功能,电解质,凝血常规,肿瘤指标,心电图,心脏彩超等,检查前列腺癌相关血清肿瘤标志物示 PSA 11.380 ng/mL,fPSA 0.55,fPSA/PSA 4.833%。同时给予唑来膦酸注射液 5 mg ivgtt st 治疗骨病灶,在唑来膦酸用药前半小时给予吲哚美辛栓 50 mg 纳肛预防唑来膦酸导致的一过性发热。在多西他赛化疗前口服 8 mg bid 地塞米松预防液体潴留,同时给予奥美拉唑肠溶胶囊 20 mg bid 口服预防胃肠道并发症。排除化疗相关禁忌证后于入院第 2 天行第 6 个疗程 TPP 方案化疗,具体:多西他赛注射液 100 mg ivgtt 第 1 天,卡铂注射液 400 mg ivgtt 第 1 天,醋酸泼尼松片 5 mg po bid 第 1~21 天,每 3 周重复一次。同时给予盐酸格拉司琼注射液 3 mg ivgtt qd 第 1~3 天,地塞米松磷酸钠注射液 5 mg iv qd 第 1~3 天预防止吐。患者化疗后一般情况可,无特殊不适主诉,于入院第 4 天办理出院。出院诊断:前列腺腺癌(cT₄NₓM₁ᵦ,Ⅳ期),Gleason 评分:5+4=9 分,多处骨转移,ECOG 1 分。出院医嘱:出院带药醋酸泼尼松片 5 mg po bid,第 1~21 天给药。醋酸戈舍瑞林缓释植入剂,在腹前壁皮下每 28 d 注射一次,一次 3.6 mg。比卡鲁胺片,一次一片(50 mg),1 次/d。门诊随访,定期复查,出院第3天、第7天门诊查血常规、肝肾功能等,注意白细胞、血小板等情况。根据血常规、生化常规结果决定下次复查血象时间,如有不适,及时就诊。继续内分泌治疗,唑来膦酸治疗每6次停1次。

(三)药物治疗方案分析

该患者为老年男性,确诊Ⅳ期前列腺癌。根据NCCN《美国国家综合癌症网络(NCCN)指南V1.2023前列腺癌》推荐去势敏感性前列腺癌(CSPC)的系统治疗在多西他赛耐受患者中可选雄激素剥夺治疗(androgen deprivation therapy,ADT)+多西他赛基础上联合新型内分泌治疗的三联方案(Ⅰ类证据)。对于M_0或M_1期患者,均可以考虑采用间隙性ADT治疗以减少毒性。ADT治疗选择方案包括:①单独使用促黄体素释放激素(luteinizing hormone-releasing hormone,LHRH)激动剂,如戈舍瑞林、组氨瑞林、亮丙瑞林、曲普瑞林;②LHRH激动剂+第一代抗雄激素(尼鲁米特、氟他胺、比卡鲁胺);③LHRH拮抗剂(地加瑞克)。根据NCCN推荐用于M_1期去势初治前列腺癌患者可选治疗方案:LHRH激动剂(戈舍瑞林)+第一代抗雄激素(尼鲁米特、氟他胺、比卡鲁胺)±多西他赛。根据《中国临床肿瘤学会(CSCO)前列腺癌诊疗指南2023》推荐将ADT+多西他赛+泼尼松(1A类)化疗作为高瘤负荷转移性激素敏感性前列腺癌患者的一线标准治疗方案。其中,持续ADT治疗可选择手术或者药物去势,药物去势包括LHRH激动剂和拮抗剂。

化疗方案是以多西他赛为基础的方案,多西他赛75 mg/m²,静脉滴注,第1天;泼尼松5 mg,口服,2次/d,第1~21天,如存在禁忌证或无化疗不良反应可不服用;21 d为1个周期,共10个周期。化疗时机建议可在ADT治疗开始后3个月内给予多西他赛。化疗预处理建议患者在接受每个周期多西他赛治疗前12 h、3 h、1 h,口服地塞米松7.5~9.0 mg,其他预处理包括止吐药物等。患者身高182 cm,体重62 kg,体表面积1.77 m²。根据指南使用ADT联合TPP化疗方案为晚期前列腺癌一线治疗方案。其中ADT方案具体:醋酸戈舍瑞林缓释植入剂3.6 mg植入(埋藏)qd+比卡鲁胺片50 mg po qd。TPP方案化疗具体:多西他赛注射液100 mg ivgtt第1天+卡铂注射液400 mg ivgtt第1天+醋酸泼尼松片5 mg po bid第1~21天,每3周重复一次。多西他赛的推荐剂量为132.75 mg,实际给药剂量为100 mg。卡铂的推荐剂量为AUC=5~6,成人按体表面积一次200~400 mg/m²,每3~4周给药1次,2~4次为1个疗程,故推荐剂量为354~708 mg,而实际给药剂量为400 mg。泼尼松推荐5 mg po 2次/d,第1~21天,该患者按指南推荐服药。虽然实际给药剂量与理论给药剂量存在一定偏差,但因药品规格限制,总体来说该患者化疗方案及给药剂量遴选合理。

患者使用TPP方案进行全身化疗,其中卡铂属于(AVC≥4)高度致吐风险的药物,致吐概率为>90%;多西他赛属于低致吐风险的药物,致吐概率为10%~30%。同前,对高致吐性方案所致恶心、呕吐预防的推荐方案:采用5-HT₃受体拮抗剂联合地塞米松的标准三联方案(1类证据)。格拉司琼为高选择性5-HT₃受体拮抗剂,通过拮抗中枢化学感受区及外周迷走神经末梢的5-HT₃受体而发挥止吐作用,用于放射治疗、细胞素类药物化疗引起的恶心、呕吐。地塞米松是长效糖皮质激素,临床研究证明地塞米松是预防急性呕吐的有效药物,更是预防延迟性呕吐的基本用药。总体来说,为该患者制定的标准三联预防止吐方案合理。

联合泼尼松用于激素难治性转移性前列腺癌时,多西他赛75 mg/m²静脉滴注1 h以上,每3周1次,其间持续给予泼尼松5 mg口服,每日2次;在多西他赛用药前12 h、3 h和1 h给予地塞米松8 mg口服。因多西他赛可能发生严重的液体潴留,故在每次给药前推荐给予口服糖皮质激素预防,因为地塞米松相对缺乏盐皮质激素作用,可降低体液潴留的风险。地塞米松为肾上腺糖皮质激素类药,其抗炎、抗过敏、抗休克作用比泼尼松更显著,而对水钠潴留和促进排钾作用很轻,对垂体-肾上腺抑制作用较强。糖皮质激素会增加胃肠道并发症(如胃炎或消化性溃疡病)的风险,特别是与非甾体抗炎药(NSAID,如吲哚美辛)等其他药物联用时。同时接受抗凝治疗和既往有消化性溃疡病史,也会增加糖皮质激素治疗期间发生消化道出血的风险。该患者在接受多西他赛化疗前需要口服 8 mg bid 地塞米松预防液体潴留,且在接受唑来膦酸治疗骨破坏前需使用吲哚美辛栓纳肛预防一过性发热。地塞米松与吲哚美辛联合使用可能增加消化道溃疡风险,故临床医生开立奥美拉唑肠溶胶囊 20 mg bid 口服预防胃肠道并发症,医嘱合理。

(四)药学监护

1. 有效性监护　患者行 5 程 ADT+TPP 方案化疗后疗效评估为 SD,疾病稳定,说明该内分泌治疗联合化疗方案治疗有效。本次化疗期间给予患者格拉司琼+地塞米松预防止吐,化疗结束后,该患者无恶心、呕吐等不适感,表明止吐方案有效。

2. 安全性监护　多西他赛可能发生严重的液体潴留,表现为水肿症状,故在每次给药前推荐给予口服糖皮质激素预防。多西他赛联合卡铂化疗会导致严重的骨髓抑制。多西他赛导致骨髓抑制最常表现为中性粒细胞减少和白细胞减少。卡铂引起的骨髓抑制主要为白细胞减少和血小板减少,白细胞计数和血小板在用药 21 d 后达最低点,通常在用药后 30 d 左右恢复;粒细胞的最低点发生于用药后 21~28 d,通常在 35 d 左右恢复。骨髓抑制的不良反应比较常见并且严重,临床药师应在化疗前后加强相关药学监护,密切关注患者血常规检查结果,治疗期间至少每周检查 1 次白细胞计数和血小板计数。卡铂导致的常见过敏反应表现为皮疹、瘙痒,偶见咳嗽,可发生于用药后几分钟之内。一旦发生任何过敏反应,应立即停止给药,并给予积极的对症治疗(肾上腺素、皮质类固醇和抗组胺药)。静脉滴注时应避免漏于血管外。唑来膦酸注射液引起的发热较常见,也常会导致肌痛、关节痛、昏睡、呼吸困难、消化不良、腹痛、多汗、食欲缺乏等不适。本次化疗期间患者也未出现唑来膦酸注射液治疗骨病灶可能导致的一过性发热、肌痛的症状,也未出现多西他赛可能引起的体液潴留反应及严重的骨髓抑制等药物不良反应。

3. 依从性监护　患者化疗出院后应谨遵医嘱服用内分泌治疗药物。建议在治疗前列腺癌时,口服泼尼松 5 mg,每日 2 次,联合多西他赛 75 mg/m²,静脉滴注(持续 1 h),第 1~21 天给药;建议患者用餐时服药,或用牛奶冲服,可减少胃肠道不适。建议每 28 d 使用一次醋酸戈舍瑞林缓释植入剂,在腹前壁皮下注射本品 3.6 mg 一支,对肾或肝功能不全患者及老年人不需调整剂量;本品注射至腹前壁时需谨慎,因为其邻近腹壁下动脉及其分支动脉,请严格按照说明书的要求进行操作,确保皮下注射,切勿穿透血管、肌肉或腹膜。对于成年男性包括老年人,建议一天服用一次比卡鲁胺片,一次一片(50 mg),用本品治疗应在开始用 LHRH 类似物治疗之前至少 3 d 开始,或与外科睾丸切除术治疗同时开始;本品应持续服用至少两年或到疾病进展为止。

(五)用药教育

1. 化疗期间注意事项　①临床药师应告知患者及家属在用药过程中不要随意调节滴速,输液前半小时内应有家属陪护,如有多汗、流泪、流涎、视物模糊、痉挛性腹痛、早发性腹泻等不适,或出现支气管痉挛、喘鸣、嘶哑、说话困难,及时呼叫医护人员。②持续静脉滴注的药物泵要避免阳光直射、避免紧贴皮肤、尽量与身体保持在同一水平面(不要放置过高或者过低)。

2. 化疗休息期间注意事项　①双膦酸盐药物存在引起下颌骨坏死的风险,告知患者在接受骨转移治疗期间避免拔牙等相关口腔操作。②LHRH-A 类药物用药初期可能导致血清睾酮水平暂时上升,可能使患者病情在短期内恶化,随后睾酮水平逐渐降至去势水平,戈舍瑞林用药前临床药师应告知患者及其家属,做好必要的心理准备。

第四节 胃 癌

一、疾病概述

（一）定义

胃癌（gastric carcinoma，GC）是指原发于胃的上皮源性恶性肿瘤。具有发病率高、生存率低、远期治疗效果不理想等特点，5 年生存率仅为 25%～30%，晚期胃癌的生存期为 5～10 个月。胃癌的病因迄今尚未阐明，环境因素、饮食因素、幽门螺杆菌（helicobacter pylori，HP）感染和遗传因素等可能与胃癌的发病有关。

（二）药物治疗原则

常用治疗药物有氟尿嘧啶类药物、铂类药物、蒽环类药物、紫杉类药物、靶向药物、免疫治疗药物及其他药物如伊立替康、丝裂霉素和依托泊苷等。多采用以氟尿嘧啶类或铂类为基础的单药或 2～3 药联合治疗。人表皮生长因子受体-2（HER2）阳性晚期转移性胃癌，推荐在化疗的基础上联合曲妥珠单抗治疗，但不推荐曲妥珠单抗联合蒽环类药物。晚期胃癌二线治疗可采用雷莫芦单抗单药或联合紫杉醇进行治疗。既往至少接受 2 种系统化疗后进展或复发的晚期胃腺癌或胃-食管结合部腺癌用阿帕替尼进行治疗。

二、典型病例

（一）病例介绍

【患者基本情况】 患者女，51 岁，身高 167 cm，体重 69 kg，BMI 24.7 kg/m^2，体表面积 1.802 m^2。

【主诉】 确诊胃癌伴腹膜转移 4 月余。

【现病史】 患者主诉 9 个月以来反复中上腹胀痛，伴食欲缺乏，无明显呕吐，无发热。7 个月前查胃镜病理示胃体、胃底低分化腺癌。会诊病理：胃体胃底低分化腺癌，含印戒细胞癌。胸腹部 CT 增强：胃体大弯侧及胃窦占位，考虑胃癌（Bormann 4 型，cT$_{4a}$N$_2$M$_0$）；宫颈增大合并软组织肿块，考虑宫颈癌。后在全身麻醉下行腹腔镜下腹壁活检术，术后病理：（胃体上部）低分化腺癌，有印戒细胞癌成分；HER2 阴性（无扩增）；（腹膜结节、大网膜结节）脂肪组织内局灶纤维组织增生，内见异型上皮样细胞，结合病史考虑低分化腺癌种植或转移。排除化疗禁忌，进行 6 个疗程 DOS 化疗，具体：多西他赛 90 mg ivgtt 第 1 天+奥沙利铂 150 mg ivgtt 第 1 天+替吉奥 40 mg bid po 第 1～14 天，每 3 周重复，化疗后出现Ⅲ度中性粒细胞减少，予以重组人粒细胞刺激因子注射液升白治疗后好转。过程顺利，无特殊不适主诉。4 个月前病情评估为 SD-，现患者来我院评估及进一步治疗。

【既往史】 平素体健，否认高血压、糖尿病、冠心病等。

【用药史及药物不良反应史】 Ⅲ度中性粒细胞减少。

【体格检查】 T 36.8 ℃，P 80 次/min，R 19 次/min，BP 100/60 mmHg，体表面积 1.802 m^2，ECOG 0 分神志清楚，发育正常，营养好，回答切题，自动体位，查体合作，步入病房，全身皮肤黏膜未见异常，无肝掌，全身浅表淋巴结无肿大。未见皮下出血点，未见皮疹。头颅无畸形，眼睑正常，睑结膜未见异常，巩膜无黄染。双侧瞳孔等大等圆，对光反射灵敏，耳郭无畸形，外耳道无异常分泌物，无乳突压痛。外鼻无畸形，鼻通气良好，鼻中隔无偏曲，鼻翼无扇动，两侧鼻旁窦区无压痛，口唇无发绀。双腮腺区无肿大，颈软，无抵抗，颈静脉无怒张，气管居中，甲状腺无肿大。胸廓对称无畸形,胸骨无压痛;双肺呼吸音清晰,未闻及干、湿啰音。心率 80 次/min,律齐;腹平坦,腹壁软,全腹无压痛,无肌紧张及反跳痛,肝脾肋下未触及,肝肾无叩击痛,肠鸣音 3 次/min。肛门及外生殖器未见异常,脊柱、四肢无畸形,关节无红肿,无杵状指(趾),双下肢无水肿。肌力正常,肌张力正常,生理反射正常,病理反射未引出。

【辅助检查】　白细胞计数 5.59×10^9/L,红细胞计数 4.31×10^{12}/L,血红蛋白 133.00 g/L,中性粒细胞计数 3.73×10^9/L,血小板计数 281×10^9/L,中性粒细胞百分数 66.60%,平均红细胞体积 92.1 fL,红细胞体积分布宽度 15.20%。胃镜示胃体上部小弯侧靠后壁延伸至胃底、胃体下部后壁延伸至胃窦可见多个最大约 2.0 cm×1.8 cm、最小 0.6 cm×0.5 cm 大小凹陷,表面覆盖厚白苔及血痂,边缘水肿增生。病理:胃体、胃底低分化腺癌(会诊病理示胃体胃底低分化腺癌,含印戒细胞癌)。上腹部 CT 增强:①胃体大弯侧及胃窦占位,考虑胃癌(Bormann 4 型,$cT_{4a}N_2M_0$);②宫颈增大后并软组织肿块,考虑宫颈癌;③肝左叶低密度灶,考虑局灶脂肪浸润;④肺气肿,双左肺上叶舌段纤维索条。下腹部 CT 增强:子宫左后缘团块影,考虑左侧卵巢种植转移可能大;盆底少量腹水;宫颈可疑增大。肠胃镜:胃壁多处不规则增厚强化,胃窦显著,考虑 MT。浆膜面模糊,肝胃间隙、肝门、腹主动脉旁多发增大淋巴结影,门静脉受压变窄。肝内小囊肿可能。B 超:双侧颈动脉轻度硬化。腹膜结节活检术:(腹膜结节、大网膜结节)脂肪组织内局灶纤维组织增生,内见异型上皮样细胞,结合病史考虑低分化腺癌种植或转移,待常规及免疫组化确诊。

【入院诊断】　胃腺癌(Bormann 4 型)伴腹膜转移,$pT_{4a}N_2M_1$ Ⅳ 期。

(二)药物治疗经过

患者入院后,予以完善相关检查,排除化疗禁忌证后,于入院第 6 天行第 7 个疗程 DOS 方案化疗,具体:多西他赛 80 mg ivgtt 第 1 天+奥沙利铂(乐沙定)135 mg ivgtt 第 1 天+替吉奥 40 mg bid po 第 1~14 天,每 3 周重复一次。患者本次入院进行体格检查示:患者身高 167 cm,体重 69 kg,体表面积 1.802 m^2。因第 1 个疗程 DOS 化疗后出现Ⅲ度中性粒细胞减少。故行第 2~6 个疗程 DOS 方案化疗时,多西他赛和奥沙利铂均减量 20%。本次患者仍按减量 20% 的 DOS 方案进行化疗。化疗第 1~3(入院 6~8)天口服 8 mg bid 地塞米松预防液体潴留和格拉司琼 2 mg qd 预防呕吐。化疗第 1 天(入院第 6 天)先静脉持续滴注多西他赛 80 mg ivgtt 1.5 h,冲管后再静脉滴注奥沙利铂 135 mg ivgtt 2 h。化疗当天即开始替吉奥的治疗,早饭后和晚饭后 30 min 给予替吉奥胶囊,每日两次,于化疗第 1~14 天持续服用。出院诊断:胃腺癌(Bromann 4 型)伴腹膜转移 $pT_{4a}N_2M_1$ Ⅳ 期。出院医嘱:出院后第 3 天、第 7 天复查血常规、肝肾功能,根据情况每周复查血常规、肝肾功能,如有异常及时处理。出院带药:替吉奥 40 mg bid po 第 1~14 天。

(三)药物治疗方案分析

根据《NCCN 肿瘤临床实践指南——胃癌》(2023 年第 1 版)推荐无法切除的局部晚期、复发或转移性胃癌的全身治疗一线首选氟尿嘧啶类(氟尿嘧啶或卡培他滨)+奥沙利铂(1 类证据),也可选 DCF 改良方案,多西他赛+奥沙利铂+氟尿嘧啶,推荐用法用量为多西他赛 50 mg/m^2 iv 第 1 天+奥沙利铂 85 mg/m^2 iv 第 1 天+氟尿嘧啶 1 200 mg/m^2,每天 24 h 持续静脉滴注第 1 天和第 2 天。根据《中国临床肿瘤学会(CSCO)胃癌诊疗指南 2023》推荐 HER2 阴性的晚期转移性胃癌一线治疗首选顺铂+氟尿嘧啶类(5-FU/卡培他滨/替吉奥)(1A 类证据)。腹膜转移是晚期胃癌最常见的转移类型,也是主要致死原因之一。胃癌腹膜转移可分为两大类,第一类患者仅表现为腹腔游离癌细胞阳性(P0CY1),无肉眼可见的转移病灶;第二类患者腹腔可见肉眼转移病灶,属于非单一远处转移胃癌。对于胃癌腹主动脉旁淋巴结单一远处转移,JCOG1002 研究使用的 DOS 方案(多西他赛+奥沙利铂+替吉奥),临床缓解率达 57.7%,R0 切除率达 84.6%,病理缓解率为 50.0%,但目前尚缺乏 5 年生存率数据,故替吉奥联合奥沙利铂的两药方案目前仍被认为是这类患者的首选治疗方案。

氟尿嘧啶类药物、铂类和紫杉类是晚期胃癌的主要化疗药物。其中，多西他赛（多烯紫杉醇）作用与紫杉醇（PTX）相同，为 M 期周期特异性药物，促进小管聚合成稳定的微管并抑制其聚解，从而使游离小管的数量显著减少，并可破坏微管网状结构。多西他赛与微管的结合不改变原丝的数目。多西他赛联合顺铂和氟尿嘧啶用于晚期胃癌，顺铂 75 mg/m²，静脉滴注 1～3 h 以上，后给予多西他赛 75 mg/m²，静脉滴注 1 h 以上，两药均仅在疗程开始的第 1 天使用，随后给予氟尿嘧啶 750 mg/(m²·d)，静脉滴注 24 h 以上，连用 5 d（从顺铂输注结束时起算）；每 3 周重复一次。在多西他赛用药前 1 d 开始预先口服糖皮质激素，如地塞米松 8 mg 口服，每日 2 次，共 3 d。多西他赛常见不良反应有体液潴留、血管扩张、脱发、指甲改变、腹泻、恶心、呕吐、口腔炎、血液毒性、惊厥、神经病变、不明原因发热等。

奥沙利铂为影响 DNA 结构和功能的第三代铂类抗肿瘤药，也可用于食管癌、胃癌、结直肠癌的辅助化疗，胆道癌及淋巴瘤的二线治疗，推荐剂量 85～130 mg/m²。奥沙利铂为左旋反式二氨环己烷草酸铂，属周期非特异性抗肿瘤药。在体液中通过非酶反应取代不稳定的草酸盐配体，转化为具有生物活性的衍生物，衍生物可与 DNA 形成链内和链间交联，抑制 DNA 的复制和转录。本药与红细胞和血浆蛋白不可逆结合，使结合物的半衰期接近红细胞和血浆白蛋白的自然寿命。本药无蓄积现象，不经 CYP450 代谢，在体内通过充分的生物转化。静脉滴注结束后，血浆超滤物中未检测出完整的药物，但可检测到数种细胞毒性生物转化产物和非活性的结合物。铂主要随尿液排出，多于用药后 48 h 内清除。第 5 天时，约 54% 随尿液排出，约 2% 随粪便排出。

替吉奥是一种氟尿嘧啶衍生物口服抗癌药，是由替加氟、吉美嘧啶、奥替拉西钾组成的复方制剂。口服给药后替加氟在体内缓慢转变为 5-FU 而发挥抗肿瘤作用；吉美嘧啶主要在肝脏分布，对 5-FU 分解代谢酶二氢嘧啶脱氢酶（DPD）具有选择性拮抗作用，从而使由替加氟转变成 5-FU 的浓度增加，继而使肿瘤内 5-FU 的磷酸化代谢产物 5-FUMP 以高浓度持续存在，增强了抗肿瘤作用。奥替拉西钾口服给药后主要对消化道内分布的乳清酸磷酸核糖基转移酶有选择性拮抗作用，从而选择性地抑制 5-FU 转变为 5-FUMP，上述作用的结果使本品口服后抗肿瘤作用增强，但消化道毒性降低。奥替拉西钾在胃肠组织中具有很高的分布浓度，从而影响 5-FU 在胃肠道的分布，进而降低 5-FU 毒性的作用。本品适用于胃癌、头颈部肿瘤、无法手术或切除的乳腺癌、非小细胞癌、结肠癌、胰腺癌、胆道癌。替吉奥与 5-FU 相比具有以下优势：①能维持较高的血药浓度并提高抗癌活性；②明显减少药毒性；③给药方便。

该患者诊断为胃腺癌（Bormann 4 型）伴腹膜转移 pT$_{4a}$N$_2$M$_1$ Ⅳ期，一线使用 DOS 方案化疗，目前已行 6 个疗程，本次入院行第 7 个疗程 DOS 方案化疗，具体：多西他赛 80 mg ivgtt 第 1 天+奥沙利铂（乐沙定）135 mg ivgtt 第 1 天+替吉奥 40 mg po bid 第 1～14 天，每 3 周重复 1 次。患者本次入院进行体格检查：患者身高 167 cm，体重 69 kg，体表面积 1.802 m²。多西他赛推荐剂量为 50 mg/m² iv 第 1 天，换算得该患者的推荐剂量为 90.1 mg，实际给药剂量为 80 mg ivgtt，滴注 90 min 第 1 天。奥沙利铂推荐剂量为 85 mg/m² iv 第 1 天，换算得该患者的推荐剂量为 153.17 mg，实际给药剂量为 135 mg ivgtt 第 1 天。替吉奥推荐剂量根据患者体表面积进行选择，≥1.5 m² 时，60 mg/次，每日两次，从化疗第 1 天开始服用到第 14 天，每 21 d 为一周期。但该患者行第 1 程 DOS 化疗，具体：多西他赛 90 mg ivgtt 第 1 天+奥沙利铂 150 mg ivgtt 第 1 天+替吉奥 40 mg po bid 第 1～14 天，每 3 周重复 1 次，化疗后出现Ⅲ度中性粒细胞减少。故行第 2～6 个疗程 DOS 方案化疗时，多西他赛和奥沙利铂均减量 20%，具体：多西他赛 80 mg ivgtt 第 1 天+奥沙利铂 135 mg ivgtt 第一天+替吉奥 40 mg po bid 第 1～14 天，每 3 周重复 1 次，过程顺利，无特殊不适主诉。因此，本次患者仍按减量 20% 的 DOS 方案进行化疗。因药品规格的原因，实际给药剂量与理论推荐剂量存在一定偏差。但总体来说该患者化疗方案及给药剂量遴选合理。

因该患者已行 6 个疗程 DOS 方案（多西他赛+奥沙利铂+替吉奥）化疗，此次入院拟行第 7 个疗程该方案化疗。因多西他赛可能发生严重的液体潴留,故在每次给药前推荐给予口服糖皮质激素预防,因为地塞米松相对缺乏盐皮质激素作用,可降低体液潴留的风险。地塞米松为肾上腺糖皮质激素类药,其抗炎、抗过敏、抗休克作用比泼尼松更显著,而对水钠潴留和促进排钾作用很轻,对垂体-肾上腺抑制作用较强。

多西他赛属于低致吐风险(呕吐发生率 $10\% \sim 30\%$);奥沙利铂属于中致吐风险(呕吐发生率 $30\% \sim 90\%$);替吉奥属于低-轻微致吐风险药物(致吐风险 $<30\%$)。根据《肿瘤药物治疗相关恶心呕吐防治中国专家共识》(2022 年版),静脉中致吐风险方案所致恶心、呕吐的预防推荐采用 $5-HT_3$ 受体拮抗剂联合地塞米松的标准二联方案(1 类证据)。对于口服轻-低微致吐风险方案不做常规预防,仅在必要时给予 $5-HT_3$ 受体拮抗剂、甲氧氯普胺或氯丙嗪中的一种(均为 2A 类证据)。因此,化疗中使用的止吐方案为格拉司琼联合地塞米松的止吐方案遴选适宜。

格拉司琼为高选择性 $5-HT_3$ 受体拮抗剂,通过拮抗中枢化学感受区及外周迷走神经末梢的 $5-HT_3$ 受体而发挥止吐作用,用于放射治疗、细胞毒类药物化疗引起的恶心、呕吐。格拉司琼对 $5-HT_3$ 受体的选择性高,无锥体外系反应、过度镇静等不良反应。在预防中高催吐化疗药物所致呕吐中,格拉司琼国外推荐剂量为第 $1 \sim 3$ 天口服 2 mg,每日 1 次或 1 mg 每日 2 次,或静脉给药 1 mg 或 0.01 mg/kg。格拉司琼一般用于成人于化疗前约 30 min 静脉注射 3 mg,给药时间应超过 5 min,于化疗第 1 天应用。格拉司琼 $t_{1/2} \approx 9$ h,个体差异较大,大部分药物在肝脏由 CYP3A 代谢,12% 的原形药物及 47% 代谢产物从尿中排出,其余以代谢物形式从粪便排出。该患者化疗前口服 2 mg qd 格拉司琼预防止吐,预防延迟性恶心、呕吐,用法用量适宜。

地塞米松(DXM)是长效糖皮质激素,临床研究证明地塞米松是预防急性呕吐的有效药物,更是预防延迟性呕吐的基本用药。但地塞米松的止吐机制尚不十分清楚,可能与其中枢性抑制前列腺素合成,通过消除色氨酸前体,降低延髓催吐化学感受区(CTZ)$5-HT_3$ 含量,通过抗炎效应稳定 CTZ 的细胞膜,抑制肠道 $5-HT_3$ 释放,促进机体释放内啡肽,改善情绪,增加食欲有关。与其他止吐药物联用,能增强相应受体对止吐药物的敏感性。地塞米松预防中致吐性化疗方案所致急性恶心、呕吐时,推荐剂量为 12 mg 口服或静脉注射,每天 1 次;延迟性呕吐推荐剂量为 8 mg 口服或静脉注射,每天 1 次,或 4 mg 每天 2 次,连用 $2 \sim 3$ d。地塞米松生物 $t_{1/2} = 190$ h,组织 $t_{1/2} = 3$ d,65% 的药物在 24 h 内由肾排出。

(四)药学监护

曾有对奥沙利铂产生过敏反应的报道,并且可能在奥沙利铂给药的几分钟内发生,表现为皮疹、荨麻疹、红斑、瘙痒,罕见支气管痉挛和低血压。一旦发生任何过敏反应,应立即停止给药,并给予积极的对症治疗(肾上腺素、皮质类固醇和抗组胺药),并禁止在这些患者中再用奥沙利铂。多西他赛联合奥沙利铂会引起骨髓抑制,多西他赛导致骨髓抑制最常表现为中性粒细胞减少和白细胞减少。奥沙利铂导致骨髓抑制主要为中性粒细胞减少、血小板减少、贫血,骨髓抑制的不良反应比较常见并且严重。患者化疗期间并未出现奥沙利铂所致的过敏反应,也未出现多西他赛导致的严重体液潴留等不良反应。

地塞米松的使用会引起血糖波动,故住院期间注意监测患者血糖变化,在院期间是否出现血糖异常升高的现象。地塞米松的使用会引起消化道溃疡、并发感染等不良反应。奥美拉唑肠溶胶囊耐受性良好,常见不良反应包括腹泻、头痛、恶心、腹痛、胃肠胀气及便秘,通常是轻微的,可自动消失,与剂量无关。整个化疗期间,患者可能会有静脉炎、头晕、头痛、药物过敏等相关不良反应的发生,嘱患者卧床休息,不要剧烈运动,清淡饮食。患者化疗后无恶心、呕吐或腹痛、腹泻、感觉异常等明显不适。

(五)用药教育

1. 化疗期间注意事项 ①告知患者及家属在用药过程中不要随意调节滴速,输液前半小时内应有家属陪护,如有喉头痉挛、面部潮红、皮肤瘙痒等不适,及时呼叫医护人员。②患者在用药期间或者之后如果出现恶心、呕吐、腹泻、乏力等不适要及时告知医护人员。

2. 化疗休息期间注意事项　①叮嘱患者一定要于出院后第 3 天,第 7 天复查血常规。若出现四肢无力、头晕、头痛、胸闷气短、不明原因发热、腹泻等症状,立即来医院急诊复查血常规。②奥沙利铂还会导致累积性感觉神经病变,表现为远端感觉缺失和感觉倒错。嘱咐患者禁止饮用冷水、接触冷的物品,防止遇冷引发急性神经毒性。化疗开始即戴手套,以免有冷感加重肢端麻木。使用温水刷牙、漱口,避免诱发咽喉痉挛,沐浴、洗脸等也宜使用热水,饮食宜温软。局部热敷、按摩可减轻麻木症状。不要用无感觉的部位直接接触危险的物体,如运转的机器、搬运重物。化疗结束后给予按摩、温水泡手脚或做手指操等可减轻麻木感。化疗可导致脱发,嘱咐患者不要有心理负担,可提前备好假发或头巾。③饮食方面无特殊禁忌,患者可根据自己的口味及习惯,使食物尽可能多样化,保证营养全面,服药期间饮食清淡,不建议食用辛辣刺激性的食物。禁饮酒、吸烟,多饮水,每日定时排便,保持适量运动及充足睡眠,保持身心愉悦。

第五节　肝　癌

一、疾病概述

(一)定义

肝癌即肝恶性肿瘤,可分为原发性和继发性两大类。原发性肝恶性肿瘤起源于肝的上皮或间叶组织,前者称为原发性肝癌,是我国高发的,危害极大的恶性肿瘤;后者称为肉瘤,与原发性肝癌相比较较为少见。继发性或称转移性肝癌系指全身多个器官起源的恶性肿瘤侵犯至肝。一般多见于胃、胆道、胰腺、结直肠、卵巢、子宫、肺、乳腺等器官恶性肿瘤的肝转移。

(二)药物治疗原则

经导管动脉化疗栓塞(transcather arterial chemoembolization,TACE)是不能切除肝癌的主要治疗手段,具体包括多发的或较大肿瘤不易切除者,以及部分肝功能代偿不良不能耐受手术的肝癌和肝癌术后局部复发者。常规的化疗药物有氟尿嘧啶、丝裂霉素、表柔比星、羟喜树碱等;栓塞剂常用碘化油和明胶海绵;分子靶向药物有索拉菲尼、舒尼替尼和瑞戈非尼。常规是给予氟尿嘧啶、丝裂霉素、表柔比星、羟喜树碱中的 3 种联用。

二、典型病例

(一)病例介绍

【患者基本情况】　患者女,64 岁,身高 160 cm,体重 58 kg,BMI 22.65 kg/m²,体表面积 1.62 m²。
【主诉】　发现肝恶性肿瘤 1 月余。
【现病史】　患者 1 个月前因胃部不适至当地医院就诊,查胃镜示"浅表性胃炎伴糜烂,胃体黏膜隆起伴糜烂(间质瘤考虑建议上腹部增强 CT),十二指肠降部脂肪瘤考虑"。进一步行增强 CT 示"肝左叶占位,考虑恶性肿瘤,伴周围浸润,邻近胃壁及腹膜转移,肝内转移,腹腔、肝门部、后腹膜区多发淋巴结转移。胆囊术后,胆总管下段结石伴肝内外胆管扩张,左肝内胆管结石考虑。双肾囊肿。"遂转至我院,以"肝恶性肿瘤?"收治入院。入院后在外科穿刺提示肝恶性肿瘤(胆管细胞癌);胃镜检查疑腺癌,考虑胆管细胞癌侵犯。1 个月前行第 1 个疗程 GP 方案化疗,化疗耐受尚可。患者本次为进一步治疗,遂入院。患者患病后,神志清,精神可,胃纳可,近期无明显体重减轻。患者自诉有高血压病史 10 年余,自服非洛地平治疗,血压控制平稳。

【既往史】　否认糖尿病、冠心病等,自诉高血压病史 10 年余,自服非洛地平治疗,血压平稳。

【用药史及药物不良反应史】　非洛地平缓释片 5 mg po qd,无不良反应史。

【体格检查】　T 37 ℃,P 80 次/min,R 19 次/min,BP 120/80 mmHg,身高 160 cm,体重 58 kg,体表面积 1.6223 m²,ECOG 0 分。神志清楚,发育正常,营养好,回答切题,自动体位,查体合作,步入病房,全身皮肤黏膜未见异常,无肝掌,全身浅表淋巴结无肿大。未见皮下出血点,未见皮疹。头颅无畸形,眼睑正常,睑结膜未见异常,巩膜无黄染。双侧瞳孔等大等圆,对光反射灵敏,耳部无畸形,外耳道无异常分泌物,无乳突压痛。外鼻无畸形,鼻通气良好,鼻中隔无偏曲,鼻翼无扇动,两侧鼻旁窦区无压痛,口唇无发绀。双腮腺区无肿大,颈软,无抵抗,颈静脉无怒张,气管居中,甲状腺无肿大。胸廓对称无畸形,胸骨无压痛;双肺呼吸音清晰,未闻及干、湿啰音。心率 80 次/min,律齐;腹平坦,腹壁软,全腹无压痛,无肌紧张及反跳痛,肝脾肋下未触及,肝肾无叩击痛,肠鸣音 4 次/min。肛门及外生殖器未见异常,脊柱、四肢无畸形,关节无红肿,无杵状指(趾),双下肢无水肿。肌力正常,肌张力正常,生理反射正常,病理反射未引出。

【辅助检查】　胃镜:浅表性胃炎伴糜烂,胃体黏膜隆起伴糜烂(间质瘤考虑建议上腹部增强 CT),十二指肠降部脂肪瘤考虑。上腹部增强 CT:肝左叶占位,考虑恶性肿瘤,伴周围浸润,邻近胃壁及腹膜转移,肝内转移,腹腔、肝门部、后腹膜区多发淋巴结转移;胆囊术后,胆总管下段结石伴肝内外胆管扩张,左肝内胆管结石考虑;双肾囊肿。胸部 CT 平扫:右肺上叶尖段不规则结节,恶性病变可能,请结合临床病史;右肺下叶外基底段小斑片状影及点状钙化,局部小支气管扩张;双肺细支气管炎可能;右肺门淋巴结钙化;纵隔内数枚淋巴结显示;主动脉硬化;附见肝左叶不规则占位。上腹部 MRI 增强:肝左叶多发占位,考虑 MT,腹腔内多发转移性结节,请结合临床;肝门区及腹主动脉旁多发淋巴结肿大;双肾囊肿。B 超:肝左叶实性团块(MT,胆管细胞肝癌? 建议超声造影);肝右叶钙化灶;胆囊切除术后,胆总管结石伴扩张。肝穿刺活检:胆管细胞癌。

【入院诊断】　①肝恶性肿瘤伴淋巴结转移,胃壁转移;②高血压。

(二)药物治疗经过

入院第 2 天行第 2 个疗程 GP 方案化疗,具体:盐酸吉西他滨注射剂 1.6 g qd+顺铂注射剂(冻干型)98 mg qd,同时予格拉司琼 3 mg qd、地塞米松 5 mg qd 对症处理和 5% 碳酸氢钠注射液 125 mL qd,甘露醇注射液 125 mL qd,呋塞米注射液 20 mg qd 水化利尿。出院诊断:①肝恶性肿瘤伴淋巴结转移;②胃部占位;③高血压;④胆总管结石。

(三)药物治疗方案分析

《NCCN 肿瘤临床实践指南——肝胆癌》(2023 年第 1 版)中转移性不可切除肝癌治疗推荐 GP 为一线方案(Ⅰ类证据)。指南推荐各药具体用法为吉西他滨 1.0 g/m²,顺铂 55 mg/m²,该患者体表面积 1.62 m²,剂量合理。

顺铂:以 DNA 为作用靶点,铂原子与 DNA 形成交叉键,拮抗其复制转录,高浓度时也能抑制 RNA 及蛋白质合成,非周期特异性,能迅速分布于全身各组织,肝、肾、膀胱分布多,蛋白结合率高;主要经肾排泄,5 d 内,27%～54% 经尿液排泄,少量经胆道排泄。

吉西他滨:抗代谢药,细胞周期特异性(S 期),本品进入体内由脱氧胞嘧啶激酶活化,胞嘧啶核苷酸脱氨酶代谢,其代谢物掺入 DNA,主要作用于 G1/S 期,还能抑制核苷酸还原酶,导致脱氧核苷三磷酸酯减少,能抑制脱氧胞嘧啶脱氨酶减少,自我增效。本品经肝、肾、组织代谢,主要经肾排泄,主要以代谢物形式排泄,原形不超过 10%。

顺铂为高致吐风险(呕吐发生率>90%),吉西他滨为低致吐风险(呕吐发生率 10%～30%),以致吐风险高者进行预防性止吐,按照《肿瘤药物治疗相关恶心呕吐防治中国专家共识》(2022 年版)指南推荐,在化疗前采用三药联合方案,首选 5-HT₃ 受体拮抗剂、地塞米松和 NK-1 受体拮抗剂的联用方案(1 类证据)。在中国人群中开展的研究显示,沙利度胺联合帕洛诺司琼和地塞米松可以预防初治化疗患者的延迟性恶心、呕吐,在减轻厌食方面也有优势(1 类证据),也可以作为无药可选的替代方案。

(四)药学监护

顺铂可出现尿急、尿频、尿痛,甚至出血性膀胱炎等泌尿系统刺激症状,伴或不伴尿素氮、肌酐、尿酸升高等,为预防顺铂肾毒性,使用顺铂前后需要严格水化利尿。顺铂预处理:剂量为 50 ~ 200 mg/m² 需要水化。①在使用顺铂前 1 d(静脉使用 DDP 前 1 h),静脉滴注 5% 氯化钾 2 000 mL;②在使用顺铂当日静脉滴注输 NS/GS 3 000 ~ 3 500 mL,顺铂滴注 6 h 内仍要保持液体输入,同时给予 375 mL 的 10% 甘露醇,保证每日尿量 2 000 ~ 3 000 mL,注意保持血钾、镁等电解质平衡;③DDP 停用后应适当水化利尿 2 d(为预防低镁血症,可给予氧化镁 400 mg,bid),同时嘱患者用药期间多饮水,促进排尿。同时可以口服或静脉给予碳酸氢钠碱化尿液,促进排泄。血液毒性监护:可表现为白细胞、血小板、红细胞减少,Ⅲ级以上给予升血细胞,严重时可输成分血支持治疗。消化道毒性监护:表现为恶心、呕吐、厌食、腹泻等,给予预防止吐,无效时按突破性呕吐进行止吐治疗。神经毒性监护:可引发耳鸣、听力下降、外周神经疾病等,严重时减量或停药。骨髓毒性:剂量限制性,可出现贫血、白细胞减少和血小板减少,多为轻到中度,中性粒细胞减少最常见。胃肠道毒性:约 1/3 患者出现恶心、呕吐、厌食,20% 患者需要行药物止吐,呕吐较易控制,腹泻和黏膜炎少见。

吉西他滨剂量限制性,约 50% 患者出现轻度蛋白尿和血尿,通常不伴肌酐和尿素氮的变化,若出现血小板减少伴血红蛋白下降、胆红素、肌酐、尿素氮、乳酸脱氢酶上升,立即停药;肝毒性较常见,表现为 AST、ALT、ALP 升高,胆红素多为正常,多为轻度且一过性;给药数小时可能发生呼吸困难,症状较轻且持续时间短暂,不需要减量处理,若发生肺水肿、间质性肺炎和成人呼吸窘迫综合征,立即停药。

(五)用药教育

1. 降压药物　一般晨起空腹服用,最好每天固定时间服用。
2. 缓释剂　不能掰开碾碎服用,应该整片吞服。

第六节　乳腺癌

一、疾病概述

(一)定义

乳腺癌是乳腺上皮细胞在多种致癌因子的作用下,发生增殖失控的现象。疾病早期常表现为乳房肿块、乳头溢液、腋窝淋巴结肿大等症状,晚期可因癌细胞发生远处转移,出现多器官病变,直接威胁患者的生命。

(二)药物治疗原则

常用的治疗药物有蒽环类,包括多柔比星(ADM)、表柔比星(EPI)、吡柔比星(THP)等;紫杉类药物,包括紫杉醇(PTX)、多西他赛(DOC)和白蛋白紫杉醇等;铂类药物,包括顺铂(DDP)、卡铂

（CBP）等；环磷酰胺（CTX）、5-氟尿嘧啶（5-FU）、卡培他滨（CAP）、吉西他滨（GEM）、长春瑞滨；靶向药物，如曲妥珠单抗、帕妥珠单抗和拉帕替尼等；内分泌治疗药物，如他莫昔芬（TAM）、芳香化酶抑制剂、氟维司群等；其他药物，如依托泊苷（VP16）等。

二、典型病例

（一）病例介绍

【患者基本情况】　患者女，52 岁，身高 160 cm，体重 65 kg，BMI 25.4 kg/m²，体表面积 1.711 m²。

【主诉】　左乳腺癌术后 7 年，发现骨转移 9 月余。

【现病史】　患者 7 年前自行查体发现左乳肿块，遂至医院就诊，查超声示左乳占位性钙化。行全身麻醉下左乳癌改良根治术，术中快速病理切片示左乳浸润性癌（大小 1.5 cm×1.0 cm×1.0 cm），术后病理示左乳浸润性小叶癌，切缘阴性；腋下淋巴结 0/15 见癌转移；IHC：CerbB2/HER2（+++），ER（+++），Ki-67（+30%），PR（+++）。术后予以 EC＊4-T＊4 方案辅助化疗，具体：表柔比星 150 mg 第 1 天＋环磷酰胺 0.8 g 第 1 天，多西他赛 150 mg 第 1 天，每 3 周重复一次；后予以他莫昔芬内分泌治疗 5 年，其间规律门诊随访复查未见肿瘤复发或转移。1 年前的 4 月患者无明显诱因下出现右臀部长久坐位后疼痛，无发热，无明显活动受限。于当地医院查双髋关节 CT 平扫：右侧髋臼骨质破坏。右髋关节 MRI 平扫：右髋骨和同侧股骨近端多发病变，肿瘤可能。PET/CT：左乳癌术后，胸 3、腰 5、右肱骨、右股骨颈及骨盆可见多发虫噬样骨破坏，转移瘤；左侧筛窦炎；脊柱退行性改变；空泡蝶鞍。于 1 年前的 6 月行第 1 个疗程 TH 方案化疗，具体：多西他赛注射剂（艾素）120 mg 第 1 天＋曲妥珠单抗（赫赛汀）496 mg 第 1 天，每 3 周重复 1 次，辅以邦罗力抗骨破坏治疗，化疗后患者出现Ⅳ度粒细胞减少，予以多西他赛减量 20%。1 年前的 7 月行第 2 个疗程减量 TH 方案化疗，具体：多西他赛注射剂 96 mg 第 1 天＋曲妥珠单抗 372 mg，每 3 周重复 1 次，化疗后患者再次出现Ⅳ度骨髓抑制，予以对症升白后恢复。评估为 SD，行第 3～8 个疗程 TH 方案化疗，具体：多西他赛注射剂（艾素）80 mg 第 1 天＋曲妥珠单抗（赫赛汀）372 mg 第 1 天，每 3 周重复 1 次。现为行疗效评价及进一步治疗，收治我科。

【既往史】　否认高血压、糖尿病、心脏病等基础疾病。

【用药史及药物不良反应史】　Ⅳ度中性粒细胞减少。

【体格检查】　T 37 ℃，P 78 次/min，R 20 次/min，BP 126/80 mmHg，身高 160 cm，体重 65 kg，体表面积 1.711 m²，ECOG 0 分。神志清楚，发育正常，营养好，回答切题，自动体位，查体合作，步入病房，全身皮肤黏膜未见异常，无肝掌，全身浅表淋巴结无肿大。未见皮下出血点，未见皮疹。头颅无畸形，眼睑正常，睑结膜未见异常，巩膜无黄染。双侧瞳孔等大等圆，对光反射灵敏，耳郭无畸形，外耳道无异常分泌物，无乳突压痛。外鼻无畸形，鼻通气良好，鼻中隔无偏曲，鼻翼无扇动，两侧鼻旁窦区无压痛，口唇无发绀。双腮腺区无肿大，颈软，无抵抗，颈静脉无怒张，气管居中，甲状腺无肿大。胸廓对称无畸形，胸骨无压痛；双肺呼吸音清晰，未闻及干、湿啰音。心率 78 次/min，律齐；腹平坦，腹壁软，全腹无压痛，无肌紧张及反跳痛，肝脾肋下未触及，肝肾无叩击痛，肠鸣音 3 次/min。肛门及外生殖器未见异常，脊柱、四肢无畸形，关节无红肿，无杵状指（趾），双下肢无水肿。肌力正常，肌张力正常，生理反射正常，病理反射未引出。脊柱生理弯曲存在，各棘突无压痛。右臀部疼痛，双足部活动感觉正常，肌力 4 级，足背动脉搏动可，下肢活动无受限，末梢血运、感觉正常，余肢体无殊。

【辅助检查】　病理诊断：（左乳）乳腺浸润性小叶癌。IHC：34βE12（+），Actin（-），AR（+），CD31（血管+），C-erbB2（+++），CK5/6（-），E-Cadher（+），ER（+++），Ki-67（+30%），P120ctn（+），P53（-），P63（部分+），PR（+++）。左乳改良根治标本：左乳下方（残腔旁）未见癌组织残留。

(左腋窝)15只淋巴结内未见癌转移。乳头及基底切缘均阴性,未见癌累及。盆部MRI增强:右侧髂骨、耻骨及坐骨、双侧股骨头多发异常信号影,考虑为转移瘤。右盆侧间隙、闭孔内外肌肿胀、水肿。骨显像:全身多发骨病灶,考虑肿瘤骨转移。上腹部CT增强:胆囊泥沙样结石。腹主动脉壁钙化。附见:右侧髂骨、部分胸腰椎骨斑片状或结节状致密影,骨转移可能大。盆腔MRI增强:右侧髂骨、耻骨及坐骨、右侧股骨头及小转子转移瘤,对比2019-10-28 MRI:左侧股骨头转移瘤消失,右侧股骨头转移瘤范围变小,小转子病变范围增大,余病变相仿;右盆侧间隙、闭孔内外肌肿胀、水肿。白细胞计数6.90×10⁹/L,红细胞计数3.96×10¹²/L,血红蛋白109.00 g/L,中性粒细胞计数5.33×10⁹/L,血小板计数277.00×10⁹/L,中性粒细胞百分数77.20%,平均红细胞体积83.4fL,红细胞分布宽度14.80%。血清谷草转氨酶(AST)13.30 U/L,血清谷丙转氨酶(ALT)16.26 U/L,AST/ALT 1.2,血清碱性磷酸酶(ALP)57.3 U/L,血清γ-谷氨酰转肽酶(GGT)21.18 U/L,乳酸脱氢酶233.3 U/L,血清总胆红素6.20 μmol/L,血清直接胆红素1.00 μmol/L,肌酐39.6 μmol/L,血糖5.59 mmol/L,血清总胆固醇5.65 mmol/L,总蛋白61.85 g/L,白蛋白39.40 g/L。

【入院诊断】 左乳浸润性导管癌术后(pT₁c N₀M₀,IA期),骨多发转移(crT₀N₀M₁,Ⅳ期)。

(二)药物治疗经过

本次入院行第8个疗程TH方案化疗,具体:多西他赛注射剂(艾素)80 mg ivgtt第1天+曲妥珠单抗(赫赛汀)340 mg ivgtt第1天,每3周重复一次。患者入院进行体格检查示:身高160 cm,体重65 kg,体表面积1.711 m²。多西他赛75 mg/m²,静脉滴注,第1天,本次实际给药剂量为80 mg ivgtt第1天;曲妥珠单抗推荐剂量为6 mg/kg,静脉滴注,第1天,给药剂量为340 mg ivgtt第1天。同时予格拉司琼3 mg ivgtt qd、地塞米松5 mg iv qd(第1~3天)。

(三)药物治疗方案分析

根据《NCCN肿瘤临床实践指南——乳腺癌》(2022年第4版)推荐组织学为导管癌的激素受体阳性-HER2阳性乳腺癌(ER、PR、HER2均呈阳性);pT₁,pT₂或pT;和pN₀或pN₁mi(腋淋巴结转移灶≤2 cm);肿瘤>1 cm的患者推荐辅助化疗联合曲妥珠单抗和内分泌治疗。HER2阳性乳腺癌辅助治疗首选AC继以T+曲妥珠单抗方案或TCH方案(多西他赛+卡铂+曲妥珠单抗)。其中,TCH方案具体:多西他赛75 mg/m²静脉滴注,第1天;卡铂AUC=6静脉滴注,第1天;每21 d为1个周期,共6个周期;联合曲妥珠单抗4 mg/kg静脉滴注,第1周;继以曲妥珠单抗2 mg/kg静脉滴注17周;继以曲妥珠单抗6 mg/kg静脉滴注,每21 d为1个周期,完成1年的治疗。或曲妥珠单抗8 mg/kg静脉滴注,第1周;继以曲妥珠单抗6 mg/kg静脉滴注,每21 d为1个周期,完成1年的治疗。根据《乳腺癌中紫杉类药物临床应用专家共识(2020年)》推荐晚期HER2阳性乳腺癌患者可选TH方案辅助化疗(Ⅰ级推荐),具体:多西他赛75~100 mg/m²,静脉滴注,第1天;曲妥珠单抗8 mg/kg(首剂),之后6 mg/kg,静脉滴注,第1天;21 d为1个周期。

该患者已行7个疗程TH方案(多西他赛+曲妥珠单抗)化疗,此次入院拟行第8个疗程该方案化疗。因多西他赛可能发生严重的液体潴留,故在每次给药前推荐给予口服糖皮质激素预防,地塞米松相对缺乏盐皮质激素作用,可降低体液潴留的风险,故在多西他赛用药前12 h、3 h和1 h给予地塞米松8 mg口服。地塞米松为肾上腺糖皮质激素类药,其抗炎、抗过敏、抗休克作用比泼尼松更显著,而对水钠潴留和促进排钾作用很轻,对垂体-肾上腺抑制作用较强。糖皮质激素会增加胃肠道并发症(如胃炎或消化性溃疡病)的风险,特别是与非甾体抗炎药(NSAID,如吲哚美辛)等其他药物联用时。同时接受抗凝治疗和既往有消化性溃疡病史,也会增加糖皮质激素治疗期间发生消化道出血的风险。该患者在接受多西他赛化疗前需要口服8 mg bid地塞米松预防液体潴留,且在接受伊班膦酸治疗骨破坏前需使用吲哚美辛栓纳肛预防一过性发热,医嘱合理。

多西他赛(多烯紫杉醇)作用与紫杉醇(PTX)相同,为M期周期特异性药物,促进小管聚合成稳定的微管并抑制其聚解,从而使游离小管的数量显著减少,并可破坏微管网状结构。多西他赛与微管的结合不改变原丝的数目。对晚期乳腺癌、卵巢癌、非小细胞肺癌有较好的疗效,对头颈部癌、胰腺癌、小细胞肺癌、胃癌、黑色素瘤、软组织肉瘤也有一定的疗效。用于治疗乳腺癌,与曲妥珠单抗联合用药时,多西他赛推荐剂量为 75 mg/m^2,每 3 周 1 次,曲妥珠单抗每周 1 次。在一项关键临床研究中,多西他赛首次静脉给药应于曲妥珠单抗第 1 次用药后 1 天。如果患者对前次曲妥珠单抗剂量耐受良好,多西他赛以后的用药应紧随曲妥珠单抗静脉滴注之后给药。多西他赛化疗前标准预防用药,如地塞米松;并考虑预防性给予粒细胞集落刺激因子。多西他赛常见不良反应有体液潴留、脱发、腹泻、恶心、呕吐、所有级别贫血、所有级别白细胞减少、所有级别中性粒细胞减少等。

曲妥珠单抗(赫赛汀)是一种重组 DNA 衍生的人源化单克隆抗体,特异性地作用于人表皮生长因子受体-2(HER2)的细胞外部位。此抗体含人 IgG1 框架,互补决定区源自鼠抗 p185HER2 抗体,能够与 HER2 蛋白结合。HER2 原癌基因或 C-erbB2 编码一个单一的受体样跨膜蛋白,分子量 185 kDa,其结构上与表皮生长因子受体相关。在原发性乳腺癌患者中观察到有 25%~30% 的患者 HER2 过表达,HER2 基因扩增的结果是这些肿瘤细胞表面 HER2 蛋白表达增加,导致 HER2 受体活化。曲妥珠单抗在体外及动物实验中均显示可抑制 HER2 过度表达的肿瘤细胞的增殖。另外,曲妥珠单抗是抗体依赖的细胞介导的细胞毒性反应(ADCC)的潜在介质。在体外研究中,曲妥珠单抗介导的 ADCC 被证明在 HER2 过度表达的癌细胞中比 HER2 非过度表达的癌细胞中更优先产生。曲妥珠单抗适用于 HER2 阳性的转移性乳腺癌,作为单一药物治疗已接受过 1 个或多个化疗方案的转移性乳腺癌;与紫杉醇或多西他赛联合用于未接受化疗的转移性乳腺癌患者。

该患者为中年女性,确诊为左乳浸润性导管癌术后(pT$_{1c}$N$_0$M$_0$,IA 期),骨多发转移(crT$_0$N$_0$M$_1$,Ⅳ期),于 2012 年 12 月 24 日行全身麻醉下左乳癌改良根治术,术中快速病理切片示左乳浸润性癌,术后病理示左乳浸润性小叶癌,IHC:CerbB2(+++),ER(+++),Ki-67(+30%),PR(+++)。2019 年 4 月 9 日发现右侧髋臼骨质破坏,提示骨多发转移。该患者在接受 TH 方案化疗前于 2013 年 1 月 13 日至 2013 年 5 月 31 日予以 EC*4-T*4 方案辅助化疗,具体:表柔比星(法玛新)150 mg 第 1 天+环磷酰胺 0.8 g 第 1 天,每 3 周重复 1 次,多西他赛 150 mg 第 1 天,每 3 周重复 1 次,后予以他莫昔芬内分泌治疗 5 年。目前已发生骨多发转移,为 HER2 阳性的转移性乳腺癌,故临床医生为该患者制定 TH 辅助化疗方案合理。本次入院行第 8 个疗程 TH 方案化疗,具体:多西他赛注射剂(艾素)80 mg ivgtt 第 1 天+曲妥珠单抗(赫赛汀)340 mg ivgtt 第 1 天,每 3 周重复 1 次。患者入院进行体格检查:身高 160 cm,体重 65 kg,体表面积 1.711 m^2。根据 NCCN 指南,多西他赛 75 mg/m^2,静脉滴注,第 1 天,换算得该患者的推荐剂量为 128.325 mg,第 1 程实际给药剂量为 120 mg ivgtt 第 1 天;本次实际给药剂量为 80 mg ivgtt 第 1 天;因该患者在行 1~7 个疗程 TH 化疗过程中出现过严重骨髓抑制,故多西他赛减量 20% 已 2 次,本次多西他赛给药 80 mg 用于化疗,剂量合理。曲妥珠单抗推荐剂量为 6 mg/kg,静脉滴注,第 1 天,每 21 d 为 1 个周期,换算得该患者的推荐剂量为 390 mg,实际给药剂量为 340 mg ivgtt 第 1 天。考虑到药品规格的原因,实际给药剂量与理论给药剂量存在一定偏差。总体来说,该患者化疗方案及给药剂量遴选合理。

多西他赛属于低致吐风险的药物,致吐概率为 10%~30%;曲妥珠单抗属于轻微致吐风险的药物,呕吐发生率<10%。根据《肿瘤药物治疗相关恶心呕吐防治专家共识》(2022 年版),对于低致吐性方案所致恶心呕吐的预防,建议使用单一止吐药物,推荐 5-HT$_3$ 受体拮抗剂、地塞米松、多巴胺受体拮抗剂(如甲氧氯普胺)或氯丙嗪预防呕吐(依据推荐强度排序,均为 2A 类证据)。对于轻微致吐性方案所致恶心呕吐的预防,对于无恶心呕吐史的患者,不必在化疗前常规给予止吐药物(2A 类证据)。如果患者发生呕吐,后续治疗前参照低致吐性方案所致恶心呕吐的预防进行处理(2A 类证据)。因此,化疗中使用的止吐方案为格拉司琼适宜。

格拉司琼为高选择性 5-HT$_3$ 受体拮抗剂,通过拮抗中枢化学感受区及外周迷走神经末梢的

5-HT$_3$受体而发挥止吐作用,用于放射治疗、细胞素类药物化疗引起的恶心、呕吐。格拉司琼对5-HT$_3$受体的选择性高,无锥体外系反应、过度镇静等不良反应。在预防中高致吐化疗药物所致呕吐中,格拉司琼国外推荐剂量为第 1~3 天口服 2 mg 每日一次或 1 mg 每日 2 次,或静脉给药 1 mg 或0.01 mg/kg。格拉司琼一般用于成人于化疗前约 30 min 静脉注射 3 mg,给药时间应超过 5 min,于化疗第 1 天应用。格拉司琼 $t_{1/2} \approx 9$ h,个体差异较大,大部分药物在肝脏由 CYP3A 代谢,12% 的原形药物及 47% 代谢产物从尿液中排出,其余以代谢物形式从粪便排出。止吐药物导致胃肠道分泌和蠕动功能受损是导致便秘最常见的原因,而便秘是 5-HT$_3$ 受体拮抗剂最常见的不良反应,发生率为1%~11%,可通过多饮水、多吃蔬菜水果和富含纤维素的食物软化粪便;鼓励患者适度活动,促进胃肠蠕动。可适当服用预防便秘的药物如乳果糖、麻仁丸、番泻叶等,便秘时可使用开塞露或肥皂条塞肛,必要时温盐水灌肠,但后者对颅内压增高患者要慎用。该患者化疗前半小时静脉滴注 3 mg 格拉司琼预防止吐,临床药师认为医生开立医嘱时用法用量适宜。

(四)药学监护

多西他赛导致骨髓抑制最常表现为中性粒细胞减少和白细胞减少。曲妥珠单抗引起的骨髓抑制主要为血小板减少、发热性中性粒细胞减少、白细胞减少。骨髓抑制的不良反应比较常见并且严重,临床药师应在化疗前后加强相关药学监护,密切关注患者血常规检查结果,治疗期间至少每周检查 1 次白细胞计数和血小板。

曲妥珠单抗可引起左心室功能不全、心律失常、高血压、有症状的心力衰竭、心肌病和心源性死亡,也可引起有症状的左心室射血分数(LVEF)降低。曲妥珠单抗治疗患者充血性心力衰竭(CHF)[纽约心脏病协会(NYHA)Ⅱ-Ⅳ级]或无症状心功能不全的风险增加。接受曲妥珠单抗治疗患者中,观察到心功能不全的体征和症状,如呼吸困难、端坐呼吸、咳嗽增多、肺水肿、S3 奔马律或心室射血分数减少。故临床药师建议临床医生应注意监测患者心脏功能。

曲妥珠单抗联合化疗的患者发生感染的概率高于单独化疗的患者,辅助治疗中感染发生最常见部位有上呼吸道、皮肤和尿道,主要是临床意义较小的轻度上呼吸道感染或尿道感染。注意监测患者血常规及感染指标。

曲妥珠单抗辅助治疗乳腺癌时最常发生的不良反应还有发热、恶心、呕吐、输液反应、腹泻、头痛、乏力、呼吸困难、皮疹、贫血、肌痛等;整个化疗期间,患者可能会有静脉炎、头晕、头痛、药物过敏等相关不良反应的发生。

患者在化疗后心电图检查提示窦性心动过缓、左室高电压,但患者自诉无胸闷气促、呼吸困难、咳嗽增多等不适,无须特殊治疗,建议患者出院后定期复查心功能,如有不适及时就诊。

(五)用药教育

告知患者及家属在用药过程中不要随意调节滴速,输液前半小时内应有家属陪护,如有喉头痉挛、面部潮红、皮肤瘙痒等不适,及时呼叫医护人员。

曲妥珠单抗治疗会增加感染风险,建议患者避免去人流密集的场所,如有感冒发热等不适及时就诊。患者在用药期间或者之后如果出现恶心、呕吐、腹泻、乏力等不适要及时告知医护人员。

化疗后一周尤其注意避免感染,尽量少去人多的地方,出门佩戴口罩。平时注意保持皮肤湿润,可以涂抹润肤露、保湿霜等,穿纯棉的柔软舒适的鞋袜,若发生皮肤瘙痒,不要抓挠,勤剪指甲,避免皮肤破溃感染。

出院后注意观察排便情况,如果发生水样便或者稀便,及时给予洛哌丁胺止泻,并注意多饮水。

饮食方面无特殊禁忌,患者可根据自己的口味及习惯,使食物尽可能多样化,保证营养全面,服药期间饮食清淡,不建议食用辛辣刺激性的食物。保持适量运动及充足睡眠,保持身心愉悦。

参考文献 >>

［1］杜光.肿瘤药物治疗的药学监护［M］.北京：人民卫生出版社,2010.

［2］孙国平,吴德沛,蔡广研,等.临床药物治疗学［M］.北京：人民卫生出版社,2021.

［3］葛均波,徐永健,王辰.内科学［M］.9 版.北京：人民卫生出版社,2018.

［4］陈孝平,王建平,赵继宗.外科学［M］.9 版.北京：人民卫生出版社,2018.

［5］SUNG H,FERLAY J,SIEGEL RL,et al. Global cancer statistics 2020：GLOBOCAN estimates of incidence and mortality worldwide for 36 cancers in 185 countries［J］. CA Cancer J Clin,2021,71 (3):209-249.

［6］中国临床肿瘤学会指南工作委员会,中国临床肿瘤学会(CSCO)非小细胞肺癌诊疗指南 2023［M］.北京：人民卫生出版社,2023.

［7］中国抗癌协会肿瘤临床化疗专业委员会,中国抗癌协会肿瘤支持治疗专业委员会.中国肿瘤药物治疗相关恶心呕吐防治专家共识(2022 年版)［J］.中华医学杂志,2022,102(39):3080-3094.

［8］中国临床肿瘤学会指南工作委员会,中国临床肿瘤学会(CSCO)结直肠癌诊疗指南 2023［M］.北京：人民卫生出版社,2023.

［9］中国临床肿瘤学会指南工作委员会,中国临床肿瘤学会(CSCO)胃癌诊疗指南 2023［M］.北京：人民卫生出版社,2023.

［10］SCHAEFFER E M,SRINIVAS S,ADRA N,et al. Prostate Cancer,Version 1. 2023,NCCN clinical practice guidelines in oncology［J］. J Natl Compr Canc Netw,2023,21(10):1067-1096.

［11］AJANI J A,D'AMICO T A,BENTREM D J,et al. Gastric Cancer,Version 2. 2022,NCCN clinical practice guidelines in oncology［J］. J Natl Compr Canc Netw,2022,20(2):167-192.

［12］BENSON A B,D'ANGELICA M I,ABBOTT D E,et al. Hepatobiliary Cancers,Version 2. 2021,NCCN clinical practice guidelines in oncology［J］. J Natl Compr Canc Netw,2021,19(5):547-565.

［13］GRADISHAR W J,MORAN M S,ABRAHAM J,et al. Breast Cancer,Version 3. 2022,NCCN clinical practice guidelines in oncology［J］. J Natl Compr Canc Netw,2022,20(6):691-772.

［14］马飞,罗杨,李逸群.乳腺癌中紫杉类药物临床应用专家共识［J］.中国医学前沿杂志(电子版),2020,12(3):31-40.

第六章　器官移植

　　器官移植是终末期器官衰竭的有效治疗手段，但同时也是一个高风险的手术，术后并发症较多，其中感染和排斥反应是影响器官移植受者生存率的重要因素。器官移植受者术后需长期使用免疫抑制剂来预防和治疗排斥反应，免疫抑制剂是一把"双刃剑"，免疫抑制不足容易诱发排斥反应，免疫抑制过度又容易增加感染的发生风险。需要结合移植器官的种类、来源、供受者的种族、年龄、性别、生理病理特点、排斥反应发生风险等制订个体化的免疫抑制治疗方案。免疫抑制剂可使移植后受者细胞免疫和体液免疫缺陷，导致细菌、病毒、真菌、耶氏肺孢子菌等病原体感染的风险增加，常需要使用抗菌药物、抗病毒药物来预防感染的发生。同时由于供受者因素、免疫抑制剂副作用等，器官移植受者往往是高血压、高脂血症、高尿酸血症、糖尿病的高危人群，也需要合并使用降压药、降脂药、降尿酸药及降糖药等来预防和治疗相关并发症。因此，器官移植受者往往用药种类多，药物间相互作用较多，药物不良反应发生风险较高，极有必要对患者进行个体化的药学监护，提供专业的药学服务，从而促进临床合理用药，提高患者用药安全性和有效性。

第一节　器官移植排斥反应

一、疾病概述

（一）定义

　　器官移植排斥反应是受者免疫系统对同种异体移植物不同的组织相容性抗原产生免疫应答，从而导致移植物功能丧失或受者机体损害的过程。临床上根据排斥反应的发病时间、病理改变、发生机制与临床特点将其分为4种类型，超急排斥反应（hyperacute rejection，HAR）、急性加速性排斥反应（acute accelerated rejection，AAR）、急性排斥反应（acute rejection，AR）和慢性排斥反应（chronic rejection，CR）。也可依据其发病机制分为细胞介导的急性细胞性排斥反应（acute cellular rejection，ACR）和抗体介导的排斥反应（antibody mediated rejection，AMR），前者与T细胞的活化增殖有关，是排斥反应最常见的临床类型；而后者主要是B细胞起作用，由供者特异性抗体（donor specific antibody，DSA）介导造成严重的体液性损伤。两者在发生机制、病理表现、免疫检测和治疗方法上有较大差别。

（二）药物治疗原则

　　（1）ACR的治疗　①治疗急性排斥反应首选方法是糖皮质激素冲击治疗：常用的方法为甲泼尼

龙 0.25～1.00 g 静脉滴注,连用 3～5 d;可根据排斥反应的程度适当增减剂量,一个疗程的总冲击剂量一般不超过 3 g。之后改为泼尼松口服并逐渐减量至基础水平,级别较低的排斥反应亦可仅给予泼尼松口服 0.5～1.0 mg/(kg·d)。②抗体治疗:约有 20% 的急性排斥反应在激素冲击后短期内(3 d)复发或无明显缓解,称为耐激素性急性排斥反应(steroid resistance acute rejection),可以使用抗淋巴细胞抗体治疗,即使用抗淋巴细胞球蛋白(anti lymphocyte globulin,ALG)、抗胸腺细胞球蛋白(anti thymocyte globulin,ATG)或 OKT3 治疗。ALG 15 mg/(kg·d)、ATG 1.0～2.5 mg/(kg·d),静脉滴注,疗程 7～14 d;抗 CD3 单抗 OKT3 5 mg/d,静脉滴注,连续 5～10 d 为一个疗程,可延长至 14 d。

(2)AMR 的治疗　采用血浆置换和免疫吸附清除受者体内已有的抗体,静脉注射大剂量免疫球蛋白 1～2 g/kg 可阻断或延迟抗体介导的初级和次级组织损伤作用,还可使用抗 B 细胞药物(CD20 单克隆抗体,如利妥昔单抗)、抗浆细胞活性制剂(如蛋白酶体抑制剂硼替佐米)、抗 C5 单抗(依库珠单抗)等抑制或清除体内抗体的产生。

二、典型病例

(一)病例介绍

【患者基本情况】　患者男,51 岁,176 cm,体重 60.8 kg。

【主诉】　左肺移植术后 2 个月,发热 2 d。

【现病史】　患者 2 个月前患者因"尘肺、呼吸衰竭"在我院行"左肺移植术",术后给予抗细菌、抗真菌、抗病毒、免疫抑制、化痰、气道局部治疗、加强营养支持、康复治疗、抗凝、容量管理及维持内环境稳定等治疗,病情稳定后出院。院外继续吸氧、规律口服药物治疗。2 d 前患者出现发热,最高体温 38.8 ℃,伴咳嗽,无咳痰,伴胸闷、气喘,自行口服莫西沙星抗感染治疗,效果差;为进一步治疗于 2019 年 5 月 30 日收入院。自发病以来,精神欠佳,睡眠可,小便无明显异常,大便目前尚可。

【既往史】　无高血压、心脏病病史,无糖尿病、脑血管疾病病史,无肝炎、结核、疟疾病史,预防接种史不详,无外伤、输血史,无食物、药物过敏史。既往住院期间曾患"肠痉挛、血管性紫癜",既往彩超检查发现"双下肢肌间静脉血栓",给予对症治疗,逐渐恢复。

【用药史及药物不良反应史】　先后使用注射用硫酸多黏菌素 B、注射用亚胺培南西司他丁钠、注射用替加环素、注射用磷霉素钠、注射用醋酸卡泊芬净、泊沙康唑口服混悬液、更昔洛韦胶囊抗感染治疗;先后使用他克莫司胶囊、环孢素软胶囊、甲泼尼龙片、麦考酚钠肠溶片免疫抑制治疗。否认药物不良反应史。

【体格检查】　T 37.5 ℃,P 132 次/min,R 32 次/min,BP 135/78 mmHg。神志清楚,无病容,全身皮肤黏膜无黄染,全身浅表淋巴结未扪及肿大。颈静脉正常。心界正常,心律齐,各瓣膜区未闻及杂音。胸廓未见异常,左胸壁可见手术切口瘢痕,长约 20 cm。呼吸运动正常,双肺叩诊呈清音,左肺呼吸音粗,右肺呼吸音低,偶可闻及干、湿啰音。腹部外形正常,全腹软,无压痛及反跳痛,腹部未触及包块。肠鸣音正常,5 次/min,无过水声、无血管杂音。肝、脾肋下未触及。双肾未触及。脊柱活动正常,四肢活动自如,双下肢无水肿。

【辅助检查】　胸部 CT:左肺移植术后,左肺炎症,较前新发;右肺慢性炎症,右肺上叶及下叶团块影,较前相仿;左侧胸腔少量积液,较前减少;纵隔淋巴结肿大,较前相仿。

【入院诊断】　①左肺移植术后急性排斥;②肺部感染;③尘肺。

(二)药物治疗经过

入院第 1 天给予注射用头孢哌酮舒巴坦钠 3 g ivgtt q8h 抗细菌感染,注射用更昔洛韦 0.25 g ivgtt q12h 预防巨细胞病毒感染,伏立康唑片 200 mg po q12h 抗真菌治疗,复方磺胺甲噁唑片 2 片 po q12h 预防耶式肺孢子菌感染,同时给予碳酸氢钠片 1 g po tid 碱化尿液。环孢素软胶囊 75 mg po q12h、麦考酚钠肠溶片 0.36 g po q12h 免疫抑制,注射用甲泼尼龙琥珀酸钠 600 mg ivgtt qd 激素冲击治疗 3 d。同时给予注射用艾司奥美拉唑钠 40 mg ivgtt qd,保护胃黏膜。入院第 2 天,患者仍有低热37.8 ℃,氧合指数79.5 mmHg,高流量吸氧;白细胞计数8.35×10⁹/L,C 反应蛋白(CRP)139.29 mg/L,降钙素原(PCT)0.156 ng/mL。环孢素谷浓度结果为 91.2 μg/L,浓度偏低,建议医生增加环孢素剂量至120 mg po q12h,动态监测血药浓度,维持在目标谷浓度 150～250 μg/L 范围内。入院第 4 天,大剂量激素冲击治疗结束后,患者体温正常,未再发热,间断鼻导管吸氧,氧分压较前好转,氧合指数恢复正常为 426 mmHg。更换为醋酸泼尼松片 60 mg po qd 继续免疫抑制治疗,后每 5 d 激素剂量减5 mg,直至减至 10 mg qd 维持免疫抑制治疗。环孢素谷浓度复查为 112 μg/L,浓度仍未达标,建议医生增加环孢素剂量至 150 mg po q12h。复查胸部 CT:左肺炎症较前好转。入院第 7 天,环孢素谷浓度复查为 236 μg/L,达到目标范围,继续维持原剂量使用。入院第 9 天,醋酸泼尼松片剂量减至55 mg po qd 继续免疫抑制治疗,白细胞计数 4.61×10⁹/L,CRP 30 mg/L,PCT 0.058 ng/mL。停用注射用头孢哌酮舒巴坦钠、注射更昔洛韦,改为更昔洛韦胶囊 1 g po tid 预防巨细胞病毒感染,停用注射用艾司奥美拉唑钠。入院第 14 天,醋酸泼尼松片剂量减至 50 mg po qd 继续免疫抑制治疗,患者一般情况可,病情好转出院。

出院诊断:①左肺移植术后急性排斥;②肺部感染;③尘肺。

出院带药:醋酸泼尼松片 50 mg po qd 每 5 d 激素剂量减 5 mg,直至减至 10 mg qd;环孢素软胶囊 150 mg po q12h;麦考酚钠肠溶片 0.36 g po q12h;伏立康唑片 200 mg po q12h;更昔洛韦胶囊 1 g po tid;复方磺胺甲噁唑片 1 片 po q12h;碳酸氢钠片 1 g po tid;碳酸钙 D₃ 片 1 片 po qd。

(三)药物治疗方案分析

1. 免疫抑制治疗分析　①患者左肺移植术后 2 个月,发热 2 d,伴胸闷、气喘,结合胸部 CT 检查结果,不排除急性排斥反应,根据《中国肺移植免疫抑制治疗及排斥反应诊疗规范》(2019 版)ACR主要发生在肺移植术后 3～12 个月,首选的治疗药物是大剂量甲泼尼龙[10 mg/(kg·d)]冲击治疗3 d,之后改为泼尼松口服并逐渐减量至基础水平。给予甲泼尼龙 600 mg ivgtt qd 冲击治疗 3 d后,患者病情明显好转,之后每 5 d 激素剂量减 5 mg,直至减至 10 mg qd 维持免疫抑制治疗。②根据《器官移植免疫抑制剂临床应用技术规范》(2019 版)环孢素谷浓度在术后 1～3 个月,需维持在150～250 μg/L 范围内。患者肺移植术后 2 个月,入院后环孢素谷浓度结果为 91.2 μg/L,浓度偏低,建议医生增加环孢素的给药剂量,动态监测血药浓度,最终环孢素的给药剂量由 75 mg q12h 调整到 150 mg q12h,谷浓度监测结果为 236 μg/L,维持在目标浓度范围内。

2. 抗感染治疗分析　肺移植术后受者,移植肺直接与自然界相通,移植肺血供改变及去神经化致纤毛清除功能和咳嗽反射减弱,免疫抑制药的长期使用,术前供者、患者来源病原体的定植,使肺移植较其他实体器官移植更易发生感染。该患者接受大剂量激素冲击治疗后,更容易诱发严重感染。根据美国移植协会《实体器官移植感染疾病诊疗指南》(2013 版)大部分重要感染发生在移植后180 d,中期感染(移植后 31～180 d)主要来自供体器官、血液制品传播的潜在病原体和受者体内潜在的病原体重新激活引起的感染,也是机会性感染出现的时期,可见巨细胞病毒、EB 病毒、水痘-带状疱疹病毒、耶式肺孢子菌、弓形虫等感染。《器官移植受者侵袭性真菌病临床诊疗技术规范(2019 版)》和《热病》(第 50 版)指出肺移植受者侵袭性真菌病以曲霉为主,可以在两性霉素 B 雾化吸入的同时给予泊沙康唑、伊曲康唑或伏立康唑进行系统性抗真菌预防 6 个月;针对耶式肺孢子菌感染需要使用复方磺胺甲噁唑进行终生预防。《器官移植受者巨细胞病毒感染临床诊疗规范》(2019 版)指出针对器官移植受者巨细胞病毒感染的预防,采取普遍预防策略,可以口服更昔洛韦、口服或静脉滴注更昔洛韦预防 3～6 个月。因此,初始治疗方案中在大剂量激素冲击治疗时,给予注射用头孢哌酮舒巴坦钠抗细菌感染,注射用更昔洛韦预防巨细胞病毒感染,伏立康唑片预防真菌感染,复方磺胺甲噁唑片预防耶式肺孢子菌感染是合理的。

3. 其他治疗分析　根据《预防性使用质子泵抑制剂及处方精简专家指导意见》和《质子泵抑制剂临床应用指导原则》(2020年版),患者具有:大剂量使用糖皮质激素、长期大剂量使用免疫抑制剂、男性、ICU住院时间>1周等4项潜在危险因素,需要使用PPI来预防应激性黏膜病变(stess related mucosal disease,SRMD),控制胃内pH可使用常规剂量PPI静脉滴注,用药3~7 d,待病情稳定后可逐渐停药。该患者使用注射用艾司奥美拉唑钠40 mg ivgtt qd预防SRMD是合理的,且随着激素逐渐减量和病情好转后,及时停用PPI。

(四)药学监护

1. 有效性监护　监测体温、CRP、PCT、氧合指数变化情况;观察是否有感染、呼吸功能改善情况;复查胸片、胸部CT,观察肺部病变变化情况;复查环孢素谷浓度,观察是否达到有效治疗浓度范围内。

2. 安全性监护

(1)注射用头孢哌酮舒巴坦钠:最常见的不良反应为腹泻、腹痛、恶心、呕吐等胃肠道反应,也可引起过敏反应;少数患者应用后会出现维生素K缺乏,可能导致凝血障碍、出血倾向,应监测凝血酶原时间,必要时额外补充维生素K。

(2)注射用更昔洛韦:主要不良反应为中性粒细胞减少、贫血、血小板减少,并易引起出血和感染,必要时需调整剂量或停药。须定期监测血象。

(3)伏立康唑片:主要不良反应为肝毒性、视力变化、畏光、色觉变化、幻视、激越状态、QT间期延长、尖端扭转型室性心动过速,以及光敏反应等。用药期间需监测肾功能、肝功能和血电解质水平,必要时监测伏立康唑血药浓度。伏立康唑可抑制环孢素经CYP3A的代谢,升高环孢素的血药浓度,引起肝、肾毒性,高血钾等不良反应,须密切监测。

(4)复方磺胺甲噁唑片:常见不良反应有过敏反应、白细胞减少、贫血、血小板减少、高胆红素血症、肝肾损害、恶心、呕吐、食欲缺乏、腹泻、头痛、乏力等,需注意监测。服用复方磺胺甲噁唑片期间应定期检查血常规、尿常规,以及肝肾功能;用药期间应多饮水,保持高尿量;同服碳酸氢钠片,促进复方磺胺甲噁唑片的排泄,以防出现结晶尿、血尿和管型尿。

(5)环孢素软胶囊:常见的不良反应有厌食、恶心、呕吐等胃肠道反应,牙龈增生伴出血、疼痛,肝肾毒性、高血压、多毛症、震颤、头痛等,应注意监测。定期监测血药浓度,调整用药剂量,定期监测血压、血糖、肝肾功能。

(6)麦考酚钠肠溶片:常见不良反应为白细胞减少、贫血、血小板减少、高尿酸血症、低钾血症、低钙血症、高血压、头晕、头痛、腹泻、血肌酐升高、肝功能异常、关节痛、无力等,用药期间应注意监测肝肾功能、血常规。环孢素可抑制霉酚酸的肠肝循环,降低霉酚酸的血药浓度,必要时要注意监测。

(7)甲泼尼龙琥珀酸钠和醋酸泼尼松片:注意监测甲泼尼龙和泼尼松所致的消化道溃疡、高血压、糖尿病、感染、体液潴留、低钾、骨质疏松等不良反应的发生;甲泼尼龙静脉滴注宜缓慢,不少于30 min。

(8)注射用艾司奥美拉唑钠:配伍只能用0.9%氯化钠注射溶解,关注其常见的如腹痛、便秘、腹泻、腹胀、恶心、呕吐等消化道不良反应和神经系统不良反应等。

3. 依从性监护　伏立康唑片、复方磺胺甲噁唑片、碳酸氢钠片、环孢素软胶囊、麦考酚钠肠溶片、更昔洛韦胶囊、醋酸泼尼松片遵医嘱规律服用。

(五)用药教育

1. 醋酸泼尼松片　每日早上服用一次,可与食物同服,减轻胃肠道刺激。

2. 环孢素软胶囊　应坚持与食物同服,并于每日早晚各服用一次,间隔12 h;用药期间不得食用葡萄柚或饮用葡萄柚汁;与富含钾的食物合用可导致高钾血症,合用时须谨慎。

3. 麦考酚钠肠溶片　早晚各服用一次,间隔12 h,餐前1 h或餐后2~3 h空腹服用;整片吞服,不要碾碎、咀嚼或切割药片。

4.更昔洛韦胶囊　一天 3 次,进餐时服用。更昔洛韦可能引起中性粒细胞减少和血小板减少,并易引起出血和感染,故用药期间应注意口腔卫生,应与食物同服。用药期间应定期进行全血细胞计数检查,并每 2 周进行血清肌酐或肌酐清除率的测定。需给予充足水分以减少药物毒性。如出现头痛、精神异常、皮疹、发热、恶心、异常出血或瘀斑、黑便等,应告知医生。

5.伏立康唑片　宜餐前 1 h 或餐后 2 h 空腹服用,用药期间应避免强烈、直接的阳光照射,可使用防晒霜或穿防护衣物以防光敏反应;若出现视物模糊等视觉损害,应避免驾驶或操作机械。

6.复方磺胺甲噁唑片　饭后半小时服用,一天 2 次;用药期间容易出现尿液结晶,建议每天饮水至少 1 500 mL,同时避免饮用酒或含有酒精的饮料,也要注意防晒。

7.碳酸氢钠片　饭后 1~2 h 服用,一天 3 次,不宜与其他药物同服。用药期间避免饮用牛奶或食用其他乳制品,以防引起乳碱综合征(表现为恶心、呕吐、无力、多尿、肌肉疼痛等)。

8.碳酸钙 D_3 片　建议睡前服用 1 次,用药期间避免大量饮酒、大量食用富含纤维素的食物(如玉米、燕麦、糙米)、吸烟或饮用咖啡因的饮料,会影响钙的吸收。

第二节　器官移植术后细菌性肺炎

一、疾病概述

(一)定义

器官移植术后细菌性肺炎是受者由于长期使用免疫抑制剂来预防和治疗排斥反应,导致受者的细胞免疫和体液免疫功能低下,从而继发细菌感染引起的肺部炎症性疾病。术后早期(<3 个月)多为医院获得性肺炎或医疗相关性肺炎,耐药细菌感染发生率较高;术后超过 1 年多为社区获得性肺炎,除一般人群常见致病菌外,发生机会性致病菌、军团菌等感染的风险较高。器官移植受者的肺部感染特点:以多重耐药菌较常见,混合感染多见、病原体复杂,严重程度高,病情进展迅速,病死率高,精准化诊断相对困难,可供选择的治疗用药相对较少,治疗反应差、疗效慢。

(二)药物治疗原则

1.抗感染治疗　包括经验性抗菌药物治疗和病原学目标性治疗。经验性抗菌药物治疗根据患者年龄、发病场所、发病时间、感染部位、病情严重程度、肝肾功能、既往抗菌药物用药史等进行选择。获得供受者病原学证据后,应根据药敏试验结果,结合先前的治疗反应,调整用药方案进行目标性治疗。

(1)医院获得性肺炎的治疗:常见的病原体以革兰氏阴性杆菌为主的肠杆菌属细菌、不动杆菌属、铜绿假单胞菌、嗜麦芽窄食假单胞菌、耐甲氧西林金黄色葡萄球菌(methicillin resistant staphylococcus aureus,MRSA)、厌氧菌等。抗菌药物初始治疗选择抗铜绿假单胞菌 β-内酰胺类、β-内酰胺酶抑制剂合剂、碳青霉烯类单药或联合喹诺酮类或氨基糖苷类药物,有 MRSA 感染风险时可联合万古霉素、替考拉宁或利奈唑胺。

(2)社区获得性肺炎的治疗:常见病原体包括流感嗜血杆菌、肺炎链球菌和军团菌等。经验性抗菌药物的使用包括头孢菌素类、大环内酯类、喹诺酮类及碳青霉烯类,当有 MRSA 感染风险时应选用万古霉素、替考拉宁或利奈唑胺。

2.免疫抑制剂的调整　对于危重症感染的器官移植受者,需要减少免疫抑制剂的剂量甚至停用。在重症感染的急性期,充分抗感染治疗的同时,可予以静脉使用糖皮质激素 3～5 d,随后恢复至发病前的维持剂量。

3. 支持治疗　合并低血压的患者及时液体复苏,必要时给予血管活性药物;控制血糖 < 10 mmol/L;给予胃黏膜保护剂或质子泵抑制剂预防应激性溃疡;糖皮质激素可应用于合并血流动力学不稳定、合并感染性休克的重症患者,在感染性休克控制后及时停药,疗程不超过 7 d;加强营养支持治疗;重症患者在抗感染治疗的基础上,必要时可以应用免疫球蛋白治疗,控制炎症反应。

二、典型病例

(一)病例介绍

【患者基本情况】　患者女,63 岁,身高 150 cm,体重 50 kg。

【主诉】　咳嗽、咳痰 3 年余,发现肺间质纤维化 2 年,加重半个月。

【现病史】　患者 3 年前,患者无明显诱因出现咳嗽、咳白色黏痰,多于春季发作,白色黏痰易咳出,活动后有胸闷、气喘,休息后可缓解,无发热、胸痛、咯血等症状。2 年前,于我院就诊,查胸部 CT:肺间质纤维化,给予抗感染及对症治疗,患者好转后出院。半月前,患者上述症状加重,为求进一步诊治,收入我院。自发病以来,神志清,精神可,食欲正常,睡眠正常,大小便正常,体重无减轻。

【既往史】　无高血压、心脏病病史,无糖尿病、脑血管疾病病史,无肝炎、结核、疟疾病史,预防接种史不详;子宫肌瘤切除术后 17 年,4 年前患有胃溃疡,现已痊愈;无外伤、输血史,无食物、药物过敏史。

【用药史及药物不良反应史】　不详。

【体格检查】　T 36 ℃,P 80 次/min,R 20 次/min,BP 122/74 mmHg。神志清楚,无病容,全身皮肤黏膜无黄染,全身浅表淋巴结未扪及肿大。颈静脉正常。心界正常,心律齐,各瓣膜区未闻及杂音。胸廓未见异常,呼吸运动正常,双肺叩诊呈清音,双肺呼吸音粗,未闻及干、湿啰音及胸膜摩擦音。腹部外形正常,全腹软,无压痛及反跳痛,腹部未触及包块。肠鸣音正常,5 次/min,无过水声、无血管杂音。肝、脾肋下未触及。双肾未触及。脊柱活动正常,四肢活动自如,双下肢无水肿。

【辅助检查】　胸部 CT:两肺间质性纤维化合并感染。

【入院诊断】　①肺间质纤维化;②子宫术后;③胃溃疡。

(二)药物治疗经过

患者病史和症状体征有肺移植手术指征,排除手术禁忌后行"同种异体原位双肺移植术"。术前、术后 2 d 给予注射用甲泼尼龙琥珀酸钠 500 mg ivgtt qd 进行免疫诱导治疗,后给予他克莫司胶囊 1 mg po q12h+麦考酚钠肠溶片 0.36 mg po q12h+注射用甲泼尼龙琥珀酸钠 30 mg ivgtt qd 免疫抑制治疗,预防排斥反应。术后第 4 天,注射用甲泼尼龙琥珀酸钠更换为醋酸泼尼松片 25 mg po qd,每周减量 5 mg,减至 15 mg qd 维持治疗。注射用美罗培南 1 g ivgtt q8 h 预防细菌感染;注射用更昔洛韦 0.25 g ivgtt qd 预防巨细胞病毒感染;注射用伏立康唑负荷剂量 400 mg ivgtt q12h,200 mg ivgtt q12h 维持治疗以及注射用两性霉素 B 12.5 mg 雾化吸入 bid,预防真菌感染。

术后第 3 天,患者低热,体温最高 37.6 ℃,C 反应蛋白 76.00 mg/L,降钙素原 10.00 ng/mL,白细胞计数 16.52×10^9/L,血红蛋白 82.0 g/L,血小板计数 83×10^9/L,淋巴细胞绝对值 0.50×10^9/L,继续原方案抗感染治疗;术后第 6 天,体温 38.5 ℃,白细胞计数 9.82×10^9/L,血红蛋白 92.0 g/L,血小板计数 108×10^9/L,淋巴细胞绝对值 0.63×10^9/L,肺泡灌洗液培养出耐碳青霉烯类鲍曼不动杆菌,仅对黏菌素、米诺环素、替加环素、复方磺胺甲噁唑敏感,头孢哌酮舒巴坦和左氧氟沙星中介,继续原方案抗感染治疗。

术后第 8 天,患者仍高热 38.7 ℃,白细胞计数 15.0×10^9/L,血红蛋白 106.0 g/L,血小板计数

111×10^9/L,淋巴细胞绝对值0.33×10^9/L,C反应蛋白104.00 mg/L,降钙素原2.20 ng/mL;胸片:两肺炎症,纵隔增宽,心影增大,左侧胸壁少许积气。建议医生停用注射用美罗培南,换用注射用头孢哌酮舒巴坦钠(1∶1)4 g ivgtt q6h联合注射用替加环素首剂200 mg,维持剂量100 mg ivgtt q12h抗感染治疗。术后第10天,体温37.1 ℃,白细胞计数16.90×10^9/L,红细胞计数3.01×10^{12}/L,血红蛋白95.9 g/L,血小板计数136×10^9/L,淋巴细胞绝对值0.86×10^9/L,C反应蛋白6.69 mg/L,降钙素原0.7 ng/mL,体温、炎症指标较前下降,继续目前抗感染治疗方案。术后第13天,体温37.4 ℃,白细胞计数16.0×10^9/L,红细胞计数2.64×10^{12}/L,血红蛋白83.0 g/L,血小板计数110×10^9/L,淋巴细胞绝对值0.58×10^9/L,C反应蛋白27.00 mg/L,降钙素原3.10 ng/mL,尿素24.7 mmol/L,肌酐125 μmol/L,谷丙转氨酶13 U/L,谷草转氨酶31 U/L,伏立康唑血药谷浓度为10.28 μg/mL,他克莫司血药谷浓度为20.7 ng/mL,患者他克莫司和伏立康唑血药谷浓度均偏高,同时伴有肾损伤,建议他克莫司和伏立康唑暂停使用,动态监测血药浓度。肺泡灌洗液培养出:耐碳青霉烯类肺炎克雷伯菌,建议医生停用注射用头孢哌酮舒巴坦钠,换用注射用头孢他啶阿维巴坦钠2.5 g ivgtt q8h慢滴2 h。

术后第16天,他克莫司血药浓度复查为13.2 ng/mL,伏立康唑血药浓度为6.28 μg/mL。体温38.3 ℃,白细胞计数9.31×10^9/L,红细胞计数2.43×10^{12}/L,血红蛋白78.0 g/L,血小板计数76×10^9/L,淋巴细胞绝对值0.14×10^9/L,尿素34.40 mmol/L,肌酐183 μmol/L,谷丙转氨酶13 U/L,谷草转氨酶31 U/L,C反应蛋白72.0 mg/L,降钙素原7.2 ng/mL,停用注射用替加环素,换为注射用亚胺培南西司他丁钠1 g ivgtt q8h(MIC=8)继续抗感染治疗。术后21 d,体温37.5 ℃,白细胞计数5.16×10^9/L,红细胞计数2.91×10^{12}/L,血红蛋白89.0 g/L,血小板计数31×10^9/L,淋巴细胞绝对值0.43×10^9/L,C反应蛋白33.0 mg/L,PCT 3.40ng/mL;尿素24 mmol/L,肌酐98 μmol/L,肾功能好转,体温、炎症指标较前下降,继续目前抗感染治疗。他克莫司血药浓度降至7.7 ng/mL,建议他克莫司胶囊0.5 mg q12h继续免疫抑制治疗,伏立康唑血药浓度降至2.74 μg/mL,建议给予伏立康唑片100 mg po q12h继续治疗。

术后第25天,患者体温36.7 ℃,白细胞计数6.06×10^9/L,红细胞计数3.08×10^{12}/L,血红蛋白94.0 g/L,血小板计数89×10^9/L,淋巴细胞绝对值0.44×10^9/L,C反应蛋白6.05 mg/L,降钙素原0.429 ng/mL,尿素15.10 mmol/L,肌酐61 μmol/L。伏立康唑血药浓度为1.8 μg/mL,他克莫司血药浓度为5 ng/mL。术后28 d,患者体温正常,未再发热,白细胞计数7.22×10^9/L,红细胞计数3.58×10^{12}/L,血红蛋白110.1 g/L,血小板计数68×10^9/L,淋巴细胞绝对值0.32×10^9/L,尿素18.90 mmol/L,肌酐72 μmol/L,伏立康唑血药浓度为2.23 μg/mL,他克莫司血药浓度为12 ng/mL,均在正常范围内,患者一般情况可,病情好转出院。

出院诊断:肺移植状态。

出院带药:泼尼松片15 mg po qd;他克莫司胶囊0.5 mg po q12h;麦考酚钠肠溶片0.36 g po q12h;伏立康唑片100 mg po q12h;更昔洛韦胶囊1 g po tid;复方磺胺甲噁唑片1片 po q12h;碳酸氢钠片1 g po tid;碳酸钙D_3片1片 po qd。

(三)药物治疗方案分析

1. 抗感染治疗分析　据美国移植协会《实体器官移植感染疾病诊疗指南》(2013版)大部分重要感染发生在移植后180 d,早期感染(移植后0~30 d)主要与移植前身体状况或手术并发症有关,细菌和真菌是这个时期最常见的病原体。《器官移植受者侵袭性真菌病临床诊疗技术规范》(2019版)和《热病》(第50版)肺移植受者侵袭性真菌病以曲霉为主,可以在两性霉素B雾化吸入的同时给予泊沙康唑、伊曲康唑或伏立康唑进行系统性抗真菌预防6个月;针对耶式肺孢子菌感染需要使用复方磺胺甲噁唑进行终生预防。《器官移植受者巨细胞病毒感染临床诊疗规范》(2019版)指出针对器官移植受者巨细胞病毒感染的预防,采取普遍预防策略,可以口服更昔洛韦、口服或静脉滴注更昔洛韦预防 3~6 个月。本患者年龄偏大,术前多次因两肺间质纤维化合并感染住院治疗,多重耐药菌感染的风险较大,可选用美罗培南进行初始抗细菌治疗;同时使用更昔洛韦预防巨细胞病毒感染,伏立康唑联合两性霉素 B 雾化吸入预防真菌感染合理。

术后第 6 天,肺泡灌洗液培养出耐碳青霉烯类鲍曼不动杆菌,对黏菌素、米诺环素、替加环素、复方磺胺甲噁唑敏感,呼吸道标本分离的鲍曼不动杆菌需区别定植菌还是致病菌。患者目前白细胞较前下降,炎症指标也较前下降,影像学上也未出现新的、持续的或加重的病变,暂不考虑致病菌,继续维持原方案治疗。术后第 8 天,患者高热,热峰较前也明显升高,同时白细胞升至 $15.0 \times 10^9/L$,胸片:两肺炎症较前进展。根据《中国鲍曼不动杆菌感染诊治与防控专家共识》选择以替加环素为基础的联合,联合以下一种:含舒巴坦的复合制剂(或舒巴坦)、碳青霉烯类、多黏菌素类、喹诺酮类或氨基糖苷类药物。其中对于多重耐药鲍曼不动杆菌(MDRAB)、广泛耐药鲍曼不动杆菌(XDRAB)、全耐药鲍曼不动杆菌(PDRAB)感染舒巴坦的剂量国外推荐可增加至 6~8 g/d。因此,依据病原学结果,调整抗感染治疗方案:停用美罗培南,换用头孢哌酮舒巴坦(1:1)4 g ivgtt q6 h 联合大剂量替加环素首剂 200 mg,维持剂量 100 mg ivgtt q12h 抗鲍曼不动杆菌治疗;治疗 2 d 后,C 反应蛋白、降钙素原炎症指标下降,但是白细胞下降不明显,患者仍伴有低热。术后第 13 天,肺泡灌洗液培养出耐碳青霉烯类肺炎克雷伯菌(CRKP),患者白细胞 $16.0 \times 10^9/L$,PCT 又升至 3.10 ng/mL。根据《中国碳青霉烯耐药肠杆菌科细菌感染诊治与防控专家共识》头孢他啶/阿维巴坦在肺泡衬液的浓度可以达到血浓度的 30% 以上,可作为敏感碳青霉烯耐药肠杆菌科细菌(CRE)所致肺炎的首选治疗。遂停用头孢哌酮舒巴坦,换用头孢他啶阿维巴坦 2.5 g ivgtt q8h(慢滴 2 h)继续抗感染治疗。术后第 16 天,患者仍发热体温 38.3 ℃,白细胞降至 $9.31 \times 10^9/L$,降钙素原又升至 7.2 ng/mL。根据《中国碳青霉烯耐药肠杆菌科细菌感染诊治与防控专家共识》,当碳青霉烯类抗生素的 MIC≤8 mg/L 时,以碳青霉烯类为基础的联合方案对 CRE 有较好的协同作用,含碳青霉烯类的两药或三药联合方案要优于替加环素、多黏菌素或磷霉素的单药应用,但需要加大剂量(如美罗培南 2 g 每 8 h 1 次)并延长静脉滴注时间,可使血药浓度高于 MIC 的时间(T>MIC)延长,取得一定的临床疗效。该 CRKP 菌株对亚胺培南西司他丁的 MIC 为 8,对美罗培南≥16,遂停用替加环素,换为亚胺培南西司他丁 1 g ivgtt q8h(慢滴 2 h)继续抗感染治疗。此后患者未再发热,白细胞数逐渐降至正常范围内,C 反应蛋白降至 6.05 mg/L,PCT 降至 0.429 ng/mL。

2. 基于 TDM 的他克莫司和伏立康唑药物剂量调整分析　根据《实体器官移植他克莫司个体化治疗专家共识》对于无合并症的肺移植受者,应在术后 1 周内将他克莫司治疗浓度调整至术后早期目标浓度范围。移植术后 0~3 个月他克莫司的 C_0 推荐维持在 10~15 ng/mL,术后 4~12 个月为 8~12 ng/mL,术后>12 个月为 6~8 ng/mL。根据《中国伏立康唑个体化用药指南》伏立康唑目标血药谷浓度范围为 0.5~5.0 mg/L。他克莫司在体内主要经 CYP3A 酶系代谢,伏立康唑经 CYP2C19、CYP3A4 和 CYP2C9 代谢,同时也是这 3 种酶的抑制剂,伏立康唑可通过对 CYP3A4、CYP3A5 的抑制作用减慢他克莫司的代谢,从而提高其血药浓度。初始他克莫司胶囊给药剂量为 1 mg q12h,注射用伏立康唑给药剂量为 200 mg q12h,其间浓度均在正常范围内,但给药后第 13 天,伏立康唑谷浓度升至 10.28 μg/mL,他克莫司谷浓度升至 20.7 ng/mL,且患者出现了肾损伤,尿素和肌酐均升高。他克莫司导致的肾毒性发生率高达 20.5%,主要表现为肌酐升高,肾小球滤过率下降,并且与使用剂量和时间有关。建议他克莫司和伏立康唑暂停使用,动态监测血药浓度。停药 8 d 后,他克莫司、伏立康唑谷浓度分别降至 7.7 ng/mL 和 2.74 μg/mL,建议他克莫司胶囊 0.5 mg q12h,伏立康唑片 100 mg q12h 重新开始给药治疗,此后伏立康唑谷浓度为 2.23 μg/mL,他克莫司谷浓度为 12 ng/mL,均达到目标范围内,同时肾功能也得到好转。

(四)药学监护

1. 有效性监护　监测体温、白细胞、C 反应蛋白、降钙素原等变化情况,观察病情是否改善;监测

G 试验、GM 试验,观察患者是否合并有真菌突破感染;重复病原学送检,寻找病原学依据,评估治疗效果,并根据药敏试验结果及时调整抗感染治疗方案。复查胸片、胸部 CT,观察肺部感染病变变化情况;复查他克莫司、伏立康唑谷浓度,观察是否达到有效治疗浓度范围内。

2. 安全性监护

(1)注射用美罗培南:可能引起腹泻、腹痛、食欲缺乏、恶心、呕吐、便秘、荨麻疹、发热、红斑、瘙痒、肝功能异常、尿素及肌酐升高等不良反应,须定期监测肝、肾功能和血常规。

(2)注射用更昔洛韦:主要不良反应为中性粒细胞减少、贫血、血小板减少,并易引起出血和感染,必要时需调整剂量或停药。须定期监测血象。

(3)注射用伏立康唑:主要不良反应为肝毒性、视力变化、畏光、色觉变化、幻视、激越状态、QT 间期延长、尖端扭转型室性心动过速,以及光敏反应等。用药期间需监测肾功能、肝功能和血电解质水平,必要时监测伏立康唑血药浓度。伏立康唑可抑制他克莫司经 CYP3A 的代谢,升高他克莫司的血药浓度,引起肝、肾毒性,高血钾等不良反应,须密切监测。

(4)他克莫司胶囊:常见不良反应有胃肠功能紊乱、肾功能异常、高血糖、高血压、震颤、头痛等,定期监测血药浓度,调整用药剂量,定期监测血压、血糖、肝肾功能。

(5)麦考酚钠肠溶片:常见不良反应为白细胞减少、贫血、血小板减少、高尿酸血症、低钾血症、低钙血症、高血压、头晕、头痛、腹泻、血肌酐升高、肝功能异常、关节痛、无力等。用药期间应注意监测肝肾功能、血常规。

(6)甲泼尼龙琥珀酸钠和醋酸泼尼松片:注意监测甲泼尼龙和泼尼松所致的消化道溃疡、高血压、糖尿病、感染、体液潴留、低钾、骨质疏松等不良反应的发生;甲泼尼龙静脉滴注宜缓慢,不少于 30 min。

(7)注射用两性霉素 B:雾化吸入可见口咽刺激和咳嗽、气道痉挛、味觉异常或障碍、肾毒性不良反应,以及恶心、呕吐等胃肠道反应,可先吸入支气管扩张剂。

(8)注射用头孢哌酮舒巴坦钠:最常见的不良反应为腹泻、腹痛、恶心、呕吐等胃肠道反应,也可引起过敏反应。少数患者应用后会出现维生素 K 缺乏,可能导致凝血障碍、出血倾向,应监测凝血酶原时间,必要时额外补充维生素 K。

(9)注射用替加环素:可引起肝功能紊乱、肝衰竭、胰腺炎、静脉炎、低钙血症、低钠血症、低血糖症、低蛋白血症、尿素升高、肌酐升高、过敏反应、头痛、头晕、嗜睡、转氨酶升高、胆红素血症、黄疸、腹痛、腹泻、恶心、呕吐、消化不良、食欲缺乏、凝血酶原时间和活化部分凝血活酶时间延长等不良反应,用药期间注意监测肝功能和凝血功能。

(10)注射用头孢他啶阿维巴坦钠:常见不良反应为头痛、头晕、腹泻、腹痛、恶心、呕吐、嗜酸性粒细胞增多、血小板增多、转氨酶升高、注射部位静脉炎、斑丘疹、荨麻疹、瘙痒等,偶尔会造成过敏反应、艰难梭菌相关性腹泻,以及癫痫、脑病、昏迷、肌阵挛等中枢神经系统不良反应。

(11)注射用亚胺培南西司他丁钠:主要不良反应有恶心、呕吐、腹泻等胃肠道反应,此外还有静脉炎、注射部位疼痛、皮疹、药物热、粒细胞减少、血小板减少、转氨酶升高、肌酐升高等不良反应。对于每天用量 2 g 以上,以及既往有抽搐病史或肾功能减退者用药后可出现中枢神经系统不良反应(如头昏、抽搐、肌阵挛及精神症状等)。长期用药可致二重感染,如出现假膜性肠炎、口腔白念珠菌感染等。本药静脉滴注速度宜缓慢,速度过快时可出现头昏、出汗、全身乏力、血栓性静脉炎等症状。与更昔洛韦合用时可能发生癫痫大发作,需注意监测。

3. 依从性监护　遵医嘱规律服用伏立康唑片、泼尼松片、他克莫司胶囊、麦考酚钠肠溶片。注射用头孢他啶阿维巴坦钠、注射用亚胺培南西司他丁钠均为时间依赖性抗菌药物,对于多重耐药菌感染,需要延长输注时间至 2 h。

(五)用药教育

1. 泼尼松片　每日早上服用 1 次,可与食物同服,减轻胃肠道刺激。

2. 他克莫司胶囊　用温开水送服,餐前 1 h 或餐后 2~3 h 空腹服用。用药期间勿食用葡萄柚或饮用葡萄柚汁。

3. 麦考酚钠肠溶片　早晚各服用 1 次,间隔 12 h,餐前 1 h 或餐后 2~3 h 空腹服用;整片吞服,不要碾碎、咀嚼或切割药片。

4. 更昔洛韦胶囊　1 天 3 次,进餐时服用。更昔洛韦可能引起中性粒细胞减少和血小板减少,并易引起出血和感染,故用药期间应注意口腔卫生,应与食物同服。用药期间应定期进行全血细胞计数检查,并每 2 周进行血清肌酐或肌酐清除率的测定。需给予充足水分以减少药物毒性。如出现头痛、精神异常、皮疹、发热、恶心、异常出血或瘀斑、黑便等不良反应,应告知医生。

5. 伏立康唑片　宜餐前 1 h 或餐后 2 h 空腹服用,用药期间应避免强烈、直接的阳光照射,可使用防晒霜或穿防护衣物以防光敏反应;易出现视物模糊等视觉损害,应避免驾驶或操作机械。

6. 复方磺胺甲噁唑片　饭后半小时服用,一天 2 次;用药期间容易出现尿液结晶,建议每天饮水至少 1 500 mL,同时避免饮用酒或含有酒精的饮料,也要注意防晒。

7. 碳酸氢钠片　饭后 1~2 h 服用,一天 3 次,不宜与其他药物同服。用药期间避免饮用牛奶或食用其他乳制品,以防引起乳碱综合征(表现为恶心、呕吐、无力、多尿、肌肉疼痛等)。

8. 碳酸钙 D_3 片　建议睡前服用 1 次,用药期间避免大量饮酒、大量食用富含纤维素的食物(如玉米、燕麦、糙米)、吸烟或饮用咖啡因的饮料,会影响钙的吸收。

第三节　器官移植受者侵袭性真菌病

一、疾病概述

(一)定义

侵袭性真菌病(invasive fungal disease,IFD)是指真菌侵入人体,在组织、器官或血液中生长、繁殖,并导致炎症反应及组织损伤的疾病。实体器官移植(solid organ transplantion,SOT)受者术后真菌感染发生隐蔽,临床表现滞后,早期诊断困难,病情进展迅速,IFD 已成为受者术后死亡的重要原因。SOT 受者 IFD 的发生率因移植器官的种类和免疫抑制程度、各移植中心的环境以及预防性药物的使用情况等因素的差异而不同,最常见的真菌感染为侵袭性假丝酵母菌感染(53%),其次为侵袭性曲霉感染(19%)、隐球菌感染(8%)、非曲霉的霉菌感染(8%)和地方性流行真菌感染(5%)。另外,机会性肺孢子菌感染在器官移植受者中的发生率较正常人增加,术后 6 个月是肺孢子菌肺炎的高发期。

(二)药物治疗原则

高度怀疑 IFD 时,在病原菌未明确前,可根据患者所在病区病原菌及其耐药流行情况,给予经验性抗真菌治疗;同时应尽可能寻找和明确感染部位,积极开展相关病学原检查,一旦明确致病菌即可根据感染部位、感染严重程度、受者的情况、病原菌种类及其药敏试验结果等制订个体化治疗方案。

1. 侵袭性假丝酵母菌病的治疗　首选棘白菌素类抗真菌药物;病情相对较轻、无唑类抗真菌药物暴露史,且对其耐药可能性较小的患者,可选用氟康唑;若为唑类或棘白菌素类耐药者,可选用两性霉素 B 及其脂质制剂。

2. 侵袭性曲霉病的治疗　伏立康唑是治疗曲霉的首选药物,棘白菌素类药物和多烯类药物为二线药物。病情危重患者推荐伏立康唑静脉用药;肾功能受损或病情稳定的患者,可口服给药。由于与 CNI 类免疫抑制剂有相互作用,三唑类抗真菌药初始用药时,需要将 CNI 类药物的剂量减少 1/3 至 1/2。因肝毒性、严重的药物相互作用、无法耐受及对三唑类过敏等无法使用伏立康唑的患者,可以使用两性霉素 B。病情严重或单药初始治疗失败的患者,可以在保证伏立康唑有效浓度(2~4 mg/L)的基础上,联合使用卡泊芬净进行治疗。

3. 侵袭性隐球菌病的治疗　对于脑膜炎、播散性疾病或中重度肺部感染的治疗,两性霉素 B 脂质体 3~4 mg/(kg·d)联合氟胞嘧啶 100 mg/(kg·d)(分 4 次口服),诱导治疗 2 周;诱导治疗期间,若患者无法耐受多烯类,可口服氟康唑 1 200 mg/d,联合氟胞嘧啶 100 mg/(kg·d)(分 4 次口服),持续 6 周。巩固治疗用氟康唑 400~800 mg/d,连用 8 周。维持治疗氟康唑 200~400 mg/d,疗程为 6~12 个月。对于轻度的非中枢神经系统感染、非播散性感染者,可口服氟康唑 600 mg/d,持续治疗 6~12 个月。

4. 肺孢子菌感染的治疗　一线治疗方案为复方磺胺甲噁唑,按体重计算,甲氧苄啶 15~20 mg/(kg·d),分 3 次或 4 次静脉给药或口服,标准治疗疗程为 3 周,轻症感染的疗程至少 2 周。二线治疗方案包括静脉用喷他脒 4 mg/(kg·d)、伯氨喹 30 mg/d+克林霉素 600 mg q8h、阿托伐醌 750 mg q8~12 h、复方磺胺甲噁唑 15~20 mg/(kg·d)+卡泊芬净 50~70 mg/d。

二、典型病例

(一)病例介绍

【患者基本情况】　患者男,33 岁,180 cm,体重 56 kg。

【主诉】　双肺移植术后 5 个月,发热伴咳嗽、咳痰 1 d。

【现病史】　患者 6 个月余前患者无明显诱因突然出现胸闷,活动后有胸痛、憋气,无发热、盗汗、呼吸困难等不适。于当地医院就诊治疗,行胸部 CT 检查:右侧气胸,并行胸腔闭式引流术,术后好转。5 个月前入院治疗,给予消炎、止咳、化痰等对症支持治疗,治疗期间完善相关检查,排除相关禁忌证,在我院全身麻醉下行"双肺移植术",手术过程顺利,恢复良好后出院。1 d 前无明显诱因出现发热,体温最高达 38 ℃,伴有咳嗽、咳痰,无胸闷、憋气,为求进一步治疗,收入我院。自发病以来,食欲正常,睡眠正常,大小便正常,精神正常,体重较前无明显变化。

【既往史】　7 年前,因肠穿孔于当地手术治疗,具体不详;6 月余前,因左侧气胸于当地行胸腔闭式引流术,术后好转;5 个月前入院行"双肺移植术"。无高血压、心脏疾病病史,无糖尿病、脑血管疾病病史,无肝炎、结核、疟疾病史,预防接种史随社会计划免疫接种,无外伤、输血史,无食物、药物过敏史。

【用药史及药物不良反应史】　先后使用他克莫司胶囊 2 mg po q12h,麦考酚钠肠溶片 0.72 g po q12h,泼尼松片 10 mg po qd 免疫抑制治疗;更昔洛韦胶囊 1 g po tid,伏立康唑片 100 mg po q12h 抗感染治疗。否认药物不良反应史。

【体格检查】　T 37.6 ℃,P 92 次/min,R 20 次/min,BP 116/80 mmHg。神志清楚,无病容,全身皮肤黏膜无黄染,全身浅表淋巴结未扪及肿大。颈静脉正常。心界正常,心律齐,各瓣膜区未闻及杂音。胸部双前外侧可见长约 20 cm 手术切口,愈合可。约第 7 肋间可见胸腔闭式引流管瘢痕形成,愈合可。胸廓未见异常,呼吸运动正常,双肺叩诊呈清音,双肺呼吸音粗,未闻及干、湿啰音及胸膜摩擦音。腹部外形正常,全腹软,无压痛及反跳痛,腹部未触及包块。肝、脾肋下未触及。双肾未触及。肠鸣音正常,4 次/min,无过水声,无血管杂音。脊柱活动正常,四肢活动自如,双下肢无水肿。

【辅助检查】　CT:双肺透亮度可,右肺纹理增重,左肺及下肺内可见絮片状高密度影,边界欠清。左肺及右下肺炎症。

【入院诊断】　①双肺移植术后;②肺部感染。

(二)药物治疗经过

入院后第 1 天,给予注射用哌拉西林他唑巴坦钠 4.5 g ivgtt q8h 抗感染治疗,吸入用乙酰半胱氨酸溶液 0.6 g bid 雾化吸入、吸入用布地奈德混悬液 1 mg bid 雾化吸入祛痰治疗。入院后第 2 天,患者体温 37.8 ℃,仍有发热、咳嗽、咳痰,白细胞计数 $6.94×10^9$/L,红细胞计数 $3.98×10^{12}$/L,血红蛋白 126.0 g/L,血小板计数 $259×10^9$/L,淋巴细胞绝对值 $1.1×10^9$/L,C 反应蛋白 178.63 mg/L,降钙素原 0.18 ng/mL,GM 试验≥5 μg/L,伏立康唑谷浓度为 0.27 μg/mL,浓度偏低,未达到目标浓度 0.5 ~ 5.0 μg/mL。他克莫司谷浓度为 6.2 ng/mL,浓度偏低,未达目标浓度 8 ~ 12 ng/mL。伏立康唑剂量调整至 200 mg po q12h,同时给予注射用两性霉素 B 12.5 mg bid 雾化吸入抗真菌治疗。入院后第 5 天,患者体温正常,咳嗽、咳痰较前好转。肺泡灌洗液培养出黄曲霉($>10^5$ CFU/mL),同时六胺银染色发现 45°分枝鹿角样有隔菌丝,疑似曲霉菌。伏立康唑谷浓度为 2.49 μg/mL,达到目标浓度。他克莫司谷浓度为 15.3 ng/mL,浓度偏高,剂量减至 1 mg po q12h。入院第 8 天,患者体温正常,白细胞计数 $4.09×10^9$/L,红细胞计数 $3.76×10^{12}$/L,血红蛋白 117.0 g/L,血小板计数 $301×10^9$/L,淋巴细胞绝对值 $1.5×10^9$/L,C 反应蛋白 5.09 mg/L,GM 试验 0.46 μg/L,G 试验 90.39 pg/mL,肺部 CT:肺移植术后,左肺及右下肺炎症,左肺炎症较前好转,右下肺炎症较前稍减轻。停用注射用哌拉西林钠他唑巴坦钠。入院第 12 天,他克莫司谷浓度为 10.4 ng/mL,伏立康唑谷浓度为 1.96 μg/mL,均在正常范围内,患者病情好转出院。

出院诊断:①肺移植术后;②肺部真菌感染。

出院带药:泼尼松片 10 mg po qd;他克莫司胶囊 1 mg po q12h;吗替麦考酚酯分散片 0.5 g po q12h;伏立康唑片 200 mg po q12h;更昔洛韦胶囊 1 g po tid。

(三)药物治疗方案分析

1.抗感染治疗分析

(1)根据美国移植协会《实体器官移植感染疾病诊疗指南》(2013 版)大部分重要感染发生在移植后 180 d,中期感染(移植后 31 ~ 180 d)主要为来自供体器官、血液制品传播的潜在病原体和受者体内潜在的病原体重新激活引起的感染,也是机会性感染出现的时期。《中国成人社区获得性肺炎诊断和治疗指南》(2016 年版)指出对于成人 CAP,肺炎链球菌和肺炎支原体是重要致病菌,其他常见病原体还包括流感嗜血杆菌、肺炎衣原体、肺炎克雷伯菌及金黄色葡萄球菌,对于有基础疾病的青壮年,经验性抗感染治疗,可选用青霉素类/酶抑制复合物、呼吸喹诺酮类、三代头孢菌素或其酶抑制剂复合物、头霉素类、氧头孢烯类、厄他培南等碳青霉烯类或者联合大环内酯类药物。该患者长期使用免疫抑制剂,免疫力低下,伴有发热、咳嗽、咳痰,不排除细菌感染,遂初始治疗方案给予哌拉西林他唑巴坦 4.5 g ivgtt q8h 抗细菌治疗合理。黏液溶解剂乙酰半胱氨酸吸入剂,降低痰液的黏滞性,溶解脓性痰,使痰容易咳出;还能增强纤毛清除功能,抑制细菌生物膜形成,协同抗菌药物有效抗菌。吸入性糖皮质激素可控制气道炎症,改善肺功能。因此,吸入用乙酰半胱氨酸溶液 0.6 g bid 和吸入用布地奈德混悬液 1 mg bid 雾化吸入对症支持治疗合理。

(2)根据《器官移植受者侵袭性真菌病临床诊疗技术规范》(2019 版)曲霉菌感染,最常见于肺移植,一般在移植 2 ~ 3 个月后发病,中位发病时间为移植后 6 个月;对于器官移植受者,再高度可疑侵袭性曲霉病时,应早期进行抗真菌治疗,根据不同的移植种类、受者情况、曲霉类型及所使用的免疫抑制剂,制订个体化的抗真菌治疗方案,可使用伏立康唑或两性霉素 B 脂质体作为初始治疗。《2016 年美国感染病学会曲霉病诊断处理实践指南》指出对于侵袭性肺曲霉病,推荐伏立康唑为首选治疗药物,两性霉素 B 雾化吸入可作为辅助治疗。该患者双肺移植术后 5 个月,出现发热、咳嗽、咳痰,且 GM 试验升高,伏立康唑谷浓度不足,有可能出现了真菌突破性感染。遂及时开始临床诊断治疗,增加伏立康唑剂量至 200 mg q12h,同时给予两性霉素 B 12.5 mg bid 雾化吸入辅助治疗。

2. 基于 TDM 的他克莫司和伏立康唑药物剂量调整分析　根据《实体器官移植他克莫司个体化治疗专家共识》移植术后 0 ~ 3 个月他克莫司的 C_0 推荐维持在 10 ~ 15 ng/mL,术后 4 ~ 12 个月为 8 ~ 12 ng/mL,术后>12 个月为 6 ~ 8 ng/mL。根据《中国伏立康唑个体化用药指南》伏立康唑目标血药谷浓度范围为 0.5 ~ 5.0 mg/L。他克莫司在体内主要经 CYP3A 酶系代谢,伏立康唑经 CYP2C19、CYP3A4 和 CYP2C9 代谢,同时也是这 3 种酶的抑制剂,伏立康唑可通过对 CYP3A4、CYP3A5 的抑制作用减慢他克莫司的代谢,从而提高其血药浓度。

患者入院前给药方案为他克莫司胶囊 2 mg po q12h,伏立康唑片 100 mg po q12h,入院第 2 天伏立康唑谷浓度为 0.27 μg/mL,他克莫司谷浓度为 6.2 ng/mL,浓度均偏低,未达目标浓度。遂伏立康唑剂量增加至 200 mg q12h,由于伏立康唑可升高他克莫司的血药浓度,暂未增加他克莫司剂量。入院第 5 天,肺泡灌洗液培养出黄曲霉,复查伏立康唑谷浓度升至 2.49 μg/mL,达到目标浓度;但他克莫司谷浓度为 15.3 ng/mL,浓度偏高,遂剂量减至 1 mg po q12h。出院前复查他克莫司谷浓度为 10.4 ng/mL,伏立康唑谷浓度为 1.96 μg/mL,均在目标浓度范围内,继续维持原治疗方案。

(四)药学监护

1. 有效性监护　监测体温、白细胞、C 反应蛋白、降钙素原等变化情况,观察是否合并有细菌感染及评估治疗效果;监测 G 试验、GM 试验,观察患者是否合并有真菌突破感染及评估治疗效果;复查胸部 CT,观察肺部感染病变变化情况及评估治疗效果;复查他克莫司、伏立康唑谷浓度,观察是否达到有效治疗浓度范围内。

2. 安全性监护

(1)注射用哌拉西林钠他唑巴坦钠:主要不良反应多为轻、中度,可能引起腹泻、恶心、呕吐、便秘、食欲缺乏、消化不良、假膜性肠炎、皮疹、瘙痒、暂时性肝功能异常、肾损害,以及注射局部刺激反应、静脉炎等。用药前应做皮试,皮试阳性反应者不得使用本品。有青霉素过敏史者一般不宜进行皮试,而应改用其他药物。应定期监测肾功能、肝功能、造血功能等器官系统的功能状况。

(2)吸入用乙酰半胱氨酸溶液:对鼻咽和胃肠道有刺激,可出现鼻液溢、口腔炎、胃炎、恶心、呕吐等,偶可发生荨麻疹、支气管痉挛等不良反应。

(3)吸入用布地奈德混悬液:安全性好,不良反应发生率低于全身给予糖皮质激素,对下丘脑-垂体-肾上腺轴无明显抑制作用,对血糖、骨密度影响小。局部不良反应还包括声嘶、溃疡、咽部疼痛不适、舌部和口腔刺激、口干、反射性咳嗽和口腔念珠菌病。

(4)注射用两性霉素 B:雾化吸入时常见不良反应为口咽刺激和咳嗽、气道痉挛、味觉异常或障碍、肾毒性及恶心、呕吐等胃肠道反应。

(5)伏立康唑片:主要不良反应为肝毒性、视力变化、畏光、色觉变化、幻视、激越状态、QT 间期延长、尖端扭转型室性心动过速以及光敏反应等。用药期间需监测肾功能、肝功能和血电解质水平,必要时监测伏立康唑血药浓度。伏立康唑可抑制他克莫司经 CYP3A 的代谢,升高他克莫司的血药浓度,引起肝、肾毒性、高血钾等,须密切监测。

(6)他克莫司胶囊:常见不良反应有胃肠功能紊乱、肾功能异常、高血糖、高血压、震颤、头痛等,定期监测血药浓度,调整用药剂量。定期监测血压、血糖、肝肾功能。

3. 依从性监护　①注射用哌拉西林钠他唑巴坦钠:静脉使用时速度不宜太快,静脉滴注时间不能少于 30 min,以免引起血栓性静脉炎。②伏立康唑片、他克莫司片:均按医嘱规律服用。③雾化吸入药物操作规范,依从性好。

(五)用药教育

1. 雾化吸入　雾化吸入前 1 h 不应进食,并清洁口腔分泌物和食物残渣。洗脸后不抹油性面膏,避免药物吸附在皮肤上。吸入治疗时可采用舒适体位,用嘴深吸气、鼻呼气方式进行深呼吸,使药液充分达到支气管和肺部。吸入治疗时若出现急剧频繁咳嗽及喘息加重,应放缓雾化吸入的速度;若出现震颤、肌肉痉挛、呼吸急促、感到困倦或突然胸痛,应及时停止治疗。吸入结束后应洗脸、漱口,减少不良反应的发生。雾化后要协助患者及时翻身拍背、排痰,保持呼吸道通畅。雾化吸入装置应专人专用,每次使用后需进行彻底清洁,晾干后封闭存放,以防污染。

2. 他克莫司胶囊　用温开水送服,餐前 1 h 或餐后 2~3 h 空腹服用。用药期间请勿食用葡萄柚或饮用葡萄柚汁。

3. 伏立康唑片　宜餐前 1 h 或餐后 2 h 空腹服用,用药期间应避免强烈、直接的阳光照射,可使用防晒霜或穿防护衣物以防光敏反应;若出现视物模糊等视觉损害,应避免驾驶或操作机械。

4. 泼尼松片　每日早上服用 1 次,可与食物同服,减轻胃肠道刺激。

5. 吗替麦考酚酯分散片　餐前 1 h 或餐后 2 h 空腹服用。服药期间定期监测血象,如果发现中性粒细胞减少症(中性粒细胞绝对计数 $<1.5\times10^9/L$)恶化,则需要停药。

6. 更昔洛韦胶囊　可能引起中性粒细胞减少和血小板减少,并易引起出血和感染,故用药期间应注意口腔卫生。应与食物同服。用药期间应定期进行全血细胞计数检查,并每 2 周进行血清肌酐或肌酐清除率的测定。需给予充足水分以减少药物毒性。如出现头痛、精神异常、皮疹、发热、恶心、异常出血或瘀斑、黑便等,应告知医生。

第四节　器官移植术后高血压

一、疾病概述

(一)定义

器官移植术后高血压是指未使用降压药物的情况下,非同日 3 次测量诊室血压,收缩压(SBP)≥140 mmHg 和/或舒张压(DBP)≥90 mmHg。移植后高血压是导致移植物功能丧失和受者预后不良的重要原因。年轻、肾功能良好、并发症轻的患者,建议将血压控制在 <125/75 mmHg;老年、肾功能差、合并脑血管疾病、并发症多的患者,建议将血压控制在 <140/90 mmHg。主要危险因素为有以下几种。①供者因素:年龄较大、有高血压家族史、供者肾体积过小、供者合并高血压、遗传因素如小窝蛋白-1(caveolin-1,CAV-1)的缺失;②受者因素:年龄较大、慢性肾病患者、吸烟者、肥胖和代谢综合征、高尿酸血症、遗传因素;③药物因素:CNI 类免疫抑制剂尤其是环孢素的使用和糖皮质激素的使用;④移植相关因素:移植肾功能延迟恢复、急性或慢性排斥反应、血栓性微血管疾病、原发性肾脏疾病的复发、移植肾动脉狭窄等。

(二)药物治疗原则

药物治疗需结合患者实际病情,高血压发病因素,根据药物的有效性、耐受性、药物代谢和相互作用制订个体化的治疗方案。移植受者术后高血压的致病机制多样,一般建议联合用药。常用降压药物包括钙通道阻滞药(calcium channel blockers,CCB)、利尿药(髓袢与噻嗪类利尿药)、β 受体拮抗药、外周 α 受体拮抗药、中枢 α 受体拮抗药、血管紧张素转换酶抑制剂(angiotensin converting enzyme inhibitor,ACEI)、血管紧张素 II 受体拮抗药(angiotensin II receptor blocker,ARB)等,均可用于移植受者。常用的降压药物联合使用方案为：ACEI 类或 ARB 类联合二氢吡啶类 CCB；ACEI 类或 ARB 类联合利尿剂；二氢吡啶类 CCB 联合 β 受体拮抗药；二氢吡啶类 CCB 联合利尿剂。

CCB 为一线降压药物，二氢吡啶类 CCB 可广泛应用于各类移植受者，非二氢吡啶类 CCB 降压的同时还能控制快速性心律失常。CCB 类降压药可抑制 P450 代谢系统，升高 CNI 类免疫抑制剂的血药浓度，其中非二氢吡啶类比二氢吡啶类更为明显，应谨慎使用。合并容量过负荷、心功能不全等状态的患者首选药物为利尿药。心脏移植受者早期应谨慎使用 β 受体拮抗药，以避免额外的心脏抑制作用。ACEI 类或 ARB 类药物降压的同时，可缓解移植患者的蛋白尿情况，但同时有升高肌酐、升高血钾、肾小球滤过率下降、贫血等不良反应，一般不建议术后早期使用，可于术后 4～6 个月肾功能稳定后再使用。

二、典型病例

（一）病例介绍

【患者基本情况】　患者男，35 岁，172 cm，体重 68 kg。

【主诉】　血肌酐升高 1 年 9 月余，血液透析 5 月余。

【现病史】　患者 2020 年 11 月因长期尿蛋白（+++）出现胸闷气短，逐渐加重，活动耐力明显下降，伴双下肢重度水肿，至某医院，查肌酐升高（具体不详），行右侧颈内静脉半永久置管术，手术顺利，规律透析 1 月余。后至某医院复查尿素 17.44 mmol/l，肌酐 589.0 μmol/L（未见单），给予规律透析等治疗（具体用药及剂量不详）。2021 年 2 月 19 日再次因胸闷、气短至某医院就诊，血常规：白细胞计数 5.15×10⁹/L，红细胞计数 3.86×10¹²/L，血红蛋白 113.0 g/L，血小板计数 237×10⁹/L，尿素 22.60 mmol/L，肌酐 483 μmol/L，尿酸 503 μmol/L，诊断为慢性肾功能不全，给予血液透析、降压、纠正贫血等治疗（具体用药及剂量不详）。现为求进一步诊治，收入我院治疗。入院来，神志清，精神可，食欲正常，睡眠正常，大便正常，小便量可，体重无减轻。

【既往史】　高血压病史 5 年余，血压最高 210/140 mmHg，目前服用"卡维地洛、贝尼地平"治疗，血压控制可。无心脏疾病病史，无糖尿病、脑血管疾病病史，无肝炎、结核、疟疾病史，预防接种史随社会计划免疫接种，2019 年因左踝骨折在某医院行外固定手术，2021 年 2 月 24 日行"肾透析的半永久静脉导管拔管"术。无外伤、输血史，献血 3 次，每次 400 mL 左右。

【用药史及药物不良反应史】　使用卡维地洛片、贝尼地平片降压治疗；否认药物不良反应史。

【体格检查】　T 36.2 ℃，P 80 次/min，R 20 次/min，BP 125/82 mmHg。神志清，精神可，体型匀称，查体合作，贫血貌，双侧眼睑苍白，双肺呼吸音清，未闻及干、湿啰音，腹软，无压痛及反跳痛，双下肢无水肿。双侧肾区未触及压痛及叩击痛，双侧输尿管走行区未触及压痛，外阴及生殖器未查。

【辅助检查】　无。

【入院诊断】　①慢性肾脏病 5 期；②肾性高血压；③肾性贫血；④血液透析状态。

（二）药物治疗经过

患者病史和症状体征有肾移植手术指征，排除手术禁忌后行"同种异体肾移植术"，术后应用注射用艾司奥美拉唑钠 40 mg ivgtt qd 护胃、注射用复方甘草酸苷 80 mg ivgtt qd 保肝、注射用哌拉西林他唑巴坦钠 4.5 g ivgtt q8h 抗感染、注射用甲泼尼龙琥珀酸钠 80 mg ivgtt qd 预防排斥治疗。术后第 2 天，患者术中、术后患者生命体征平稳，加用他克莫司胶囊 3 mg po q12h、麦考酚钠肠溶片 0.54 g po q12h、五酯软胶囊 0.5 g po bid 抗排斥治疗，厄贝沙坦/氢氯噻嗪片 1 片 po bid、特拉唑嗪胶囊 2 mg po bid、苯磺酸氨氯地平片 5 mg po bid、琥珀酸美托洛尔缓释片 47.50 mg po bid、注射用硝普钠 100 mg 微量泵泵入 qd 降压治疗。患者行肾移植术后应用大剂量抗排斥药物治疗，免疫力极低，易出现严重感染风险，加用注射用醋酸卡泊芬净负荷剂量 70 mg ivgtt qd，50 mg ivgtt qd 维持剂量抗真菌感染。术后第 3 天,白细胞计数 12.87×10^9/L,红细胞计数 2.94×10^{12}/L,血红蛋白 94.0 g/L,肌酐 439 μmol/L,给予患者注射用甲泼尼龙琥珀酸钠 0.375 g ivgtt qd、兔抗人胸腺细胞免疫球蛋白 12.5 mg ivgtt qd 抗排斥治疗。术后第 5 天,持续注射用硝普钠微量泵泵入降压治疗,血压 143/95 mmHg,加用双歧杆菌四联活菌片 1.5 g po tid 调节肠道菌群;他克莫司谷浓度 10.38 ng/mL。术后第 6 天,持续注射用硝普钠微量泵泵入降压治疗,血压 148/107 mmHg,他克莫司谷浓度 12.78 ng/mL;加用注射用更昔洛韦 0.25 g ivgtt bid 抗病毒治疗;复方磺胺甲噁唑片 2 片 po bid,碳酸 氢钠片 1 g po bid 抗耶氏肺孢子菌感染;调整他克莫司用量为早 3 mg 晚 2.5 mg po 抗排斥治疗。术 后第 8 天,持续注射用硝普钠微量泵泵入降压治疗,钾 2.98 mmol/L,他克莫司谷浓度 11.96 ng/mL; 加用氯化钾缓释片 1 000 mg tid po 纠正低钾血症治疗,注射用甲泼尼龙琥珀酸钠 40 mg ivgtt qd 抗排 斥治疗;停用注射用更昔洛韦,改为更昔洛韦胶囊 0.5 g po tid。术后第 11 天,他克莫司谷浓度 12.01 ng/mL,调整他克莫司胶囊为 2.5 mg bid po。术后第 14 天,他克莫司谷浓度 11.77 ng/mL,调整 他克莫司用量为早 2.5 mg 晚 2 mg po 抗排斥治疗。术后第 18 天,他克莫司谷浓度 17.38 ng/mL,患者 一般情况可,准予出院。嘱患者出院后,调整他克莫司用量为早 2 mg 晚 1.5 mg po 抗排斥治疗。

出院诊断:①肾移植状态;②肾性高血压;③肾性贫血;④血液透析状态。

出院带药:厄贝沙坦/氢氯噻嗪片 1 片 po bid;特拉唑嗪胶囊 2 mg po bid;苯磺酸氨氯地平片 5 mg po bid;他克莫司胶囊早 2 mg 晚 1.5 mg po;五酯软胶囊 0.5 g po bid;琥珀酸美托洛尔缓释片 47.5 mg po bid;更昔洛韦胶囊 0.5 g po tid;艾司奥美拉唑镁肠溶胶囊 20 mg po bid;甲泼尼龙片 12 mg po qd;麦考酚钠肠溶片 0.54 g po q12h。

(三)药物治疗方案分析

1. **抗感染治疗分析**　根据《器官移植受者侵袭性真菌病临床诊疗技术规范》(2019 版)和《热 病》(第 50 版),肾移植受者侵袭性真菌病以假丝酵母菌为主,可使用卡泊芬净预防,应用复方磺胺 甲噁唑预防耶氏肺孢子菌感染。肾移植术后常见的细菌感染包括革兰氏染色阴性杆菌及阳性球 菌,且多为 MDR 细菌,可使用酶抑制剂复合制剂或碳青霉烯类覆盖常见病原菌。《器官移植受者巨 细胞病毒感染临床诊疗规范》(2019 版)指出,针对器官移植受者巨细胞病毒感染的预防,采取普遍 预防策略,可以口服缬更昔洛韦、口服或静脉滴注更昔洛韦预防 3 ~ 6 个月。

2. **免疫抑制治疗分析**　《器官移植免疫抑制剂临床应用技术规范》指出,采用免疫抑制剂联合 用药方案,利用免疫抑制剂协同作用,增加药物的免疫抑制效果,同时减少各种药物的剂量,降低其 不良反应。肾移植的免疫维持方案:CNI 类药物的肾毒性具有剂量依赖性,降低 CNI 用量而不完全 撤除可能成为一种较好的选择,既减轻了慢性肾毒性,又不至于让免疫抑制强度下降过多。目前减 量 CNI 免疫抑制方案包括两类:小剂量 CNI+mTORi+糖皮质激素;小剂量 CNI+MPA+糖皮质激素。

3. **降压治疗分析**　高血压是器官移植受者术后最常见的并发症之一,难治性高血压在肾移植 受者中最为常见,发生率可达 48%。该患者术前即长期存在高血压,其中术后免疫抑制剂的使用对 患者移植后高血压发病有重要影响;糖皮质激素也是导致移植后高血压的重要因素,移植后高血压 的治疗应根据移植器官、患者总体情况以及移植后的时机制订个体化方案。《2017 年美国成人高血 压预防、检测、评估和管理指南》中建议肾移植术后高血压患者首选钙通道阻滞剂,其他联合的常用 药物还包括利尿剂、β 受体拮抗药、外周 α 受体拮抗药、ACEI、ARB 等。降压药大部分经肝代谢,无 需调整剂量。该患者应用的降压药物均为指南推荐联合用药。

4. **其他治疗分析**　根据《预防性使用质子泵抑制剂及处方精简专家指导意见》和《质子泵抑制 剂临床应用指导原则》(2020 年版),患者具有大剂量使用糖皮质激素、复杂手术、持续高血压等潜 在危险因素,需要使用 PPI 来预防应激性黏膜病变(stess related mucosal disease,SRMD),控制胃内 pH 可使用常规剂量 PPI 静脉滴注,用药 3 ~ 7 d,待病情稳定后可逐渐停药。该患者使用艾司奥美拉唑 40 mg ivgtt qd 预防 SRMD 是合理的,且随着激素逐渐减量和病情好转后,及时停用了 PPI。

(四)药学监护

1. 有效性监护　监测体温、WBC、CRP、PCT 等炎症指标变化情况,观察是否有感染改善情况;监测每日血压变化情况;监测免疫抑制剂血药谷浓度,维持在正常值范围内。

2. 安全性监护

(1)注射用哌拉西林他唑巴坦钠:应用时常规做皮试,并在输注过程中密切监测有无过敏反应发生。

(2)注射用甲泼尼龙琥珀酸钠:常见不良反应有消化道溃疡、高血压、糖尿病、感染、体液潴留、低钾血症、骨质疏松症等;静脉滴注宜缓慢,不少于 30 min。

(3)他克莫司胶囊:常见不良反应有胃肠功能紊乱、肾功能异常、高血糖、高血压、震颤、头痛等。五酯软胶囊可以升高他克莫司的血药浓度,应定期监测他克莫司浓度,调整用药剂量。定期监测血压、血糖、肝肾功能。

(4)注射用醋酸卡泊芬净:主要不良反应为有过敏反应,包括皮疹、血管性水肿等,此外还有恶心、呕吐、腹泻、贫血、头痛、低钾血症、肝功能异常等不良反应。使用期间应监测肝功能。

(5)复方磺胺甲噁唑片:常见不良反应有过敏反应、白细胞减少、贫血、血小板减少、高胆红素血症、肝肾损害、恶心、呕吐、食欲缺乏、腹泻、头痛、乏力等,需注意监测。服用复方磺胺甲噁唑片应定期检查血常规、尿常规,以及肝肾功能;用药期间应多饮水,保持高尿流量;同服碳酸氢钠片,促进复方磺胺甲噁唑的排泄,以防出现结晶尿、血尿和管型尿。

(6)注射用艾司奥美拉唑钠:常见的不良反应有消化道反应,如腹痛、便秘、腹泻、腹胀、恶心、呕吐等和神经系统不良反应等。

(7)注射用硝普钠:硝普钠对于心脏前、后负荷的降低有着非常大的作用,既可以扩张动脉,也能扩张静脉,扩张静脉的作用要大于动脉,一定要密切关注血压和心率变化;使用时间不宜过长,有可能会产生硫氰化物,对人体有毒、有害,特别是患者有肝肾功能不全,容易造成毒物蓄积,诱发中毒,就一般疗程来讲,不建议超过半个月。硝普钠对光敏感,必须避光输注;用药过程中可出现恶心、呕吐、烦躁、肌肉痉挛、头痛、厌食、心悸、出汗、发热、皮疹等症状,可对症处理。

(8)特拉唑嗪胶囊:为减少特拉唑嗪胶囊首剂直立性低血压反应,开始用 1 mg,以后逐渐递增。可能引起口干、恶心、头痛、头晕、鼻塞、心悸、颜面潮红、乏力、眼睑水肿、视物模糊等。用药期间(每个剂量间隔的终末时)及服药后 2~3 h 应测量血压。停用本品一段时间后重新用药,仍应从小剂量开始服用。避免摄入具有拟交感作用(或其类似作用)的非处方镇咳药、感冒药或抗变态反应药。

(9)苯磺酸氨氯地平片:常见潮红、心悸、水肿;恶心、腹痛、眩晕、头痛、嗜睡、疲劳等不良反应,避免骤然停药。

(10)麦考酚钠肠溶片:常见不良反应为白细胞减少、贫血、血小板减少、高尿酸血症、低钾血症、低钙血症、高血压、头晕、头痛、腹泻、血肌酐升高、肝功能异常、关节痛、无力等,用药期间应注意监测肝肾功能、血常规。

3. 依从性监护　复方磺胺甲噁唑片、碳酸氢钠片、他克莫司胶囊、麦考酚钠肠溶片、特拉唑嗪胶囊、苯磺酸氨氯地平片、琥珀酸美托洛尔缓释片、五酯软胶囊遵医嘱规律服用。

(五)用药教育

1. 厄贝沙坦/氢氯噻嗪片　可空腹或进餐时服用,可有头晕、恶心、呕吐、排尿异常、疲劳等不良反应,用药期间应对血清钾、肌酐和尿酸定期监测。

2. 特拉唑嗪胶囊　初始剂及增加后第一剂都宜在睡前服,其他剂量均在清晨服用。患者在开始用药及增加剂量时应避免突然性姿势变化或行动,以防发生直立性低血压。如出现头晕、视觉改变、心悸,应告知医生。躺卧或坐立时缓慢起立可减少头晕。服首剂 24 h 及增加剂量后 12 h 内,或在停药时,应避免驾驶及操作机器。

3. 苯磺酸氨氯地平片　可空腹或与食物同服,应在每日同一时间用药。不得突然改变体位,以免出现直立性低血压。

4. 他克莫司胶囊　用温开水送服,在餐前 1 h 或餐后 2～3 h 空腹服用。用药期间勿食用葡萄柚或饮用葡萄柚汁。

5. 琥珀酸美托洛尔缓释片　服用期间注意头痛、头晕、心动过缓等不良反应的发生。应缓慢撤药,防止血压反跳。最好在早晨服用,可掰开服用,但不能咀嚼或压碎,服用时应该用至少半杯液体送服。不可随意停药。

6. 更昔洛韦胶囊　一天 3 次,进餐时服用。更昔洛韦可能会引起中性粒细胞减少和血小板减少,并易引起出血和感染,故用药期间应注意口腔卫生,应与食物同服。用药期间应定期进行全血细胞计数检查,并每 2 周进行血清肌酐或肌酐清除率的测定。需给予充足水分以减少药物毒性。如出现头痛、精神异常、皮疹、发热、恶心、异常出血或瘀斑、黑便等,应告知医生。

7. 艾司奥美拉唑肠溶胶囊　在早餐前 30 min 服用效果最好。不可咀嚼或倾出内容物。

8. 麦考酚钠肠溶片　早晚各服用 1 次,间隔 12 h,餐前 1 h 或餐后 2～3 h 空腹服用;整片吞服,不要碾碎、咀嚼或切割药片。

9. 甲泼尼龙片　每日早上服用 1 次,可与食物同服,减轻胃肠道刺激。

参考文献 ▶▶

[1] 中华医学会器官移植学分会. 实体器官移植术后感染诊疗技术规范(2019 版)——总论与细菌性肺炎[J]. 器官移植,2019,10(4):343-351.

[2] 陈佰义,何礼贤,胡必杰,等. 中国鲍曼不动杆菌感染诊治与防控专家共识[J]. 中华医学杂志,2012,92(2):76-85.

[3] 中国碳青霉烯耐药肠杆菌科细菌感染诊治与防控专家共识编写组,中国医药教育协会感染疾病专业委员会,中华医学会细菌感染与耐药防控专业委员会. 中国碳青霉烯耐药肠杆菌科细菌感染诊治与防控专家共识[J]. 中华医学杂志,2021,101(36):2850-2860.

[4] 陈文倩,张雷,张弋,等. 实体器官移植他克莫司个体化治疗专家共识[J]. 中国医院用药评价与分析,2021,21(12):1409-1424.

[5] 中华医学会器官移植学分会. 器官移植受者侵袭性真菌病临床诊疗技术规范(2019 版)[J]. 器官移植,2019,10(3):227-236.

[6] 唐晓丹,李光辉. 2016 年美国感染病学会曲霉病诊断处理实践指南[J]. 中国感染与化疗杂志,2017,17(4):456-462.

[7] 邓斐文. 实体器官移植术后真菌感染的防治[J]. 器官移植,2022,13(4):448-454.

[8] 陈莉萍. 实体器官移植术后隐球菌病的研究进展[J]. 器官移植,2018,9(1):9-15.

[9] MASCHMEYER G, HELWEG-LARSEN J, PAGANO L, et al. ECIL guidelines for treatment of Pneumocystis jirovecii pneumonia in non-HIV-infected haematology patients[J]. J Antimicrob Chemother,2016,71(9):2405-2413.

[10] 中华医学会器官移植学会. 中国实体器官移植术后高血压诊疗规范(2019 版)[J]. 器官移植,2019,10(2):112-121.

第七章　危重症医学相关疾病

危重症医学(critical care medicine)是研究任何损伤或疾病导致机体向死亡发展过程的特点和规律性,并根据这些特点和规律对重症患者进行治疗的学科。这些患者通常是以生命体征已经不稳定,或潜在不稳定的,一个或多个器官或系统功能受累,已经或潜在危及生命为主要特征。危重症医学是现代医学发展的产物。危重症医学在医疗机构中的表现形式是重症监护病房(intensive care unit,ICU)。患者之所以被收入ICU,是因为器官功能的稳定和生命支持已经成为疾病的主要矛盾方面,原发疾病或原来在专科所治疗的疾病已经转变成为导致危重症的原因。患者是个整体,疾病也是个整体,所以治疗也应该具有整体性。

危重症患者的治疗要与原发病因的控制相结合。ICU对危重症患者的治疗为原发病的治疗创造了时机和可能性。与此同时,其他专业对原发病的治疗又是危重症患者根本好转的基础。危重症医学专业与其他专业的有机结合也是ICU得以发展的关键之一。

第一节　休　克

一、疾病概述

(一)定义

休克是各种原因导致的全身有效循环血量明显下降,引起组织器官灌注不足,导致组织低氧以及器官功能障碍的临床病理生理过程。根据发生机制,休克可分为低血容量性、心源性、梗阻性或分布性四类。前三种为低动力型休克,第四种为高动力型休克。

(二)药物治疗原则

容量补充是低血压及休克治疗的基础,目标是增加有效循环血容量,从而增加心输出量。晶体、胶体、血制品均可用于休克补液。如果输注晶体、胶体或血制品仍无法达到或保证充足的氧供,应加用正性肌力药和/或升压药。

二、典型病例

(一)病例介绍

【患者基本情况】　患者女,65岁,身高158 cm,体重59.7 kg,急性生理和慢性健康状况Ⅱ评分

（APACHE-Ⅱ）评分 14 分。

【主诉】　车祸外伤 5 h。

【现病史】　患者 5 h 前步行被大卡车撞击,具体情况不详,被 120 送至当地医院,家属至医院时见患者意识清楚,诉右上臂疼痛,腰部疼痛,伴有头部出血,完善 CT 检查(未见),因病情危重,建议转至上级医院继续治疗。

【既往史】　既往血压偏低,具体不详,无高血压、心脏疾病病史,无糖尿病、脑血管疾病病史,无肝炎、结核、疟疾病史,预防接种史随社会计划免疫接种,数年前右下肢骨折行手术治疗,无输血史。

【用药史及药物不良反应史】　无。

【体格检查】　患者入院后出现血压下降,血压 60/30 mmHg,给予补液、去甲肾上腺素升压。上午 9 时患者神志清,精神差,心率 87 次/min,血压 121/55 mmHg(停用去甲肾上腺素),头颅可见大面积挫裂伤,已缝合,纱布覆盖。眼球无凸出、下陷、震颤、斜视。结膜苍白。右肺呼吸音略低,双肺呼吸音清,无干、湿啰音,无胸膜摩擦音。心前区无异常搏动,心率 105 次/min,律齐,心脉率一致,各瓣膜听诊区未闻及杂音,腹部无压痛、反跳痛。腹部柔软、无包块。肝肋缘下未触及,脾肋缘下未触及,Murphy 征阴性,左、右肾区无叩击痛,输尿管点无压痛,移动性浊音阴性,无液波震颤,肠鸣音正常,4 次/min,无过水声,无血管杂音。右上肢夹板固定,活动受限。余肢体活动自如。计算机体层血管成像(CTA)示主动脉夹层,入院当日已行支架置入术,手术过程顺利。

【辅助检查】　白细胞计数 14.30×10⁹/L,红细胞计数 3.13×10¹²/L,血红蛋白 99.8 g/L,血小板计数 151×10⁹/L,中性粒细胞百分数 88.5%,C 反应蛋白 2.50 mg/L,降钙素原 3.850 ng/mL,谷丙转氨酶 548 U/L,谷草转氨酶 967 U/L,肌酸激酶 2 040 U/L,肌酸激酶同工酶 117.2 U/L,乳酸脱氢酶 1 001 U/L,超敏肌钙蛋白 T 0.338 μg/L,N 端脑钠肽前体 630.9 pg/mL,凝血酶原时间 11.50 s,凝血酶原时间活动度 94.00%,国际标准化比值 1.04,活化部分凝血活酶时间 24.50 s,纤维蛋白原测定 1.34 g/L,凝血酶时间 18.70 s,D-二聚体 33.64 mg/L(DDU),纤维蛋白降解产物 228.74 mg/L。

【入院诊断】　①主动脉夹层;②失血性休克;腹腔血肿;③右侧肋骨骨折;④创伤性气胸;⑤头皮挫裂伤;⑥右上肢骨折;⑦鼻骨骨折;⑧消化道穿孔。

(二)药物治疗经过

患者入院后出现血压下降,60/30 mmHg,立即充分补液,去甲肾上腺素 2 μg/(min·kg)应用,待患者收缩压回升至 120 mmHg 左右停用去甲肾上腺素,并给予艾司洛尔+硝普钠微量泵入控制心率、血压。入院第 4 天患者心率尚可 86 次/min,停用艾司洛尔。医师联用依那普和硝普钠拉微量泵入降压,药师建议可三药联合降压,暂不停用艾司洛尔。未被采纳。入院第 14 天因患者血压难以控制 142/85 mmHg,又加用硝苯地平片和左旋氨氯地平片降压。

入院时患者 CT 提示双肺炎症,右侧肋骨骨折,创伤性气胸;白细胞计数 14.30×10⁹/L,中性粒细胞百分数 88.5%,降钙素原 3.850 ng/mL,给予哌拉西林他唑巴坦针 4.5 g q8h ivgtt,经验性抗感染治疗。病原学结果持续阴性,未调整抗感染方案。

转入前已给予患者止血带、包扎等方式止血,并给予抗纤维蛋白溶解类药物氨甲环酸。但出血未能控制,入院时有腹腔血肿,立即给予患者卡洛磺钠 120 mg ivgtt qd+尖吻蝮蛇血凝酶 1 IU q12h iv 止血,腔内血管外科会诊后考虑有主动脉夹层可能,立即增加尖吻蝮蛇血凝酶单次剂量为 2 U,给予患者 2 g 纤维蛋白原和 10 U 冷沉淀。入院当日行紧急介入手术,术后第 9 天停用卡络磺钠,第 14 天停用尖吻蝮蛇血凝酶。入院第 21 天患者出血风险有所降低,立即给予那屈肝素钙 4 100 IU qd ih 预防静脉血栓栓塞性疾病。

(三)药物治疗方案分析

1.血压管理　患者入院后出现血压下降,60/30 mmHg,立即给予补液,去甲肾上腺素

2 μg/(min·kg)应用,待患者收缩压回升至 120 mmHg 左右停用去甲肾上腺素,并给予艾司洛尔针+硝普钠针微量泵入控制心率、血压。《主动脉夹层诊断与治疗规范中国专家共识》建议:主动脉夹层初步治疗的原则是有效镇痛、控制心率(60~80 次/min)和血压(100~120 mmHg),减轻主动脉剪应力,降低主动脉破裂的风险。

入院第 4 天患者心率尚可 86 次/min,停用艾司洛尔,但患者血压高,单用硝普钠难以控制,根据《急性主动脉夹层合并冠心病的诊断与治疗策略中国专家共识》(2021 版),高血压是主动脉夹层患者术后死亡的主要危险因素。指南推荐,主动脉夹层患者出院后血压控制目标为 130/80 mmHg。鉴于中国患者较为年轻,专家委员会推荐的药物控制目标为血压 120/80 mmHg、心率 60~80 次/min。β 受体阻滞剂是主动脉夹层患者术后最常用的基础降压药物,其可能延缓残余夹层扩张、降低主动脉相关事件和改善患者远期生存率。另外,β 受体阻滞剂降压效果不佳时,可联用 ACEI、ARB、CCB 类等降压药物。医师联用依那普利微量泵入降压,药师建议可三药联合降压,暂不停用艾司洛尔,未被采纳。

入院第 14 天因患者血压难以控制 142/85 mmHg,又加用硝苯地平片和左旋氨氯地平片降压,两者同为钙通道阻滞剂,联合使用属重复用药,药师建议联合 β 受体阻滞剂。由于 CCB 扩张血管、降低血压,必然出现反射性交感神经激活,故应尽量使用长效制剂。左旋氨氯地平半衰期长、作用持续时间久,每日一次给药即可。硝苯地平片生物利用度低、波动大、半衰期短、清除率高,易引起反射性心动过速、心悸和头痛,对于该患者来说,药师不建议使用。意见被部分采纳,停用硝苯地平片,联合硝普钠微量泵入降压。

2. 补液和电解质 0.9%氯化钠注射液 500 mL ivgtt qd,琥珀酰明胶 20 g ivgtt qd,羟乙基淀粉 130/0.4 500 mL ivgtt st,悬浮红细胞 2 U ivgtt st,血浆 200 mL ivgtt st,白蛋白 20 mg ivgtt qd。10% 葡萄糖注射液 1 000 mL ivgtt st,10%氯化钾针 3 g ivgtt st,胰岛素针 32 IU ivgtt ST,钠钾镁钙葡萄糖针 500 mL ivgtt st。

3. 抗感染治疗 入院时患者 CT 提示双肺炎症,右侧肋骨骨折,创伤性气胸;白细胞计数 14.30×10^9/L,中性粒细胞百分数 88.5%,降钙素原 3.850 ng/mL,患者感染指标高可能因为社区获得性肺炎(community acquired pneumonia,CAP),也可能因外伤引起皮肤软组织感染继发血流感染。根据《热病》(第 48 版),多为混合感染病原体为:甲氧西林敏感的金黄色葡萄球菌(MSSA)和耐甲氧西林金黄色葡萄球菌(MRSA)、需氧和厌氧链球菌、肠杆菌科、产气荚膜梭菌、破伤风梭菌。结合车祸地点的流行病学,考虑 MRSA 的可能性低,且患者 C 反应蛋白指标正常,暂给予哌拉西林他唑巴坦 4.5 g ivgtt q8h,经验性抗感染治疗。

因病原学结果持续阴性,且患者体温、感染指标明显下降,证实目前抗感染方案有效。3月9日患者降钙素原下降至 0.098 ng/mL,但患者仍反复低热,故截至 3 月 18 日转出,未调整抗感染方案。

4. 抗凝治疗 转入前已给患者止血带、包扎等方式止血,并给予抗纤维蛋白溶解类药物氨甲环酸。但出血未能控制,入院时有腹腔血肿,立即给予患者卡络磺钠针 qd ivgtt 120 mg+尖吻蝮蛇血凝酶针 1 IU iv q12h 止血,请腔内血管外科会诊后考虑有主动脉夹层可能,完善检查 CTA 示主动脉夹层,立即增加尖吻蝮蛇血凝酶单次剂量为 2 U,给予患者 2 g 纤维蛋白原和 10 U 冷沉淀,该患者纤维蛋白原低,若主动脉夹层破裂可加重失血性休克危及生命,于入院当日行紧急介入手术,术后患者出血得到有效控制。入院第 2 天停用卡络磺钠,入院第 7 天停用尖吻蝮蛇血凝酶。入院第 4 天患者 D-二聚体高,综合评估该患者 VTE 风险高,但目前出血风险也高,暂时给予血必净针 q8h 微量泵泵入 50 mL,入院第 5 天给予丹参多酚酸盐针 0.2 g qd ivgtt,但患者的活化部分凝血酶时间(activated partial thromboplastin time,APTT)和 D-二聚体等凝血指标未见下降,入院第 13 天患者出血风险有所降低,立即给予那屈肝素钙 4 100 IU qd H 预防 VTE。

(四)药学监护

那曲肝素钙偶有血小板减少和血栓形成的报道。很难预测这类事件的发生,最好的预防措施是详细询问患者的病史,系统、定期地监测血小板计数。使用期间实验室监测凝血功能,转氨酶,血小板计数等与不良反应相关的实验室检查结果。对于使用那曲肝素钙的患者,同样有发生肝素诱导或与免疫有关的严重的血小板减少的危险,偶有血栓形成。这些情况通常发生在治疗的第5到第21天之间(最可能发生在第10天)。极少数患者可因使用普通肝素和低分子肝素在注射部位发生皮肤坏死。其先兆表现为发紫、浸润或疼痛性红斑,伴有或不伴有全身症状。如出现这种情况,应立即停药。皮下注射有可能在注射部位产生小的血肿。如果不按正确的注射方法进行操作,上述情况发生的可能性增高,发生的面积增大。在一些病例中可在注射部位产生硬的结节,这并不表示肝素包裹形成而是一种炎症反应。这些硬结节通常几天后消失,并不构成停药的理由。

硝苯地平(第一代)和左旋氨氯地平(第三代)同为钙通道阻滞剂,两者联合使用属重复用药,建议联合其他机制的降压药,因患者需控制心率,β受体阻滞剂是不错的选择。由于CCB扩张血管、降低血压。必然出现反射性交感神经激活,故应尽量使用长效制剂。左旋氨氯地平半衰期长、作用持续时间久,每日一次给药即可。硝苯地平片生物利用度低、波动大、半衰期短、清除率高,易引起反射性心动过速、心悸和头痛,对于该患者来说,药师不建议使用。意见被采纳。

(五)用药教育

转回当地医院后,建议继续抗感染治疗,降压治疗,注意控制血压在120/80 mmHg、心率60~80次/min。密切监测体温、感染指标、血常规、凝血功能及肝肾功能等。

第二节　脓毒症

一、疾病概述

(一)定义

2021年10月由欧洲重症医学会(ESICM)与美国重症医学会(SCCM)共同发布《拯救脓毒症运动:脓毒症与感染性休克治疗国际指南2021版》。新版指南将脓毒症定义为:机体因感染而失控的宿主反应所致的危及生命的器官功能障碍,定义涉及三个方面:感染、宿主反应、器官功能障碍。脓毒症是指因感染引起的宿主反应失调导致的危及生命的器官功能障碍。脓毒症休克定义为脓毒症合并严重的循环、细胞和代谢紊乱,其死亡风险较单纯脓毒症更高。

(二)药物治疗原则

1.抗感染药物　对脓毒症可能性高或可能有脓毒症休克的成人患者,建议立即使用抗菌药物,最好在识别后1 h内使用。对于脓毒症或脓毒症休克患者,推荐经验性使用可能覆盖所有病原体的抗菌药物。对MRSA感染高风险的成人脓毒症/脓毒症休克患者,建议使用能覆盖MRSA的经验性抗菌治疗药物。对多重耐药(MDR)高风险的成人脓毒症/脓毒症休克患者,建议联合使用两种不同类型的能覆盖革兰氏阴性菌的抗菌药物进行经验性治疗。一旦明确病原体和药敏试验结果,建议不再联合使用两种抗革兰氏阴性菌药物进行经验性治疗。对真菌感染高风险的成人脓毒症/脓毒症休克患者,建议经验性抗真菌治疗。

2.液体管理　对成人脓毒症/脓毒症休克患者,建议使用晶体液作为复苏的一线选择液体。对成人脓毒症/脓毒症休克患者,建议对接受大量晶体液复苏的患者使用白蛋白,而不是仅仅使用晶体液。推荐不使用淀粉进行复苏,建议不使用明胶进行复苏。脓毒症休克患者的液体复苏应尽早开始(BPS);对脓毒症所致的低灌注,推荐在拟诊为脓毒症休克起3 h内输注至少30 mL/kg的晶体溶液进行初始复苏;完成初始复苏后,评估血流动力学状态以指导下一步的液体使用。

3.血管活性药物 对于成人脓毒症休克患者,推荐使用去甲肾上腺素作为一线升压药物,而不是其他血管升压药。在无法获得去甲肾上腺素的情况下,可以使用肾上腺素或多巴胺作为替代品,但应特别注意有心律失常风险的患者。

4.糖皮质激素 对于成人脓毒症休克且需要持续血管升压药治疗的患者,建议静脉应用糖皮质激素,是指静脉注射氢化可的松,剂量为 200 mg/d,每 6 h 静脉注射 50 mg 或连续输注。在开始使用去甲肾上腺素或肾上腺素≥0.25 μg/(kg·min)后至少 4 h 应用。

5.静脉血栓(VTE)预防 对于成人脓毒症/脓毒症休克患者,推荐使用低分子肝素进行药物性 VTE 预防,除非存在禁忌证,并且建议不在药物预防基础上联合使用机械预防。

二、典型病例

(一)病例介绍

【患者基本情况】 患者男,44 岁,身高 176 cm,体重 67 kg。VTE 评分 4 分,高危。APACHE-Ⅱ评分 19 分。

【主诉】 腹胀 1 d,胸闷 6 h,意识障碍 3 h。

【现病史】 患者 1 d 前无明显诱因出现腹胀,无腹痛、恶心、呕吐、心慌、胸闷、发热。6 h 前腹胀加重,伴胸闷,无恶心、呕吐,在当地县人民医院于急诊科检查期间,突发意识障碍,无抽搐,无大小便失禁,收缩压维持在 60~70 mmHg,考虑"感染性休克",给予大量补液及升压药物应用,30 min 后意识恢复。3 h 前,再发意识障碍,呼之不应,血压下降,门诊以"感染性休克"收入院。

【既往史】 既往体健,无高血压、心脏疾病病史,无糖尿病、脑血管疾病病史,无肝炎、结核、疟疾病史,无手术、外伤、输血史,无食物、药物过敏史。

【用药史及药物不良反应史】 不详。

【体格检查】 T 38.2 ℃,P 104 次/min,R 26 次/min,BP 75/48 mmHg。发育正常,营养良好,体型匀称,神志昏迷,被动体位,查体不合作。腹膨隆,无腹壁静脉曲张,无胃肠型,无蠕动波,腹式呼吸消失。脐正常、无分泌物。腹部压痛、反跳痛。腹部腹肌紧张、无包块。肝肋缘下未触及,脾肋缘下未触及,Murphy 征阴性,左、右肾区无叩击痛,移动性浊音阴性,无液波震颤,肠鸣音消失。

【辅助检查】 血常规:白细胞计数 14.35×10⁹/L,血小板计数 12×10⁹/L,中性粒细胞百分数 98.1%。肾功能:尿素 22.82 mmol/L,肌酐 294 μmol/L,尿酸 463 μmol/L。肝功能:谷丙转氨酶 639 U/L,谷草转氨酶 503 U/L。凝血功能:凝血酶原时间 14.60 s,D-二聚体 37.08 mg/L,纤维蛋白原 8.42 g/L。感染指标:降钙素原 58.80 ng/mL,C 反应蛋白 409.60 mg/L。腹部彩超:肠梗阻。

【入院诊断】 ①脓毒血症、感染性休克;②肠梗阻;③多器官功能衰竭;④肝功能不全;⑤肾功能不全;⑥凝血功能障碍。

(二)药物治疗经过

排除其他因素后给予对症和对因治疗,主要为抗感染、升压、抑酸护胃、保肝、预防静脉血栓、营养支持、液体复苏及其他对症治疗。初始治疗方案为亚胺培南西司他丁 1 g ivgtt q8h、万古霉素 1 g ivgtt q12h 抗感染,去甲肾上腺素 9 mg qd 微量泵入升压,奥美拉唑 40 mg ivgtt qd 抑酸护胃,还原型谷胱甘肽 2.4 g ivgtt qd 保肝,那屈肝素钙 0.4 mL H qd 预防静脉血栓,氢化可的松 50 mg iv q6h,复方氨基酸 18AA(11.4%)250 mL+丙氨酰谷氨酰胺针 100 mL qd、中/长链脂肪乳针 250 mL ivgtt qd 等营养支持。患者住院第 2 天行手术解除肠道梗阻,第 3 天血培养出大肠埃希菌(ESBL+),复查降钙素原 24.32 ng/mL,C 反应蛋白 128.91 mg/L,血压基本正常,停用万古霉素、去甲肾上腺素,停肠外营养,改为肠内营养混悬液(SP)1 000 mL,qd 鼻饲,并继续其他治疗。住院第 7 天肠道功能明显改善,停肠内营养,改为流质饮食。至住院第 14 天患者谷丙转氨酶 24 U/L,谷草转氨酶 59 U/L。其他指标基本正常。转回当地医院继续治疗。

(三)药物治疗方案分析

根据《中国脓毒症/脓毒症休克急诊治疗指南》(2018 版),对于脓毒症或脓毒症休克患者,推荐经验使用可能覆盖所有病原体的抗菌药物。对于脓毒症休克早期处理,推荐经验性联合使用抗菌药物。患者考虑为肠梗阻导致肠道细菌移位引发感染性休克,肠道移位的病原体可能有革兰氏阴性菌、革兰氏阳性菌,因此,患者初始给予亚胺培南西司他丁联合万古霉素进行抗感染治疗是适宜的。对于成人脓毒症/脓毒症休克患者,推荐每日评估降阶梯的可能性,而不是使用固定的治疗疗程且不进行每日降阶梯的评估。该患者在感染体征及感染指标好转、血培养出大肠埃希菌(ESBL+)并获得药敏试验结果时具备降阶梯治疗的条件,药师建议降阶梯,调整为头孢哌酮舒巴坦或哌拉西林/他唑巴坦治疗,医师考虑患者脓毒症,多脏器功能损伤,已停用万古霉素,患者除大肠埃希菌外,还有感染其他院内多重耐药革兰氏阴性菌的风险,因此,使用亚胺培南西司他丁单药抗感染治疗直至出院。

对于成人脓毒症休克患者,《2021 年国际脓毒症和脓毒症休克管理指南》推荐使用去甲肾上腺素作为一线升压药物。

患者入院时转氨酶升高,考虑感染性休克导致的急性肝损伤。还原型谷胱甘肽是人类细胞质中自然合成的一种肽,可减轻由组织炎症造成的全身或局部低氧血症患者的组织损伤,从而保护肝功能。用于低氧血症、败血症初始剂量为 $1.5\ \mathrm{g/m^2}$ 静脉输注(该患者按体表面积计算约为 2.8 g)病情好转后的建议维持剂量 0.3~0.6 g qd 肌内注射。因此,初始方案选用还原型谷胱甘肽的剂量是适宜的,药师建议在治疗好转后及时地调整维持剂量,存在维持剂量偏大的问题。

质子泵抑制剂使用合理性分析:对于成人脓毒症/脓毒症休克患者,如果存在消化道出血的风险,建议进行应激性溃疡的预防。患者感染性休克、多脏器功能衰竭系由肠梗阻导致的菌群移位引起,存在应激性溃疡的高危因素,因此,初始使用奥美拉唑预防应激性溃疡是适宜的。

营养制剂使用合理性分析:患者入院时存在休克状态,血流动力学不稳定,肠外营养不能被组织利用,可能会加重内环境紊乱,因此,患者初始治疗方案使用肠外营养是不适宜的。此外,患者入院时营养供给不足,如单独使用氨基酸,组织会将输注的氨基酸直接氧化供能,造成氨基酸的浪费、加重肝肾代谢的负担,故使用氨基酸时应当联合足量非蛋白质热卡。丙氨酰谷氨酰胺原则上需用氨基酸作为溶剂,且溶解稀释体积比应达到 1∶5,复方氨基酸 18AA(11.4%)250 mL 没有达到 20 g(100 mL)丙氨酰谷氨酰胺的稀释溶剂体积要求。对于可以进行肠内营养的脓毒症/脓毒症休克患者,如肠道功能允许,建议早期(72 h 以内)启动肠内营养。该患者住院第 3 天肠梗阻解除,肠道功能改善,患者体重 67 kg,能量供给按 25~35 kcal/(kg·d)计算,应为 1 675~2 345 kcal/d,危重患者初期(一周内)可予以70% 低热卡供能为 1 172.5~1 641.5 kcal/d。患者使用 1 000 mL 肠内营养混悬液(SP)的供能约 1 000 kcal,可基本满足患者在应激期的能量需求,且说明书推荐首次接受肠内营养的患者从 1 000 mL qd 开始,可在 2~3 d 逐渐加量,以降低不良反应的发生率,因此肠内营养的使用是合理的。

糖皮质激素使用合理性分析:对于成人脓毒症休克且需要持续升压治疗的患者,建议静脉应用皮质激素,常规使用的是氢化可的松,剂量为 200 mg/d,每 6 h 静脉注射 50 mg 或持续输注。因此,氢化可的松的使用是合理的。

出院诊断:①脓毒血症,感染性休克;②肠梗阻;③中毒腹腔内高压,腹腔间隔室综合征;④多脏器功能衰竭;⑤呼吸衰竭,肺部感染;⑥消化道出血;⑦低蛋白血症。

(四)药学监护

1. 有效性监护　测量体温、脉搏、血压、呼吸变化情况;复查血常规、C 反应蛋白、降钙素等,观察感染指标变化;复查肝功能、肾功能、凝血功能,评估脏器功能。

2.安全性监护　亚胺培南西司他丁在使用过程中可出现癫痫、幻觉、感觉异常等神经系统不良反应,以及谷丙转氨酶、谷草转氨酶、碱性磷转酶和尿素氮升高等实验室检查异常等不良反应,长期使用还易致二重感染,需要定期进行监测。万古霉素针在使用时注意缓慢滴注,使用过程中可出现血尿素氮、血清肌酐升高等不良反应,多发生在与氨基糖苷类药物合用或原本患者有肾功能不全时,用药期间应注意定期进行监测尿常规、肾功能以及血药浓度。去甲肾上腺素泵注时注意避免药液外渗至组织中,以防止血管收缩导致的组织坏死,停药时应逐渐降低输注速率,同时静脉补液扩大血容量,直至停药,避免骤停导致血压降低。单瓶输注脂肪乳速度不宜过快,过快易导致发热、心悸、胸闷、皮疹等不良反应。滴注过程中血清甘油三酯也可能升高,需注意定期进行监测。

3.依从性监护　积极配合治疗,规律用药。

(五)用药教育

转回当地医院,建议继续抗感染、抑酸护胃、保肝、预防静脉血栓和肠内营养支持治疗。

第三节　急性呼吸窘迫综合征

一、疾病概述

(一)定义

急性呼吸窘迫综合征(acute respiratory distress syndrome,ARDS)是在严重感染、休克、创伤及烧伤等疾病过程中,肺毛细血管内皮细胞和肺上皮细胞炎症性损伤造成弥漫性肺泡损伤,导致的急性低氧性呼吸功能不全或衰竭的临床综合征。以肺容量减少、肺顺应性降低、严重的通气/血流比例失调为病理生理特征,临床上表现为进行性低氧血症和呼吸窘迫,肺部影像学上表现为非均一性的渗出性病变。急性肺损伤(acute lung injury,ALI)是ARDS的临床早期阶段,自2012年ARDS柏林标准推广以来,ALI被认为相当于轻度ARDS。

(二)药物治疗原则

去除或控制致病因素是ARDS治疗的基本前提,与此同时,调控炎症反应既是ARDS治疗的重要手段,也可能是控制ARDS、降低病死率的关键。长期以来,大量的研究试图应用糖皮质激素控制炎症反应,预防和治疗ARDS,但结果显示糖皮质激素的使用时机、使用剂量和受益患者目前还不确定。对于过敏原因导致的ARDS患者,早期应用糖皮质激素经验性治疗可能有效。据报道,西维来司他如果在肺损伤开始的早期给药是有效的。其他调控机体炎症反应的药物:环氧化酶抑制剂(布洛芬、吲哚美辛)、前列腺素 E_1、酮康唑、磷酸二酯酶抑制剂(己酮可可碱)、内毒素及细胞因子单克隆抗体(TNF、IL-1、IL-8等细胞因子单克隆抗体或受体拮抗剂IL-1ra)、重组人活化蛋白C和鱼油等对ARDS的治疗作用均不明确,需进一步临床研究证实。

二、典型病例

(一)病例介绍

【患者基本情况】　患者男,64岁,身高171 cm,体重73 kg,APACHE-Ⅱ评分12分。

【主诉】　(代)发热、咳嗽14 d,呼吸困难9 d,加重1 d。

【现病史】　患者14 d前无诱因发热、咳嗽,最高体温39 ℃,自行无法退热,伴膝关节疼痛,后去诊所就诊,给予输液、口服药(具体不详)治疗 3 d 后,体温下降至 37.4 ℃,9 d 前出现浑身乏力、呼吸困难症状,伴咳嗽、咳痰,体温正常。于当地县医院就诊,当地医院诊断为"重症肺炎"后,转至当地市医院进一步治疗,住院期间行 CT 检查示肺部感染进展(未见报告),给予面罩吸氧,使用"莫西沙星+哌拉西林他唑巴坦+更昔洛韦钠针"抗感染、抗病毒治疗。1 d 前出现呼吸困难加重,行气管插管呼吸机辅助呼吸治疗,现为进一步治疗以"①重症肺炎;②呼吸衰竭"收治入院。

【既往史】 既往体健,无高血压、心脏疾病病史,无糖尿病、脑血管疾病病史,无肝炎、结核、疟疾病史,预防接种史随社会计划免疫接种,无手术、外伤、输血史,无食物、药物过敏史。有吸烟史 20 余年,20 支/d,无饮酒史。

【用药史及药物不良反应史】 无。

【体格检查】 行气管插管呼吸机辅助呼吸,自发病以来,食欲差,睡眠差,大小便正常,精神欠佳,体重无减轻。

【辅助检查】 当地市医院住院期间行 CT 检查示肺部感染进展(未见报告)。血气分析:pH 值 7.40,二氧化碳分压 34.0 mmHg,氧分压 59.0 mmHg,钠 137.0 mmol/L,钾 5.6 mmol/L,钙离子 1.14 mmol/L,葡萄糖 10.8 mmol/L,乳酸 6.4 mmol/L。

【入院诊断】 ①重症肺炎;②Ⅰ型呼吸衰竭;③急性呼吸窘迫综合征;④脓毒血症;⑤感染性休克。

(二)药物治疗经过

初始经验性给予亚胺培南西司他丁 0.5 g ivgtt q6h 抗感染治疗。入院第 2 天患者体温正常,降钙素原 39.20 ng/mL,C 反应蛋白 223.70 mg/L,血培养:革兰氏阴性杆菌,调整抗感染方案为亚胺培南西司他丁 0.5 g ivgtt q6h 联合多黏菌素 75WIU ivgtt q12h,用药 3 d 后患者血培养提示:泛耐药的鲍曼不动杆菌。降钙素原 14.52 ng/mL,C 反应蛋白>100 mg/L,调整抗感染方案为替加环素负荷剂量:200 mg ivgtt q12h,维持剂量:100 mg ivgtt q12h。亚胺培南西司他丁 1 g ivgtt q8h 联合头孢哌酮舒巴坦 3 g ivgtt q6h。

羟乙基淀粉注射液 500 mg qd ivgtt,人血白蛋白 20 g qd ivgtt。入院第 2 天,患者 V-VECMO 联合呼吸机辅助治疗,保证组织灌注情况下尽量利尿,减轻肺水肿,间断肺复张,每天监测痰液性状,肺部体征及 DR 变化。加用呋塞米注射液 20 mg st iv。

去甲肾上腺素注射液 18 mg st 微量泵泵入,去甲肾上腺素 1.0 μg/(kg·min)(第 2 天),去甲肾上腺素 0.4 μg/(kg·min)(第 3 天),去甲肾上腺素 0.4 μg/(kg·min)(第 4 天),去甲肾上腺素 0.15 μg/(kg·min)(第 5 天),去甲肾上腺素 0.25 μg/(kg·min)(第 6 天),去甲肾上腺素 0.15 μg/(kg·min)(第 7 天)。特利加压素 1 mg st 微量泵泵入。

奥美拉唑注射液 40 mg ivgtt q8h。氢化可的松琥珀酸钠注射液 100 mg q12h 微量泵泵入,西维来司他钠 0.3 g qd 微量泵泵入。溴己新注射液 4 mg ivgtt q8h,注射用氨溴索 120 mg ivgtt q12h。

(三)药物治疗方案分析

患者初始抗感染方案为亚胺培南西司他丁。第 2 天体温正常,降钙素原 39.20 ng/mL,C 反应蛋白 223.70 mg/L,血培养报阳:革兰氏阴性杆菌,抗感染治疗加用多黏菌素,联合抗感染治疗,继续观察体温及感染指标变化。第 4 天血培养结果显示:泛耐药的鲍曼不动杆菌,调整抗感染方案为替加环素,亚胺培南西司他丁联合头孢哌酮舒巴坦。《中国鲍曼不动杆菌感染诊治与防控专家共识》(2012 版)指出,含舒巴坦的复合制剂对不动杆菌具有良好的抗菌活性,舒巴坦的最大剂量 4.0 g/d,对多重耐药鲍曼不动杆菌(MDRAB)感染国外推荐可增加至 6.0 g/d,甚至 8.0 g/d,分 3~4 次给药。头孢哌酮与舒巴坦在体外对不动杆菌存在协同抗菌活性,国内将其作为不动杆菌感染重要的治疗药物。根据药敏试验结果可以联合碳青霉烯、替加环素、多黏菌素等。患者无基础病,有吸烟史,外院选择的抗菌药物对鲍曼不动杆菌耐药率高治疗效果不佳,调整为碳青霉烯联合多黏菌素抗感染方案治疗后降钙素原呈下降趋势。

给予羟乙基淀粉注射液 500 mg ivgtt qd,人血白蛋白 20 g ivgtt qd 补液。加用呋塞米注射液 20 mg iv st 脱水进行液体管理对于该患者休克和 ARDS 的治疗都是积极的。患者第 1 天液体正平衡 1 614 mL,乳酸较前下降,血管活性药物较前下调,保证组织灌注情况下脱水,监测器官功能。24 h 出入量:入量 3 634 mL,出量 2 010 mL(第 2 天);入量 4 071 mL,出量 6 800 mL(第 3 天);入量 4 288 mL,出量 6 800 mL(第 4 天);入量 5 023 mL,出量 5 500 mL(第 5 天);入量 3 789 mL,出量 5 150 mL(第 6 天);入量 4 718 mL,出量 4 000 mL(第 7 天)。《急性肺损伤/急性呼吸窘迫综合征诊断和治疗指南》(2006 版)指出液体管理在 ARDS 至关重要。高通透性肺水肿是 ARDS 的病理生理特征,肺水肿的程度与 ARDS 的预后呈正相关。因此,通过积极的液体管理,改善 ARDS 患者的肺水肿具有重要的临床意义。研究显示液体负平衡与感染性休克患者病死率的降低显著相关,且对于创伤导致的 ARDS 患者,液体正平衡使患者病死率明显增加。应用利尿剂减轻肺水肿可能改善肺部病理情况,缩短机械通气时间,进而减少呼吸机相关肺炎等并发症的发生。但是利尿减轻肺水肿的过程可能会导致心输出量下降,器官灌注不足。因此,ARDS 患者的液体管理必须考虑到二者的平衡,必须在保证脏器灌注前提下进行。《中国急诊重症肺炎临床实践专家共识》(2016 版)指出在合并脓毒症尤其需要液体复苏时,可考虑应用白蛋白作为液体复苏的治疗手段之一。

《中国急诊重症肺炎临床实践专家共识》(2016 版)指出合并感染性休克的重症社区获得性肺炎患者荟萃分析表明,糖皮质激素能降低合并感染性休克 CAP 患者的病死率。因此,建议合并感染性休克的 CAP 患者可遵循感染性休克的处理原则,适量短程使用小剂量糖皮质激素。《急性肺损伤/急性呼吸窘迫综合征诊断和治疗指南》(2006 版)亦指出全身和局部的炎症反应是 ARDS 发生和发展的重要机制,研究显示血浆和肺泡灌洗液中的炎症因子浓度升高与 ARDS 病死率成正相关。长期以来,大量的研究试图应用糖皮质激素控制炎症反应,预防和治疗 ARDS。早期的 3 项多中心 RCT 研究观察了大剂量糖皮质激素对 ARDS 的预防和早期治疗作用,结果糖皮质激素既不能预防 ARDS 的发生,又对早期 ARDS 没有治疗作用。但对于过敏原因导致的 ARDS 患者,早期应用糖皮质激素经验性治疗可能有效。此外感染性休克并发 ARDS 的患者,如合并有肾上腺皮质功能不全,可考虑应用替代剂量的糖皮质激素。合并感染性休克并发 ARDS 的 CAP 患者可以考虑适量短程使用小剂量糖皮质激素。该患者选择的是小剂量的注射用氢化可的松琥珀酸钠 100 mg q8h 微量泵泵入。氢化可的松是一种短效的糖皮质激素药物,半衰期($t_{1/2}$)1.3～1.9 h,蛋白结合率 75%～96%,总清除率(CL)21～30 L/h。在肝脏中代谢灭活,只有少量皮质醇从尿中排出,其他代谢产物以葡萄糖醛酸结合或硫酸酯形式从肾脏排出。选择短效糖皮质激素起效迅速,可以根据患者的病情及时调整剂量,发挥疗效。中性粒细胞弹性蛋白酶抑制剂西维来司他钠的适应证是用于改善全身炎性反应综合征的急性肺损伤/急性呼吸窘迫综合征。有研究显示西维来司他钠可以通过多种途径发挥肺保护作用,能显著降低支气管肺泡灌洗液中促炎细胞因子的水平,提高细菌清除率。目前,样本量最大(4 276 例)的回顾性研究显示,在入院 7 d 内接受西维来司他钠治疗的 ARDS 患者,90 d 病死风险下降 17%。基于上述研究结果,建议合并全身炎性反应综合征(systemic inflammatory response syndrome,SIRS)的 ARDS 患者在标准治疗基础上早期应用西维来司他钠。Ⅲ期临床研究显示,西维来司他钠可使合并 SIRS 的 ARDS 患者的机械通气时间和 ICU 住院时间分别缩短 2.0 d 和 1.8 d。全身和局部的炎症反应是 ARDS 发生和发展的重要机制,疾病早期给予小剂量激素和西维来司他钠可以调控炎症反应,对于改善患者 ARDS 的炎性反应有积极的治疗作用。

患者治疗 7 d 后,应家属要求转回当地医院继续抗感染治疗。出院诊断:①血流感染(鲍曼不动杆菌);②感染性休克;③重症肺炎;④急性呼吸窘迫综合征。

(四)药学监护

2021 年不动杆菌属对头孢哌酮舒巴坦、阿米卡星、左氧氟沙星和头孢吡肟的耐药率分别为 48.8%、49.6%、56% 和 62.6%，对其他抗菌药物的耐药率均>65%，对多黏菌素 B、黏菌素和替加环素的敏感率均>97%，耐碳青霉烯鲍曼不动杆菌对头孢哌酮舒巴坦的耐药率为 73.1%，仅对多黏菌素 B、黏菌素和替加环素敏感，耐药率分别为 0.5%、0.9% 和 3.6%。亚胺培南西司他丁应根据肾功能调整给药剂量，在原本患有癫痫等中枢神经系统疾病及肾功能减退患者未减量用药，可能会导致严重中枢神经系统不良反应发生。患者肾功能正常，所以给予常规推荐剂量。碳青霉烯类药物属于时间依赖性且抗菌作用持续较长的抗菌药物，可通过增加日剂量或延长滴注时间，优化 PK/PD 参数，提高抗菌效力。头孢哌酮舒巴坦中的头孢哌酮是肝、肾双通道代谢的药物，但舒巴坦主要经肾清除，普通患者舒巴坦的最大日剂量不超过 4 g。本重症患者肾功能正常，舒巴坦的最大日剂量不超过 8 g。多黏菌素 B 引起的肾毒性的患者通常会出现尿崩症、细胞性皮炎和氮质血症，因此，出现尿量的减少和 BUN(血尿素氮)的上升指征时应停止用药。ARDS 患者给予镇静和神经肌肉阻滞能通过改善人机同步，并提供较高水平的呼吸支持改善气体交换。多黏菌素 B 的神经毒性可能会导致神经肌肉阻滞引起的呼吸系统瘫痪，尤其是在麻醉剂和/或肌肉松弛药之后马上给予多黏菌素 B 时，因此应注意此类药物相互作用。替加环素治疗的患者可能总胆红素浓度，凝血酶原时间和转氨酶升高。在替加环素治疗期间如果出现肝功能结果异常，应监测肝功能恶化的证据，并评估继续替加环素治疗的风险/益处。停药后可能会发生肝功能障碍。替加环素可能会导致发生包括致命病例在内的急性胰腺炎，如果怀疑患有胰腺炎，应考虑停止使用替加环素治疗。在替加环素治疗时需获得基线血凝参数，包括纤维蛋白原，并继续定期监测是否有低纤维蛋白原血症不良反应的发生。第 4 天调整抗感染方案后，第 7 天降钙素原 3.68 ng/mL，C 反应蛋白 22.4 mg/L，显示治疗有效。但广谱抗菌药物联合抗感染方案，可能会导致不敏感的微生物过度生长，包括真菌。用药期间需要持续评估抗感染治疗效果，感染好转后降阶梯，控制用药疗程。如果发生了二重感染，应立即采取适当的治疗措施。

西维来司他钠建议在发病后 24～72 h 内开始使用。使用方法：根据患者体质量，将 24 h 剂量(4.8 mg/kg)用 250～500 mL 0.9%氯化钠注射液稀释，此患者计算出的剂量为 350 mg/d，由于药品是 0.1 g 每支，所以给药剂量最终确定为 0.3 g/d。将 24 h 剂量西维来司他钠(4.8 mg/kg)用生理盐水溶解，采用 50 mL 注射器吸取药液并补充至总体积 48 mL，用静脉滴注微量泵设置给药流率为 2 mL/h，24 h 恒速输注完毕，最长给药疗程 14 d。

(五)用药教育

患者出院后转回当地医院继续抗感染治疗，建议定期复查肺部 CT，感染相关实验室检查，痰或肺泡灌洗液培养，持续监测进行肝、肾功能，凝血功能等。

第四节 重症肺炎

一、疾病概述

(一)定义

重症肺炎(severe pneumonia,SP)是因不同病因、不同病原菌、在不同场合所导致的肺组织(细支气管、肺泡、间质)炎症，有着相似或相同的病理生理过程，发展到一定阶段，恶化加重，引起器官功能障碍，甚至危及生命的疾病。社区获得性肺炎(community acquired pneumonia,CAP)、医院获得性肺炎(hospital acquired pneumonia, HAP)、健康护理(医疗)相关性肺炎(health care - associated pneumonia, HCAP)和呼吸机相关性肺炎(ventilator associated pneumonia, VAP)均可引起重症肺炎,会导致严重的并发症,加重医疗经济负担。

(二)药物治疗原则

1.抗感染治疗 对于重症肺炎患者,早期、适当、充分、广谱的抗感染治疗是挽救其生命的最基本措施。在留取病原学标本后根据患者患病环境及基础疾病情况,快速评估患者的可能致病菌,并结合当地或医院的流行病学特征,在初始诊断的 4 h 内给予广谱强效的抗菌药物,原则上要求应用静脉给药方式。若考虑为多重耐药(multidrug resistant, MDR)菌感染应联合用药,并在初始治疗后 48~72 h 对病情及诊断进行评估,根据临床症状的改善情况及相关病原学结果调整下一步治疗。

2.液体复苏 对于已经出现感染性休克及脏器灌注不足的患者,应积极液体复苏,但对于无呼气末正压支持的心功能不全患者,过多补液可能加重肺水肿,进一步造成氧合下降,补液应慎重。

3.营养支持 重症肺炎患者血流动力学不稳定时,处于高应激状态,无法耐受静脉营养及肠内营养,早期多无法进行充足的营养支持;患者休克复苏后呼吸循环稳定时,应尽早进行营养支持,如无禁忌证,提倡首选肠内营养。

二、典型病例

(一)病例介绍

【患者基本情况】 患者女,68 岁,身高 160 cm,体重 57.5 kg,BMI 22.4 kg/m²,APACHE-Ⅱ评分 18 分。

【主诉】 发热伴呼吸困难 3 d,急性加重 4 h。

【现病史】 患者 3 d 前无明显诱因出现发热,热峰 37.5 ℃,伴胸闷、喘息、呼吸困难、咳嗽、咳痰,白色黏痰,量不大,夜间加重,无胸痛、咯血、腹痛、尿频、尿急、尿痛、意识障碍等不适,遂入住某院查胸部 CT:双肺感染,双侧胸腔积液。诊断:肺部感染。给予抗感染、解痉、平喘等治疗,4 h 前呼吸困难加重,急转我院,转运途中心电监护示呼吸频率 32 次/min,指脉氧示 68%。急诊以"呼吸困难查因"收住院。自发病以来,食欲缺乏,睡眠欠佳,大小便正常,精神差,体重无减轻。

【既往史】 高血压史 2 年,口服降压药治疗,血压控制可。高脂血症病史半年,口服降脂药治疗。脑梗死病史 2 个月,无后遗症,现无口服药物。无肝炎、结核、疟疾病史,预防接种史随社会计划免疫接种,无手术、外伤、输血史。

【用药史及药物不良反应史】 苯磺酸氨氯地平片 5 mg po qd,长期服用;阿托伐他汀钙片 40 mg po qd 长期服用;入院前于外院应用"头孢曲松",剂量不详;无药物不良反应史。

【体格检查】 T 37.9 ℃,P 104 次/min,R 22 次/min,BP 115/78 mmHg。

【辅助检查】 血常规:白细胞计数 10.47×10⁹/L,中性粒细胞百分数 78.7%,中性粒细胞绝对值 7.41×10⁹/L。血气分析:二氧化碳分压 30 mmHg,氧分压 76 mmHg。感染指标:降钙素原 0.66 ng/mL;C 反应蛋白 127.2 mg/L。胸部 CT 示:重症肺炎、双侧胸腔积液。

【入院诊断】 ①重症肺炎;②双侧胸腔积液;③高血压;④高脂血症。

(二)药物治疗经过

对因和对症治疗,主要为抗感染、平喘、化痰、营养支持及机械通气等。初始治疗方案为哌拉西林/他唑巴坦 4.5 g ivgtt q12h、左氧氟沙星针 0.6 g ivgtt qd 联合抗感染治疗。多索茶碱 0.3 g qd 微量泵入,平喘。氨溴索 30 mg tid 雾化吸入,溴己新 4 mg ivgtt tid 化痰。肠内营养混悬液(TPF)1 000 mL po qd 营养支持。住院第 4 天体温正常,降钙素原、C 反应蛋白等感染指标下降,痰培养结果为铜绿假单胞菌(非耐药株),停氨溴索、左氧氟沙星,肠内营养混悬液改为 2 000 mL po qd,继续其他药物治疗。住院第 9 天感染指标接近正常,复查胸部 CT 明显好转,停多索茶碱、肠内营养混悬液,继续抗感染、化痰治疗。住院第 14 天好转出院。

(三)药物治疗方案分析

患者 C 反应蛋白、降钙素原等感染指标显著升高,存在细菌感染。该患者年龄>65 岁,近期有住院史,经第三代头孢菌素类抗菌药物头孢曲松治疗无效,存在铜绿假单胞菌感染风险,《中国急诊重症肺炎临床实践专家共识》(2016 版)指出,在重症肺炎致病菌未能明确时,推荐广谱抗菌药物治疗,对于需要入住 ICU 的社区获得性肺炎患者,如合并铜绿假单胞菌感染高危因素,推荐对肺炎链球菌和铜绿假单胞菌都有活性的 β-内酰胺类药物联合环丙沙星或左氧氟沙星。因此,患者初始使用哌拉西林/他唑巴坦联合左氧氟沙星是合理的。住院第 4 天痰培养为铜绿假单胞菌(非耐药株),结合感染指标变化,可暂考虑为致病菌,此时停用左氧氟沙星以减少抗菌药物联合,有利于减少细菌耐药并降低患者的治疗费用,因此,也是合理的。

患者肺部感染导致呼吸困难、气喘,存在使用平喘药的指征。多索茶碱针是一种支气管扩张剂,说明书推荐 0.3 g qd,缓慢静脉滴注,因此,多索茶碱的使用是合理的。

氨溴索为黏液溶解药,可减少黏液腺分泌,降低痰液黏度,促进肺表面活性物质的分泌,增加支气管纤毛运动,使黏液易于咳出。氨溴索适用于伴有痰液分泌不正常及排痰功能不良的急性、慢性肺部疾病,氨溴索为溴己新在人体内的活性代谢产物,其作用机制相同,联合属于重复用药,故保留两者之一使用即可。

营养制剂合理性分析:早期肠内营养可维持肠道黏膜完整性,并防止细菌移位和器官功能障碍。重症患者应当以低热卡渐进性喂养。该患者体重 57.5 kg,能量供给以 25 ~ 35 kcal/(kg·d)计算,应为 1 437 ~ 2 012 kcal/d,危重患者初期(一周内)可予以 70% 低热卡供能为 1 005.9 ~ 1 408.4 kcal/d。患者使用 1 000 mL 肠内营养混悬液(TPF)的供能约 1 000 kcal,可基本满足患者在应激期的能量需求,且说明书推荐首次接受肠内营养的患者从 1 000 mL po qd 开始,可在 2 ~ 3 d 逐渐加量,以降低不良反应的发生率,因此肠内营养的使用是合理的。

(四)药学监护

测量体温、脉搏、血压、呼吸等变化情况;复查血常规、C 反应蛋白、降钙素等;复查胸部 CT。哌拉西林/他唑巴坦为青霉素类药物,皮试阴性后方可使用。对于皮试阴性的患者,该药亦有发生 IV 型变态反应的风险,用药过程中应当密切观察,警惕严重过敏反应的发生,同时关注伪膜性肠炎、凝血功能异常、肾功能损害等不良反应。左氧氟沙星常见不良反应有恶心、腹泻、头晕、头痛等,严重者可能需要停药。此外,左氧氟沙星还可能导致 QT 间期延长,用药过程需要特别关注,避免与其他能延长 QT 间期的药物联用。多索茶碱可能引起恶心、呕吐、头痛、心动过速等,如过量使用或滴速过快还会出现严重心律不齐、阵发性痉挛等,且个体差异较大,因此要根据患者的病情变化选择最佳剂量和用药方法,并监测血药浓度。肠内营养混悬液(TPF)最常见的不良反应为恶心、呕吐或腹泻等消化道刺激症状,通常需要减少剂量或少量多次给药,使用过程要密切观察。

(五)用药教育

氨氯地平片每次 1 片(5 mg),每早口服。服药期间可能出现肢端水肿、面部潮红、心悸、头晕等症状,如症状严重及时与医师或药师联系。阿托伐他汀钙片每次 1 片(20 mg),每晚口服。服药期间如出现不明原因的肌肉痛或无力时,需要及时报告医师或药师。在服用其他任何药物前,注意咨询医师或药师,不可自行服用其它药物。定期监测血压、血脂、肝功能等,如有异常波动及时来院复诊。多食水果蔬菜,适量食用肉、蛋、奶等,适量运动。

第五节 多发伤

一、疾病概述

(一)定义

由一个致病因素导致的两个或两个以上解剖部位同时发生的创伤(如头、胸、腹等),且至少有一个部位的创伤可能威胁生命,将这类创伤称为多发性创伤。

(二)药物治疗原则

多发创伤的救治,早期集中在抢救生命、复苏;中期旨在确定性手术、防治多器官功能衰竭和感染;后期主要进行矫正、治疗各种后遗症、畸形和康复。早期进行"限制性复苏",控制出血后再进行积极充分的液体复苏,这个过程一般都是在 ICU 中进行。涉及的治疗药物有止血药、PPI、电解质、晶体液、胶体液和抗感染药物。

二、典型病例

(一)病例介绍

【患者基本情况】 患者女,16 岁,身高 163 cm,体重 55.2 kg,APACHE-Ⅱ评分 8 分。

【主诉】 外伤后全身多处疼痛 5 d(代)。

【现病史】 患者 5 d 前外伤后导致全身多处疼痛,尤以腰腹部为著,无意识障碍,无恶心、呕吐,四肢活动可,路人急拨 120 接入某医院住院治疗(具体诊断及治疗不详),因效果差转至某医院治疗,行 CT:两侧胸腔积液,肺内少许渗出性病变,腹盆腔积液,腹盆腔游离气体,消化道破裂,右肾周积液、积气,提示部分椎体骨折。行腹部手术治疗(具体不详),住院期间曾出现发热,具体热度不详,因病情危重转至我院治疗,急诊以"多发伤;十二指肠破裂置管术后"收入 ICU。自发病来神志清,精神差,大便未排,小便量可。

【既往史】 既往体健,无高血压、心脏疾病病史,无糖尿病、脑血管疾病病史,无肝炎、结核、疟疾病史,预防接种史随社会计划免疫接种,3 年前曾因阑尾炎行手术治疗(具体不详),2018 年曾因右脚踝外伤行手术治疗,具体不详。输血史不详,无食物、药物过敏史。

【用药史及药物不良反应史】 无。

【体格检查】 神志清楚,被动体位,双侧瞳孔等大等圆,对光反射灵敏,头、颈、胸部固定、活动障碍,胸部放置胸腔引流管,引流通畅,可引流黄色混浊液体。四肢深浅感觉无异常、双下肢及右上肢活动障碍。

【辅助检查】 真菌 D 葡聚糖<10.00 pg/Ml,白细胞计数 5.08×10^9/L,红细胞计数 2.62×10^{12}/L,血红蛋白 82.8 g/L,血小板计数 151×10^9/L,中性粒细胞百分数 76.5%,纤维蛋白原测定 4.39 g/L,D-二聚体 4.66 mg/L,纤维蛋白降解产物 37.08 mg/L,尿素 4.96 mmol/L,肌酐 45 μmol/L,谷丙转氨酶 39 U/L,谷草转氨酶 67 U/L,总蛋白 45.2 g/L,白蛋白 24.9 g/L,肌酸激酶 1 110 U/L,肌酸激酶同工酶 13.4 U/L,N 端脑钠肽前体 1 711.0 pg/mL,降钙素原 2.350 ng/mL,C 反应蛋白 300.90 mg/L。彩超:平卧位腹腔探查,下腹腔肠间隙可见深约 22 mm 不规则液性暗区。诊断意见:腹水,双侧附件区未见明显异常回声团块。宫腔积液。右肾集合系统分离。肝胆胰脾未见明显异常;心脏彩超:EF 62%。彩色多普勒血流成像(CDFI):①房室水平未见明显分流。②各瓣口未见异常血流信号。诊

断意见:心内结构及功能未见明显异常;双侧胸腔未见积液。行 CT:①"十二指肠穿孔"引流管置入术后改变,腹腔内结构紊乱,腹盆腔积液、积气,请结合临床评估;②左侧第 11 肋骨、$L_2 \sim L_4$ 棘突骨折,$L_3 \sim S_1$ 双侧横突骨折;③双肺下叶渗出性改变;④双侧胸腔积液。

【入院诊断】 多发伤、十二指肠穿孔引流管置入术后。

(二)药物治疗经过

生长抑素针 2 mg 微量泵泵入 q8h,艾司奥美拉唑针 40 mg iv q12h,亚胺培南西司他丁针 0.5 g ivgtt q6h,人血白蛋白 20 g ivgtt qd,那屈肝素钙针 4 100 IU H qd。患者在第 3 天血红蛋白 67.1 g/L,82.8 g/L(第 2 天),85.9 g/L(第 2 天),不排除出血的可能性,暂停使用那曲肝素钙,给予输注悬浮红细胞 4 U、冰冻血浆 400 mL。

(三)药物治疗方案分析

多发伤患者感染是常见的临床症状和术后的并发症,严重时可威胁到患者的生命。本病例就是一例因多发外伤合并腹部感染并发脓毒症的患者。腹腔感染(intra-abdominal infection,IAI)是腹部外科常见病,可继发于消化道的穿孔、坏死与坏疽,如胃十二指肠消化性溃疡穿孔、胃肠道肿瘤因梗阻和放化疗合并的穿孔。成人 IAI 分为社区获得性腹腔感染(community-acquired intraabdominalinfection,CA-IAI)及医疗机构或医院获得性腹腔感染(healthcare-or hospital-associated intraabdominal infection,HA-IAI)。满足以下条件者,可视为 HA-IAI:既往 90 d 内至少住院治疗48 h 者;既往 30 d 期间在护理机构或长期看护机构内居住者;之前 30 d 内接受过静脉给药治疗、伤口处理或器官移植者;既往 90 d 内已接受了数日的广谱抗菌药物治疗者;发生术后感染者;已知存在耐药病原体定植或感染者。此患者属于 HA—IAI,《中国腹腔感染诊治指南》(2019 版)推荐对于 HA-IAI 患者,推荐经验性抗感染治疗的单一用药选用亚胺培南西司他丁、美罗培南等碳青霉烯类药物(中等质量证据,强烈推荐),联合用药方案选用头孢吡肟、头孢他啶等三代头孢菌素联合硝基咪唑类药物(中等质量证据,强烈推荐),因此,选择亚胺培南西司他丁单药经验性抗感染治疗。同时,完善血、腹腔引流液等生物样本送检培养,结果均为阴性。治疗 5 d 后白细胞计数 14.31×10^9/L,红细胞计数 4.14×10^{12}/L,血红蛋白 128.2 g/L,血小板计数 479×10^9/L,中性粒细胞百分数 87.3%,凝血酶时间 14.80 s,D-二聚体 2.70 mg/L,纤维蛋白降解产物 19.19 mg/L,降钙素原 0.373 ng/mL,C 反应蛋白 52.90 mg/L,感染相关体征和实验室检查指标均有好转。

多发伤患者往往还伴随着出血与凝血功能的异常,应严密监测患者的出血和凝血指标。液体复苏时大量输血及输液,致使血小板及凝血因子被稀释。凝血因子的稀释是外伤患者凝血功能障碍的主要原因之一。晶体液输注对凝血功能的影响在数学模型、体外实验和人体志愿者试验中均已被证实。胶体液输注可以影响血凝块的形成及其稳定性。浓缩红细胞输注稀释凝血因子,影响血凝块的稳定性。在输注红细胞的同时应注意补充新鲜血浆、冷沉淀及血小板,或者输注全血。同时,严重外伤可造成患者低体温、酸中毒和凝血功能障碍。体温过低和酸中毒又可以通过不同的机制影响凝血过程。体温过低主要抑制凝血过程的起始阶段,而酸中毒严重抑制凝血酶的形成。同样,低体温、酸中毒还通过不同机制影响 Fib 的新陈代谢。体温过低抑制 Fib 合成,而酸中毒加速 Fib 的降解,导致 Fib 不足。严重外伤时机体启动炎症反应和免疫反应机制,导致全身炎症反应综合征和多器官功能障碍综合征(multiple organ dysfunction syndrome,MODS)。炎症反应和凝血系统相互促进,相互影响。机体释放炎症介质引起机体炎症反应,持续激活凝血因子,启动凝血过程,最终导致凝血功能紊乱的发生。综上所述,严重外伤时应严密监测血小板计数和凝血功能指标如凝血酶原时间、活化部分凝血活酶时间、凝血酶时间的变化。及时补充血小板和凝血因子,改善严重外伤患者凝血功能,以提高其生存率。同时监测 PLT 和凝血功能指标变化,可用于评估严重外伤患者的预后。患者血红蛋白 82.8 g/L(第 2 天),85.9 g/L(第 2 天),67.1 g/L(第 3 天),暂停使用那曲肝素钙,给予输注悬浮红细胞4 U、冰冻血浆400 mL。后复查血红蛋白122.5 g/L(第4天),124.6 g/L(第5天),128.2 g/L(第6天)。

人血白蛋白作为天然胶体,构成正常血浆中维持容量与胶体渗透压的主要成分,患者白蛋白31.7 g/L(第1天),入院第2天24.9 g/L(第2天)开始给予白蛋白,28.7 g/L(第3天),第4天监测到白蛋白已上升至44.6 g/L(第4天)即停药,36.9 g/L(第1天),38 g/L(第1天)。虽然在脓毒血症治疗时,指南指出对于成人脓毒症/脓毒症休克患者,建议接受大量晶体液复苏的患者使用白蛋白,而不是仅使用晶体液(弱推荐,中等证据质量)。容量复苏过程中可以给予白蛋白来维持血浆胶体渗透压,但白蛋白价格昂贵,并有传播血源性疾病的潜在风险,而且目前临床应用的人工胶体均可达到容量复苏的目的。此患者白蛋白数值恢复正常后,药师建议停药,并继续监测白蛋白。

此患者既往无诊疗记录,结合患者临床症状和辅助检查结果,给予胃肠减压、抗感染、抗休克及维持水电解质平衡等综合治疗。患者生命体征平稳,休克纠正后转回急诊外科继续外伤治疗。

出院诊断:①多发伤;②十二指肠穿孔引流管置入术后;③肋骨骨折;④肺挫伤,胸腔积液;⑤腰椎骨折;⑥腹腔感染;⑦多处软组织损伤;⑧脓毒血症。

(四)药学监护

亚胺培南西司他丁中的西司他丁是肾脏脱氢肽酶抑制剂,可减少亚胺培南的肾脏代谢,西司他丁本身无抗菌作用,对细菌耐药机制无作用。最大总日剂量不超过4 g/d,肾功能正常的成年患者500 mg静脉滴注给药,持续20~30 min。1 000 mg静脉滴注给药,持续40~60 min。如患者在输注过程中出现恶心症状,可减慢输注速度。长时间使用亚胺培南和西司他丁注射液可能会导致不敏感生物的过度生长,因此,反复评估患者的病情至关重要。如果在治疗期间发生严重感染,则应采取适当措施。此患者治疗期间,药师建议定期评估器官系统功能,包括肾、肝和造血功能。

生长抑素能有效减少胃肠分泌液量,也可以抑制淀粉酶、胰蛋白酶,因此,可治疗消化道穿孔。生长抑素及其类似物的主要不良反应为恶心、眩晕、面部潮红,尤其在注射速度快的情况下患者会发生恶心、呕吐现象,因此,目前一些临床医生在治疗用药时并未采用负荷剂量。因为生长抑素的血浆半衰期较短,所以需要通过对患者连续静脉滴注给药。抑制胰岛素及胰高血糖素的分泌,在治疗初期会引起短暂的血糖水平下降。药师建议用药初期密切监测患者血糖水平。

艾司奥美拉唑对患者不仅有抑制胃酸分泌的作用,还可以预防应激性溃疡的发生。而且患者肝、肾功能正常,无须调整用药剂量。40 mg静脉注射时,加入5 mL 0.9%氯化钠注射液配制成药液浓度8 mg/mL,静脉注射时间应至少在3 min以上。配制后的注射用液体应是无色至极微黄色的澄清溶液,在12 h内使用,保存在30 ℃以下。从微生物学的角度考虑最好马上使用,配制溶液的降解对pH值的依赖性很强,所以药品只能溶于0.9%氯化钠中供静脉使用,配制的溶液不应与其他药物混合或在同一输液装置中合用。药师对配制药液的护士进行相关知识培训,减少因为药品配制不当引起的药物相关不良事件。

对于外科重症感染患者,若无抗凝治疗禁忌可给予预防性抗凝治疗,药物预防的方案有多种,但国际临床指南均建议预防性抗凝治疗优先选择低分子肝素或普通肝素,其中低分子肝素具有良好的疗效和安全性,推荐作为首选药物。那屈肝素钙预防深静脉血栓时,50 kg≤体重≤70 kg者可给予0.4 mL/d每次。1 mL那屈肝素相当于9 500 IU抗凝血因子Xa。在预防和治疗中,那屈肝素钙应通过皮下注射给药。在血透中,通过血管内注射给药。不能用于肌内注射。因为肝素有引起的血小板减少症的风险,在使用那屈肝素钙治疗期间必须定期监测血小板计数。血小板计数在100 000~150 000 μL(由一过性血小板激活引起)的患者,在治疗开始时偶尔会出现轻度的一过性血小板减少症(Ⅰ型),一般不会发生并发症,可以继续治疗。此患者第3天停用那屈肝素钙一次,治疗期间血小板计数一直在正常范围内,且在ICU住院期间无深静脉血栓形成。

（五）用药教育

患者生命体征平稳,休克纠正后,转入急诊外科继续治疗。继续监测患者肝、肾功能和感染相关实验室检查。

第六节　重症急性胰腺炎

一、疾病概述

（一）定义

急性胰腺炎(acute pancreatitis,AP)是指各种病因引起的胰酶激活,继而胰腺组织自身消化、水肿、出血,甚至坏死、感染,伴全身炎症反应,伴或不伴其他器官功能损害的疾病。临床上主要以急性上腹部疼痛、胰腺外分泌功能异常起病并迅速发展。重症急性胰腺炎(severe acute pancreatitis, SAP)是指符合 AP 诊断标准,伴有持续性(>48 h)脏器功能障碍,改良 Marshall 评分≥2 分。病情凶险,常继发感染、休克等并发症,病死率高。通常需要进入 ICU 治疗及接受外科手术。

（二）药物治疗原则

1. 解痉镇痛,胆源性胰腺炎可使用哌替啶,吗啡由于可导致 Oddis 括约肌收缩不推荐使用。

2. 没有证据支持应对 SAP 患者常规预防性应用抗生素,当发生胰腺坏死伴感染时推荐使用广谱抗菌药物。病情不稳定的胰腺坏死伴感染患者应考虑行坏死组织清除术,并持续应用抗菌药物治疗。

3. 胰周液体积聚时,推荐使用生长抑素抑制胰腺外分泌。

二、典型病例

（一）病例介绍

【患者基本情况】　患者男,38 岁,身高 175 cm,体重 70 kg,BMI 22.9kg/m²,APACHE-Ⅱ评分 16 分。

【主诉】　腹痛并持续加重 3 d。

【现病史】　患者 3 d 前饮酒后出现腹痛不适,以上腹部为主,腹痛呈持续性发作,向背部放射,无恶心、呕吐,无反酸、烧心,无腹泻、发热,无胸痛、胸闷及呼吸困难,无心前区不适,次日疼痛加重,活动受限,遂于当地医院就诊,行胰腺相关检查示:血清淀粉酶 315 U/L,尿淀粉酶 7 463.0 U/L,腹部彩超:胰腺增大,肝胆脾及双肾未见明显异常。入院后给予禁食水及对症支持治疗。1 d 前患者出现心率快、皮肤湿冷、呼吸急促等症状,立即转入当地 ICU 进行抢救,给予呼吸循环支持、禁食、补液扩容、抗感染等支持,但患者病情持续加重,当天下午患者出现寒战、血压下降、腹腔间隔室综合征,为求进一步诊治,遂来我院。

【既往史】　既往体健,无高血压、心脏疾病病史,无糖尿病、脑血管疾病病史,无肝炎、结核、疟疾病史,无手术、外伤、输血史,无食物、药物过敏史。

【用药史及药物不良反应史】　不详。

【体格检查】　T 36.2 ℃,P 74 次/min,R 22 次/min,BP 100/64 mmHg。神志清楚,无病容,皮肤巩膜无黄染,全身浅表淋巴结未扪及肿大。颈静脉正常。心界正常,心律齐,各瓣膜区未闻及杂音。胸廓未见异常,双肺叩诊呈清音,双肺呼吸音清,未闻及干、湿啰音及胸膜摩擦音。腹部外形正常,全腹软,无压痛及反跳痛,腹部未触及包块。双下肢无水肿。

【实验室及其他辅助检查】 彩超:腹腔积液。CT:胰腺炎并胰周少量积液。血常规:白细胞计数 $12.40×10^9/L$;中性粒细胞百分数79.1%。血生化:淀粉酶320.00 U/L;脂肪酶406.20 U/L。感染指标:降钙素原1.86 ng/mL;C反应蛋白311.30 mg/L。

【入院诊断】 ①急性重症胰腺炎;②感染性休克。

(二)药物治疗经过

明确诊断后给予对症和对因治疗,主要为抗感染、止痛、抑制胰腺外分泌、营养支持及其他对症治疗。初始治疗方案为哌拉西林他唑巴坦4.5 g ivgtt q8h抗感染,地佐辛注射液10 mg q8h微量泵泵入止痛,生长抑素针3 mg q12h抑制胰腺外分泌,脂肪乳氨基酸(17)葡萄糖(11%)注射液+10%氯化钾20 mL+丙氨酰谷氨酰胺100 mL+多种微量元素10 mL ivgtt qd提供营养支持,入院第3日降钙素原、C反应蛋白下降,体温恢复正常,肠道症状改善,可进食少量流质饮食(鼻饲),遂停肠外营养,更换为肠内营养混悬液(TPF)500 mL q12h鼻饲补充能量,继续抗感染、营养支持及对症治疗。入院第6日患者病情平稳,复查血常规、降钙素原、C反应蛋白恢复正常,逐停用哌拉西林/他唑巴坦、奥硝唑氯化钠,转入普通病房继续对症治疗,于普通病房治疗7 d后出院。

(三)药物治疗方案分析

根据《2019年世界急诊外科学会重症急性胰腺炎诊治共识》,对于AP患者,如无感染指征,对于非胆源性一般不主张预防性使用抗菌药物,如本身已存在感染,则必须使用抗菌药物进行治疗。有感染性坏死的患者应使用可穿透胰腺坏死组织的抗生素,经验性使用抗生素的抗菌谱需要覆盖需氧和厌氧菌、革兰氏阳性菌和革兰氏阴性菌。该患者降钙素原、C反应蛋白等指标显著升高,同时存在寒战、血压下降等临床症状,提示重症感染,存在使用抗菌药物的指征。哌拉西林他唑巴坦对革兰氏阳性菌、革兰氏阴性菌和厌氧菌均有抗菌作用,其说明书推荐的肾功能正常的成人剂量为4.5 g q8h静脉滴注,在未获得药敏试验结果时,经验使用哌拉西林/他唑巴坦是合理的。根据《抗菌药物临床应用指导原则》(2015版),抗菌药物疗程一般宜用至体温正常、症状消退后72~96 h,有局部病灶者需用药至感染灶控制或完全消散,该患者在抗感染治疗第6天时尚未达到停药标准,此时停药可能存在用药疗程不足的问题,有导致感染复发的风险。

镇痛药合理性分析:疼痛是AP的主要症状,缓解疼痛是临床首要任务。所有AP患者在入院24 h内都必须接受某种形式的镇痛治疗。《中国成人ICU镇痛和镇静指南》(2018版)指出,ICU患者非神经性疼痛,建议首选阿片类药物作为镇痛药物。阿片类药物的不良反应主要是引起呼吸抑制、血压下降和胃肠蠕动减弱。阿片受体部分激动剂地佐辛与布托啡诺等可能在降低呼吸抑制及胃肠道不良反应方面具有一定的优势。地佐辛说明书中推荐的维持剂量为2.5~10 mg/2~4 h。

生长抑素是一种天然存在于人体的激素,可减少胰腺的内分泌和外分泌,从而减轻胰周积液的症状,患者经CT证实存在胰周积液,因此使用生长抑素治疗。

患者暂禁食水,需给予营养制剂,因腹压高,无法使用肠内营养制剂,暂可使用肠外营养制剂。SAP患者营养素总供给量:总能量25~35 kcal/(kg·d),其中蛋白质1.3~1.5 g/(kg·d),碳水化合物3~6 g/(kg·d)(血糖控制<10 mmol/L);但严重应激患者每天葡萄糖摄入量少于250 g;脂肪≤2 g/(kg·d)。根据该患者70 kg的体重计算可得:总能量应为1 750~2 450 kcal/d,蛋白质供给量应为91~105 g/d;葡萄糖供给量210~250 g/d,成品一袋脂肪乳氨基酸(17)葡萄糖(11%)注射液(1 440 mL)含能量1 000 kcal,葡萄糖97 g,氨基酸34 g,不能补充患者所需能量,应进行葡萄糖、氨基酸的补充。

(四)药学监护

1. 观察体温、脉搏、血压、呼吸变化情况;复查血常规、C反应蛋白、降钙素等,观察感染指标变化;复查腹部彩超、CT等,观察腹部及胰周积液情况。

2. 哌拉西林/他唑巴坦为青霉素类药物,在使用前应进行皮试,阴性后方可使用。对于皮试阴性的患者,该药亦有发生迟发性过敏反应的风险,用药过程中应当密切观察,警惕严重过敏反应的发生,同时关注伪膜性肠炎、凝血功能异常、肾功能损害等不良反应。地佐辛注射液常见不良反应有胃肠道反应(恶心、呕吐)、中枢神经系统反应(镇静、头晕),输注过快或剂量较大时可能引起呼吸抑制,应用时需特别关注。生长抑素输注速率超过 50 μg 时,患者会出现恶心和呕吐现象,应严格控制滴速,上市后监测到生长抑素有过敏性休克的病例报告,因此,用药前要仔细询问过敏史,用药过程密切观察,一旦出现可疑过敏症状,应立即停药并及时治疗。肠外营养复合溶液中含糖类、脂肪、蛋白质及电解质等多种营养物质,使用过程中需要监测患者甘油三酯水平、血糖、血电解质、血浆渗透压、水电解质平衡与酸碱平衡,以及肝功能等。部分患者使用肠内营养混悬液(TPF)可能出现恶心、呕吐或腹泻等胃肠道反应,通常需要减少剂量或少量多次给药,故使用时应密切观察消化道症状。

(五)用药教育

嘱患者避免进食易油腻、辛辣的食物,忌烟酒、暴饮暴食,如有不适及时返院复诊。

参考文献 ▶▶▶

[1] LUCA M. BIGATELLO, HASAN B. ALAM, RAE M. ALLAIN, et al. 麻省总医院危重病医学手册[M]. 杜斌,译. 北京:人民卫生出版社,2012.

[2] 齐文旗,张斌,郑忠骏,等. 拯救脓毒症运动:2021 年国际脓毒症和脓毒症休克管理指南[J]. 中华急诊医学杂志,2021,30(11):1300-1304.

[3] 刘大为. 实用重症医学[M]. 2 版. 北京:人民卫生出版社,2019.

[4] 邱海波,杨毅,陈德昌,等. 重症医学病理生理紊乱诊断与治疗临床思路[M]. 上海:上海科学技术出版社,2019.

[5] KAWABATA K, HAGIO T, MATSUOKA S. The role of neutrophil elastase in acute lung injury[J]. Eur J Pharmacol,2002,451(1):1-18.

[6] SHIGETO ODA1, MAYUKI AIBIKI, TOSHIAKI IKEDA, et al. The Japanese guidelines for the management of sepsis[J]. Journal of Intensive Care,2014,2:55.

[7] DOMON H, NAGAI K, MAEKAWA T, et al. Neutrophil elastase subverts the immune response by cleaving toll-like receptors and cytokines in pneumococcal pneumonia[J]. Front Immunol,2018,9(1):732-745.

[8] YANAGIHARA K, FUKUDA Y, SEKI M, et al. Effects of specific neutrophil elastase inhibitor, sivelestat sodium hydrate, in murine model of severe pneumococcal pneumonia[J]. Exp Lung Res, 2007,33(2):71-80.

[9] AIKAWA N, FUJISHIMA S, KOBAYASHI M, et al. Cost-minimisation analysis of sivelestat for acute lung injury associated with systemic inflammatory response syndrome [J]. Pharmacoeconomics, 2005,23(2):169-181.

[10] KIDO T, MURAMATSU K, YATERA K, et al. Efficacy of early sivelestat administration on acute lung injury and acute respiratory distress syndrome[J]. Respirology,2017,22(4):708-713.

[11] NAKAMURA S, YANAGIHARA K, IZUMIKAWA K, et al. Efficacy of sivelestat for acute lung injury due to severe bacterial pneumonia with systemic inflammatory response syndrome[J]. Nihon Kokyuki Gakkai Zasshi,2008,46(10):793-797.

[12] 何清,伍俊妍. 外科重症感染与药物治疗[M]. 北京:人民卫生出版社,2022.

第八章　血栓性疾病

随着现代人们生活方式的改变与社会人口老龄化的加速,血栓与缺血性疾病近些年呈现增长趋势。血栓形成是外周动脉阻塞性疾病、心脏疾病及脑血管疾病的重要病理学基础,在临床上极其普遍,主要包括下肢静脉或动脉栓塞、肺血栓栓塞症、缺血性脑卒中、冠心病、心绞痛、急性心肌梗死等。这些疾病严重危害了人们的生命和健康,随着高血压、糖尿病、肥胖症等各种各样致病因素的增加,其发病率、致残率和病死率也逐年增加。

抗血小板、抗凝及溶栓是抗栓治疗的重要途径。目前抗栓治疗药物种类繁多,传统的抗栓药具有很多局限性。新型的抗栓药物近些年层出不穷,具有起效快、特异性高、服药方便以及药代动力学可预测等优势,但是也有其局限性,需要长期大规模、多中心的临床研究评价。

第一节　下肢深静脉血栓形成

一、疾病概述

(一)定义

深静脉血栓形成(deep venous throm-bosis,DVT)是血液在深静脉内不正常凝结引起的静脉回流障碍性疾病,常发生于下肢,DVT 多见于大手术或严重创伤后、长期卧床、肢体制动以及肿瘤患者等。DVT 的主要不良后果是肺血栓栓塞症(pulmonary thromboem bolism,PTE)和血栓形成后综合征(post-thrombotic syndrome,PTS),可以显著影响患者的生活质量,甚至导致死亡。

(二)药物治疗原则

1.早期治疗　包括抗凝和溶栓治疗。其中抗凝是 DVT 的基本治疗,可抑制血栓蔓延,有利于自溶和管腔再通,从而减轻症状,降低 PTE 发生率和病死率。但是单纯抗凝不能有效消除血栓、降低 PTS 发生率。

2.长期治疗　DVT 患者需要长期行抗凝等治疗以防止血栓蔓延和/或血栓复发。

二、典型病例

(一)病例介绍

【患者基本情况】　患者女,77 岁,身高 165 cm,体重 60 kg,BMI 22.04 kg/cm^2。

【主诉】 食欲缺乏1月余,加重5 d;双下肢无力,不能站立。

【现病史】 患者1月余前出现食欲缺乏,进食或闻到油腻气味后出现恶心、呕吐,伴便秘,于地方医院查,腹部DR示不完全性肠梗阻,给予对症支持治疗后症状稍好转,近5 d食欲缺乏加重,体力情况较差,近1个月余体重下降10 kg。为求进一步诊治,门诊以"食欲缺乏查因"收入本院消化科,给予护胃、促进胃肠蠕动、补充营养等治疗后,因患者"双下肢无力、不能站立"转入血管外科。

【既往史】 高血压病史20余年,冠心病病史20年,2型糖尿病病史20余年,3年前因左下肢静脉血栓行支架植入术,7个月前因椎间盘突出行微创手术,3个月前因左下肢血栓放入滤网。无脑血管疾病病史,无肝炎、结核、疟疾病史,无外伤、输血史。

【用药史及药物不良反应史】 从2000年起服用阿司匹林肠溶片100 mg po qd,阿托伐他汀钙片10 mg po qn,阿卡波糖片50 mg po tid,苯磺酸氨氯地平片5 mg po qd;2020年2月18日至2020年5月17日服用利伐沙班片20 mg po qd。无不良反应史。

【体格检查】 T 36.6 ℃,HR 80次/min,RR 20次/min,BP 115/65 mmHg。双肺呼吸音清,未闻及干、湿啰音,左下肢红肿、皮温稍高,双足背动脉搏动未触及。双下肢无力。

【辅助检查】 实验室检查:血凝试验:凝血酶原时间23.00 s,凝血酶原时间活动度34.00%,国际标准化比值2.05,D-二聚体0.65 mg/L(DDU),B型脑钠肽前体3 063.00 pg/mL。

超声检查:双侧颈总动脉、左侧颈内动脉斑块形成;右侧锁骨下动脉斑块形成;左侧颈内动脉起始部轻度狭窄。双侧下肢动脉多发粥样硬化斑块形成;右侧腓、胫后动脉及双侧胫前、足背动脉未见明显血流(考虑重度狭窄或闭塞);左侧股总静脉、股浅静脉、腘静脉、胫后静脉、腓静脉血栓形成。左心房大;室间隔增厚(请结合血压);二尖瓣后瓣退行性变并轻度关闭不全;主动脉瓣轻度关闭不全;左心室舒张功能下降。感觉神经定量:左上肢重度神经功能减退。

【入院诊断】 ①左下肢深静脉血栓形成;②2型糖尿病;③高血压;④冠状动脉粥样硬化性心脏病;⑤食欲缺乏查因。

(二)药物治疗经过

患者因下肢深静脉血栓形成转入血管外科,初始治疗方案为:丹参多酚酸盐针0.2 g ivgtt qd;那屈肝素钙针,6 150 IU qd;巴曲酶针5 BU ivgtt qod。次日完善检查后行下腔静脉滤器置入术+溶栓导管置入术,术后第1天,患者神志清,精神好,诉术后肢体肿胀较前缓解,给予尿激酶首剂以20 WIU ivgtt,随后10 WIU ivgtt,由于患者出血风险评估较高,停用丹参多酚酸盐注射液。术后第2天,钾2.9 mmol/L,给予15%氯化钾针,1.5 g st ivgtt。术后第3天,患肢皮肤张力稍高,全身无异常出血表现。术后第6天,患者诉胸闷,前胸及右肩部侧可见大面积皮下青紫,压后不褪色。患者出现轻微的皮下出血症状,暂停溶栓、降纤和抗凝药物(尿激酶、巴曲酶,那屈肝素钙针),给予呋塞米针20 mg qd iv减轻患者心脏负荷。术后第9天,患者胸闷减轻,前胸及右肩部背侧可见皮下青紫减轻。术后11 d,患者诉胸闷减轻,精神可。患者因高龄等原因,使用低剂量尿激酶仍出现皮下出血不良反应,给予停用抗凝、降纤药物处理。由于辅助检查结果提示患者需到心内科进一步治疗心功能下降等问题,向患者及家属沟通后,家属要求出院,予以转往下级医院。出院诊断:①下肢深静脉血栓形成、下腔静脉滤器置入术后;②进食障碍;③高血压;④冠状动脉粥样硬化性心脏病;⑤2型糖尿病;⑥心力衰竭。出院医嘱:呋塞米片20 mg po bid;螺内酯片20 mg po bid;琥珀酸美托洛尔缓释片23.75 mg po tid;利伐沙班片15 mg po bid。

(三)药物治疗方案分析

①抗凝治疗:根据《深静脉血栓形成的诊断和治疗指南》(第3版)推荐,使用低分子肝素抗凝治疗,因此采用那屈肝素钙针6 150 IU H qd合理。②降纤:该患者查体发现左下肢肿胀,皮温高,说明下肢DVT严重,因此抗凝的同时给予溶栓治疗。采用降纤药物可通过降低血中纤维蛋白原的水

平,抑制血栓的形成,故巴曲酶针,5 BU ivgtt qod 合理。③活血化瘀:丹参多酚酸盐具有活血、化瘀、通脉的作用,说明书适应证为冠心病 稳定型心绞痛。但 Meta 分析显示丹参多酚酸盐联合低分子肝素用于深静脉血栓,较单用低分子肝素效果更优。因此,丹参多酚酸盐针 0.2g ivgtt qd 属于超说明书用药。术后给予抗凝、溶栓、降纤消肿、活血化瘀等对症支持治疗,加用尿激酶;由于患者出血风险评估较高,停用丹参多酚酸盐注射液。后因皮下出血症状,暂停溶栓、降纤和抗凝药物治疗(即停用尿激酶、巴曲酶、那屈肝素钙针),给予呋塞米针 20 mg iv qd 减轻患者心脏负荷。

(四)药学监护

1. 有效性监护　监测患者的血常规及凝血功能。

2. 安全性监护　①丹参多酚酸盐针:使用该药需注意偶有潮红、皮疹、瘙痒、血压升高等不良反应。②磺达肝癸钠注射液:使用药物期间注意是否有出血、血小板减少症等不良反应,如有发现需立即通知医护人员。③巴曲酶针:使用该药有时会出现嗜酸性粒细胞增高、胃痛、呕吐和食欲缺乏等不良反应。④抗凝、溶栓、降纤的同时,密切监测皮下有无淤血、胃肠道出血、黑便等症状。⑤监护患者肝肾功能。

3. 依从性监护　告知患者因出现皮下出血,停用抗凝降纤药物,并继续密切观察出血状况。

(五)用药教育

术后告知患者卧床制动,减小血栓脱落风险。发现皮下出血后,告知患者停药,并继续密切观察出血状况。出院时告知患者:①遵医嘱用药;②低盐低脂饮食;③转院继续治疗;④在 45 d 之内必须取出下腔静脉滤器,否则后续难以取出;⑤注意预防溶栓导管感染和血栓形成,需要及时调整溶栓导管位置。

利伐沙班片:①可在进餐时服用,也可单独服用。②按照 15 mg bid 的剂量服药,使用满 3 个月后复查患者尿常规、粪便常规,评估抗凝与出血之间的获益与风险。③嘱患者及家属在用药期间注意是否出现恶心、呕吐等胃肠道反应;应密切观察是否有出血现象发生,如血肿、鼻出血、皮肤瘀斑、牙龈出血、黑便或便血等情况并及时告知医生或药师。④嘱患者及家属定期监测肝肾功能。⑤与胺碘酮合用期间,可能会使利伐沙班血药浓度改变,应更加关注患者是否出血及其严重程度,如出现此情况请立即联系医师或药师。针对基础疾病常规剂量服用以下药物:呋塞米片 20 mg po bid;螺内酯片 20 mg po bid;琥珀酸美托洛尔缓释片 23.75 mg po tid。

第二节　缺血性脑卒中

一、疾病概述

(一)定义

卒中是突然起病的脑血液循环障碍性疾病,因各种诱因引起脑内动脉狭窄、闭塞,造成急性脑血液循环障碍,脑组织缺血缺氧导致坏死、软化,临床上表现为一过性或永久性脑功能障碍的症状和体征,多为急性起病,其症状、体征可在数秒(或分)达到高峰(脑栓塞),多数于数小时或 1 ~ 2 d 达到高峰(脑血栓形成),少数症状体征进行性加重、可持续 3 ~ 4 d 或直至肢体完全瘫痪。根据不同的发病机制,可分为脑血栓形成、脑栓塞和腔隙性脑梗死等主要类型。缺血性脑卒中(脑梗死)是最为常见的类型,其中脑血栓形成最为常见,约占全部脑梗死的 60% 。

（二）药物治疗原则

急性期治疗：以尽早改善脑缺血区的血液循环、促进神经功能恢复为原则。恢复期治疗：以治疗原发病、防止再发生栓塞为原则。

二、典型病例

（一）病例介绍

【患者基本情况】　患者男，68 岁，身高 175 cm，体重 80 kg，BMI 26.12 kg/m^2。

【主诉】　左侧肢体无力 2 d。

【现病史】　患者 2 d 前无明显诱因出现左侧肢体无力，伴左侧肢体感觉减退，伴言语不清、记忆力下降、间断意识模糊，无饮水呛咳，无头晕、头痛、恶心、呕吐、大小便失禁，今至我院门诊急查头颅CT：①右侧额顶颞枕叶脑梗死，较前 2019 年 5 月 12 日变化不大；②左侧丘脑、双侧小脑、左侧侧脑室旁腔梗，较前相仿；③脑白质脱髓鞘；④双侧上颌窦、右侧筛窦炎症，为进一步诊治门诊以"①左侧肢体无力查因；②冠心病、陈旧性心肌梗死经皮冠状动脉介入治疗术后；③脑梗死；④高血压"为诊断收入院。自发病以来，神志清，精神差，饮食、睡眠可，大小便正常，体重无明显变化。

【既往史】　"高血压"10 余年，间断药物治疗，现血压可；"心房颤动"4 年，间断口服"胺碘酮"；2013 年 8 月 26 日于我院行"支撑喉镜下激光双侧声带白斑切除术＋右侧声带息肉切除术"；2017 年 9 月 5 日于我院行"冠状动脉造影＋PCI"；2 年余前出现蛛网膜下腔出血，2017 年 10 月 19 日于我院行"脑血管造影术"未发现动脉瘤；2 年余前发现睡眠呼吸暂停低通气障碍综合征（重度阻塞性为主），长期家庭氧疗；1 年余前出现急性脑梗死，2019 年 1 月 11 日于我院行"全脑血管造影术并右侧颈内动脉及右侧大脑中动脉闭塞开通术"。否认糖尿病病史，否认肝炎、结核、疟疾等传染性疾病史，无重大外伤史，无输血及献血史，无食物过敏史，对磺胺类药物过敏，预防接种史随当地社会进行。

【用药史及药物不良反应史】　胺碘酮片 0.2 g，间断不规律服药；利伐沙班片 15 mg po qd；阿托伐他汀钙片 20 mg po qd；苯磺酸氨氯地平片 5 mg，间断不规律服药。患者间断使用胺碘酮 4 年余，此次入院甲状腺功能检测提示甲亢，给予停用并换服地高辛片 0.125 mg qd＋琥珀酸美托洛尔缓释片 47.5 mg qd 治疗心房颤动，症状缓解（患者自觉出汗减少）。

【体格检查】　T 34.4 ℃，HR 75 次/分，RP 19 次/分，BP 107/76 mmHg。神志清，精神差。口角无歪斜，伸舌居中，言语不清，左上肢肌力Ⅳ级，左下肢肌力Ⅲ级，右侧肢体肌力正常，双侧肱二、三头肌腱反射正常，双侧膝、跟腱反射正常，双侧巴宾斯基征（Babinski sign）阴性。

【辅助检查】　血常规、电解质未见明显异常。头颅CT：①右侧额顶颞枕叶脑梗死，较前 2019 年 5 月 12 日变化不大；②左侧丘脑、双侧小脑、左侧侧脑室旁腔梗，较前相仿；③脑白质脱髓鞘；④双侧上颌窦、右侧筛窦炎症。

【入院诊断】　①左侧肢体无力查因：脑梗死？②冠状动脉粥样硬化性心脏病，陈旧性心肌梗死PCI 术后；③心律失常、心房颤动；④高血压。

（二）药物治疗经过

患者入院后，行相关检查，急性脑梗死、高血压及心房颤动诊断明确，入院即给予相关治疗，予利伐沙班片 15 mg po qd 抗凝治疗、阿托伐他汀钙片 40 mg po qn 降血脂、丁苯酞软胶囊 0.2 g po tid，以及丁苯酞氯化钠注射液 25 mg ivgtt bid 改善微循环、胞磷胆碱钠 0.2 g po tid 改善认知功能，同时用胺碘酮控制心房颤动的基础疾病；因胺碘酮不良反应，换用地高辛片 0.125 mg po qd＋琥珀酸美托洛尔缓释片 47.5 mg po qd 继续心房颤动治疗。入院第 9 给予苯磺酸氨氯地平片降压治疗，后因血压控制不佳，加用培哚普利叔丁胺片 4 mg po qd 行联合降压。经治疗后，患者血压稳定、一般情况可,大小便正常,急性脑梗死症状明显改善并进入稳定期,患者要求出院,继以院外治疗。出院诊断:①脑梗死;②脑动脉狭窄;③高血压;④冠状动脉粥样硬化性心脏病、心房颤动、陈旧性心肌梗死PCI术后。出院带药:利伐沙班片 15 mg po qd,阿托伐他汀钙片 20 mg po qn,苯磺酸氨氯地平片 5 mg po qd,培哚普利叔丁胺片 4 mg po qd,琥珀酸美托洛尔缓释片 47.5 mg po qd,地高辛片 0.125 mg po qd。

(三)药物治疗方案分析

1. **抗凝治疗** 根据《中国心房颤动患者卒中预防规范》(2017 版),需要抗凝治疗的心房颤动合并择期 PCI 患者联合抗栓治疗建议:三联抗栓治疗 1 个月,其后应用华法林或新型口服抗凝药(NOACs)与一种抗血小板药物的两联抗栓治疗至 PCI 术后 6 个月后,单用口服抗凝药;对于所有稳定冠心病合并心房颤动的患者,均推荐口服抗凝药单药治疗。患者行过 PCI 且脑梗死再发,给予利伐沙班片 15 mg po qd 治疗合理。

2. **降血脂治疗** 《中国急性缺血性脑卒中诊治指南 2018》显示他汀药物可改善急性缺血性脑卒中患者预后;再根据《中国缺血性脑卒中血脂管理指导规范》(2015 版),缺血性卒中发病前未使用他汀类药物的患者,如果没有禁忌证,发病后可早期采用他汀类药物治疗,该患者入院即用阿托伐他汀钙片合理。但根据《中国成人血脂异常防治指南》(2016 年修订版)中,他汀类药物调脂疗效的特点是每种他汀的起始剂量均有良好调脂疗效;而当剂量增倍时,LDL-C 进一步降低幅度仅约 6%(他汀疗效 6% 效应)。他汀剂量增倍,药费成比例增加且不良反应亦增强,而降低 LDL-C 疗效的增加相对较小。因此,建议临床上起始应用中等强度他汀,根据个体调脂疗效和耐受情况,适当调整剂量,若胆固醇水平不达标,与其他调脂药物(如依折麦布)联合应用,可获得安全有效的调脂效果。所以,临床药师认为患者入院即启动高强度阿托伐他汀钙片 40 mg po qn 降脂治疗不够安全。

3. **降压治疗** 根据《中国急性缺血性脑卒中诊治指南 2018》,卒中后病情稳定,若血压持续≥140/90 mmHg,无禁忌证,可于起病数天后恢复使用发病前服用的降压药物或开始启动降压治疗。二氢吡啶类 CCB 为基础的降压治疗方案可显著降低高血压患者脑卒中风险。患者发病前服用的降压药物——苯磺酸氨氯地平片治疗合理。《中国高血压防治指南》(2018 版)显示降压目标:一般高血压患者应降至<140/90 mmHg;能耐受者和部分高危及以上的患者可进一步降至<130/80 mmHg;二氢吡啶类 CCB 可与其他 4 类药联合应用,尤其适用于老年高血压、单纯收缩期高血压、伴稳定性心绞痛、冠状动脉或颈动脉粥样硬化及周围血管病患者;ACEI 尤其适用于伴慢性心力衰竭、心肌梗死后心功能不全、心房颤动预防、糖尿病肾病、非糖尿病肾病、代谢综合征、蛋白尿或微量白蛋白尿患者。该患者血压 150/90 mmHg,行联合降压治疗,加用 ACEI 类药培哚普利叔丁胺片 4 mg po qd 合理。

4. **微循环改善治疗** 根据《中国急性缺血性脑卒中诊治指南 2018》,急性缺血性脑卒中的治疗目的除了恢复大血管再通外,脑侧支循环代偿程度与急性缺血性脑卒中预后密切相关。丁基苯酞是国内开发的 I 类化学新药,主要作用机制为改善脑缺血区微循环,促进缺血区血管新生,增加缺血区脑血流。推荐在临床工作中,依据随机对照试验研究结果,个体化应用丁基苯酞、人尿激肽原酶。因此,患者加服丁苯酞软胶囊 0.2 g po tid 及丁苯酞氯化钠注射液 25 mg ivgtt bid 改善脑缺血区微循环合理。

5. **后遗症改善治疗** 根据胞磷胆碱钠胶囊说明书适应证,用于治疗颅脑损伤或脑血管意外所引起的神经系统的后遗症。胞磷胆碱钠对于脑缺血后自由基形成具有明显抑制作用,可降低脑血管阻力,提高脑血流量,可使得脑部血液循环得到显著改善,对于认知功能恢复具有一定的作用。该患者加服胞磷胆碱钠胶囊 0.2 g po tid 合理。

(四)药学监护

1. **有效性监护** ①利伐沙班常规无须监测,必要时监测 Xa 因子活性。②患者治疗期间监测血压、血脂水平,观察降压、降脂效果。

2. 安全性监护

(1)利伐沙班片:①嘱患者及家属在用药期间注意是否出现恶心、呕吐等胃肠道反应;应密切观察是否有出血现象发生,如血肿、鼻衄、皮肤瘀斑、牙龈出血、黑便或便血等情况。②与胺碘酮合用期间,可能会使利伐沙班血药浓度改变,应更加关注患者是否出血及其严重程度,如出现此情况请立即联系医师或药师。③应定期监测肝肾功能。

(2)阿托伐他汀钙片:药物治疗期间应注意观察是否出现肌痛和/或无力等药物不良反应。

(3)丁苯酞氯化钠注射液:用药期间注意观察有无头晕、头痛、胸闷、呼吸困难、皮肤瘙痒、过敏性皮炎等。

(4)苯磺酸氨氯地平:用药期间应注意观察是否出现心律失常、心动过缓、胸痛、体位性头昏、症状性低血压等心血管系统不良症状;感觉减退、周围神经病变、感觉异常、震颤、眩晕等中枢及外周神经系统不良症状等。

(5)丁苯酞软胶囊:①用药期间请注意观察是否出现转氨酶升高、恶心、腹部不适及精神症状等不良反应。一般停药后可恢复正常。②定期监测肝、肾功能。

(6)胞磷胆碱钠胶囊:用药期间请注意观察是否出现恶心、腹部不适等胃肠道反应,一般症状轻微,持续时间短。如无法耐受请联系医师或药师。

(7)培哚普利叔丁胺片:①晨服、饭前服用。②用药期间注意观察是否出现咳嗽、头痛、眩晕、嗜睡、恶心、低血压、血钾升高、皮疹及味觉障碍等。③应定期监测尿蛋白、血钾水平和肝肾功能。

3. 依从性监护

(1)阿托伐他汀钙片:①晚上服用。②需监测肌酸激酶、肝功能等指标,如出现异常,及时与临床医师沟通。③其他:服药期间避免过量饮用葡萄柚汁,忌酒。

(2)胺碘酮片:①严格按照医师制定剂量服用,不擅自增减药量。②用药期间应注意随访检查以下项目:血压;心电图;肝肾功能;甲状腺功能,每3~6个月1次;肺功能、肺部X射线片,每6~12个月1次;眼科检查等。

(3)丁苯酞软胶囊:①餐前空腹口服。如对芹菜过敏请不要服用。②本药为软胶囊,服用时整粒吞服,不宜嚼碎。

(五)用药教育

1. 利伐沙班片　①可在进餐时服用,也可单独服用。②用药期间注意是否出现恶心、呕吐等胃肠道反应;应密切观察是否有出血现象发生,如血肿、鼻出血、皮肤瘀斑、牙龈出血、黑便或便血等情况并及时告知医生或药师。③嘱患者及家属定期监测肝、肾功能。④与胺碘酮合用期间,可能会使利伐沙班血药浓度改变,应更加关注患者是否出血及其严重程度,如出现此情况请立即联系医师或药师。

2. 阿托伐他汀钙片　①晚上服用。②药物治疗期间应注意观察是否出现肌痛和/或无力等药物不良反应。③需监测肌酸激酶、肝功能等指标,如出现异常,及时与临床医师沟通,以便调整治疗方案。④其他:服药期间避免过量饮用葡萄柚汁,忌酒。

3. 培哚普利叔丁胺片　①晨服、饭前服用。②用药期间注意观察是否出现咳嗽、头痛、眩晕、嗜睡、恶心、低血压、血钾升高、皮疹及味觉障碍等。③应定期监测尿蛋白、血钾水平和肝肾功能。

4. 琥珀酸美托洛尔缓释片　①早晨服用,不能咀嚼或压碎,至少半杯水送服;可在进餐时服用,也可单独服用。②注意可能会出现直立位低血压情况,家属注意保护,以防摔倒。③由于胺碘酮半衰期长,患者体内胺碘酮消除未尽,这意味着在停用胺碘酮治疗后较长一段时间内,使用琥珀酸美托洛尔缓释片仍有可能发生两药的相互作用。用药期间请注意严密观察患者是否出现肢端发冷、心动过缓、心悸等不良反应。如出现请立即联系医师或药师。

5. 地高辛片　①该药安全范围窄，个体差异大，治疗量与中毒量接近，易引起中毒。请患者严格按照医师制定剂量服用，不擅自增减药量。②该患者虽已停用胺碘酮片，但由于其半衰期长，尚存于患者体内，导致它能继续发挥功效。胺碘酮能增加血清地高辛浓度，使其易达中毒水平，应仔细监测地高辛血药浓度。③用药期间请注意观察是否出现各种类型心律失常、恶心、呕吐等不良反应。如出现请立即联系医师或药师。④用药期间应注意监测：血压、心率及心律，心电图，心功能监测，电解质，肝肾功能，地高辛血药浓度等。

6. 苯磺酸氨氯地平片　①清晨服用。②用药期间注意观察是否出现头痛、水肿、感觉异常、震颤、眩晕等不良反应，如无法耐受，请联系医师或药师。③密切监测血压、定期监测肝肾功能等。

第三节　肺血栓栓塞症

一、疾病概述

(一)定义

肺血栓栓塞症(pulmonary thromboembolism, PTE)为来自静脉系统或右心的血栓阻塞肺动脉或其分支所致的疾病，以肺循环和呼吸功能障碍为其主要临床和病理生理特征。引起 PTE 的血栓可以来源于下腔静脉路径、上腔静脉路径或右心腔，其中大部分来源于下肢深静脉，PTE 常继发于DVT。血栓栓塞既可以是单一部位的，又可以是多部位的，病理发现多部位或双侧性的血栓栓塞更为常见，影像学发现栓塞更易发生于右侧和下肺叶。发生肺血栓栓塞症后有可能在栓塞局部继发血栓形成，参与发病过程。肺栓塞(pulmonary embolism, PE)包括肺血栓栓塞症、脂肪栓塞、羊水栓塞、空气栓塞等，临床上以 PTE 最常见。PE 具有高发病率、高病死率、高漏诊率、高复发率，是仅次于心肌梗死和卒中的第三大常见心血管疾病及死亡原因。

(二)药物治疗原则

抗凝治疗药物、溶栓治疗药物、对症治疗药物、并发症治疗药物。首先根据临床表现、实验室检查及其他检查的评估结果对疑诊患者进行检查，其次对 PTE 患者综合评估其危险分层。PTE 患者首先给予一般支持治疗。对于高度疑似确诊的急性 PTE 患者，建议即开始应用普通肝素(UFH)、低分子肝素(LMWH)等胃肠外抗凝药物治疗。对于确诊急性 PTE 的患者，如无抗凝禁忌，建议尽早启动抗凝治疗，初始抗凝治疗推荐选用 LMWH、UFH、华法林、利伐沙班等。通常情况下，当再灌注治疗和血流学稳定后，高危 PE 患者可从胃肠外抗凝治疗转为口服抗凝治疗。抗凝治疗疗程至少为3 个月，可根据个体具体情况进行调整。对于急性高危 PTE 患者，如无溶栓禁忌，推荐溶栓治疗常用的溶栓药物包括链激酶、尿激酶与阿替普酶，如有溶栓禁忌或者个人情况还可以选择经皮导管介入治疗和手术治疗，若急性非高危 PTE 患者，则先给予抗凝治疗，观察病情变化选择是否需要溶栓治疗，溶栓前如需初始抗凝治疗，推荐首选 UFH，以便于及时转换到溶栓治疗。溶栓治疗结束后，应重新开始规范的抗凝治疗。

对于 PTE 患者在抗凝治疗期间，出现 VTE 复发，建议首先积极寻找复发原因，其次，应重点注意抗凝治疗是否规范。使用口服抗凝药物治疗过程中，出现静脉血栓栓塞(VTE)复发，建议暂时转换为 LMWH 治疗，接受长期 LMWH 抗凝治疗过程中，出现 VTE 复发，建议增加 LMWH 的剂量。对于特殊情况下 PTE 患者应根据个体情况进行诊断与处理。

二、典型病例

(一)病例介绍

【患者基本情况】 患者女,76 岁,身高 163 cm,体重 60 kg,BMI 22.6 kg/m²。

【主诉】 间断咳嗽 8 月余。

【现病史】 患者 8 个月前因受凉出现间断咳嗽,咳白色黏痰,伴劳力后胸闷,无发热、流涕,无心悸、胸痛。常于夜间出现,受凉或闻及刺激性气味气体时加重,至当地诊所给予对症治疗(具体不详),咳嗽较前好转。8 个月前突发左上肢乏力,前往当地医院行脑 MRI 检查(未见片),诊断为"脑梗死",给予抗凝等对症支持治疗,好转后出院。一年前左侧肩胛骨长出白色包块后逐渐变为暗紫色,直径约 3 cm,未诊治。后因左侧肩胛骨暗紫色包块前往外院,查胸部 CT:右上肺占位,建议增强;双肺多发小结节;纵隔肿大淋巴结;冠状动脉钙化。心脏彩超:二、三尖瓣轻度反流,左室松弛功能减退。遂为求进一步诊治,7 个月前至我院就诊,患者所指肿物处探查:左侧背部皮下实性低回声。CT:右上肺占位,考虑肺癌,双肺多发小结节,考虑转移。排除相关禁忌于 7 个月前、3 个月前行"培美曲塞+奈达铂+贝伐珠单抗"化疗联合抗血管生成治疗第 2 周期治疗,辅以抗骨转移、止吐、保肝、护胃、改善循环等对症支持治疗后好转出院。今求进一步诊治,门诊以"肺癌"收入院。自发病以来,食欲正常,睡眠正常,大小便正常,精神欠佳,体重无减轻。

【既往史】 患有高血压 8 年,最高 160/90 mmHg,规律服用缬沙坦 1 片 qn。心脏疾病病史,患有糖尿病,规律服用二甲双胍,昨日自行停药。无脑血管疾病病史,无肝炎、结核、疟疾病史,预防接种史随社会计划免疫接种,无手术、外伤、输血史,无食物、药物过敏史。

【体格检查】 T 36.5 ℃,P 78 次/min,R 16 次/min,BP 126/78 mmHg。发育正常,营养良好,体型匀称,神志清楚,自主体位,正常面容,表情自如,查体合作。全身皮肤黏膜无黄染,无皮疹、皮下出血、瘢痕。全身浅表淋巴结未触及。双侧 Babinski 征阴性,双侧 Hoffmann 征阴性,Kernig 征阴性。

【辅助检查】 血常规(急诊):单核细胞百分数 10.2%,嗜碱性粒细胞百分数 1.2%,嗜碱性粒细胞绝对值 $0.07×10^9$/L,红细胞分布宽度 15.60%。血凝试验:活化部分凝血活酶时间 25.50 s,D-二聚体 2.98 mg/L,纤维蛋白降解产物 28.29 mg/L。肌钙蛋白 12 项肿瘤标志物:糖类抗原 125 323.53 U/mL,糖类抗原 72-4 8.11 U/mL,癌胚抗原 89.84 ng/mL。肿瘤异常蛋白:肿瘤异常糖链糖蛋白 170.507 μm²;肝肾功能、电解质及感染指标均正常。彩超检查结果:右心增大,肺动脉干增宽,三尖瓣中度关闭不全,二尖瓣轻度关闭不全,主动脉瓣退行性变,肺动脉高压(中度),左室舒张功能减低;左侧股总静脉、股浅静脉、腘静脉及双侧小腿肌间静脉血栓形成。

【入院诊断】 ①肺恶性肿瘤,肺腺癌($T_4N_3M_{1c}$,IVB 期)并淋巴结、骨、肝转移化疗联合抗血管生成治疗第 2 周期治疗后;②脑梗死;③高血压病 1 级;④2 型糖尿病。

(二)药物治疗经过

入院当日检查结果如上,超声示下肢静脉血栓形成,胸部 CT 示肺栓塞,诊断考虑急性肺栓塞,危险分层为高危,无溶栓禁忌证。首先给予吸氧、卧床、制动等一般支持治疗,其次给予那曲肝素钙注射液 4 100 IU H 抗凝和其他对症支持治疗。应用注射用尿激酶(UK)30 万 IU,持续静脉泵入溶栓,肝素钠注射液 12 500 IU,持续静脉泵入抗凝,药师建议每 4 h 检测一次活化部分凝血酶原时间。术后第 4 天神志清,精神可,咳嗽较前好转,复查肺动脉造影术,图像显示肺栓塞较前好转,今日停用注射用尿激酶和肝素钠注射液,后予利伐沙班 15 mg po bid 抗凝治疗。余给予祛痰、疏通气道、补充维生素及对症支持治疗。排除禁忌证后,于入院第 9 天行"培美曲塞+奈达铂"方案化疗治疗,辅以保肝、护胃、水化。患者诉食欲缺乏、呕吐、手术部位疼痛,给予镇吐、抑酸护胃、镇痛、治疗骨转移等对症支持治疗。现患者一般情况可,呕吐、疼痛好转,患者及其家属要求出院,告知出院注意事项后予以办理。出院诊断:①肺恶性肿瘤,肺腺癌并淋巴结、骨、肝转移($T_4N_3M_{1c}$,ⅣB 期)AP 方案第 3 周期化疗后;②肺栓塞,肺动脉造影+肺动脉溶栓导管置入术后;③下肢静脉血栓,下腔静脉造影+下腔静脉滤器置入术后。出院医嘱:利伐沙班片 15 mg bid,后调整为 20 mg qd。

(三)药物治疗方案分析

根据《肺血栓栓塞症诊治与预防指南》(2018 版),急性 PE 患者建议在排除禁忌证的情况下尽早开始胃肠外抗凝治疗(UFH、LMWH 等),LMWH 发生大出血或者 HIT 的风险较低,所以首选用于 PTE 患者的初始抗凝治疗,因此,选用按体重给予 LMWH 作为初始治疗药物合理。根据《中国急性肺栓塞诊断与治疗指南》(2020 版),对于高危的急性 PTE 患者如无溶栓禁忌,推荐溶栓治疗。常用的溶栓药物有尿激酶(UK)、链激酶(SK)和阿替普酶(rt-PA),SK 出血率更高,故较少用,rt-PA 比 UK 可能对血栓有更快的溶解作用,疗效和安全性更高,但是价格较高,因此,出于经济因素选用 UK 合理。

肿瘤、化疗等是 VTE 公认的易患因素,糖尿病、高血压、年龄增长等也是 VTE 弱易患因素。肿瘤患者 VTE 年发病率是正常人的 4~7 倍,其死亡率显著高于没有静脉血栓的肿瘤患者。根据《中国临床肿瘤学会(CSCO)中国肿瘤患者静脉血栓防治指南 2020》,对于诊断为 VTE 患者,如无抗凝禁忌证,应立即开始抗凝治疗。对于年龄较大的肿瘤患者合并肺栓塞,可考虑溶栓治疗,在接受化疗的肿瘤患者应长期抗凝治疗,推荐给予 LMWH 和利伐沙班,利伐沙班 15 mg bid,后调整为 20 mg qd 在控制 VTE 复发有效性高,安全性好,选用合理。

(四)药学监护

1. 有效性监护　溶栓结束后观察生命体征,通常进行肺动脉造影复查,以观察溶栓的疗效。注意观察患者的肺部和全身状况有无好转。

2. 安全性监护　PTE 患者的药物治疗主要是溶栓治疗、抗凝治疗和其他对症支持治疗。药物治疗的主要并发症在出血,首先要对患者的既往基本情况、此次肺栓塞相关的疾病、手术史和用药史进行评估。其次,在给予溶栓药物之前要完善相关检查,评估出血的风险,密切患者有无出血部位,必要时做好抢救的准备。抗凝治疗也可能出现不同部位的皮肤出血反应,如皮肤黏膜出血,牙龈出血;部分患者出现皮肤注射部位瘀血、瘀斑;极个别情况下注射部位出现血肿,偶见皮肤坏死等,少见注射部位严重皮疹发生,要对患者的情况进行密切观察。服用利伐沙班时最常见的不良反应也为出血,还包括过敏反应、肝病、血小板减少等,如有不适及时联系医生或药师,要定期监测肝、肾功能。

3. 依从性监护　住院期间是否遵医嘱静脉输注药物,是否规律口服治疗药物,出院后是否遵医嘱口服治疗药物,定时复查。

(五)用药教育

该患者为肿瘤患者合并肺栓塞,需要进行长期抗凝治疗和其他对症支持治疗,可以预防早期死亡和 VTE 复发,因此告知患者及家属按时按量服用抗凝药物是必不可少的,切忌随意停药。注意早期出血的症状和体征,注意观察黏膜、牙龈、皮肤及伤口有无渗血情况,定期监测肝、肾功能。各种药物严格按照医嘱服用,如无禁忌,应给予高蛋白、高维生素、粗纤维、低盐、易消化饮食。避免剧烈活动,不要参加易造成外伤的活动。如果出现不良反应或者不适要及时与医生或者药师联系。

第四节 不稳定型心绞痛

一、疾病概述

(一)定义

不稳定型心绞痛(unstable angina pectoris,UAP)是介于稳定型心绞痛和急性心肌梗死之间的临床状态,包括除稳定型劳力性心绞痛以外的初发型、恶化型劳力性心绞痛和各型自发性心绞痛;是在粥样硬化病变的基础上,冠状动脉内膜下出血、斑块破裂、破损处血小板与纤维蛋白凝集形成血栓、冠状动脉痉挛,以及远端小血管栓塞引起的急性或亚急性心肌供氧减少所致。其病情不稳、多变、预后不佳,严重者会发生急性心肌梗死、恶性心律失常、血压降低、休克、心力衰竭,甚至猝死。不稳定型心绞痛是急性冠脉综合征的一种类型,占冠心病发病的60%以上。

(二)药物治疗原则

溶栓药物、抗栓药物、抗心肌缺血药物和其他对症治疗药物。有明确诊断冠心病的患者,一般要坚持长期药物治疗,包括改善缺血、减轻症状的药物,以抗血小板聚集和抗凝治疗为基础预防心肌梗死、改善预后的药物等。UAP患者的标准强化治疗包括以阿司匹林为基础的双联抗血小板治疗(dual antiplatelet therapy,DAPT)即阿司匹林联合P2Y12受体抑制剂(氯吡格雷、替格瑞洛等),不建议常规联用血小板糖蛋白(GP)Ⅱb/Ⅲa受体抑制剂(GPI)尤其是在应用普拉格雷及替格瑞洛的情况下,无论患者是否接受经皮冠状动脉介入治疗(PCI)和置入支架,DAPT推荐应用1年,根据情况可选择性地缩短或延长;抗凝治疗一般只推荐在急性期应用,抗凝药物的选择应当依据患者的缺血和出血风险及抗凝药物的疗效—安全性特点,如对明确使用口服抗凝药指征的患者(如心房颤动CHA2DS2-VASc评分≥2分、近期静脉血栓栓塞、左心室血栓或机械瓣膜),推荐口服抗凝药与抗血小板治疗联合使用;还有抗缺血药物及其他药物也非常关键。

UAP患者如果出现高危情况应紧急PCI或冠状动脉旁路移植术(CABG)等,不推荐进行溶栓治疗。对于行PCI患者应尽早常规DAPT,不推荐常规联用GPI,血栓负荷重和抗血小板未给予适当负荷量P2Y12受体抑制剂的患者可考虑术中联用GPI类药物。PCI术中均应给予肠外抗凝药物,推荐使用低分子肝素、磺达肝癸钠、比伐卢定。除非有其他治疗指征,PCI术后停用抗凝药物;紧急CABG无须考虑基础抗血小板治疗情况,对于拟行择期CABG的患者,如无特殊原因,可继续服用阿司匹林,但P2Y12受体抑制剂至少停用5d,对于缺血风险极高的患者,可联用GPI实行桥接治疗,直至术前4h停药。术后重启DAPT,可降低死亡、心肌梗死及卒中风险,还可增加桥血管开通率;除非有明确禁忌证或者极高的出血风险,术后常规建议一种P2Y12受体拮抗剂联合阿司匹林维持治疗至少12个月。

UAP患者应尽早评估短期风险,出院前对长期风险进行评估,出院后应积极控制心血管危险因素,进行科学合理的二级预防和积极有效的康复治疗。患者出院后可长期服用阿司匹林、ACEI和β受体阻滞剂,还有积极调脂、降压、控糖等。

二、典型病例

(一)病例介绍

【患者基本情况】   患者男,63岁,身高176 cm,体重74 kg,BMI 23.9 kg/m²。

【主诉】 间断咽部不适11月余。

【现病史】 患者11个月前患者开车时突然出现咽部疼痛等症状。发作时伴出汗、胸闷、乏力，无意识不清、恶心、呕吐，持续3 h左右，到当地医院住院治疗，诊断为"冠心病（具体不详）"，给予冠脉造影检查，未行支架植入，病情好转后出院，院外规律口服"阿司匹林肠溶片、螺内酯片、呋塞米片、美托洛尔缓释片、诺欣妥片"等药物，近半年来反复活动量大及早上起床时出现咽部疼痛，2～3 min，休息后缓解，为求进一步诊治前来我院，门诊以："冠心病、稳定型心绞痛"收入我科。发病以来，神志清，精神较好，食欲正常，睡眠正常，大小便正常，体重无减轻。

【既往史】 高血压10年，最高血压170/100 mmHg，未服药，11月来血压控制在130/80 mmHg。

【用药史及药物不良反应史】 院外规律口服"华法林片、阿司匹林肠溶片、螺内酯片、呋塞米片、美托洛尔缓释片、诺欣妥片"等药物。

【体格检查】 T 36.6 ℃，P 89次/min，R 20次/min，BP 117/87 mmHg。神志清楚，自主体位，正常病容，表情自如，全身皮肤黏膜无黄染，无皮疹、皮下出血、皮下结节、瘢痕，全身浅表淋巴结未触及。颈静脉无怒张，气管居中，肝颈静脉回流征阴性。双肺呼吸音清，无干、湿啰音，无胸膜摩擦音，语音共振正常。心浊音界正常，心率89次/min，律齐，各瓣膜听诊区未闻及杂音，无心包摩擦音。腹部无压痛、反跳痛，腹部柔软、无包块。双下肢无水肿。

【辅助检查】 血常规：白细胞计数6.01×10⁹/L，红细胞计数4.75×10¹²/L，血红蛋白146.8 g/L，血小板计数270×10⁹/L。肾功能+电解质+B型钠尿肽前体+肌钙蛋白I：3.88 mmol/L，钠142 mmol/L，氯97.00 mmol/L，肌酐103.9 μmol/L，尿酸720 μmol/L，N端脑利钠肽124.64 pg/mL，肌钙蛋白I 0.234 μg/L。

【入院诊断】 ①冠状动脉粥样硬化性心脏病、冠状动脉造影术后、急性冠脉综合征；②高血压病3级（高危）。

（二）药物治疗经过

患者入院后予以抗血小板聚集、降低心肌氧耗、调脂、扩冠、抗凝、利尿、改善心室重塑治疗。故入院第1天初始治疗方案为阿司匹林肠溶片100 mg po qd抗血小板聚集，药师建议除非有极高出血风险等禁忌证，应尽早联用一种P2Y12受体拮抗剂，未采用。阿托伐他汀钙片20 mg po qn调脂稳定斑块，琥珀酸美托洛尔缓释片71.25 mg po qd降压，螺内酯+呋塞米均为20 mg po qd利尿，硝酸异山梨酯针20 mg+0.9%氯化钠注射液200 mL ivgtt qd扩冠等治疗。入院当日未服用降压药，血压较高，加用呋塞米针20 mg iv st利尿降压。入院第2天，葡萄糖+小肝功（3）+血脂分析，双肾及肾动脉都未见明显异常，血压仍未达标，继续加用呋塞米针。入院第4天，患者诉间断胸闷，未再发作胸痛。MRI：①左室增大并左室舒张运动减弱，请结合临床；②三尖瓣轻度关闭不全，结合彩超，除外心室附壁血栓，给予患者阿司匹林肠溶片，加用替格瑞洛先给予负荷剂量180 mg后90 mg po bid二联抗血小板。

入院第5天，患者诉间断心前区不适，未再发作胸痛，活动后加重，行冠状动脉造影术（CAG）。CAG：左前降支内膜不光滑，开口至近中段弥漫性动脉粥样硬化伴狭窄，最重处约90%，前向血流TIMI 3级。左回旋支（LCX）内膜不光滑，全程弥漫性动脉粥样硬化，前向血流TIMI 3级。第一钝缘支（OM1）内膜不光滑，前向血流TIMI 3级；右冠状动脉内膜不光滑，全程弥漫性动脉粥样硬化，前向血流TIMI 3级。左室降支（PL）中段可见弥漫性狭窄，最重处狭窄90%，后降支（PD）内膜不光滑，开口到中段动脉粥样硬化伴狭窄，最重处约30%，造影后行PCI，术中给予比伐芦定静脉注射55 mg，然后以130 mg/h术后维持3～4 h，术程顺利。术后患者未再发作胸痛，夜间入眠可，顺利出院。出院诊断为：①冠状动脉粥样硬化性心脏病、不稳定型心绞痛PCI术后、心功能Ⅱ级（NYHA分级）；②高血压病3级（高危）。出院医嘱如下：①阿司匹林肠溶片100 mg po qd；②替格瑞洛片90 mg po bid；③阿托伐他汀钙片20 mg po qn；④琥珀酸美托洛尔缓释片71.25 mg po qd；⑤单硝酸异山梨酯缓释片 40 mg po qd;⑥沙库巴曲缬沙坦钠片 50 mg po bid;⑦呋塞米片 20 mg po qd;⑨螺内酯片 20 mg po qd。

(三)药物治疗方案分析

该患者为老年男性,有高血压、吸烟等多种冠状动脉粥样硬化危险因素,因此,抗栓治疗是 ACS 诊治过程的基础,贯穿整个治疗过程。根据《冠心病合理用药指南》(第 2 版)推荐,抗血小板药物能够抑制血小板聚集、防止血栓生成或斑块进展,长期使用可以有效降低冠心病患者的死亡率和再次心肌梗死的发生率,DAPT 是抗栓治疗的基础,对该患者阿司匹林可尽早联合一种 P2Y12 受体抑制剂,替格瑞洛起效时间比氯吡格雷更短,停药后血小板功能恢复较快,故优先推荐,术后推荐接受至少 1 年的 DAPT,在治疗期间除非急诊大手术一般不推荐停用。抗凝药物可抑制血栓生成及活性,从而减少血栓事件,当联合使用抗血小板药物时,会产生更强大的抗栓效应。PCI 术中使用比伐芦定可作为普通肝素联合 GPⅡb/Ⅲa 受体拮抗剂的替代治疗,有研究表明,比伐芦定获益显著优于肝素,该方案合理。

依据《冠心病合理用药指南》(第 2 版)、《中国高血压防治指南》(2018 年修订版)、《中国老年高血压管理指南 2023》和《中国血指管理指南》(2023 版)血压水平、LDL-C 水平与冠心病风险密切相关,降压治疗可以最大限度地降低长期心血管发病和死亡的总体风险。高血压合并冠心病患者理想目标为血压<130/80 mmHg。他汀类药物能降低 TC 和 LDL-C,并且稳定斑块,从而减少心血管事件的发生、改善患者预后,该患者使用 β 受体阻滞剂+ARNI+小剂量利尿剂+他汀类联合用药的方案合理。

(四)药学监护

1. 有效性监护　评估患者的病情有无改善,胸痛是否减轻,监测血压、血脂水平。

2. 安全性监护　该患者需要抗血小板聚集、降低心肌氧耗、调脂、扩冠、抗凝、利尿、改善心室重塑治疗,尤其是需要长期抗栓治疗和稳定斑块。抗血栓药物会增加胃黏膜损伤和出血的风险,因此,对患者的出血风险要根据入院相关指标、症状和病史进行个体化评估,对于出血高危人群适当预防,密切检测有无不良反应发生。观察有无可疑出血迹象,如皮下瘀点、瘀斑、紫癜、鼻出血、呕血、尿液偏红、排便变黑等,胃肠道不适症状,如恶心、呕吐、上腹不适或疼痛等,还有过敏反应及其他。他汀类常见不良反应为肌痛、关节痛,在罕见情况下,可能影响骨骼肌,引起肌痛、肌炎和肌病,可能进展为威胁生命的横纹肌溶解综合征,用药期间应定期检查血肌酸磷酸激酶。阿托伐他汀对肝影响也较大,开始治疗前应做肝功检查并定期复查。琥珀酸美托洛尔缓释片药物治疗期间应注意观察是否出现心动过缓、乏力、四肢发冷等药物不良反应。治疗期间要定期检测血常规,尿常规、粪便常规及肝功能,使用抗凝药物期间定期检测凝血功能,肾功能明显障碍者应定期检查肾功能。

3. 依从性监护　住院期间是否遵医嘱静脉输注药物,是否规律口服治疗药物,出院后是否遵医嘱口服治疗药物,定时复查。

(五)用药教育

对于 PCI 术后的 ACS 患者,药物治疗是其治疗和二级预防的基石。支架置入后的抗血小板治疗十分必要,可以使支架发挥其冠脉再成型、改善冠脉血供的同时,保证支架管腔的通畅、预防血栓的形成。因此,需告知患者阿司匹林肠溶片餐前服用效果最佳,但是有胃肠道不良反应,若有此反应可将其放到餐后服用。避免使用如传统非甾体抗炎药物等干扰血小板作用的药物,可选用 COX-2 选择性抑制剂。患者痔疮出血不是停用抗血小板药物的指征。如果有出血风险和胃肠道不适症状请及时联系医生或药师,比伐芦定与肝素、华法林或溶栓药合用时,会增加出血的风险,用药中,如果出现血压或血容量突然下降或其他不明症状,应立刻停药并警惕出血事件。患者定期复查血常规、尿常规、便潜血及肝功能,及时检测凝血指标。戒烟酒、低盐低脂饮食。注意休息,避免劳累、避免受凉、避免刺激。

第五节 下肢动脉硬化闭塞症

一、疾病概述

（一）定义

下肢动脉硬化闭塞症（arteriosclerosis obliterans，ASO）是由于动脉硬化造成的下肢供血动脉内膜增厚、管腔狭窄或闭塞，病变肢体血液供应不足，引起下肢间歇性跛行、皮温降低、疼痛乃至发生溃疡或坏死等临床表现的慢性进展性疾病，常为全身性动脉硬化血管病变在下肢动脉的表现。下肢动脉硬化闭塞症或外周动脉疾病（PAD）是仅次于冠心病和脑卒中的第三大动脉粥样硬化性疾病。PAD 的临床表现可以为无症状、间歇性跛行（IC）、严重肢体缺血及急性肢体缺血等。

（二）药物治疗原则

抗血小板药物、抗凝药物、溶栓药物、血管扩张剂药物、对症治疗药物。下肢 ASO 是全身病变的局部表现，治疗方式包括消除危险因素、加强运动、药物治疗、血运重建等。为了减少下肢动脉疾病导致的心血管事件，需要纠正心血管危险因素，进行调脂、降压、控糖、戒烟，还有抗血凝治疗。对于无症状下肢 ASO 患者，有指征者需抗血小板治疗。对于有症状下肢 ASO 患者，最常见症状是间歇性跛行，其次是静息痛、肢体冰冷及溃疡等，如无禁忌证，均应行阿司匹林或联合氯吡格雷双联抗血小板聚集治疗，可使下肢缺血率降低，传统抗凝药（如华法林）并不能减少心血管事件的发生，而且可能增加大出血风险。急性下肢缺血（acute limb ischemia，ALI）患者应进行抗凝治疗，通常用肝素或低分子肝素。对于威胁肢体存活的 ALI 患者可动脉内置管溶栓。

对于无症状或症状轻微的下肢 ASO 无须预防性血运重建，有症状的患者可根据患者情况选择合理的血运重建方式，所有行血运重建的患者均需要抗血小板治疗，减少心血管事件发生，提高畅通率。下肢动脉支架或旁路重建术的围手术期根据流出道情况和移植材料需要常规应用肝素抗凝或抗血小板聚集，或联合抗凝和抗血小板聚集治疗。对于腹股沟以下动脉行球囊扩张或支架植入术后，推荐服用阿司匹林、氯吡格雷等抗血小板聚集药物维持治疗效果。对于血管移植手术，术中或术后早期应用肝素及低分子肝素，后过渡到抗血小板聚集或抗凝治疗。对于流出道相对不理想、估计远期通畅率差的患者，可以应用华法林进行抗凝治疗，或联合应用抗血小板聚集及抗凝治疗，对于此类患者，必须密切监测出凝血功能的变化，警惕出血的风险。

二、典型病例

（一）病例介绍

【患者基本情况】 患者男，57 岁，身高 170 cm，体重 50 kg，BMI 17.3 kg/m^2。

【主诉】 左下肢跛行 10 年余，疼痛 1 d。

【现病史】 患者 10 年余前无明显诱因出现左下肢跛行症状，休息好缓解，行走后加重。近年来症状持续加重。1 年余前至外院行 CTA 造影：左下肢动脉闭塞（未见报告），未予特殊处理。1 d前无明显诱因出现左踝部疼痛，伴左足皮温降低，至外院行 CTA 检查：①双下肢动脉粥样硬化闭塞症，部分动脉内栓子形成；②左侧股骨下段金属内固定术后改变。超声：①左侧髂总动脉至髂外动脉近心端内低回声充填；②左侧下肢动脉硬化闭塞症；③双侧下肢动脉硬化伴多发斑块形成。未予特殊治疗。今为求进一步诊治，门诊以"下肢动脉闭塞"收入院。自发病以来，食欲正常，睡眠正常,大小便正常,精神正常,体重无减轻。

【既往史】　1年余前因脾破裂、左下肢骨折至外院行"脾切除术、骨折内固定术"。无高血压、心脏疾病病史,无糖尿病、脑血管疾病病史,无肝炎、结核、疟疾病史,预防接种史随社会计划免疫接种,曾于1年余前术中输血,具体用血不详,无输血反应。无食物、药物过敏史。

【体格检查】　T 36.7 ℃,P 76 次/min,R 16 次/min,BP 122/78 mmHg。神志清,精神可,全身皮肤黏膜无黄染,无皮疹、皮下出血、皮下结节、瘢痕,全身浅表淋巴结未触及。查体脊柱活动正常,无侧凸、前凸、后凸,棘突无压痛、叩击痛,左下肢间歇性跛行,余肢体活动自如,左下肢皮温降低,左足趾颜色发黑。无畸形、下肢静脉曲张、杵状指(趾)、水肿。关节无红肿、疼痛、压痛、积液、活动度受限、畸形,肌肉无萎缩。

【辅助检查】　血常规:白细胞计数 $12.04×10^9$/L,红细胞计数 $4.16×10^{12}$/L,血红蛋白 142.0 g/L,血小板计数 $198×10^9$/L,中性粒细胞百分数 57.4%。血凝试验:凝血酶原时间 11.20 s,凝血酶原时间活动度 100.60%,国际化标准比值 0.98,活化部分凝血活酶时间 27.30 s,纤维蛋白原测定 4.80 g/L,凝血酶时间 17.30 s,D-二聚体 0.80 mg/L。小血脂:总胆固醇 5.44 mmol/L,甘油三酯 1.50 mmol/L,高密度脂蛋白 0.94 mmol/L,低密度脂蛋白 4.00 mmol/L。超声:左下肢动脉符合动脉硬化闭塞症超声改变,右侧股总、股浅、腘动脉斑块形成,右侧胫前、胫后、腓、足背动脉粟粒样斑块形成。

【入院诊断】　下肢动脉闭塞。

(二)药物治疗经过

该患者左下肢动脉闭塞诊断明确,给予改善循环、抗血小板等治疗。入院第1天初始治疗方案为西洛他唑片 100 mg bid 扩张血管、改善循环,阿司匹林肠溶片 100 mg qd 或抗血小板聚集,前列地尔注射液 10 μg qd 扩血管,阿托伐他汀钙片 20 mg qd 降脂等治疗。入院第2天,超声提示左下肢动脉符合动脉硬化闭塞症超声改变,右侧股总、股浅、腘动脉斑块形成,右侧胫前、胫后、腓、足背动脉粟粒样斑块形成。完善术前相关检查排除禁忌证,于入院第3天行"左下肢动脉斑块旋切+支架置入术",术后患者病情稳定,诉右侧穿刺点轻微胀痛,查体左下肢皮温较前明显升高,左足趾颜色转为红润。继续给予抗血小板、扩血管、调脂等治疗,加用罂粟碱注射液 30 mg qd 扩血管,药师建议罂粟碱注射液具有扩血管作用强、镇痛效果好的特点,但其易成瘾,不建议加用。入院第5天查体左足趾缺血症状较前明显改善。术后第6天患者一般病情稳定,跛行好转,患者及家属要求出院,嘱其出院规律口服药物西洛他唑片 100 mg bid、阿司匹林片肠溶片 100 mg qd、阿托伐他汀钙片 20 mg qn。出院诊断:下肢动脉闭塞支架置入术后。出院医嘱①西洛他唑片 100 mg po bid;②阿司匹林肠溶片 100 mg po qd;③阿托伐他汀钙片 20 mg po qd。

(三)药物治疗方案分析

该患者双下肢皮肤稍苍白、温度降低、左足趾颜色发黑,测定踝肱指数(ankle brachial index,ABI)值为 0.52,提示中度动脉阻塞和肢体缺血。下肢动脉供血不足往往会导致下肢肌群缺血性疼痛,症状在运动过程中尤为明显,即出现间歇性跛行。根据《下肢动脉硬化闭塞症诊治指南》,抗血小板药物可以预防血栓形成、保护血管内皮细胞、扩张血管和改善血液循环,在无出血风险和心血管高危因素的情况下,阿司匹林联合氯吡格雷可降低有症状的下肢 ASO 患者心血管事件的发生率。该患者间歇性跛行影响生活质量,影像学诊断明确,可行腔内治疗"左下肢动脉斑块旋切+支架置入术",方案合理。根据《外周动脉疾病管理指南更新(TASC Ⅱ)》推荐对锻炼效果不佳、不合并充血性心力衰竭的间歇性跛行患者,西洛他唑为首选缓解药物,可改善运动耐量和生活质量。根据《下肢动脉硬化闭塞症诊治指南》,对于具有缺血高风险的下肢 ASO 患者,建议首选他汀类药物控制 LDL-C 水平<1.8 mmol/L。前列腺素类药物可扩张血管和抗动脉粥样硬化,提高患肢 ABI,改善由下肢缺血引发的间歇性跛行、静息痛,以及溃疡等症状。

（四）药学监护

1. 有效性监护　观察并评估患者的疼痛有无减轻、下肢情况有无改善、活动耐力有无增强。

2. 安全性监护　下肢动脉闭塞患者需要抗栓、抗凝、扩血管、调血脂等治疗，因抗栓药物阿司匹林、氯吡格雷、西洛他唑的应用，要注意检测药期间可能会出现如消化道症状恶心、呕吐、腹痛、腹泻、上腹不适、黑便、呕血等，皮肤、黏膜部位的出血点、瘀斑等。如果有上述情况发生，即刻联系医生或药师，找到其中的原因来进行针对性的处理。他汀类药物常见不良反应为腹部不适，嗳气，胃肠胀气，肝炎，胆汁淤积，骨骼肌痛，肌肉疲劳，颈痛，关节肿胀，转氨酶升高，肝功能检查异常，血碱性磷酸酶升高，肌酸磷酸激酶升高，高血糖肌痛、关节痛，用药期间应定期检查血肌酸磷酸激酶和肝功能。患者还应该要严格控制血压血脂的水平，定时监测血糖的水平和肝肾功能。

3. 依从性监护　住院期间是否遵医嘱静脉输注药物，是否规律口服治疗药物，出院后是否注意避免受伤、遵医嘱健康饮食、有效锻炼、按时服药与定期复查。

（五）用药教育

下肢动脉闭塞患者的基础治疗是抗栓治疗。因此，要告知患者及家属抗血小板是十分重要且必不可少的一步，要按医嘱服药，不可随意停药。如果漏服及时补上或者第 2 天接着正常用药，不可加倍补服。如果出现体重持续下降、反复呕吐、吞咽困难、呕血或者黑便，应及时排除恶性肿瘤，再使用 PPI，以免延误诊断。家属要协助患者做好自我检测可能出现的各种症状，可能会出现牙龈出血、大便发黑、皮肤黏膜出血的情况，这种情况就需要马上到医院做相关的复查。按时进行复查大便潜血、血常规，及时发现出血现象，如有出血可行必要的内镜检查。

参考文献

[1]中国医师协会介入医师分会,中华医学会放射学分会介入专业委员会,中国静脉介入联盟.下肢深静脉血栓形成介入治疗规范的专家共识（第 2 版）[J].中华医学杂志,2018,98（23）:1813-1821.

[2]李晓强,张福先,王深明.深静脉血栓形成的诊断和治疗指南（第三版）[J].中华普通外科杂志,2017,32（9）:807-812.

[3]刘玉波,孙岩,康庆伟.丹参多酚酸盐联合低分子肝素预防术后深静脉血栓 Meta 分析[J].中国中西医结合外科杂志,2018,24（1）:35-38.

[4]上海卒中学会缺血性脑卒中强化血脂管理上海专家建议专家组.缺血性脑卒中强化血脂管理上海专家建议[J].中国临床神经科学,2022,30（2）:121-128.

[5]中华医学会神经病学分会,中华医学会神经病学分会脑血管病学组,中华医学会神经病学分会神经血管介入协作组.中国急性缺血性卒中早期血管内介入诊疗指南 2022[J].中华神经科杂志,2022,55（6）:565-580.

[6]中华医学会神经病学分会,中华医学会神经病学分会脑血管病学组.中国急性缺血性脑卒中诊治指南 2018[J].中华神经科杂志,2018,51（9）:666-682.

[7]张澍,杨艳敏,黄从新,等.中国心房颤动患者卒中预防规范（2017）[J].中华心律失常学杂志,2018,22（1）:17-30.

[8]《中国高血压防治指南》修订委员会.中国高血压防治指南 2018 年修订版[J].心脑血管病防治,2019,19（1）:1-44.

[9]张凤祥,曹克将.2010 年欧洲心脏病学会心房颤动治疗指南概要[J].中华心律失常学杂志,2011,15（2）:157-159.

[10]王乔宇,武明芬,柳鑫,等.2021 中国静脉血栓栓塞症防治抗凝药物的选用与药学监护指南[J].

中国临床药理学杂志,2021,37(21):2999-3016.

[11]梁峰,胡大一,沈珠军,等.2014 年美国心房颤动管理治疗指南概要[J].中国医药科学,2014,4(19):9-16.

[12]中华医学会呼吸病学分会肺栓塞与肺血管病学组,中国医师协会呼吸医师分会肺栓塞与肺血管病工作委员会,全国肺栓塞与肺血管病防治协作组.肺血栓栓塞症诊治与预防指南[J].中华医学杂志,2018,98(14):1060-1087.

[13]中华医学会心血管病学分会,中国康复医学会心脏预防与康复专业委员会,中国老年学和老年医学会心脏专业委员会,等.中国心血管病一级预防指南[J].中华心血管病杂志,2020,48(12):1000-1038.

[14]国家卫生计生委合理用药专家委员会,中国药师协会.冠心病合理用药指南(第 2 版)[J].中国医学前沿杂志(电子版),2018,10(6):1-130.

[15]冠状动脉旁路移植术围术期抗血小板治疗共识专家组.冠状动脉旁路移植术围术期抗血小板治疗专家共识[J].中华胸心血管外科杂志,2016,32(1):1-8.

[16]中国老年医学学会高血压分会,北京高血压防治协会,国家老年疾病临床医学研究中心.中国老年高血压管理指南 2023[J].中华高血压杂志,2023,31(6):508-538.

[17]中国血脂管理指南修订联合专家委员会.中国血脂管理指南(2023 年)[J].中华心血管病杂志,2023,51(3):221-255.

[18]中华医学会外科学分会血管外科学组.下肢动脉硬化闭塞症诊治指南[J].中华普通外科学文献(电子版),2016,10(1):1-18.

第九章　心血管疾病

心血管疾病是心脏血管疾病的统称,泛指由于高脂血症、动脉粥样硬化、高血压等所导致的心脏、大脑及全身组织发生的缺血性或出血性疾病。心血管疾病是一种严重威胁人类,特别是50岁以上中老年人健康的常见病,具有高患病率、高致残率和高死亡率的特点,居各种死因首位。其病因主要有4个方面:①动脉粥样硬化、高血压性小动脉硬化、动脉炎等血管性因素;②高血压等血流动力学因素;③高脂血症、糖尿病等血液流变学异常;④白血病、贫血、血小板增多等血液成分异常因素。治疗方法:①保持心态平衡、适当运动;②控制危险因素如严格控制血压至理想水平,控制糖尿病,改善胰岛素抵抗和异常代谢状态,戒烟等;③针对性的药物治疗;④外科治疗;⑤康复治疗等。

第一节　高血压

一、疾病概述

(一)定义

高血压(hypertension)是以体循环动脉收缩期和/或舒张期血压持续升高为主要特点的全身性疾病。目前主要以诊室血压作为高血压诊断的依据,在未使用降压药物的情况下诊室收缩压≥140 mmHg 和/或舒张压≥90 mmHg 定义为高血压。根据血压升高的水平进一步将高血压分为1级、2级和3级。临床上主要有原发性及继发性高血压两大类。原发性高血压病与遗传、环境等因素有关,占总高血压患者的90%以上。

(二)药物治疗原则

高血压药物治疗常用药物包括五大类:利尿剂、β 受体阻滞剂、钙通道阻滞剂(calcium channel blocker,CCB)、血管紧张素转换酶抑制剂(angiotensin converting enzyme inhibitor,ACEI)和血管紧张素 II 受体拮抗剂(ARB)。降压药物使用应遵循以下四项原则:即小剂量开始、优先选择长效制剂、联合用药及个体化用药。联合治疗应采用不同降压机制的药物,主要推荐的联合治疗方案是:ACEI/ARB+二氢吡啶类 CCB;ACEI/ARB+噻嗪类利尿剂;二氢吡啶类 CCB+噻嗪类利尿剂;二氢吡啶类 CCB+β 受体阻滞剂。

二、典型病例

(一)病例介绍

【患者基本情况】 患者男,65 岁,身高 172 cm,体重 70 kg,BMI 23.66 kg/m^2。

【主诉】 发作性头晕 2 d。

【现病史】 患者有高血压病史 20 年,最高可达 180/110 mmHg。长期口服硝苯地平缓释片,血压控制尚可。2 d 前无明显原因出现头晕,为晕晕沉沉感,无天旋地转、耳鸣、肢体活动障碍,持续约 2 h,休息后自行缓解。今晨再次出现头晕,不能站立,伴有恶心、心慌、胸闷,无呕吐、耳鸣、肢体活动障碍,患者为求进一步检查及治疗遂来我院,门诊以"高血压病"为诊断收入我科。

【既往史】 30 余年前行阑尾炎切除术。

【用药史及药物不良反应史】 硝苯地平缓释片 20 mg po bid。

【体格检查】 T 36.3 ℃,P 74 次/min,R 18 次/min,BP 164/86 mmHg。神志清楚,无病容,皮肤巩膜无黄染,全身浅表淋巴结未扪及肿大。颈静脉正常。心界正常,心律齐,各瓣膜区未闻及杂音。胸廓未见异常,双肺叩诊呈清音,双肺呼吸音清,未闻及干、湿啰音及胸膜摩擦音。腹部外形正常,全腹软,无压痛及反跳痛,腹部未触及包块。肝脏肋下未触及。脾脏肋下未触及。双肾未触及。双下肢无水肿。

【辅助检查】 心电图:窦性心律,HR 74 次/min。血糖 5.62 mmol/L,总胆固醇 5.42 mmol/L,甘油三酯 1.50 mmol/L,低密度脂蛋白 4.08 mmol/L。红细胞计数 5.181×10^{12}/L,白细胞计数 5.771×10^9/L,血红蛋白 156 g/L,血小板计数 139×10^9/L。同型半胱氨酸 17.78 μmol/L。头颅 MRA:颅内轻度动脉粥样硬化性改变,椎-基底动脉迂曲。头颅 MRI:未见明显异常,左侧上颌窦、额窦炎。胸片:心肺未见明显异常。心梗三项、BNP 在正常范围。

【入院诊断】 高血压病 3 级,极高危。

(二)药物治疗经过

治疗总共约 2 周,给予患者降血压、抗血小板聚集、缓解眩晕等对症治疗。入院第 1 天完善各项检查,进一步明确诊断。初始治疗方案为红花黄色素 150 mg qd 活血化瘀,天麻素 10 mL qd 缓解眩晕,阿司匹林肠溶片 0.1 g qd 抗血小板聚集,硝苯地平缓释片(Ⅱ)20 mg bid 及富马酸比索洛尔片 5 mg qd 降血压。入院第 2 天患者神志清、仍有头晕、不能转头,活动后加重。加用氟桂利嗪胶囊 5 mg qn 及阿托伐他汀钙片 10 mg qn 改善症状。入院第 6 天血压控制尚可,头晕症状得到明显改善。入院第 8 天查眼底动脉:双眼动脉硬化眼底改变(Ⅱ期)。因头晕明显改善故停用氟桂利嗪胶囊。入院第 11 天患者 24 h 血压平均值正常,全天血压负荷中度增高,昼夜血压均值下降率正常,血压昼夜节律减弱,夜间血压杓形下降明显,将硝苯地平缓释片(Ⅱ)更换为长效的左旋氨氯地平片,以更好地控制血压。入院第 16 天患者出院,出院诊断为高血压病 3 级,极高危。出院医嘱为阿司匹林肠溶片 0.1 g qd,富马酸比索洛尔片 5 mg qd,左旋氨氯地平片 2.5 mg qd,瑞舒伐他汀钙片 10 mg qn。

(三)药物治疗方案分析

降压治疗的最终目的是减少高血压患者心脑血管病的发生率和死亡率。血压控制目标值原则上应将血压降到患者能最大耐受的水平,目前一般主张血压控制目标值至少<140/90 mmHg。糖尿病或慢性肾脏病合并高血压患者,血压控制目标值<130/80 mmHg。对于老年收缩期高血压患者,收缩压控制于 150 mmHg 以下,如果能够耐受可降至 140 mmHg 以下。年轻、病程较短高血压患者可较快达标。但老年人、病程较长或已有靶器官损害或并发症的患者,降压速度宜适度缓慢。降压药物选择应遵循以下 4 个原则:小剂量开始,优先选择长效剂量,联合用药及个体化。联合治疗应采用

不同降压机制的药物,我国临床主要推荐应用优化联合治疗方案是:ACEI/ARB+二氢吡啶类CCB;ACEI/ARB+噻嗪类利尿剂;二氢吡啶类CCB+噻嗪类利尿剂;二氢吡啶类CCB+β受体阻滞剂。β受体阻滞剂尤其适用于有心率增快等交感活性增高表现的高血压患者,可单用或与其他降压药物联合用以控制血压。富马酸比索洛尔片为水脂双溶性β受体阻滞剂,既有水溶性β受体阻滞剂首过效应低、又有脂溶性β受体阻滞剂口服吸收率高的优势,中度透过血脑屏障,对中枢不良反应小。优化的联合治疗方案是与长效CCB连用。二氢吡啶类CCB具有扩张血管和轻度增加心率作用,抵消了β受体阻滞剂缩血管及减慢心率作用。患者入院低密度脂蛋白4.08 mmol/L,行冠状动脉成像示有软斑块形成,查眼底动脉:双眼动脉硬化眼底改变(Ⅱ期)。故给予他汀类药物降脂、稳定斑块,阿司匹林肠溶片预防心血管事件发生。

(四)药学监护

1. 有效性监护　复查动态血压及心电图观察血压、心率等控制情况;头晕改善情况。

2. 安全性监护　中药注射剂天麻素用药过程中须严密观察,若有过敏反应发生立即停用。阿司匹林肠溶片使用过程观察患者是否有牙龈出血、胃胀、胃痛、黑便、皮肤瘀斑等出血征象。使用β受体阻滞剂时应监测血糖、血脂水平,定期评估血压和心率,富马酸比索洛尔片无医嘱不可改变本药的剂量,也不宜终止服药,如需停药时,应逐渐停用,不可突然中断。使用他汀类药物可能会引起转氨酶、肌酸激酶增高等情况,应密切关注患者是否有乏力、肌酸、肌痛等情况,监测血脂、肝功能、肌酸激酶等。

3. 依从性监护　降压、降脂、抗血小板聚集药物应长期规律服用。

(五)用药教育

服药期间注意监测血压情况。硝苯地平缓释片(Ⅱ)应空腹整粒吞服,不得嚼碎或掰开服用。阿司匹林肠溶片宜在餐前服用,服药期间不得饮酒,注意有无淤血、黑便、牙龈出血等情况。他汀类药物宜在晚间服用,以达到最佳治疗效果,服药期间注意有无乏力、肌酸、肌痛等症状。服用左旋氨氯地平片最常见的不良反应是头痛和水肿。嘱患者低盐、低脂饮食,适当运动锻炼、控制体重等有助于控制血压。定期复查,不适随诊。

第二节　血脂异常

一、疾病概述

(一)定义

血脂是血浆中的胆固醇、甘油三酯(triglyceride,TG)和类脂的总称。由于血脂不溶于水,在血浆中必须与特殊的蛋白质即载脂蛋白结合形成脂蛋白,因此,血脂异常实际上表现为脂蛋白异常血症。血脂异常作为脂质代谢障碍的表现,属于代谢性疾病。血脂异常按病因分类分为继发性高脂血症和原发性高脂血症,按临床分类为高胆固醇血症、高甘油三酯血症、混合型高脂血症和低高密度脂蛋白血症。

(二)药物治疗原则

血脂异常治疗的宗旨是防控动脉粥样硬化性心血管病(atherosclerotic cardiovascular disease,ASCVD),降低心肌梗死、缺血性卒中或冠心病死亡等心血管病临床事件发生危险。由于遗传背景和生活环境不同,个体罹患 ASCVD 危险程度显著不同,调脂治疗能使 ASCVD 患者或高危人群获益。临床应根据个体 ASCVD 危险程度,决定是否启动药物调脂治疗。

目前,指南将降低 LDL-C 水平作为防控 ASCVD 危险的首要干预靶点,非 HDL-C 可作为次要干预靶点。调脂治疗需设定目标值:极高危者 LDL-C<1.8 mmol/L;高危者 LDL-C<2.6 mmol/L;中危和低危者 LDL-C<3.4 mmol/L。临床调脂达标,首选他汀类调脂药物。起始宜应用中等强度他汀,根据个体调脂疗效和耐受情况,适当调整剂量,若胆固醇水平不能达标,可与其他调脂药物联合使用。目前主要降低总胆固醇和低密度脂蛋白的药物有他汀类、胆酸螯合剂、胆固醇吸收抑制剂、PCSK9 抑制剂等。

高 TG 患者,当血清 TG≥1.7 mmol/L(150 mg/dL)时,首先应用非药物干预措施,包括治疗性饮食、减轻体重、减少饮酒、戒烈性酒等。若 TG 水平仅轻、中度升高,2.3~5.6 mmol/L(200~500 mg/dL),为了防控 ASCVD 危险,虽然以降低 LDL-C 水平为主要目标,但同时应强调非 HDL-C 需达到基本目标值。经他汀治疗后,如非 HDL-C 仍不能达到目标值,可在他汀类基础上加用贝特类、高纯度鱼油制剂。对于严重高 TG 血症患者,即空腹 TG≥5.7 mmol/L(500 mg/dL),为降低急性胰腺炎风险,可以首选降低 TG 药物,如贝特类、高纯度鱼油制剂或烟酸。

二、典型病例

(一)病例介绍

【患者基本情况】 患者男,40 岁,体重 70 kg,身高 170 cm。

【主诉】 间断胸痛 3 年余。

【现病史】 患者 3 年来无明显诱因下出现胸痛,为刺痛,持续 5~10 s 可自行缓解,无胸闷、放射痛。2 个月来上述症状较前加重,性质同前,2~3 次/周,伴心慌、心前区发闷,未诊治。2 d 来上述症状再发,5~6 次/min,伴心慌、胸闷,后于当地医院就诊查心电图示:ST-T 改变。今为求进一步治疗来我院,门诊以"胸痛查因"收入我科,发病以来,神志清、精神可、饮食睡眠可,大小便正常,体重无明显改变。

【既往史】 高脂血症 10 月余,未口服药治疗;无脑血管疾病病史,无肝炎、结核、疟疾病史,预防接种史不详,无手术、外伤、输血史,无食物、药物过敏史。

【用药史及药物不良反应史】 无。

【体格检查】 T 36.5 ℃,P 88 次/min,R 20 次/min,BP 136/85 mmHg。心前区无隆起,心浊音界正常,律齐,各瓣膜听诊区未闻及杂音,无心包摩擦音。

【辅助检查】 当地医院查心电图:ST-T 改变。

【入院诊断】 胸痛查因。

(二)药物治疗过程

患者入院后查血脂,甘油三酯 12.73 mmol/L;高密度脂蛋白 0.78 mmol/L;低密度脂蛋白 1.69 mmol/L,完善相关检查,给予抗血小板聚集、抗凝、降低心肌氧耗、调脂等治疗。初始医嘱:阿司匹林肠溶片 100 mg po qd、替格瑞洛片 90 mg po bid 抗血小板聚集,非诺贝特片 200 mg po qd 降血脂,那屈肝素钙针 4 000 IU 皮下注射 q12h,丹参多酚酸盐 0.2 g ivgtt qd。

入院第 2 天,患者病情稳定,未诉头晕、胸痛。辅助检查:甲状腺功能、糖化血红蛋白、粪便常规、尿常规未见明显异常。肾功能:尿酸 520 μmol/L;胸部 CT、动态心电图、动态血压未见明显异常。入院第 4 天,心脏彩超:心内结构及功能未见明显异常。患者当日行冠脉造影术,造影结果显示左冠脉开口、起源、分布正常;左主干(LM)内膜光滑;左前降支(LAD)主干及其分支未见明显狭窄;左回旋支(LCX)主干及其分支未见明显狭窄;右回旋支(RCA)开口、起源、分布正常;RCA 主干及其分支未见明显狭窄。术后停用抗血小板和抗凝药物；入院第6天，患者病情稳定，复查谷丙转氨酶59 U/L；谷草转氨酶48 U/L；谷氨酰转肽酶97 U/L；甘油三酯10.16 mmol/L；高密度脂蛋白0.81 mmol/L；低密度脂蛋白1.65 mmol/L，加用苯溴马隆片50 mg po qd。入院第7天，患者病情稳定，未诉胸痛，出院后继续规律服药，低盐低脂饮食。出院诊断：①高甘油三酯血症；②高尿酸血症。出院医嘱：非诺贝特200 mg po qd；苯溴马隆片50 mg po qd。

（三）药物治疗方案分析

患者男性，间断胸闷、胸痛3年余，于当地医院就诊查心电图示ST-T改变。入院诊断为胸痛查因，既往有高血压病史，长期抽烟史，高血脂10年，药物治疗以抗缺血、抗血小板、抗凝、调脂稳定斑块等为主，并应积极对患者的病情进行评估，在强化药物治疗的前提下尽早进行冠状动脉造影检查查明病因。具体用药分析如下。

1. 降脂治疗　《冠心病合理用药指南》（第2版）推荐冠心病患者应将LDL-C水平控制在1.8 mmol/L（70 mg/dL）以下，对于基础LDL-C在1.8～3.5 mmol/L的患者应将其降低50%以上，在已达到他汀最大耐受剂量的情况下，如果LDL-C仍未达标，应加用其他调脂药物。《中国成年人血脂异常防治指南》（2016修订版）、《动脉粥样硬化患者甘油三酯升高的管理中国专家共识》（2019版）指出，血清TG的合适水平为<1.7 mmol/L（150 mg/dL）。当血清TG≥1.7 mmol/L（150 mg/dL）时，首先应用非药物干预措施，包括治疗性饮食、减轻体重、减少饮酒等。若TG水平仅轻、中度升高，2.3～5.6 mmol/L（200～500 mg/dL），为了防控ASCVD危险，虽然以降低LDL-C水平为主要目标，但同时应强调非HDL-C需达到基本目标值。经他汀治疗后，如非HDL-C仍不能达到目标值，可在他汀类基础上加用贝特类、高纯度鱼油制剂。对于严重高TG血症患者，即空腹TG≥5.7 mmol/L（500 mg/dL），为降低急性胰腺炎风险，可以首选降低TG药物（如贝特类、高纯度鱼油制剂或烟酸）。该患者入院后低密度脂蛋白1.69 mmol/L，低于目标值1.8 mmol/L，TG 12.73 mmol/L，为严重高TG血症患者，在一般性治疗基础上，应立即启动降低TG的药物治疗，防治急性胰腺炎的发生。非诺贝特通过激活过氧化物酶体增殖物激活受体α和激活脂蛋白脂酶而降低血清TG水平和升高HDL-C水平，还通过抑制URAT1，抑制肾近端小管尿酸重吸收，促进肾脏尿酸排泄。患者高甘油三酯伴高尿酸，因此，非诺贝特为首选。

2. 抗血小板聚集　NSTE-ACS最主要的原因是冠状动脉内不稳定的粥样斑块继发病变，如斑块内出血、斑块纤维帽出现裂隙等使局部心肌血流量明显下降。在血栓形成过程中，血小板的聚集是重要条件和始动因素。阿司匹林为环氧酶抑制剂，替格瑞洛为二磷酸腺苷（ADP）受体拮抗剂，两者均有抗血小板聚集和抗血栓的作用。《2020 ESC非持续性ST段抬高型急性冠脉综合征患者的管理指南》指出，中或高危及准备行早期PCI的患者：入院后（诊断性血管造影前）应尽快开始双联抗血小板治疗，在PCI前加用阿司匹林肠溶片300 mg+氯吡格雷300～600 mg或替洛瑞洛180 mg。患者院外未服用过抗血小板药物，术前给予负荷剂量的阿司匹林肠溶片300 mg加替格瑞洛180 mg，以后维持量使用。

3. 抗凝　指南建议，所有NSTE-ACS患者在无明确禁忌证时，均推荐接受抗凝治疗。

4. 降尿酸　苯溴马隆通过抑制肾近端小管尿酸盐转运蛋白（URAT-1），抑制肾小管尿酸重吸收，以促进尿酸排泄。根据《中国高尿酸血症与痛风诊疗指南》（2019版），推荐苯溴马隆为无症状高尿酸血症患者降尿酸治疗的一线用药，该患者尿酸520 μmol/L，无痛风症状，因此，给予苯溴马隆片50 mg每日1次。

（四）药学监护

1. 有效性监护　治疗期间需关注患者的血脂是否达标，关注患者症状的改善情况。

2. 安全性监护　①患者服用抗血小板治疗，应严密观察是否有牙龈出血、消化道不适、黑便、皮肤黏膜瘀斑等征象;②患者服用非诺贝特降甘油三酯,应特别注意转氨酶升高的患者,当 AST 和 ALT 升高至正常值的 3 倍以上时,应减量或停药。患者应注意观察是否有肌肉酸痛、乏力等症状。

3. 依从性监护　长期规律服药,定期监测血脂、尿酸水平。

(五)用药教育

该患者血脂显著增高,药师嘱托其控制高胆固醇饮食。非诺贝特晚上 1 粒,与餐同服。使用后可能引起转氨酶(AST 或 ALT)升高,通常为一过性的、轻微或无症状的。在治疗的最初 12 个月,每隔 3 个月检查转氨酶水平;应特别注意转氨酶升高的患者,当 AST 和 ALT 升高至正常值的 3 倍以上时,应停止治疗;建议在非诺贝特治疗的最初 12 个月定期监测血液红细胞、白细胞计数。苯溴马隆片,每次 50 mg,早餐后服用。用药 1 ~ 3 周复查血清尿酸水平,治疗期间需大量饮水以增加尿量,定期测量尿液酸碱度。用药期间定期监测患者的肝、肾功能。

第三节　冠状动脉粥样硬化性心脏病

一、疾病概述

(一)定义

冠状动脉粥样硬化性心脏病是指由于冠状动脉粥样硬化使管腔狭窄或闭塞导致心肌缺血、缺氧或坏死而引发的心脏病,统称为冠状动脉性心脏病或者冠状动脉疾病,简称冠心病,归属为缺血性心脏病,是动脉粥样硬化导致器官病变的最常见类型。

冠心病临床分型,近年来主要分为两类,即慢性心肌缺血综合征和急性冠脉综合征(acute coronary syndrome,ACS)。慢性心肌缺血综合征又被称为稳定性冠心病(CAS),急性冠状动脉综合征包括 ST 段抬高心肌梗死(ST segment elevation myocardial infarction,STEMI)、非 ST 段抬高心肌梗死(non-ST UAP segment elevation myocardial infarction,NSTEMI)及不稳定型心绞痛(unstable angina pectoris,UAP)。

(二)药物治疗原则

慢性稳定型心绞痛药物治疗的主要目的是:预防心肌梗死和猝死,改善生存;减轻症状和缺血发作,改善生活质量。目前改善缺血、减轻症状的药物主要包括 β 受体阻滞剂、硝酸酯类药物及钙通道阻滞剂(CCB)等;预防心肌梗死,改善预后的药物主要包括他汀类药物、抗血小板药物、抗凝药物、β 受体阻滞剂及血管紧张素转化酶抑制剂(ACEI)等。

急性冠脉综合征的治疗主要有两个目的:即刻缓解缺血和预防严重不良反应后果(即死亡或心肌梗死或再梗死)。药物治疗包括抗缺血治疗、抗血小板治疗与抗血栓治疗。

二、典型病例

(一)病例介绍

【患者基本情况】　患者女,68 岁,体重 65 kg,身高 160 cm。

【主诉】　发作性胸痛 1 年,加重 1 周。

【现病史】　患者 1 年前因劳累后出现胸痛,持续约数分钟,经休息后可缓解,到当地医院就诊,诊断为冠心病,经治疗后好转(具体用药不详),其后未按时服药,1 周前,因劳累后胸痛加重,每次持续约 10 min,发作次数较前频繁,为求进一步诊治,遂来我院就诊,门诊以冠心病收入。自发病以来,神志清,精神可,饮食可,睡眠可,大小便正常,体重无明显变化。

【既往史】 高血压病史 5 年余(未正规服药),无糖尿病、脑血管疾病病史。

【用药史及药物不良反应史】 无。

【体格检查】 T 36.5 ℃,P 72 次/min,R 17 次/min,BP 140/80 mmHg。心前区无隆起,心浊音界正常,律齐,各瓣膜听诊区未闻及杂音,无心包摩擦音。

【辅助检查】 入院心电图:电轴左偏,T 波倒置(V$_3$、V$_4$)。

【入院诊断】 ①冠心病、不稳定型心绞痛;②高血压病。

(二)药物治疗过程

患者既往冠心病史,入院后给予抗血小板聚集、抗心肌缺血及调脂等药物治疗,同时完善相关辅助检查。初始医嘱如下:阿司匹林肠溶片 100 mg po qd、硫酸氢氯吡格雷片 75 mg po qd 抗血小板,阿托伐他汀钙片 20 mg po qn 调脂、稳定斑块,酒石酸美托洛尔片 12.5 mg po bid、硝酸异山梨酯片 10 mg po tid 抗心肌缺血。入院第 4 天,查体:T 36.3 ℃,P 78 次/min,R 19 次/min,BP 146/82 mmHg。当日行冠状动脉造影+支架植入术。冠状动脉造影:LCX 未见明显狭窄及梗阻性病变,LAD 开口狭窄约 80%,中间支近端狭窄约 80%,RCA 中段可见多发斑块影,最重狭窄约 50%,于 LAD 中段狭窄病变处和开口处放入支架 2 枚。术后加用依诺肝素针 6 000 IU q12h 皮下注射抗凝、厄贝沙坦片 75 mg po qd 降压。入院第 9 天,患者未诉特殊不适,查体无明显异常,患者目前病情稳定,出院。出院诊断:①冠心病、冠脉支架植入术后、不稳定型心绞痛;②高血压病。用药:阿司匹林肠溶片 100 mg po qd、硫酸氢氯吡格雷片 75 mg po qd、酒石酸美托洛尔片 12.5 mg po bid、阿托伐他汀钙片 20 mg po qn、硝酸异山梨酯片 10 mg po tid、厄贝沙坦片 75 mg po qd。

(三)药物治疗方案分析

该患者女,68 岁,BMI 25.40 kg/m^2,有高血压的危险因素,症状为稳定型心绞痛,心电图示 T 波倒置,根据《2020 ESC 非持续性 ST 段抬高型急性冠脉综合征患者的管理指南》,治疗重在改善心肌耗氧与供氧的失衡,缓解缺血症状;稳定斑块、防止冠状动脉血栓形成发展,降低并发症和病死率。药物治疗以抗缺血、抗血小板、抗凝、调脂稳定斑块等为主,并应积极对患者的病情进行评估,在强化药物治疗的前提下尽早进行冠状动脉造影检查,造影所示的病变程度和特征将决定能否进行冠状动脉介入干预或是其他血运重建方式。具体用药分析如下。

1. 抗缺血治疗

(1)β 受体阻滞剂:NSTE-ACS 如无禁忌,均应常规使用 β 受体阻滞剂。其通过减慢心率,抑制心肌收缩力,从而降低心肌耗氧量;通过延长心肌有效不应期,提高心室颤动阈值,可减低恶性心律失常发生率。常用药物包括阿替洛尔、美托洛尔、比索洛尔、卡维地洛等。治疗时,宜从小剂量开始,逐渐增加剂量。此患者初始给予美托洛尔平片 12.5 mg po bid,可根据患者血压和心率调整剂量。

(2)硝酸酯类:通过扩张容量血管,减少静脉回流,降低心脏前负荷和心肌耗氧量,发挥抗心绞痛作用。该患者目前有症状,服用硝酸酯类药物可降低心绞痛发作频率和程度。

(3)ACEI:不具有直接发挥抗心肌缺血作用,但通过阻断肾素-血管紧张素-醛固酮系统(RAAS)发挥心血管保护作用。对于所有左室射血分数<40%,以及高血压、糖尿病或稳定的慢性肾病患者,如无禁忌证,应长期使用 ACEI。不能耐受 ACEI 的患者,可考虑应用 ARB。该患者存在高血压病史,且无 ACEI 类药物不能耐受的现象,因此,可以初始给予 ACEI/ARB 类药物,患者术后加用厄贝沙坦片。

2. 抗血小板聚集 NSTE-ACS 最主要的原因是冠状动脉内不稳定的粥样斑块继发病变,如斑块内出血、斑块纤维帽出现裂隙等使局部心肌血流量明显下降。而血栓形成过程中,血小板的聚集是重要条件和始动因素。阿司匹林为环氧酶抑制剂,氯吡格雷为二磷酸腺苷(ADP)受体拮抗剂,两者均有抗血小板聚集和抗血栓的作用。《2020 ESC 非持续性 ST 段抬高型急性冠脉综合征患者的管理指南》指出,中或高危及准备行早期 PCI 的 NSTE-ACS 患者:入院后(诊断性血管造影前)应尽快开始双联抗血小板治疗,除 ASA 外,在 PCI 前加用阿司匹林肠溶片 300 mg+氯吡格雷 300~600 mg 或替洛瑞洛 180 mg。患者院外未规律用药,术前给予阿司匹林肠溶片负荷剂量 300 mg+氯吡格雷负荷剂量 300 mg,随后使用阿司匹林肠溶片维持剂量 100 mg po qd 和氯吡格雷维持剂量 75 mg qd po。

3. 调脂、稳定斑块 他汀类药物除了能降低 TC、LDL-C 水平外,还能稳定斑块,减轻斑块炎症,改善内皮功能,减少血小板性血栓沉积,防止组织因子释放。因此应该及早应用,长期维持。《冠心病合理用药指南》(第 2 版)推荐冠心病患者应将 LDL-C 水平控制在 1.8 mmol/L(70 mg/dL)以下,对于基础 LDL-C 在 1.8~3.5 mmol/L 的患者应将其降低 50%以上,在已达到他汀最大耐受剂量的情况下,如果 LDL-C 仍未达标,应加用其他调脂药物。该患者低密度脂蛋白 2.39 mmol/L,高于目标值 1.8 mmol/L,使用中等强度阿托伐他汀 20 mg po qn。

4. 抗凝 指南建议,所有 NSTE-ACS 患者在无明确禁忌证时,均推荐接受抗凝治疗,患者初始并未使用,术后应用依诺肝素针皮下注射。

(四)药学监护

1. 有效性监护 治疗期间需关注患者的血压、心率和血脂是否达标,关注患者症状的改善情况。

2. 安全性监护 ①患者服用抗血小板治疗,应严密观察是否有牙龈出血、消化道不适、黑便、皮肤黏膜瘀斑等征象。②厄贝沙坦、硝酸异山梨酯、美托洛尔均有降压作用,治疗期间应密切关注血压和心率变化,若出现低血压或心率过低,应考虑药物减量或停药。患者服用厄贝沙坦,应定期复查血肌酐和血钾。③患者服用他汀类降脂药物,应定期监测转氨酶和肌酸激酶,若转氨酶超过正常上限 3 倍,肌酸激酶超过正常上限 5 倍,并有肌肉症状,应减量或停药。用药期间患者应注意观察是否有肌肉酸痛、乏力等症状。

3. 依从性监护 冠心病药物治疗应长期规律服药。

(五)用药教育

根据目前的指南及共识,ACS 患者 PCI 术后应用双联抗血小板至少 12 个月,临床药师嘱患者阿司匹林肠溶片每日 1 次,每次 100 mg,空腹服用。氯吡格雷每日一次,每次 75 mg。服用双联抗血小板治疗期间,应严密观察是否有牙龈出血、消化道不适、黑便等征象,若有出血及时就医。阿托伐他汀钙片每晚 1 次,每次 20 mg,服用期间应定期查血脂、转氨酶和肌酸激酶,若转氨酶超过正常上限 3 倍,肌酸激酶超过正常上限 5 倍,并有肌肉症状,应减量或停药。患者应注意观察是否有肌肉酸痛、乏力等症状。硝酸异山梨酯片,每日 3 次,每次 10 mg。酒石酸美托洛尔片,每日 2 次,每次 12.5 mg,空腹服用。厄贝沙坦片,每日 1 次,每次 75 mg,晨起服用。服药期间注意监测血压和心率,定期复查血肌酐和血钾。

第四节 心力衰竭

一、疾病概述 ▸▸▸

（一）定义

心力衰竭是多种原因导致心脏结构和/或功能的异常改变,使心室收缩和/或舒张功能发生障碍,从而引起的一组复杂的临床综合征,主要表现为呼吸困难、疲乏及液体潴留(肺淤血、体循环淤血及外周水肿)等。根据左室射血分数(left ventricular ejection fraction, LVEF),分为 HFrEF(射血分数降低的心力衰竭即 LVEF≤40%)、HFmrEF(射血分数中间值的心力衰竭即 LVEF 为 41%～49% 并伴左心室充盈压增高)、HFpEF(射血分数保留的心力衰竭即 LVEF≥50% 并伴左心室充盈压增高)和 HFimpEF(LVEF 曾≤40%,治疗后随访复测 LVEF>40%)。根据心力衰竭发生的时间、速度不同,分为慢性心力衰竭和急性心力衰竭。多数急性心力衰竭患者经住院治疗后症状部分缓解,而转入慢性心力衰竭;慢性心力衰竭患者常因各种诱因急性加重而需住院治疗。

（二）药物治疗原则

慢性心力衰竭药物治疗目标是控制心力衰竭的危险因素,改善临床症状,提高生活治疗;预防或逆转心脏重构,延缓心力衰竭的发生,降低在住院率和死亡率。预防或逆转心脏重构的药物包括 RAAS 系统抑制剂(ACEI/ARB/ARNI)、β 受体阻滞剂、醛固酮受体拮抗剂和钠-葡萄糖转运蛋白 2(SGLT2)抑制剂,改善临床症状的药物包括利尿剂、地高辛、伊伐布雷定等。

急性心力衰竭的药物治疗原则为减轻心脏前后负荷,改善心脏收缩和舒张功能,积极治疗诱因和病因。治疗药物包括利尿剂、血管扩张剂、正性肌力药物等。

二、典型病例 ▸▸▸

（一）病例介绍

【患者基本情况】 患者男,43 岁,体重 76 kg,身高 172 cm,BMI 25.69 kg/m²。

【主诉】 间断胸闷 2 个月。

【现病史】 患者 2 个月前患者无明显诱因出现胸闷,伴呼吸困难、乏力,不伴意识障碍、头晕、胸痛、心悸、出汗、恶心、呕吐。活动后加重,休息后可缓解。后出现活动耐量明显下降伴夜间平卧不能,于当地医院就诊,诊断为①冠心病、心力衰竭、心功能Ⅳ级;②心律失常、房颤,给予利伐沙班、美托洛尔、缬沙坦、呋塞米、螺内酯等药物治疗,症状好转。为求进一步诊治来我院,门诊以"①心力衰竭、心功能Ⅳ级(NYHA 分级);②扩张型心肌病;③心律失常、心房颤动;④高血压;⑤2 型糖尿病"收入我科。发病以来,神志清,精神较好,食欲正常,睡眠正常,大小便正常,体重无减轻。

【既往史】 高血压发现 1 月余,口服缬沙坦 80 mg qd 治疗,血压控制在 115/85 mmHg;糖尿病发现 1 月余,未口服药物;否认脑血管疾病病史;否认肝炎、结核、疟疾病史;否认手术、外伤、输血史。

【用药史及药物不良反应史】 缬沙坦胶囊 80 mg 每日 1 次口服;琥珀酸美托洛尔缓释片 47.5 mg,每日 1 次口服;呋塞米 20 mg,每日 1 次口服;螺内酯 20 mg,每日 1 次口服;利伐沙班 20 mg,每日 1 次口服。否认食物、药物过敏史。

【体格检查】 T 36.50 ℃,P 62 次/min,R 18 次/min,BP 114/86 mmHg。心浊音界扩大,律绝对不齐,各瓣膜听诊区未闻及杂音,无心包摩擦音。

【辅助检查】　冠状动脉造影:未见异常。心脏超声:左心增大,二尖瓣中量反流,三尖瓣少量反流,左室收缩功能减低,心律失常。肺部 CT:①双肺下叶少量渗出间质性改变;②左肺上叶慢性病灶合并渗出,右肺中叶少量慢性疾病。动态心电图:①异位心律;②24 h 心脏停搏 10 个(>2 s);③偶发期前收缩 50 个。

【入院诊断】　①心力衰竭,心功能 Ⅳ 级;②扩张型心肌病;③心律失常、房颤;④高血压病 3 级(极高危);⑤2 型糖尿病。

(二)药物治疗经过

患者诊断明确,给予低分子肝素钠针抗凝,盐酸胺碘酮注射液用于心房颤动的转节律控制,琥珀酸美托洛尔缓释片降压并改善心力衰竭预后,沙库巴曲缬沙坦钠片、螺内酯片逆转心肌重构,呋塞米片利尿。患者空腹血糖 9.93 mmol/L,甘油三酯 4.15 mmol/L,给予二甲双胍缓释片,非诺贝特胶囊对症治疗。患者心率 58 次/min,琥珀酸美托洛尔缓释片剂量减半,应用二甲双胍缓释片后血糖控制不佳(餐前血糖 9.5 mmol/L),加用达格列净片联合降糖。患者持续性心房颤动,手术适应证明确,术前 1 d 加用质子泵抑制剂雷贝拉唑,入院第 5 天行心房颤动射频消融术。术后观察患者穿刺点无出血,停用低分子肝素钠针,加用达比加群酯胶囊口服抗凝;停用胺碘酮针,加用胺碘酮片维持窦性心律;术后心率 78 次/min,给予原琥珀酸美托洛尔缓释片剂量增倍,并继续护胃治疗。经过治疗,患者胸闷症状减轻,于入院第 9 天出院。出院诊断:①扩张型心肌病、心力衰竭、心功能 Ⅳ 级;②心律失常、持续性房颤、射频消融术后;③高血压病 3 级(极高危);④2 型糖尿病;⑤高脂血症。出院医嘱:盐酸胺碘酮片 0.2 g po tid(第 1 周)、0.2 g po bid(第 2 周)、0.2 g po qd(第 3 周至术后 3 个月)、达比加群酯胶囊 150 mg po bid、琥珀酸美托洛尔缓释片 47.5 mg po qd、沙库巴曲缬沙坦钠片 50 mg po bid、螺内酯片 20 mg po bid、呋塞米片 20 mg po bid、非诺贝特胶囊 0.2 g po qn、二甲双胍缓释片 1 g po qn、达格列净片 10 mg po qd。

(三)药物治疗方案分析

心力衰竭合理用药分析:根据《心力衰竭合理用药指南》(第 2 版)对于慢性 HFrEF 患者推荐应用利尿剂、ARNI、β 受体阻滞剂、醛固酮受体拮抗剂,对于有明显液体潴留的患者使用利尿剂缓解患者呼吸困难及水肿,改善运动耐量。根据《心力衰竭 SGLT2 抑制剂临床应用的中国专家共识》,对于有症状的慢性 HFrEF 患者无论是否有 2 型糖尿病,建议使用 SGLT2 抑制剂来减少心力衰竭住院率和心血管死亡率,患者因血糖控制不佳加用达格列净降糖并改善心力衰竭预后,应用合理。根据《心房颤动:目前的认识与治疗建议(2021)》,患者心房颤动 CHA2DS2-VASc 总评分为 3 分,出血风险评估 HAS-BLED 评分为 1 分,需要进行抗凝预防栓塞事件,术后选择达比加群酯抗凝使用合理。射频消融术后,应用 PPI 可减少射频消融继发损伤,食管瘘的发生多在 2~4 周内,术后 4 周内规律服用 PPI 预防用药合理。根据《动脉粥样硬化患者甘油三酯升高的管理中国专家共识(2019)》,对于预防 ASCVD,TG<5.6 mmol/L 时,应以他汀类药物为主;TG≥5.6 mmol/L 时,贝特类可作为降低 TG 的一线用药。该患者有糖尿病、高血压,甘油三酯 4.15 mmol/L,低密度脂蛋白 2.89 mmol/L,因此,该患者应首选他汀类药物调脂治疗。

(四)药学监护

1. 有效性监护　注意患者是否仍有胸闷、水肿情况。

2. 安全性监护　胺碘酮不良反应有肺毒性、肝毒性、甲状腺功能改变,其次会引起光敏反应和皮肤色素减退、角膜色素沉着,以及中枢神经系统的震颤和共济失调,注意观察患者胃肠道、视觉有无异常等不良反应,用药期间避免阳光照射,以免发生日光性皮炎。应用抗凝药期间,注意观察患者有无出血症状,如黑便或血便,鼻、口腔黏膜有无出血,皮肤有无瘀斑等。琥珀酸美托洛尔片缓释片具有降压且减慢心室率的作用,注意监测血压、心率,避免突然停药,停药需逐渐减量。应用利尿剂监测液体出入量,复查电解质、肾功能。非诺贝特胶囊可致肌肉酸痛及转氨酶异常,应严密监测转氨酶及肌酸激酶等生化指标,及时发现药物可能引起的肝损伤和肌病。应用降糖药,注意监测血糖,根据血糖调整用药,糖尿病饮食。

3. 依从性监护 沙库巴曲缬沙坦钠片、琥珀酸美托洛尔缓释片、螺内酯片、达格列净片需长期规律服用。

(五)用药教育

低盐、低脂糖尿病饮食,避免二手烟,控制体重,适当运动,避免劳累。监测指标:患者合并疾病较多,需监测血压、心率、血糖,将其控制在目标范围内,监测体重,注意心力衰竭、心房颤动等症状及体征的变化。药物使用:遵医嘱按时服药,不可自行停药,用药期间如出现不适,应咨询医生或药师。胺碘酮属于维持窦性心律药,需要服用 3 个月,定期复查甲状腺功能、肝功能、胸片等。达比加群酯胶囊属于抗凝药,需要服用 2 个月,早晚各 1 粒,餐时或餐后服用均可,不要打开胶囊服用,用药期间注意有无黑便、血便及皮肤、牙龈、鼻等部位有无出血。琥珀酸美托洛尔缓释片降压且能减慢心率,每天早上服用 1 片,不可咀嚼或嚼碎。用药期间监测血压、心率,当心率低于 55~60 次/min,血压低于 90/60 mmHg 时,在医师或药师的建议下逐步减量或停药,不可随意停药。沙库巴曲缬沙坦属于抗心力衰竭药物,具有逆转心肌重构的作用,每次半片,每天 2 次,餐时或空腹服用均可。用药期间注意监测有无症状性低血压、血管神经性水肿等,监测电解质、肾功能等,呋塞米、螺内酯片属于利尿剂,两药均是每次 1 片,每日 2 次,需要长期服用,注意观察下肢水肿情况,监测体重、尿量、复查电解质。达格列净片每天早上 1 片,饭前、饭后服用均可,二甲双胍缓释片每晚随餐服用2 片,不得碾碎或咀嚼后服用,降糖药需长期口服,监测血糖和糖化血红蛋白,根据血糖调整用药。

第五节 心律失常

一、疾病概述

(一)定义

心律失常是指心脏冲动的起源部位、心搏频率和节律,以及冲动传导的任一异常而言。可由各种器质性心血管病、药物中毒、电解质和酸碱平衡失调等因素引起,部分心律失常也可因自主神经功能紊乱所致。临床上按心律失常发作时心率的快慢分为快速性和缓慢性心律失常两大类,前者见于过期前收缩动、心动过速、心房颤动和心室颤动等;后者以窦性缓慢性心律失常和各种传导阻滞为常见。心房颤动简称房颤,是一种室上性快速性心律失常,伴有不协调的心房点激动和无效的心房收缩。房颤的心电图特征包括不规则的 RR 间期(当房室传导功能未受损时)、没有明确重复的P 波和不规则的心房激动。心房颤动的分类分为:阵发性房颤、持续性房颤、长程持续性房颤、永久性房颤。阵发性房颤为在发病 7 d 内自动终止或干预终止的房颤。持续性房颤为持续时间超过 7 d 的房颤,包括>7 d 后通过复律(药物或电复律)终止发作。长程持续性房颤为当决定采用节律控制策略时,房颤持续已超过 12 个月。永久性房颤是医生和患者共同决定放弃恢复或维持窦性心律的一种类型,反映了患者和医生对房颤的治疗态度,而不是房颤自身的病理生理特征。如重新考虑节律控制,则按照长程持续性房颤处理。

(二)药物治疗原则

心房颤动的治疗目的为控制症状和脑卒中的预防。节律控制和心室率控制可改善患者症状是房颤治疗中的两个选择项。节律控制的长期抗心律失常的治疗药物包括:胺碘酮、普罗帕酮、索他洛尔、决奈达隆。心室率控制的药物包括:β受体阻滞剂、洋地黄类、钙通道阻滞剂,其他抗心律失常药物如胺碘酮、决奈达隆、索他洛尔等,也具有一定的控制心室率的作用,在药物选择上应考虑患者的症状、合并症及药物潜在的不良反应。

二、典型病例

(一)病例介绍

【患者基本情况】　患者女,84岁,身高:156 cm,体重:57.0 kg,BMI 23.42 kg/m²。

【主诉】　间断心悸2年余,加重3个月。

【现病史】　患者2年前患者活动时出现心悸不适,发作时伴胸闷、乏力,无胸痛、气喘、呼吸困难,无头晕、头痛、意识不清,无反酸、恶心、呕吐、腹痛、腹胀,无左上臂及背部放射性疼痛。至当地医院就诊,诊断为心律失常、房颤,给予口服药物(达比加群、银杏口服液)治疗,病情控制可。3个月前患者上述症状较前加重,在当地医院未予诊治,病情无缓解。以心律失常、房颤为初始诊断入院。发病以来,神志清,精神较好,食欲正常,睡眠正常,大小便正常,体重无减轻。2型糖尿病10年余,空腹血糖最高达7.5 mmol/L,平素口服二甲双胍缓释片,0.5 g bid,自诉空腹血糖控制在7.0 mmol/L左右。

【既往史】　2型糖尿病10年余,口服二甲双胍缓释片,自诉空腹血糖控制在7.0 mmol/L左右。无高血压、心脏疾病病史,无脑血管疾病病史。

【用药史及药物不良反应史】　二甲双胍缓释片0.5 g bid 降血糖,否认食物、药物过敏史。

【体格检查】　T 36.50 ℃,P 88次/min,R 20次/min,BP 128/92 mmHg。心浊音界扩大,心律绝对不齐,各瓣膜听诊区未闻及杂音,无心包摩擦音。

【辅助检查】　ECG:心律失常　心房颤动。HOLTER:①基础心律为异位心律。全程总心搏数、平均心率及最慢心率均在正常范围。②持续性不纯性心房颤动。③偶发室性期前收缩。④长R-R间期共检出52阵:最长一阵约持续3 000 ms。⑤ST-T呈持续性改变。

【入院诊断】　①心律失常、房颤;②2型糖尿病。

(二)药物治疗经过

患者入院诉心悸不适给予达比加群酯胶囊110 mg po bid 抗凝,地尔硫草针控制心室率,二甲双胍缓释片0.5 g po bid 降血糖,入院第2天停用地尔硫草针,加用盐酸胺碘酮针,雷贝拉唑针,于入院第3天行房颤射频消融术,入院第4天患者未诉心悸,调整盐酸胺碘酮针为盐酸胺碘酮片0.2 g tid po,调整雷贝拉唑针为泮托拉唑钠肠溶胶囊,患者血压129/91 mmHg加用硝苯地平控释片降压,餐后血糖11.2 mmol/L加用阿卡波糖片降糖。入院第7天,患者未诉心悸,穿刺点无出血、血肿,饮食、睡眠可,大小便正常,复查心电图仍有房颤存在,BP 118/83 mmHg,P 74次/min,于入院第7天出院。出院诊断:①心律失常、房颤、射频消融术后;②2型糖尿病;③高血压病3级(极高危)。出院医嘱:达比加群酯胶囊110 mg po bid,盐酸胺碘酮片0.2 g tid(第1周),0.2 g po bid(第2周),0.2 g po qd(第3周至术后3个月),泮托拉唑钠肠溶胶囊20 mg po qd 早餐前,硝苯地平控释片30 mg qd po,二甲双胍缓释片0.5 g bid po,阿卡波糖片50 mg po tid 餐时服。

(三)药物治疗方案分析

心房颤动合理用药分析:根据《心房颤动:目前的认识与治疗建议(2021)》患者房颤无论心室率控制还是节律控制,都必须评估患者的血栓风险,进行CHA2DS2-VASC评分,该患者伴有高血压、年龄≥75岁、女性,CHA2DS2-VASc评分为4分,需要长期接受抗凝治疗。对使用口服抗凝药的患者进行出血风险评估,采用HAS-BLED评分,患者高龄、服用抗凝药物各得1分,出血风险HAS-BLED评分是2分,为出血风险低危人群。起始抗凝治疗首选新型口服抗凝药(NOAC)。患者年龄

≥80岁,达比加群酯推荐剂量为110 mg po bid,入院抗凝给予达比加群酯应用合理。急性心房颤动发作时,可将休息时心室率控制在<110次/min,若症状仍明显,可继续控制至<80次/min。房颤急性发作时主要应用静脉制剂,起效快,作用肯定,一旦心室率控制,应及时使用口服制剂,防止快速心室率再反复发作。患者入院心率96次/min,心悸、胸闷、乏力症状明显,给予地尔硫草针控制心室率,符合指南推荐,用药合理。射频消融术后,应用PPI可减少射频消融术继发损伤,食管瘘的发生多在2~4周内,术后4周内规律服用PPI泮托拉唑钠肠溶胶囊预防用药合理。射频消融术后持续应用抗心律失常药物1~3个月可在治疗窗内降低房性心律失常的空白期发作与再住院率,应用盐酸胺碘酮片符合指南推荐,用药合理。患者血压129/91 mmHg加用硝苯地平控释片降压,根据《特殊类型高血压临床诊治要点专家建议》,老年高血压治疗的主要目标是保护靶器官,最大限度降低心脑血管事件和死亡风险,对于≥80岁老年高血压应降至<150/90 mmHg;如患者收缩压<130 mmHg,且耐受良好,可继续治疗而不必回调血压,因此,为避免血压过度引起脑缺血不必加用硝苯地平控释片,加用降压药物不合理。

(四)药学监护

1. 有效性监护　注意患者是否仍有心悸、胸闷情况,定期复查心电图。

2. 安全性监护　胺碘酮不良反应有肺毒性、肝毒性、甲状腺功能改变,其次会引起光敏反应和皮肤色素减退、角膜色素沉着以及中枢神经系统的震颤和共济失调,注意观察患者胃肠道、视觉有无异常等不良反应,用药期间避免阳光照射,以免发生日光性皮炎。应用抗凝药期间,注意观察患者有无出血症状,如黑便或血便,鼻、口腔黏膜有无出血,皮肤有无瘀斑等。应用降糖药,注意监测血糖,根据血糖调整用药,糖尿病饮食。

3. 依从性监护　胺碘酮片服用3个月,达比加群酯服用2个月,泮托拉唑钠肠溶片服用4周,二甲双胍缓释片及阿卡波糖片根据血糖调整量。

(五)用药教育

低盐、低脂糖尿病饮食,适当运动,避免劳累。药物使用:遵医嘱按时服药,不可自行停药,用药期间如出现不适,应咨询医生或药师。胺碘酮属于维持窦性心律药,需要服用3个月,定期复查甲功、肝功能、胸片等。达比加群酯胶囊属于抗凝药,需要服用2个月,早晚各1粒,餐时或餐后服用均可,不要打开胶囊服用,用药期间注意有无黑便、血便及皮肤、牙龈、鼻等部位有无出血。泮托拉唑钠肠溶胶囊于餐前服用。阿卡波糖和二甲双胍缓释片易引发低血糖,服用降糖药需检测三餐、睡前、三餐后2 h血糖,根据血糖情况调整药物剂量(建议在医生指导下调药)。阿卡波糖监护患者是否出现胃肠道反应如腹胀、排气等,二甲双胍缓释片监护患者是否出现恶心、呕吐、胃胀、乏力、消化不良、腹部不适及头痛。

第六节　心血管危重症

一、疾病概述

(一)定义

原发或继发于其他原因的、以心脏或大血管急性病变为主要特征的一类急症,特征为发病急、进展快,诊断或处理不及时常危及生命。常见的心血管危重症有心搏骤停、休克、急性心肌梗死、高血压危象、恶性心律失常等。

（二）药物治疗原则

心搏骤停药物治疗的主要目的是促进自主心律的恢复和维持，主要药物有肾上腺素、血管升压素等血管活性药物，胺碘酮可用于对除颤和血管活性药物治疗无反应的室颤等。休克的治疗原则包括尽早去除休克病因、恢复有效循环血量、纠正微循环障碍、纠正组织缺氧等。休克的主要治疗措施为液体复苏、补充血容量、应用血管活性药物维持灌注、改善外周循环等。急性心肌梗死药物治疗包括再灌注治疗，即溶栓药物治疗；抗血小板抗凝治疗；抗心肌缺血药物治疗；调脂治疗等。

二、典型病例

（一）病例介绍

【患者基本情况】　患者女，37 岁，身高 158 cm，体重 54 kg，BMI 21.63 kg/m^2。

【主诉】　间断发热 7 d，胸闷、乏力 5 d，加重 1 d。

【现病史】　7 d 前无明显诱因出现发热，最高体温 38.8 ℃，伴有头痛、四肢酸痛、乏力，自行口服"扑尔息"药物退热，仍间断发热，自行口服三九感冒灵颗粒、连花清瘟胶囊后热退。5 d 前感胸闷、乏力，伴恶心，无呕吐，1 d 前胸闷、乏力较前加重，伴呼吸困难，至某医院就诊，行心电图及心肌标志物（未见单）检查，诊断为急性心肌梗死，急诊行冠状动脉造影检查，血管未见异常。患者胸闷、呼吸困难进行性加重，伴大汗、四肢湿冷，血压进行性下降，转重症监护室进一步抢救，诊断为暴发性心肌炎，给予对症支持治疗，并急诊行 ECMO 植入术，ECMO 支持下急诊转至我院，门诊以"暴发性心肌炎 ECMO 植入术后，心功能 Ⅳ 级（NYHA 分级）"为诊断收入我科。发病以来，神志清，精神差，食欲欠佳，睡眠欠佳，大小便正常，体重无减轻。

【既往史】　既往体健，否认高血压，否认糖尿病、脑血管疾病病史，无肝炎、结核、疟疾病史，预防接种史随社会计划免疫接种，3 年前行剖宫产手术、无外伤、输血史。

【用药史及药物不良反应史】　无药物过敏史。

【体格检查】　查体：心浊音界正常，心率 65 次/min，律齐，各瓣膜听诊区未闻及杂音，无心包摩擦音。周围血管搏动正常，无毛细血管搏动，无异常血管征，无杜若兹埃（Duroziez）双重杂音，无脉搏短绌，无奇脉，无交替脉，无枪击音，无水冲脉，无动脉异常搏动。

【辅助检查】　2020 年 5 月 23 日：白细胞计数 5.80×10^9/L，红细胞计数 3.59×10^{12}/L，血红蛋白 112.0 g/L，血小板计数 172×10^9/L，中性粒细胞百分数 87.5%，淋巴细胞百分数 10.2%，单核细胞百分数 2.2%，嗜酸性粒细胞百分数 0.1%。验血功能：凝血酶原时间 13.9 s，凝血酶原时间活动度 72%，国际化标准比值 1.23，凝血酶时间 14.8 s，D-二聚体 0.60 mg/L，纤维蛋白降解产物 5.29 mg/L。血生化：钾 3.94 mmol/L，钠 139.7 mmol/L，氯 104.0 mmol/L，钙 2.27 mmol/L，磷 0.87 mmol/L，镁 0.89 mmol/L，二氧化碳结合力 16.7 mmol/L，葡萄糖 12.26 mmol/L，尿素 5.40 mmol/L，肌酐 45 μmol/L，谷丙转氨酶 27 U/L，谷草转氨酶 66 U/L，谷氨酰转肽酶 34 U/L，总蛋白 72.2 g/L，白蛋白 45.6 g/L，间接胆红素 14.6 μmol/L，N 端脑钠肽前体 4 315.0 pg/mL，降钙素原 0.077 ng/mL，肾小球滤过率 125.936 mL/(min·1.73 m^{-2})，肌酸激酶同工酶（质量法）26.59 ng/mL，肌红蛋白 31.54 ng/mL，肌钙蛋白 0.647 ng/mL。糖化血红蛋白 5.50%。DR：双肺纹理增粗；US：双侧胸腔未见明显积液；US：二尖瓣少量反流、左室壁搏动普遍减弱、左心功能减低（收缩+舒张）、心包少量积液。

【入院诊断】　①暴发性心肌炎；②心律失常；③加速性室性自主心律；④心源性休克；⑤ECMO植入术后；⑥心功能 Ⅳ 级（NYHA 分级）。

（二）药物治疗经过

患者共住院治疗 12 d，入院给予左、右心室辅助循环、连续性血液净化支持治疗，主要治疗药物为抗病毒（奥司他韦胶囊 75 mg bid、帕拉米韦氯化钠针 0.3 g qd）、抗菌（亚胺培南西司他丁针 1 g q8h）、抗炎（甲泼尼龙针 200 mg qd、乌司他丁针 20WIU bid）、营养心肌（维生素 C 针 5 g bid）、抗凝（肝素钠注射液 3 125 IU 冲管用、丹参多酚酸盐针 0.2 g qd）、雷贝拉唑针 20 mg bid、去乙酰毛花苷针 0.4 mg、多巴酚丁胺针 180 mg 等药物治疗。

入院第 1 天给予补充白蛋白及氨基酸、脂肪乳等营养支持治疗，激素甲泼尼龙抗炎。入院第 2 天心脏彩超提示心脏收缩功能较前好转，听诊心音增强，心电监护示窦性心律与室性逸搏心律交替，提示治疗有效。新增加药物曲美他嗪、辅酶 Q10 营养心肌；复方消化酶胶囊 Ⅱ、莫沙必利片改善胃部不适。DR 示双肺纹理增粗，血常规示白细胞升高，增加莫西沙星针抗感染。尿常规示尿隐血阳性，停用肝素针。血气分析示血钾 3.3 mmol/L，立即给予静脉泵入 15% 氯化钾针 3 g 持续补钾。第 3 天 BNP 较前下降，提示心力衰竭好转，拔除 CEMO，停用镇静药物及床旁血液透析治疗；停用前列地尔及丹参酚酸盐针；增加利尿剂用量，同时继续给予新活素扩管，增加利尿效果。患者心率较快，给予艾司洛尔针控制心室率。患者持续卧床状态，近 2 d 未排便诉腹胀，给予乳果糖通便。第 4 天患者 ECMO 已顺利撤机，停用左右心室辅助循环、肾替代治疗（CRRT）。炎症指标接近正常，第 5 天激素及丙球减量，停用乌司他汀，停用营养支持治疗。第 6 天患者 ECMO 撤机后间断诉心悸、胸闷、嗜睡，近 2 d 液体量正平衡，考虑水钠潴留相关，加大利尿剂用量，同时给予西地兰、多巴酚丁胺强心，硝普钠扩血管，同时限制入水量及液体量。第 7 天给予静脉营养支持治疗，给予西地兰、米力农强心，硝普钠扩血管。停用氯化钾静脉应用，给予口服补钾。今日应用甲强龙激素第 6 天。

第 8 天患者转至普通病房监护。饮食差，继续给予静脉营养支持治疗。今日停用甲强龙针，停用亚胺培南西司他丁针，应用哌拉西林他唑巴坦抗感染治疗。第 10 天患者身上起皮疹，考虑哌拉西林钠他唑巴坦钠针过敏，给予枸地氯雷他定片治疗。第 12 天停用呋塞米针剂，改为口服呋塞米片利尿。加用琥珀酸美托洛尔缓释片控制心室率，沙库巴曲缬沙坦钠片纠正心力衰竭。复查双下肢血管超声，检查下肢动静脉血管的宽度及血流等未见异常。今日办理出院手续。

出院诊断：暴发性心肌炎、心律失常、心源性休克 ECMO 植入术后、心功能 Ⅱ 级（NYHA 分级）。出院医嘱：曲美他嗪缓释片 35 mg bid，辅酶 Q10 片 10 mg tid，螺内酯片 20 mg qd，琥珀酸美托洛尔缓释片 47.5 mg qd，沙库巴曲缬沙坦钠片 25 mg bid。

（三）药物治疗方案分析

2017 版《成人暴发性心肌炎诊断与治疗中国专家共识》指出：暴发性心肌炎是心肌炎最为严重和特殊的类型，主要特点是起病急骤，病情进展极其迅速，患者很快出现血液动力学异常（泵衰竭和循环衰竭），以及严重心律失常、严重心力衰竭、低血压或心源性休克，需要应用正性肌力药物、血管活性药物或机械循环。治疗内容包括以下几个方面。

（1）对症及支持治疗：①改善心肌能量代谢（可给予磷酸肌酸、辅酶 Q10 等），曲美他嗪应用有助于改善心脏功能；②补充水溶性和脂溶性维生素；液体补充，应量出为入，匀速补充，切忌液体快进快出；③使用质子泵抑制剂防止应激性溃疡和消化道出血，特别是使用糖皮质激素的患者；④高热时可物理降温或糖皮质激素治疗，不建议应用非甾体抗炎药。

（2）抗病毒治疗奥司他韦、帕拉米韦等药物可抑制流感病毒的神经氨酸酶，从而抑制新合成病毒颗粒从感染细胞中释放及病毒在人体内复制播散，对 A 型和 B 型流感病毒有作用。磷酸奥司他韦胶囊推荐在需要时使用（75 mg 口服，2 次/d）。帕拉米韦为静脉给药的神经氨酸酶抑制剂，推荐 300～600 mg 静脉滴注，1 次/d，连续使用 3～5 d。鸟苷酸类似物可干扰病毒 DNA 合成，常用的阿昔洛韦对 EB 病毒等 DNA 病毒有效，而更昔洛韦（0.5～0.6 g/d 静脉滴注）则对巨细胞病毒有效。由于大部分患者并未检测病毒种类，可考虑联合使用上述两类抗病毒药物。

（3）免疫调节治疗：①糖皮质激素，建议开始每天 200 mg 甲泼尼龙静脉滴注，连续 3～5 d 后依情况减量。②免疫球蛋白,建议每天 20~40 g 使用 2 d,此后每天 10~20 g 持续应用 5~7 d。

（4）生命支持治疗:包括循环支持如主动脉球囊反搏(IABP)、体外膜氧合器(ECMO);呼吸支持;血液净化及连续肾脏替代治疗等。

（5）休克和急性左心衰竭的药物治疗:①休克的药物治疗,根据休克的原因进行治疗,暴发性心肌炎合并大量出汗、呕吐腹泻等导致容量不足时,可适当补液。根据动力学监测指标决定补液速度和剂量,首先给予多巴胺和 5% 碳酸氢钠治疗,必要时加用小剂量间羟胺治疗,以暂时维持基本生命体征,为进一步治疗争取时间;除了明显失液外,补液治疗需要渐进,切忌太快。特别注意,α 受体激动剂仅可短暂使用,长期使用可导致组织缺氧加重甚至造成不可逆器官损害及死亡。使用多巴胺也容易导致心率明显加快和室性心律失常如期前收缩、室性心动过速,甚至心室颤动,增加心脏负担,应予注意,尽量减少使用。作为抗休克治疗的一部分,糖皮质激素应尽早足量使用。②急性左心衰竭的药物治疗:包括正压呼吸、血液超滤和利尿剂,在心率明显加快时小量使用洋地黄类药物,尽量少用单胺类强心剂,以免增加心脏耗氧和心律失常。由于血压低,所以应谨慎使用血管扩张剂。为了减少急性左心衰竭发生,应根据液体平衡和血液动力学状况决定液体进出量。对于心力衰竭严重,甚至心源性休克的患者,需积极使用生命支持治疗,维持血液动力学稳定,保证重要脏器的灌注,使心脏得到休息,以帮助患者渡过急性期。

（6）心律失常的治疗:胺碘酮静脉泵入为首选,但不宜快速静脉注射;快心室率心房颤动患者可给予洋地黄类药物控制心室率。

该患者使用曲美他嗪、辅酶 Q10 营养心肌;使用奥司他韦胶囊、帕拉米韦抗病毒治疗;甲泼尼龙针抗感染治疗;雷贝拉唑针预防应激性溃疡;去乙酰毛花苷针强心;呋塞米针利尿等;药物选择及用法用量均符合相关指南和共识推荐。

(四)药学监护

1. 有效性监护　①严密监测和控制出入水量,每小时记录并作为病情变化和补液治疗参考;②严密监测心电、血氧饱和度和血压;③监测血常规、心肌酶、肝肾功能、电解质、凝血功能、血乳酸、血气等各项实验室指标;④开始即做床边胸部平片检查,对于肺部病变明显以及合并胸腔积液的患者可根据情况适时复查;⑤床旁超声心动图,因病情变化快可一日多次,评估心腔大小、室壁运动状态及左室射血分数改变;⑥有创血液动力学检测,包括有创动脉血压及中心静脉压、肺毛细血管楔压或血流动力学监测等。

2. 安全性监护　监测哌拉西林钠他唑巴坦钠针发生不良反应,如过敏性休克等;使用肝素应注意有无肝素诱导性血小板减少不良反应;使用激素应注意逐渐减量。

3. 依从性监护　院外遵医嘱按时服药,监测血压、心率。1 个月后复查血常规、肝肾功能、血脂、血糖、常规心电图、心脏彩超及心肌酶、肌钙蛋白等。

(五)用药教育

观察有无过敏反应;有无皮下出血、血尿、黑便等;记录 24 h 出入量;水钠潴留时嘱患者限制入水量;美托洛尔缓释片不可掰开服用,不可突然停药;出院后建议多休息,避免劳累、受凉、情绪激动。

参考文献 ▶▶▶

[1]中华医学会,中华医学会临床药学分会,中华医学会杂志社,等. 高血压基层合理用药指南[J].
　　中华全科医师杂志,2021,20(1):21-28.

[2]中华医学会,中华医学会临床药学分会,中华医学会杂志社,等. 血脂异常基层合理用药指南[J].
　　中华全科医师杂志,2021,20(1):29-33.

[3]中华医学会,中华医学会临床药学分会,中华医学会杂志社,等.稳定性冠心病基层合理用药指南[J].中华全科医师杂志,2021,20(4):423-434.

[4]董洪玲,王中鲁,张亮,等.慢性心力衰竭的治疗进展[J].中国循证心血管医学杂志,2017,9(2):246-248.

[5]王乃迪,张海澄.《2020 ESC 心房颤动诊断和管理指南》更新要点解读[J].中国心血管病研究,2020,18(11):966-973.

[6]张优,高传玉.2019 年 ST 段抬高型心肌梗死治疗研究进展[J].中华心血管病杂志(网络版),2020(1):1-8.

[7]中华医学会心血管病学分会,中国康复医学会心脏预防与康复专业委员会,中国老年学和老年医学会心脏专业委员会,等.中国心血管病一级预防指南[J].中华心血管病杂志,2020,48(12):1000-1038.

[8]朱威,徐佳,陆远强.《2020 年美国心脏协会心肺复苏及心血管急救指南》成人生命支持[J].中华危重症医学杂志(电子版),2020,13(5):379-381.

第十章　神经系统疾病

神经系统按照解剖结构分为中枢神经系统（脑和脊髓）和周围神经系统（脑神经和脊神经），按神经系统功能又分为调整人体适应外界环境变化的躯体神经系统和稳定内环境的自主神经系统。神经系统疾病是神经系统和骨骼肌由于感染、肿瘤、血管病变、外伤、中毒、免疫障碍、变性、遗传、先天发育异常、营养缺陷和代谢障碍等引起的疾病。主要临床表现为运动、感觉、反射、自主神经以及高级神经功能障碍。临床症状多种多样，按期发病机制可分为四组。①缺损症状：指神经功能受损时，正常神经功能减弱或缺失；②刺激症状：指神经组织受激惹后所产生的过度兴奋表现；③释放症状：指高级中枢受损后，受其制约的低级中枢出现功能亢进；④断联休克：指中枢神经系统局部的急性严重病变，引起在功能上与受损部位有密切联系的远隔部位神经功能短暂缺失。在治疗方面，有些神经系统疾病是可以完全治愈的，如轻症的脑血管疾病、特发性面神经麻痹等；有些神经系统疾病虽不能根治，但经过治疗可使症状完全得到控制或者缓解，如多发性硬化、重症肌无力等；还有少部分神经系统疾病目前尚缺少有效的治疗方法，如神经系统变性疾病、遗传性疾病等。

第一节　急性缺血性脑卒中

一、疾病概述

（一）定义

脑血管病是由各种脑血循环障碍病因引起的脑部疾病的总称。广义上讲，病损累及脑、脊髓、视网膜及周围神经；狭义上讲，病损主要累及脑。根据病理可以分为缺血性、出血性、占位性（如动静脉畸形、动脉瘤压迫等），以及无症状性脑血管病（即无神经功能缺损的脑血管病，如未引起缺血性卒中的动脉粥样硬化性脑血管病）；根据神经功能缺损发生的急缓分为急性脑血管病（又称为卒中）和慢性脑血管病（如血管性痴呆、慢性脑缺血等）。卒中为脑血循环障碍病因导致的突发局限性或弥散性神经功能缺损的脑部疾病的总称，24 h 之后往往留有后遗症（包括症状、体征及新的脑梗死病灶），又称脑血管意外、中风。根据病理分为缺血性卒中及出血性卒中，后者包括脑出血及蛛网膜下腔出血。缺血性卒中指脑血循环障碍病因导致脑血管堵塞或严重狭窄，使脑血流灌注下降，进而缺血、缺氧导致脑血管供血区脑组织死亡。临床上表现为突发局灶性或弥散性的神经功能缺损，头部电子计算机断层扫描（CT）或磁共振成像（MRI）上形成新的局灶性脑梗死病灶，24 h 之后往往留有后遗症。急性缺血性脑卒中的诊断标准是：①急性起病；②局灶神经功能缺损（一侧面部或肢体无力或麻木、语言障碍等），少数为全面神经功能缺损；③症状或体征持续时间不限（当影像学显示有责任缺血性病灶时），或持续 24 h 以上（当缺乏影像学责任病灶时）；④排除非血管性病因；⑤脑 CT/MRI 排除脑出血。急性期的时间划分尚不统一，一般指发病 2 周内，轻症 1 周内，重症 1 个月内。

（二）药物治疗原则

急性缺血性脑卒中的药物治疗是控制危险因素（血压、血糖、同型半胱氨酸等），改善脑血循环（静脉溶栓、血管内治疗、抗血小板、抗凝、降纤、扩容等），同时使用他汀、神经保护药物，以及中药治疗。控制高血压的静脉药物可选用拉贝洛尔、尼卡地平等；静脉溶栓药物可选用阿替普酶、尿激酶、萘普酶；抗血小板药物可选用阿司匹林、氯吡格雷、替格瑞洛、替罗非班、西洛他唑等，抗凝药物包括普通肝素、低分子肝素、类肝素、阿加曲班及口服抗凝剂（华法林、达比加群酯、利伐沙班、阿哌沙班、艾多沙班）等；降纤药物包括降纤酶、巴曲酶、蛇激酶、蕲蛇酶；其他改善循环药物包括丁基苯酞、人尿激肽原酶、马来酸桂哌齐特、依达拉奉右莰醇等，神经保护药物包括依达拉奉、胞磷胆碱等。

1. 静脉溶栓　①对缺血性脑卒中发病 3 h 内和 3.0 ~ 4.5 h 的患者，应按照适应证、禁忌证和相对禁忌证严格筛选患者，尽快静脉给予阿替普酶溶栓治疗。使用方法：阿替普酶 0.9 mg/kg（最大剂量为 90 mg）静脉滴注，其中 10% 在最初 1 min 内静脉推注，其余持续滴注 1 h，用药期间及用药 24 h 内应严密监护患者。②发病在 6 h 内，可根据适应证和禁忌证标准严格选择，给予患者尿激酶静脉溶栓。使用方法：尿激酶 100 万 ~ 150 万 IU，溶于生理盐水 100 ~ 200 mL，持续静脉滴注 30 min，用药期间应严密监护患者。③小剂量阿替普酶静脉溶栓（0.6 mg/kg）出血风险低于标准剂量，可以减少死亡率，但并不降低致残率，可结合患者病情严重程度、出血风险等个体化因素确定。④静脉滴注替奈普酶（0.4 mg/kg）治疗轻型脑卒中的安全性及有效性与阿替普酶相似，但不优于阿替普酶。对于轻度神经功能缺损且不伴有颅内大血管闭塞的患者，可以考虑应用替奈普酶。⑤不推荐在临床试验以外使用其他溶栓药物。⑥患者在接受溶栓治疗后尚需抗血小板或抗凝治疗，应推迟到溶栓 24 h 后开始。

2. 抗血小板治疗　①对于不符合静脉溶栓或血管内取栓适应证且无禁忌证的缺血性脑卒中患者，应在发病后尽早给予口服阿司匹林 150 ~ 300 mg/d 治疗。急性期后可改为预防剂量（50 ~ 300 mg/d）。②溶栓治疗者，阿司匹林等抗血小板药物应在溶栓 24 h 后开始使用，如果患者存在其他特殊情况（如合并疾病），在评估获益大于风险后可以考虑在阿替普酶静脉溶栓 24 h 内使用抗血小板药物。③对不能耐受阿司匹林者，可考虑选用氯吡格雷等抗血小板治疗。④对于未接受静脉溶栓治疗的轻型脑卒中患者（NIHSS≤3），在发病 24 h 内应尽早启动双重抗血小板治疗（阿司匹林和氯吡格雷）并维持 21 d，有利于降低发病 90 d 内的脑卒中复发风险，但应密切观察出血风险。⑤血管内机械取栓后 24 h 内使用抗血小板药物替罗非班的疗效与安全性有待进一步研究，可结合患者个体化情况评估后进行决策（是否联合静脉溶栓治疗等）。⑥临床研究未证实替格瑞洛治疗轻型脑卒中优于阿司匹林，不推荐替格瑞洛代替阿司匹林用于轻型脑卒中的急性期治疗。替格瑞洛的安全性与阿司匹林相似，可考虑作为有使用阿司匹林禁忌证的替代药物。

3. 抗凝治疗　①对大多数急性缺血性脑卒中患者，不推荐无选择地早期进行抗凝治疗。②对少数特殊的急性缺血性脑卒中患者（如放置心脏机械瓣膜）是否进行抗凝治疗，需综合评估（如病灶大小、血压控制、肝肾功能等），如出血风险较小，致残性脑栓塞风险高，可在充分沟通后谨慎选择使用。③特殊情况下溶栓后还需抗凝治疗的患者，应在 24 h 后使用抗凝剂。④对缺血性脑卒中同侧颈内动脉有严重狭窄者，使用急性抗凝的疗效尚待进一步研究证实。⑤凝血酶抑制剂治疗急性缺血性脑卒中的有效性尚待更多研究进一步证实。

4. 降纤治疗　对不适合溶栓并经过严格筛选的脑梗死患者，特别是高纤维蛋白原血症者可选用降纤治疗。

5. 扩容治疗　①对大多数缺血性脑卒中患者,不推荐扩容治疗;②对于低血压或脑血流低灌注所致的急性脑梗死如脑分水岭梗死可考虑扩容治疗,但应注意可能会加重脑水肿、心力衰竭等并发症,对有严重脑水肿及心力衰竭的患者不推荐使用扩容治疗。

6. 扩血管治疗　对于大多数缺血性脑卒中患者,不推荐扩血管治疗。

7. 其他改善脑血液循环药物　个体化应用丁基苯酞、人尿激肽原酶。

8. 他汀类药物　①急性缺血性脑卒中发病前服用他汀类药物的患者,可继续使用他汀治疗;②根据患者年龄、性别、脑卒中亚型、伴随疾病及耐受性等临床特征,确定他汀治疗的种类及他汀治疗的强度。

9. 神经保护药物　①神经保护剂的疗效与安全性尚需开展更多高质量临床试验进一步证实;②可根据具体情况个体化使用。

二、典型病例

(一)病例介绍

【患者基本情况】　患者男,45 岁,身高 175 cm,体重 67 kg,BMI 21.9 kg/m^2。

【主诉】　右侧肢体及面部麻木 3 d。

【现病史】　患者 3 d 前无明显诱因发作右侧肢体(集中在手足)及面部麻木,伴肢体乏力,不伴言语障碍、视物障碍、吞咽障碍、听力障碍、行走障碍、意识障碍等不适,急至当地医院,诊断为脑梗死,拒绝溶栓治疗,给予双联抗血小板及阿托伐他汀(20 mg 口服),今为求进一步诊治来我院急诊,急诊以右侧肢体麻木无力查因为诊断收入我科。自发病以来,患者神志清,精神可,饮食可,睡眠可,大小便正常,体重未见明显减轻,近 1 h 诉左侧肩部疼痛,刺痛,无缓解,不伴心慌胸闷等。

【既往病史】　十二指肠溃疡 4 年(未规律口服药物),高血压病数年(未口服药物),血压在 140/105 mmHg 左右。

【用药史及药物不良反应史】　不详。

【体格检查】　T 36.5 ℃,P 70 次/min,R 20 次/min,BP 140/96 mmHg,右侧鼻唇沟浅,示齿稍左偏,NIHSS 评分 1 分。

【入院诊断】　右侧肢体麻木查因:脑梗死?

(二)药物治疗经过

患者脑卒中急性期,入院后给予抗血小板、调脂、改善脑血循环、降低高同型半胱氨酸的药物治疗。初始治疗方案为氯吡格雷(75 mg po qd)联合阿司匹林(100 mg po qd)抗血小板聚集、阿托伐他汀(40 mg po qd)调脂、丁基苯酞(0.2 po tid)改善脑血循环。入院第 2 天,查同型半胱氨酸 16.99 μmol/L,MRI:①脑桥左后侧异常信号,考虑急性或亚急性脑梗死,请结合临床动态复查;②双侧额顶叶轻度白质脱髓鞘;③垂体较薄;④右侧上颌窦、蝶窦右份炎症;⑤脑 MRA 未见明显异常;⑥脑 SWI 未见明显异常。给予甲钴胺(0.5 mg po qd)、叶酸(5 mg po qd)、维生素 B$_6$(10 mg po qd)降低高同型半胱氨酸。患者入院治疗 13 d,诉右侧面部及右侧肢体麻木较前明显好转,未出现不适。

出院诊断:①急性脑桥梗死;②高同型半胱氨酸血症;出院带药:阿司匹林肠溶片 100 mg po qn,丁苯酞软胶囊 0.2 g po tid(2 周后停用),阿托伐他汀钙片 40 mg po qn,甲钴胺胶囊 0.5 mg po qd,叶酸片 5 mg po qd,维生素 B$_6$片 10 mg po qd。

(三)药物治疗方案分析

1. 抗血小板聚集的治疗分析　《中国急性缺血性脑卒中诊治指南》(2018 版)指出,对于未接受静脉溶栓的轻型卒中患者(NIHSS 评分≤3),在发病 24 h 内应尽早启用双重抗血小板治疗(阿司匹林和氯吡格雷)并维持 21 d,有益于降低发病 90 d 内的卒中复发风险,但应密切观察出血风险(Ⅰ级推荐,A 级证据)。该患者未接受静脉溶栓,NIHSS 评分 1,院外应用双抗,故继续给予氯吡格雷 75 mg、阿司匹林 100 mg 双重抗血小板治疗。

2. 调脂治疗分析 《中国脑卒中防治指导规范》(2021 年版)指出,患者一旦确诊为缺血性脑卒中/TIA,均属于 ASCVD 极高危人群,无论病因是否为动脉粥样硬化以及胆固醇水平是否正常,均建议使用他汀类药物治疗以降低血管性事件复发风险。该患者入院后即给予阿托伐他汀 40 mg po qd。

3. 改善脑血循环的治疗分析 《中国脑卒中防治指导规范》(2021 年版)指出,急性缺血性脑卒中的治疗目的除了恢复大血管再通,脑侧支循环代偿程度与急性缺血性脑卒中预后密切相关,推荐个体化应用丁基苯酞、人尿激肽原酶。该患者入院后给予丁基苯酞 0.2 g po tid。

4. 高同型半胱氨酸血症治疗分析 《中国缺血性脑卒中和短暂性脑缺血发作二级预防指南 2022》指出,对近期发生缺血性脑卒中或 TIA 且血同型半胱氨酸轻度至中度增高的患者,补充叶酸、维生素 B_6 及维生素 B_{12},可降低同型半胱氨酸水平,尚无足够证据支持降低同型半胱氨酸水平能够减少脑卒中复发风险(Ⅱ 级推荐,B 级证据)。该患者血同型半胱氨酸 16.99 μmol/L,给予甲钴胺胶囊 0.5 mg po qd、叶酸 5 mg po qd、维生素 B_6 片 10 mg po qd,降低高同型半胱氨酸。

(四)药学监护

1. 有效性监护 观察患者"右侧肢体及面部麻木"症状有无改善、监测同型半胱氨酸指标是否降低,血压≤140/80 mmHg;氯吡格雷为前提药物,治疗效果受 *CYP2C19* 基因多态性的影响,治疗时应监测患者 *CYP2C19* 基因多态性。该患者经治疗右侧面部及右侧肢体麻木较前明显好转。

2. 安全性监护 患者双重抗血小板治疗,应密切观察出血风险,检测血细胞、大便潜血等指标,以及是否出现皮肤瘀斑、牙龈出血等症状,阿司匹林会引起胃部不适,且患者"十二指肠溃疡",密切观察患者是否有胃肠道出血症状,同时关注患者是否出现支气管痉挛、哮喘等症状,监测肝肾功能;他汀类药物会引起肝功能异常,治疗应检测肝功能,观察患者是否出现肌痛、腹泻、恶心等症状,同时还应监测肌酸激酶(CK)、HbA1c 和空腹血糖水平;丁基苯酞不良反应较少,主要是转氨酶轻度一过性升高,用药过程中应监测肝功能。该患者住院期间未发生药物不良反应。

3. 依从性监护 抗血小板药物、叶酸及他汀类药物需遵医嘱长期服用。

(五)用药教育

脑卒中复发的风险高,应该长期规律、遵医嘱服用药物,控制血压,不能随意减量或停用。出现胃部不适、皮肤瘀斑、牙龈有出血、肌肉疼痛等症状,应及时告诉医生,如果出现厌食、右上腹部不适、尿色加深或黄疸等症状,应及时就医,复查肝功能。患者服用他汀类药物,建议 3～12 个月复查 1 次血脂。

吸烟是缺血性脑卒中重要的独立危险因素,该患者偶尔吸烟及饮酒,建议患者戒烟戒酒。运动与心血管病死亡风险呈负的剂量反应相关性,缺乏锻炼可增加脑卒中的风险;经常进行体力活动者发生脑卒中或死亡的风险较平时不运动者降低 25%～30%;建议患者从事有氧运动,每周 3～4 次,每次持续约 40 min 中等或以上强度的有氧运动(如快走、慢跑、骑自行车或其他)。合理膳食有益于预防脑卒中复发,建议:①每天饮食种类多样化,采用全谷、杂豆、薯类、水果、蔬菜和奶制品,以及总脂肪和饱和脂肪含量较低的均衡食谱;②降低钠摄入量并增加钾摄入量,降低血压,降低脑卒中风险;③增加水果、蔬菜和各种各样奶制品的摄入,减少饱和脂肪酸和反式脂肪酸的摄入;摄入新鲜蔬菜 400～500 g,水果 200～400 g;适量鱼、禽、蛋和瘦肉,平均摄入总量 120～200 g;各种奶制品相当于液态奶 300 g;烹调植物油<25 g;控制添加糖(或称游离糖,即食物中添加的单体糖,如冰糖、白砂糖等)的摄入,每天<50 g,最好<25 g。

第二节　帕金森病

一、疾病概述

(一)定义

帕金森病,又名震颤麻痹,是一种常见的中老年神经系统退行性疾病,主要以黑质多巴胺能神经元进行性退变和路易小体形成的病理变化,纹状体区多巴胺递质降低、多巴胺与乙酰胆碱递质失平衡的生化改变,震颤、肌强直、动作迟缓、姿势平衡障碍的运动症状和嗅觉障碍、睡眠障碍、自主神经功能障碍、认知和精神障碍等非运动症状表现为显著特征。

(二)药物治疗原则

治疗方法和手段包括药物治疗、手术治疗、运动疗法、心理疏导及照料护理等。药物治疗为首选,是整个治疗过程中的主要治疗手段,用药的原则以达到有效改善症状、避免或降低不良反应、提高工作能力和生活质量为目标,提倡早期诊断、早期治疗,不仅可以更好地改善症状,而且可能会达到延缓疾病进展的效果。应坚持"剂量滴定"以避免产生药物的急性副作用,力求实现"尽可能以小剂量达到满意临床效果"的用药原则,同时强调个体化特点,不同患者的用药选择需要综合考虑患者的疾病特点(震颤、强直少动等)和疾病严重程度、有无认知障碍、发病年龄、就业状况、有无共病、药物可能的副作用、患者的意愿、经济承受能力等因素,尽可能避免、推迟或减少药物的副作用和运动并发症。

1. 早期帕金森病的药物治疗　早发型患者,在不伴有智能减退的情况下,可有如下选择:①非麦角类多巴胺受体(DR)激动剂;②MAO-B抑制剂;③金刚烷胺;④复方左旋多巴;⑤复方左旋多巴+儿茶酚-O-甲基转移酶(COMT)抑制剂。首选药物并非按照以上顺序,需根据不同患者的具体情况而选择不同方案。若遵照美国、欧洲的治疗指南应首选方案①、②或⑤;若患者由于经济原因不能承受高价格的药物,则可首选方案③;若因特殊工作之需,力求显著改善运动症状,或出现认知功能减退,则可首选方案④或⑤;也可在小剂量应用方案①、②或③时,同时小剂量联合应用方案④。对于震颤明显而其他抗帕金森病药物疗效欠佳的情况下,可选用抗胆碱能药,如苯海索。

晚发型或有伴智能减退的患者,一般首选复方左旋多巴治疗。随着症状的加重,疗效减退时可添加DR激动剂、MAO-B抑制剂或COMT抑制剂治疗。尽量不应用抗胆碱能药物。

2. 中晚期帕金森病的药物治疗

(1)症状波动的药物治疗:对剂末恶化的处理方法如下。①不增加服用复方左旋多巴的每日总剂量,而适当增加每日服药次数,减少每次服药剂量(以仍能有效改善运动症状为前提),或适当增加每日总剂量(原有剂量不大的情况下),每次服药剂量不变,而增加服药次数。②由常释剂换用控释剂以延长左旋多巴的作用时间,在早期出现剂末恶化,尤其发生在夜间时,剂量需增加20%～30%。③加用长半衰期的DR激动剂,其中普拉克索、罗匹尼罗为B级证据,卡麦角林、阿扑吗啡为C级证据,溴隐亭不能缩短"关"期,为C级证据,若已用DR激动剂而疗效减退可尝试换用另一种DR激动剂。④加用对纹状体产生持续性DA能刺激的COMT抑制剂,恩托卡朋为A级证据,托卡朋为B级证据。⑤加用MAO-B抑制剂,其中雷沙吉兰为A级证据,司来吉兰为C级证据。⑥避免饮食(含蛋白质)对左旋多巴吸收及通过血脑屏障的影响,宜在餐前1 h或餐后1.5 h服药,调整蛋白饮食可能有效。开-关现象的药物治疗:可以选用口服DR激动剂,或可采用微泵持续输注左旋多巴甲酯或乙酯或DR激动剂(如麦角乙脲等)。

（2）异动症的治疗:对剂峰异动症的处理方法如下。①减少每次复方左旋多巴的剂量;②若患者是单用复方左旋多巴,可适当减少剂量,同时加用 DR 激动剂,或加用 COMT 抑制剂;③加用金刚烷胺(C 级证据);④加用非典型抗精神病药如氯氮平;⑤若使用复方左旋多巴控释剂,则应换用常释剂,避免控释剂的累积效应。对双相异动症(包括剂初异动症和剂末异动症)的处理方法为:①若在使用复方左旋多巴控释剂应换用常释剂,最好换用水溶剂,可以有效缓解剂初异动症;②加用长半衰期的 DR 激动剂或延长左旋多巴血浆清除半衰期的 COMT 抑制剂。微泵持续输注 DR 激动剂或左旋多巴甲酯或乙酯可以同时改善异动症和症状波动。

二、典型病例

（一）病例介绍

【患者基本情况】　患者女,68 岁,身高 150 cm,体重 65 kg,BMI 28.9 kg/m²。

【主诉】　四肢不自主抖动 2 年,加重半年。

【现病史】　患者 2 年前无明显诱因出现右上肢间断不自主抖动,时轻时重,后逐渐发展至右下肢、左侧肢体、头部不自主抖动,无明显加重或缓解因素,近 10 个月逐渐出现四肢乏力,双下肢较重,运动迟缓,半年来四肢及头部抖动、乏力症状逐渐加重,曾就诊于附近诊所,给予苯海索片(4 mg po qd),症状无明显改善,2 个月前至当地医院,诊断不详,给予苯海索片加量(8 mg po qd),症状改善不显著,为求进一步诊治来我院,门诊以"帕金森病?"为诊断收入我科。自发病来神志清,精神可,饮食较好,睡眠可,大小便正常,体重无明显变化。

【既往病史】　高血压 2 年,最高血压 180/90 mmHg,血压控制尚可(具体不详);双眼白内障术后 6 年。

【用药史及药物不良反应史】　吲达帕胺片 2.5 mg po qd。

【体格检查】　T 36.5 ℃,P 70 次/min,R 20 次/min,BP 140/76 mmHg,神志清楚,精神可,高级智能减退,颅神经查体未见异常,四肢肌力正常,四肢齿轮样肌张力增高,双上肢明显,有屈曲姿态,行走时上肢摆臂动作减少,后拉试验阳性,腱反射活跃,深浅感觉未见异常,指鼻试验欠稳准,闭目难立征阴性,双侧病理征阴性,脑膜刺激征阴性。

【辅助检查】　头颅磁共振:右侧顶叶腔梗灶,脑白质脱髓鞘。

【入院诊断】　①帕金森病;②高血压病Ⅲ期。

（二）药物治疗经过

入院后给予患者多巴丝肼片(1/4 片,每日 4 次,口服),入院第 3 天,美多芭试验评分 19 分;入院第 9 天,四肢较前有力,肢体及头部不自主抖动明显减轻,面部表情较前丰富,四肢肌力正常,双上肢肌张力增高,但较前改善,双下肢肌张力可,行动迟缓较前改善,后拉试验阳性,但较前改善,美多芭试验评分 24 分,较入院时有明显的改善,于今日出院。出院诊断:①帕金森病;②高血压病Ⅲ期,患者住院期间未发生 ADR,院外继续服用多巴丝肼片。

（三）药物治疗方案分析

根据临床症状严重度的不同,可以将帕金森病的病程分为早期和中晚期,即将霍恩-雅尔(Hoehn-Yahr)1～2.5 级定义为早期,Hoehn-Yahr 3～5 级定义为中晚期。该患者 68 岁,四肢齿轮样肌张力增高,双上肢明显,有屈曲姿态,行走时上肢摆臂动作减少,后拉试验阳性,腱反射活跃,Hoehn-Yahr 2.5 分,既往服用苯海索,效果不佳。根据《中国帕金森病治疗指南》(第 4 版)推荐,选用复方左旋多巴治疗。多巴丝肼片是左旋多巴与苄丝肼的复合制剂,对震颤、强直、运动迟缓等均有疗效。

(四)药学监护

1. 有效性监护　患者肌张力、步态等有无改善。患者多巴丝肼片试验评分较入院时明显改善,四肢较前有力,肢体及头部不自主抖动明显减轻,面部表情较前丰富,双上肢肌张力较前改善,行动迟缓较前改善。

2. 安全性监护　监护患者精神症状,有无出现抑郁、躁动、焦虑、暴饮暴食、进食障碍;监测血压、肝肾功能、全血细胞;监测患者是否出现瘙痒、皮疹、面色潮红等症状,以及症状的波动、"开-关"现象。患者服用吲达帕胺片调节血压,还应监测电解质水平。患者住院期间,未发生药物不良反应。

3. 依从性监护　吲达帕胺片、多巴丝肼片需遵医嘱长期服用。

(五)用药教育

多巴丝肼片是左旋多巴与外周脱羧酶抑制剂苄丝肼的复合制剂,左旋多巴是一种氨基酸,用于补偿帕金森病患者体内中的多巴胺缺乏,苄丝肼能够完全抑制左旋多巴的外周脱羧,减少脑外的多巴胺蓄积;进而增加进入中枢系统的左旋多巴的含量,最终减少左旋多巴所需剂量和多巴胺蓄积对胃肠道和心血管的不良影响。同时摄入高蛋白膳食(奶、肉、蛋、鱼、虾、豆类、核桃等)可能会降低左旋多巴/苄丝肼的作用,应在餐前1 h或者餐后1.5 h服用多巴丝肼片。服药期间,可能会出现淡红色尿,静置后颜色变深,不必惊慌,这是服用美多芭一起的正常现象。如无严重不适,应长期规律服药,突然停药,会发生撤药恶性综合征(高热、肌肉僵硬、血清肌酐磷酸激酶升高,其他严重症状可能包括肌红蛋白尿、横纹肌溶解综合征和急性肾功能衰竭),有可能危及生命。就诊或做检查时,应告之医生,正在服用多巴丝肼片,因为它会影响某些检查的结果。治疗期间应定期评估肝肾功能和心血管功能,以及血细胞计数,家属应仔细监测患者的心理变化。

第三节　癫　痫

一、疾病概述

(一)定义

癫痫是一种由多种病因引起的慢性脑部疾病,以脑神经元过度放电导致反复性、发作性和短暂性的中枢神经系统功能失常为特征。癫痫发作是指脑神经元异常过度、同步化放电活动所造成的一过性临床表现。癫痫是一种以具有持久性的致痫倾向为特征的脑部疾病。癫痫不是单一的疾病实体,而是一种有着不同病因基础、临床表现各异但以反复癫痫发作为共同特征的慢性脑部疾病状态。按照传统,临床出现两次(间隔至少24 h)非诱发性癫痫发作时就可确诊为癫痫。2005年国际抗癫痫联盟(ILAE)对癫痫定义作了修订,并指出"在脑部存在持久性致痫倾向的前提下,诊断癫痫可只需要1次癫痫发作"。2014年ILAE推出癫痫临床实用性定义,指出癫痫是一种脑部疾病,符合如下任何一种情况可确定为癫痫:①至少2次间隔>24 h的非诱发性(或反射性)发作。②1次非诱发性(或反射性)发作,并且在未来10年内,再次发作风险与两次非诱发性发作后的再发风险相当时(至少60%)。③诊断某种癫痫综合征。

符合如下任何一种情况,可认为癫痫诊断可以解除:①已经超过了某种年龄依赖癫痫综合征的患病年龄。②已经10年无发作,并且近5年已停用抗癫痫药物。

(二)药物治疗原则

抗癫痫药物治疗是癫痫治疗最重要和最基本的治疗,也往往是癫痫的首选治疗。目前现有抗癫痫药物都是控制癫痫发作的药物。

1. 选择抗癫痫药物的基本原则和注意事项

(1)根据发作类型和综合征分类选择药物是治疗癫痫的基本原则,同时还需要考虑共患病、共用药、患者的年龄及其患者或监护人的意愿等进行个体化。

(2)如果合理使用一线抗癫痫药物仍有发作,需严格评估癫痫的诊断。

(3)由于不同抗癫痫药的制剂在生物利用度和药代动力学方面有差异,为了避免疗效降低或副作用增加,应推荐患者固定使用同一生产厂家的药品。

(4)尽可能单药治疗。

(5)如果选用的第一种抗癫痫药因为不良反应或仍有发作而治疗失败,应试用另一种药物,并加量至足够剂量后,将第一种用药缓慢地减量。

(6)如果第二种用药仍无效,在开始另一个药物前,应根据相对疗效、不良反应和药物耐受性将第一个或第二个药物缓慢撤药。

(7)仅在单药治疗没有达到无发作时才推荐联合治疗。

(8)如果联合治疗没有使患者获益,治疗应回到原来患者最能接受的方案(单药治疗或联合治疗),以取得疗效和不良反应耐受方面的最佳平衡。

(9)对于儿童、妇女等特殊人群用药需要考虑患者特点。

(10)对治疗困难的癫痫综合征及难治性癫痫,建议转诊至癫痫专科医生诊治。

2. 开始药物治疗的原则 当癫痫诊断明确时应开始抗癫痫药治疗,除非一些特殊情况需与患者或监护人进行讨论并达成一致。

(1)抗癫痫药治疗的起始决定需要与患者或其监护人进行充分的讨论,衡量风险和收益后决定,讨论时要考虑到癫痫综合征的类型及预后。

(2)通常情况下,第 2 次癫痫发作后推荐开始用抗癫痫药治疗。

(3)虽然已有 2 次发作,但发作间隔期在 1 年以上,可以暂时推迟药物治疗。

(4)以下情况抗癫痫药治疗在第一次无诱因发作后开始,并与患者或监护人进行商议:①患者有脑功能缺陷;②脑电图提示明确的痫样放电;③患者或监护人认为不能承受再发一次的风险;④头颅影像显示脑结构损害。

应尽可能依据癫痫综合征类型选择抗癫痫药物,如果癫痫综合征诊断不明确,应根据癫痫发作类型作出决定。

3. 停药原则 通常情况下,癫痫患者如果持续无发作 2 年以上,即存在减停药的可能性,但是否减停、如何减停,还需要综合考虑患者的癫痫类型(病因、发作类型、综合征分类)、既往治疗反应以及患者个人情况,仔细评估停药复发风险,确定减停药复发风险较低时,并且与患者或者其监护人充分沟通减药与继续服药的风险/效益比之后,可考虑开始逐渐减停抗癫痫药物。撤停药物时的注意事项如下。

(1)脑电图对减停抗癫痫药物有参考价值,减药前须复查脑电图,停药前最好再次复查脑电图。多数癫痫综合征需要脑电图完全无癫痫样放电再考虑减停药物,而且减药过程中需要定期(每 3 ~ 6 个月)复查长程脑电图,如果撤停药过程中再次出现癫痫样放电,需要停止减量。

(2)少数年龄相关性癫痫综合征(如 BECT),超过患病年龄,并不完全要求撤停药前复查脑电图正常。存在脑结构性异常者或一些特殊综合征(如 JME 等)应当延长到 3 ~ 5 年无发作。

(3)单药治疗时减药过程应当不少于 6 个月;多药治疗时每种抗癫痫药物减停时间不少于 3 个月,一次只撤停一种药。

(4)在撤停苯二氮䓬类药物与巴比妥药物时,可能出现的药物撤停相关性综合征和/或再次出现癫痫发作,撤停时间应当不低于 6 个月。

(5)如撤药过程中再次出现癫痫发作,应当将药物恢复至减量前一次的剂量并给予医疗建议。

（6）停药后短期内出现癫痫复发,应恢复既往药物治疗并随访;在停药1年后出现有诱因的发作可以观察,注意避免诱发因素,可以暂不应用抗癫痫药物;如有每年2次以上的发作,应再次评估确定治疗方案。

4. 根据发作类型的选药原则

（1）全面强直阵挛发作的一线药物:丙戊酸、拉莫三嗪、卡马西平、奥卡西平、左乙拉西坦、苯巴比妥。

（2）强直或失张力发作的一线药物:丙戊酸。

（3）失神发作的一线药物:丙戊酸、乙琥胺、拉莫三嗪。

（4）肌阵挛发作的一线药物:丙戊酸、左乙拉西坦、托吡酯。

（5）局灶性发作的一线药物:卡马西平、拉莫三嗪、奥卡西平、左乙拉西坦、丙戊酸。

二、典型病例

（一）病例介绍

【患者基本情况】 患者女,31 岁,身高 156 cm,体重 61 kg,BMI 25.07 kg/m²。

【主诉】 发作性头晕伴复视 10 d,头痛 3 d。

【现病史】 患者于 10 d 前无诱因出现头晕,伴视物重影,持续 1.5 h 左右可缓解,共发作 2 次,缓解后视物重影好转,无视物旋转,无恶心、呕吐,无意识丧失,无行走不稳;头痛前无感冒发热病史,遂至当地医院就诊。住院治疗后,头晕较前好转,无视物重影;3 d 前自觉头痛,呈跳痛感,持续约几秒到几分钟可缓解,疼痛可忍受,低头或坐车颠簸后,头痛可诱发,睡眠时也偶有头痛发作。为进一步治疗收入院。

【既往史】 病毒性脑炎 3 年,垂体囊肿 2 年;亚临床甲状腺功能减退症 2 年。

【用药史及药物不良反应史】 丙戊酸钠缓释片 0.5 g po bid;奥卡西平片早 0.45 g、晚 0.6 g po;左甲状腺素钠片 25 μg po qd。否认食物、药物过敏史。

【体格检查】 T 36.5 ℃,P 79 次/min,R 19 次/min,BP 103/69 mmHg,意识清楚,精神一般,语言清晰,瞳孔等大等圆,对光反射灵敏,脑神经检查未见明显异常,无肌肉萎缩及假性肌肥大,四肢肌张力正常。双侧指鼻试验稳准,快速轮替试验正常,双侧跟膝胫试验稳准,龙贝格征（Romberg 征）阴性。无不自主运动,步态正常,走"一"字稳。感觉系统检查未见明显异常,病理征阴性,脑膜刺激征阴性。

【辅助检查】 MRI:①垂体内异常信号影,考虑为 Rathke 裂囊肿可能;②双侧颞叶、右侧岛叶异常信号并双侧侧脑室颞角扩大,考虑脑炎后遗改变可能。心电图:未见异常。

【入院诊断】 ①头痛查因;②病毒性脑炎;③癫痫;④甲状腺功能减退症。

（二）药物治疗经过

入院后给予患者更昔洛韦 0.375 g ivgtt q12h 抗病毒治疗,丙戊酸钠缓释片 0.5 g po bid、奥卡西平片早 0.45 g、晚 0.6 g po 抗癫痫,左甲状腺素钠片 25 μg po qd 补充甲状腺素。入院第 3 天,患者诉头痛较前减轻,偶有轻微疼痛,早晨出现癫痫症状,表现为突发意识丧失、胡言乱语、答非所问,持续时间 2～3 min,血巨细胞病毒 IgG 弱阳性,精准用药检测中心回示:①该患者本次监测丙戊酸的血药谷浓度为 76 μg/mL;②该患者本次监测奥卡西平的活性代谢产物 10-羟基卡马西平,血药谷浓度为 17.42 μg/mL。奥卡西平加量至早 0.6 g、晚 0.6 g po。入院第 10 天,患者诉头痛较前减轻,癫痫未再发作;B 超回示双侧卵巢多囊样改变（请结合激素水平）,宫颈多发纳氏囊肿,盆腔积液;人绒毛膜促性腺激素:β 绒毛膜促性腺激素<0.10 mIU/mL;胰岛素测定、生长激素六项、封闭抗体未见明显异常。丙戊酸钠缓释片减量为 0.25 g po bid,加用左乙拉西坦片 0.5 g po bid。

入院第 13 天,患者"发作性头晕伴复视,头痛"症状缓解,癫痫症状未再发作,于今日出院。出院诊断:①病毒性脑炎;②症状性癫痫;③多囊卵巢综合征;④垂体囊肿;⑤甲状腺功能减退症。出院后继续服用奥卡西平片 0.6 g po bid、丙戊酸钠缓释片 0.25 g po bid(3 d 后停用)、左乙拉西坦片 0.5 g bid(3 d 后改为 1.0 g po bid),左甲状腺素钠片 25 μg po qd。

(三)药物治疗方案分析

该患者"病毒性脑炎"3 年,发作性头晕伴复视 10 d,头痛 3 d,入院后给予经验性治疗。指南推荐首选阿昔洛韦 15 ~ 30 mg/(kg·d),连用 14 ~ 21 d,更昔洛韦结构上与阿昔洛韦相似,但在侧链上多了一个羟基,增强了抑制病毒 DNA 合成的作用,抗病毒谱与阿昔洛韦相似,对阿昔洛韦耐药的 HSV 突变株亦敏感,对巨细胞病毒有强的抑制作用。故给予更昔洛韦针 0.375 g ivgtt qd。《临床诊疗指南——癫痫病分册》(2015 年修订版)中指出:癫痫患者持续无发作两年以上,才存在减药、停药的可能性。该患者院外服用丙戊酸钠缓释片、奥卡西平片,症状控制良好,入院后暂继续服用。入院第 10 天,患者 B 超回示:双侧卵巢多囊样改变(请结合激素水平),宫颈多发纳氏囊肿,盆腔积液;人绒毛膜促性腺激素;β 绒毛膜促性腺激素<0.10 mIU/mL;诊断为多囊卵巢综合征。临床药师建议医生调整癫痫治疗药物,医生采纳,逐渐减量丙戊酸至停药,加用左乙拉西坦片至 1.0 g po bid,并与家属沟通,调药期间可能出现症状发作,家属表示理解。根据《成人甲状腺功能减退症诊治指南》,左甲状腺素钠是甲减的主要替代治疗药物。患者外院诊断甲状腺功能减退症,6 d 前开始口服左甲状腺素钠片,入院后继续服用。

(四)药学监护

1. 有效性监护 观察患者头晕、复视、头痛症状是否改善;癫痫有无发作;甲状腺功能是否正常。患者住院期间头晕、复视、头痛症状改善,未出现癫痫发作。

2. 安全性监护 更昔洛韦溶液呈强碱性,滴注时间不得少于 1 h,避免与皮肤、黏膜接触,避免液体渗漏到血管外组织,用药期间定期监测血常规;服用抗癫痫药物期间,检测血常规、凝血功能、肝肾功能、电解质、性激素水平,监测血药浓度;服用左甲状腺素钠片,可能出现口干、皮疹,观察患者用药期间有无此类反应。癫痫发作本身以及抗癫痫药物均可能会对女性激素产生影响。癫痫发作通过改变下丘脑-垂体-性腺轴,导致女性癫痫患者出现性激素分泌紊乱、停经、不育的风险增高。长期服用丙戊酸可能增加高雄激素血症和多囊卵巢综合征发生的风险,甚至影响生育。该患者 31 岁,3 年前确诊症状性癫痫,开始口服丙戊酸钠缓释片,至今未间断,服用丙戊酸钠后体重增加 10 kg,且月经量少、不规律。住院期间 B 超:双侧卵巢多囊样改变(请结合激素水平),宫颈多发纳氏囊肿,盆腔积液;β 绒毛膜促性腺激素<0.10 mIU/mL;诊断为多囊卵巢综合征;患者院外诊断为甲状腺功能减退症;可能与患者服用丙戊酸相关。

3. 依从性监护 抗癫痫药物、左甲状腺素钠片均应长期规律服用。

(五)用药教育

癫痫的药物治疗治疗应当坚持长期足疗程,养成记日志的好习惯,主要是记录患者发作的情况,药物的不良反应以及其他发生变化的情况,比如睡眠、学习、精神行为、饮食、体重等,通过手机和录像设备拍摄视频、日记或日志等手段能对癫痫发作的形式和频率进行精确记录,为医生制订和调整治疗方案提供依据,还有利于评估药物治疗及其他的干预手段的效果。癫痫治疗主要还是以控制癫痫发作为首要目标,但是癫痫治疗的最终目标不仅仅是控制发作,更重要的是提高患者生活质量。患者应保持健康、规律生活,尤其应避免睡眠不足、暴饮暴食,以及过度劳累,适当的、有陪护的户外集体活动有利于改善注意力、调节情绪,有助于患者增强体质,如乒乓球、慢跑、步行等,不宜做有危险性的运动,如游泳、登山等;改变不健康的行为,如睡眠缺乏、过度劳累,饮酒、咖啡、浓茶等。患者应按照医嘱,定期进行必要的辅助检查,如血常规、肝肾功能、血药浓度,如症状控制良好,没有发作,可半年左右复诊一次;如果按照医生医嘱治疗,发作不断加重、出现新的发作或者出现不良反应(比如皮疹、肝功能损害等),请及时就诊。患者抗癫痫药物治疗方案调整,停用丙戊酸,建议监测甲状腺功能,及时就诊,调整甲状腺功能减退症的治疗。

该患者为育龄期女性,有特殊的疾病特点和需求,如激素水平波动会影响癫痫发作的频率,服用的药物可能会影响生殖功能、怀孕、哺乳和导致后代畸形。患者如有怀孕需求或者意外怀孕,请及时联系医生,减少和避免其后代罹患癫痫病的风险、怀孕对发作控制的影响、发作及治疗对胎儿的影响。

第四节　重症肌无力

一、疾病概述

(一)定义

重症肌无力是由自身抗体介导的获得性神经-肌肉接头传递障碍的自身免疫病。乙酰胆碱受体抗体是最常见的致病性抗体;此外,针对突触后膜其他组分,包括肌肉特异性受体酪氨酸激酶、低密度脂蛋白受体相关蛋白4及兰尼碱受体等抗体陆续被发现参与重症肌无力发病,这些抗体可干扰乙酰胆碱受体聚集、影响乙酰胆碱受体功能及神经-肌肉接头信号传递。

临床表现:全身骨骼肌均可受累,表现为波动性无力和易疲劳性,症状呈"晨轻暮重",活动后加重、休息后可减轻。眼外肌最易受累,表现为对称或非对称性上睑下垂和/或双眼复视,是重症肌无力最常见的首发症状,见于80%以上的重症肌无力患者。面肌受累可致眼睑闭合无力、鼓腮漏气、鼻唇沟变浅、苦笑或呈肌病面容。咀嚼肌受累可致咀嚼困难。咽喉肌受累可出现构音障碍、吞咽困难、鼻音、饮水呛咳及声音嘶哑等。颈肌受累可出现抬头困难或不能。肢体无力以近端为著,表现为抬臂、梳头、上楼梯困难,感觉正常。呼吸肌无力可致呼吸困难。发病早期可单独出现眼外肌、咽喉肌或肢体肌肉无力;脑神经支配肌肉较脊神经支配肌肉更易受累。肌无力常从一组肌群开始,逐渐累及到其他肌群,直到全身肌无力。部分患者短期内病情可出现迅速进展,发生肌无力危象。

(二)药物治疗原则

重症肌无力的治疗目标是依据美国重症肌无力基金会对重症肌无力干预后状态的分级,达到微小状态(没有任何因肌无力引起的功能受限,经专业的神经肌病医生检查可发现某些肌肉无力)或更好,治疗相关副作用≤1级(该治疗未引起临床症状或症状轻微,不需要干预。)

1. 胆碱酯酶抑制剂——症状性治疗　最常用的是溴吡斯的明,是治疗所有类型重症肌无力的一线药物,可缓解、改善绝大部分重症肌无力患者的临床症状。溴吡斯的明应当作为重症肌无力患者初始治疗的首选药物,依据病情与激素及其他非激素类免疫抑制联合使用。用法:一般成年人服用溴吡斯的明的首次剂量为60 mg(儿童根据具体年龄使用),口服,3~4次/d,全天最大剂量不超过480 mg。应根据重症肌无力患者对溴吡斯的明的敏感程度进行溴吡斯的明剂量的个体化应用,达到治疗目标时可逐渐减量或停药。

2. 免疫抑制治疗　免疫抑制药物包括糖皮质激素和其他口服非激素类免疫抑制剂,如硫唑嘌呤、他克莫司、吗替麦考酚酯、环孢素、氨甲蝶呤及环磷酰胺。

(1)糖皮质激素:目前仍为治疗重症肌无力的一线药物,可使70%~80%的患者症状得到明显改善。主要为口服醋酸泼尼松以及甲泼尼龙。醋酸泼尼松按体重0.5~1.0 mg/(kg·d)清晨顿服,最大剂量不超过100 mg/d,一般2周内起效,6~8周效果最为显著。以20 mg起始,每5~7 d递增10 mg,至目标剂量。达到治疗目标后,维持6~8周后逐渐减量,每2~4周减5~10 mg,至20 mg后每4~8周减5 mg,酌情隔日口服最低有效剂量,过快减量可致病情复发。

（2）硫唑嘌呤：与糖皮质激素联合使用，有助于激素减量以及防止疾病复发，作为全身型及部分眼肌型的一线用药。起效较慢，多于服药后 3 ~ 6 个月起效，1 ~ 2 年后可达全效，使用方法：从小剂量开始，50 mg/d，每隔 2 ~ 4 周增加 50 mg，至有效治疗剂量为止，儿童按体重 1 ~ 2 mg/（kg·d），成人 2 ~ 3 mg/（kg·d），分 2 ~ 3 次口服。

（3）他克莫司：与环孢素作用机制相似，通过抑制钙神经素发挥免疫调节作用，耐受性较好，肾毒性小。他克莫司适用于不能耐受激素和其他免疫抑制剂副作用或对其疗效差的重症肌无力患者，特别是兰尼碱受体抗体阳性者。他克莫司起效快，一般 2 周左右起效，疗效呈剂量依赖性。使用方法：3.0 mg/d，分 2 次空腹口服，或按体重 0.05 ~ 0.1 mg/（kg·d）。

（4）吗替麦考酚酯：作用机制同硫唑嘌呤，更安全，耐受性好，长期使用可使大多数患者达到微小状态或更好状态。使用方法：起始剂量 0.5 ~ 1.0 g/d，分 2 次口服；维持剂量 1.0 ~ 1.5 g/d，症状稳定后每年减量不超过 500 mg/d，突然停药或快速减量可导致病情复发及恶化。吗替麦考酚酯不可与硫唑嘌呤同时使用。

（5）环孢素：通过干扰钙调神经磷酸酶信号，抑制包括白细胞介素 2（IL-2）和 γ 干扰素在内的促炎细胞因子分泌，从而发挥免疫抑制作用。3 ~ 6 个月起效，用于对激素及硫唑嘌呤疗效差或不能耐受其副作用的患者。

（6）环磷酰胺：用于其他免疫抑制剂治疗无效的难治性及伴胸腺瘤的重症肌无力。使用方法：成人静脉滴注 400 ~ 800 mg/周，或分 2 次口服，100 mg/d，直至总量 10 ~ 20 g，个别患者需要服用到 30 g；儿童按体重 3 ~ 5 mg/（kg·d）分 2 次口服（不大于 100 mg），好转后减量为 2 mg/（kg·d）。

（7）氨甲蝶呤：作为三线用药，用于其他免疫抑制剂治疗无效的难治性或伴胸腺瘤的重症肌无力。使用用法：口服，10 mg/周起始，逐步加量至 20 mg/周。

3. 靶向生物制剂　目前临床上用于重症肌无力治疗的靶向生物制剂包括已经被美国食品药物监督管理局批准使用的依库珠单抗，以及适应证外用药的利妥昔单抗。不同类型重症肌无力患者的治疗如下。

（1）儿童及青少年重症肌无力：以眼肌型多见，并可自发缓解。以溴吡斯的明治疗为主，不能达到治疗目标时可添加激素及其他非激素类口服免疫抑制剂。

（2）成人眼肌型重症肌无力：尤其是晚发型、合并胸腺瘤、乙酰胆碱受体抗体阳性及异常重复神经电刺激异常的患者，推荐早期使用激素及免疫抑制剂。

（3）成人全身型重症肌无力：激素和免疫抑制剂联合使用为成人全身型重症肌无力的一线治疗。

（4）难治性重症肌无力：可使用利妥昔单抗、依库珠单抗或者大剂量环磷酰胺治疗。

二、典型病例 ▶▶▶

（一）病例介绍

【患者基本情况】　患者男，60 岁，身高 172 cm，体重 63 kg，BMI 21.28 kg/m^2。

【主诉】　睁眼困难 1 年。

【现病史】　患者 1 年前无明显诱因逐渐出现双眼睁眼困难，有晨轻暮重，休息后好转，劳累时可加重，无肢体无力、麻木、呼吸困难、头晕、步态不稳等。后症状持续，5 月余前查胸部 CT 示胸腺瘤（未见片），行胸腺切除术，术后口服溴吡斯的明片，症状好转，2 个月前停药后，逐渐出现睁眼困难，症状同前，为求进一步治疗来我院，门诊以"重症肌无力"为诊断收入我科。发病以来，精神状态较好，食欲正常，睡眠正常，大小便正常，体重无减轻。

【既往史】　因脑瘤行开颅手术后 10 年（具体不详）；脑梗死 3 年，高血压 3 年，血压控制不详。

【用药史及药物不良反应史】　阿托伐他汀钙片 20 mg po qd，苯磺酸氨氯地平 5 mg po qd。

【体格检查】 T 36.4 ℃,P 76 次/min,R 19 次/min,BP 120/75 mmHg,发育正常,营养良好,体型匀称,神志清楚,自主体位,正常面容,表情自如,查体合作。四肢肌张力正常,四肢肌力5级。双侧指鼻试验稳准,快速轮替试验正常,双侧跟膝胫试验稳准,Romberg 征阴性。无不自主运动,步态正常,走"一"字稳。

【入院诊断】 ①重症肌无力;②胸腺切除术后。

(二)药物治疗经过

患者入院第2天,实验室检查回示同型半胱氨酸 31.28 μmol/L,给予叶酸片 60 mg,1 次/d。入院第3天,双眼轮匝肌重复衰减试验阴性,新斯的明试验阳性,给予溴吡斯的明片 60 mg,4 次/d。入院第6天,重症肌无力抗体结果阳性,患者诉眼部症状好转,其余未诉不适,患者及家属要求出院。出院诊断:①重症肌无力、胸腺切除术后;②高同型半胱氨酸血症。出院带药:溴吡斯的明片 60 mg po q6h,叶酸片 5 mg po tid。

(三)药物治疗方案分析

《中国重症肌无力诊断和治疗指南》(2020 版)指出胆碱酯酶抑制剂是治疗所有类型重症肌无力的一线药物,可缓解、改善绝大部分重症肌无力患者的临床症状,溴吡斯的明应当作为重症肌无力患者初始治疗的首选药物。一般成年人服用溴吡斯的明的首次剂量为 60 mg,口服,3~4 次/d,全天最大剂量不超过 480 mg。该患者5月余前查胸部 CT 示胸腺瘤(未见片),行胸腺切除术,术后口服溴吡斯的明片,症状好转,2 个月前停药后,逐渐出现睁眼困难,入院后新斯的明试验阳性,给予患者溴吡斯的明片 60 mg po tid。

(四)药学监护

1. 有效性监护 监测患者"眼睁眼困难"症状是否好转;血压≤140/80 mmHg。患者住院期间"眼睁眼困难"症状好转,血压小于 140/80 mmHg。

2. 安全性监护 服用溴吡斯的明,可能出现恶心、流涎、腹痛、腹泻、心动过缓及出汗增多症状;服用氨氯地平片可能会出现恶心、腹痛、头晕、嗜睡、疲劳、水肿等症状;服用阿托伐他汀钙,可能会出现肌肉疼痛、转氨酶异常。患者住院期间,未出现明显的 ADR。

3. 依从性监护 溴吡斯的明片需要长期规律服用,患者既往症状好转后,自行停药,重症肌无力症状出现反复,以后需严格按照医嘱规律服用。

(五)用药教育

患者应避免从事视觉清晰度要求较高的活动,如驾驶。溴吡斯的明片可引起发汗、腹泻、流涎过多、恶心、呕吐、胃痉挛、肌肉痉挛/束支、虚弱或支气管分泌物过多的症状。患者发现肌肉无力症状加重,可能是药物不足或胆碱能危象的迹象(药物过量),应及时就诊。溴吡斯的明片可以与食物或牛奶一同服用,以减少胃刺激,患者服用此药期间不应饮酒。日常生活中,注意保暖,减少感冒的发生,避免重症肌无力症状加重。

第五节 特发性面神经麻痹

一、疾病概述

(一)定义

特发性面神经麻痹也称 Bell 麻痹,是常见的脑神经单神经病变,为面瘫最常见的原因。该病确切病因未明,可能与病毒感染或炎性反应等有关。临床特征为急性起病,多在 3 d 左右达到高峰,表现为单侧周围性面瘫,如受累侧闭目、皱眉、鼓腮、示齿和闭唇无力,以及口角向对侧歪斜;可伴有同侧耳后疼痛或乳突压痛。根据面神经受累部位的不同,可伴有同侧舌前 2/3 味觉消失、听觉过敏、泪液和唾液分泌障碍。个别患者可出现口唇和颊部的不适感。当出现瞬目减少、迟缓、闭目不拢时,可继发同侧角膜或结膜损伤。

(二)药物治疗原则

1. 糖皮质激素　对于所有无禁忌证的 16 岁以上患者,急性期尽早口服使用糖皮质激素治疗,可以促进神经损伤的尽快恢复,改善预后。通常选择泼尼松或泼尼松龙口服,30 ~ 60 mg/d,连用 5 d,之后于 5 d 内逐步减量至停用。发病 3 d 后使用糖皮质激素口服是否能够获益尚不明确。儿童特发性面神经麻痹恢复通常较好,使用糖皮质激素是否能够获益尚不明确;对于面肌瘫痪严重者,可以根据情况选择。

2. 抗病毒治疗　对于急性期的患者,可以根据情况尽早联合使用抗病毒药物和糖皮质激素,可能会有获益,特别是对于面肌无力严重或完全瘫痪者;但不建议单用抗病毒药物治疗。抗病毒药物可以选择阿昔洛韦或伐西洛韦,如阿昔洛韦口服每次 0.2 ~ 0.4 g,每日 3 ~ 5 次,或伐昔洛韦口服每次 0.5 ~ 1.0 g,每日 2 ~ 3 次;疗程 7 ~ 10 d。

3. 神经营养剂　通常给予 B 族维生素,如甲钴胺和维生素 B_1 等。

二、典型病例

(一)病例介绍

【患者基本情况】　患者男,59 岁,身高 178 cm,体重 76 kg,BMI 23.99 kg/m²。

【主诉】　左侧口嘴歪斜、眼睑闭合不全 2 d。

【现病史】　患者 2 d 前发现左侧口嘴歪斜、鼓腮漏气、眼睑闭合不全、瞬目减少。无头晕、头痛、无视物模糊、重影,无肢体麻木或无力情况。

【用药史及药物不良反应史】　阿莫西林过敏。

【体格检查】　T 36.5 ℃,P 88 次/min,R 22 次/min,BP 130/80 mmHg,神志清,精神可,左侧额纹较对侧浅,左侧眼睑闭合不全,左侧鼻唇沟浅,示齿口角右偏,左侧鼓腮漏气。余颅神经检查未见明显异常。无肌肉萎缩及假性肌肥大。四肢肌张力正常,四肢肌力 5 级。双侧指鼻试验稳准,快速轮替试验正常,双侧跟膝胫试验稳准,Romberg 征阴性。无不自主运动,步态正常,颈软,无抵抗,走"一"字稳。

【辅助检查】　头颅 CT 检查:双侧基底节区腔隙性脑死梗灶。

【入院诊断】　①特发性面神经麻痹;②腔隙性脑梗死。

(二)药物治疗经过

患者入院后给予甲泼尼龙针 60 mg ivgtt qd、碳酸钙 D_3 片 0.6 g po qd、兰索拉唑 30 mg ivgtt qd、喷昔洛韦针 0.38 g ivgtt qd、甲钴胺 0.5 mg ivgtt qd,空腹血糖 5.76 mmol/L。入院第 3 天,检查结果回示柯萨奇病毒抗体 IgG 阳性(+)、EB 病毒抗体 IgG 阳性(+)、麻疹病毒抗体 IgG 阳性(+)、巨细胞病毒抗体 IgG 阳性(+),头颅 MRI+MRA+SWI 示:①右侧基底节区腔隙性脑梗死;②双侧额叶轻度白质脱髓鞘;③双侧筛窦炎;④脑 MRA 示脑动脉轻度硬化改变;⑤脑 SWI 示双侧苍白球、双侧黑质内异常信号,考虑钙化或矿物质沉积,请结合临床;午餐 2 h 后血糖 14.9 mmol/L、晚饭前 15.1 mmol/L、2 h 后 11.0 mmol/L。入院第 4 天,患者左侧眼睑闭合不全稍前好转;肌电图 EMG 示左面神经支配肌及神经周围运动传导功能未见异常;瞬目反射示刺激左侧三叉神经眶上支,R1、R2 未引出,R2'未见异常,刺激右侧三叉神经眶上支,R1、R2 未见异常,R2′未引出(病程短,考虑左面神经病变,请结合临床)。午餐 2 h 后血糖 16.9 mmol/L、晚饭后 2 h 14.9 mmol/L,加用达格列净片 10 mg po qd、二甲双胍缓释片 0.25 g po bid。入院第 6 天,患者左侧额纹较对侧浅,左侧眼睑闭合不全较昨日好转,左侧鼻唇沟浅,示齿口角右偏,左侧鼓腮漏气。午餐前血糖 10.2 mmol/L、晚饭前 11.8 mmol/L、晚餐后 2 h 9.3 mmol/L,加用阿卡波糖片 50 mg po tid。入院第 9 天,患者血压 125/72 mmHg,左侧眼睑闭合不全较明显好转,鼓腮漏气好转,午餐前血糖 8.4 mmol/L、午餐 2 h 后血糖 11.2 mmol/L,于今日出院。

出院诊断:①特发性面神经麻痹;②腔隙性脑梗死;③类固醇性糖尿病;④脑白质脱髓鞘。出院带药:甲泼尼龙 40 mg po qd(每天减 4 mg,直至减停)、奥美拉唑肠溶胶囊 20 mg po qd、碳酸钙 D_3 片 0.6 g po qd(停用甲泼尼龙片后,同时停用奥美拉唑、碳酸钙 D_3)、二甲双胍缓释片 0.5 g po bid、阿卡波糖片 50 mg tid 嚼服、达格列净片 10 mg po qd。

(三)药物治疗方案分析

1. 糖皮质激素　根据《中国特发性面神经麻痹诊治指南》(2016 版),对于所有无禁忌证的16 岁以上患者,急性期尽早口服使用糖皮质激素治疗,可以促进神经损伤的尽快恢复,改善预后。《周围性面神经麻痹诊断与治疗专家共识》(2015 版)推荐,Ⅴ级及以上应给予甲泼尼龙 80 mg 加于 0.9%氯化钠溶液 100 mL,每日 2 次或 3 次,3～5 d,静脉滴注,再根据情况酌情减量维持。该患者面神经功能分级为Ⅴ级,根据患者情况给予甲泼尼龙 60 mg ivgtt qd 治疗。

2. 抗病毒　《中国特发性面神经麻痹诊治指南》(2016 版)指出,对于急性期的患者,可以根据情况尽早联合使用抗病毒药物和糖皮质激素,可能会有获益,特别是对于面肌无力严重或完全瘫痪者。喷昔洛韦系无环苷类衍生物,也是泛昔洛韦的活性代谢物,作用机制为抑制病毒 DNA 的合成及复制,体外对单纯疱疹病毒Ⅰ型(HSV-Ⅰ)和Ⅱ型(HSV-Ⅱ)、带状疱疹病毒及非淋巴细胞瘤病毒均有效。患者面神经麻痹Ⅴ级,故给予喷昔洛韦针 0.38 g ivgtt qd 抗病毒治疗。

3. PPIs　糖皮质激素常诱发或加重消化道溃疡病的发生,甚至导致消化道出血,建议给药剂量(以泼尼松为例)大于 0.5 mg/(kg·d)人群,应予以 PPI 预防胃黏膜损伤。该患者甲泼尼龙针 60 mg ivgtt qd,给予兰索拉唑预防胃黏膜损伤。

4. 钙剂　糖皮质激素在使用早期即可诱导骨质疏松症的发生,给予患者碳酸钙 D_3,防止骨质疏松症。

5. 神经营养剂　《中国特发性面神经麻痹诊治指南》(2016 版)推荐给予 B 族维生素,如甲钴胺和维生素 B_1 等。故给予该患者甲钴胺 0.5 mg ivgtt qd。

6. 调节血糖药物　《中国住院患者血糖管理专家共识》指出,使用糖皮质激素治疗的住院患者血糖控制目标为:空腹或餐前血糖 6.1～7.8 mmol/L,餐后 2 h 或随机血糖 7.8～10.0 mmol/L。对于空腹血糖≥11.1 mmol/L 的糖皮质激素应用者,胰岛素治疗为首选治疗;而空腹血糖<11.1 mmol/L 的糖皮质激素应用者,可考虑使用口服降糖药物。在激素冲击治疗过程中,患者几次午餐前、晚餐前血糖>11.1 mmol/L,午后血糖升高明显,患者拒绝行胰岛素治疗,故给予达格列净片 10 mg po qd、二甲双胍缓释片 0.25 g po bid、阿卡波糖片 50 mg 嚼服 tid。

(四)药学监护

1. 有效性监护　观察患者"左侧口嘴歪斜、眼睑闭合不全"症状有无改善。患者经治疗左侧眼睑闭合不全较明显好转,鼓腮漏气好转。

2. 安全性监护　甲泼尼龙会引起代谢紊乱(水电解质、血糖、血脂)、体重增加、胃肠道不适及出血、血压异常、骨质疏松症、股骨头坏死等,需要监测患者血糖、血压、肝肾功能、电解质、血细胞等,需要观察患者有无出血倾向。糖皮质激素会引起骨量流失和骨折,超过 30 mg/d 泼尼松应用,以及泼尼松累积剂量>5 g的患者,脊柱及髋部骨折风险大大提高。使用糖皮质激素前,应评估患者骨折风险。该患者在治疗过程中出现血糖明显升高,尤以午后血糖升高明显,与甲泼尼龙的使用明显相关,给予患者口服降糖药物,降糖效果不佳。

喷昔洛韦:溶液呈强碱性,注射过程中避免液体渗漏到血管外组织。滴注时间不得少于1 h,防止局部浓度过高,引起疼痛及炎症。本品可引起胃肠道反应、头晕、头痛等,观察患者有无出现此反应。

降糖药物:二甲双胍缓释片可能会引起胃部不适,监测肾功能;达格列净常见不良反应为生殖泌尿道感染,患者同时使用激素治疗,机体免疫功能受到抑制,感染机会增加,需检测尿常规;阿卡波糖可引起腹胀、排气。使用降糖药物过程中密切监测血糖。

3.依从性监护　患者应按医嘱规律服药。该患者依从性较差,反复对其及家属进行用药教育。

(五)用药教育

患者院外服用甲泼尼龙时,应在每天早晨服用,并遵医嘱每天逐渐减量,不可私自突然减量或者停用。二甲双胍缓释片必须整片吞服,不得碾碎或咀嚼后服用,早晚餐前30 min服用;达格列净应在早晨服用,空腹或者与食物同服,均可;阿卡波糖片在进食第一口食物时咀嚼服用。停用甲泼尼龙后,应继续监测血糖,并及时到院复诊,以便调整降糖药物的使用。日常生活建议无糖低脂饮食,控制碳水尤其是精细碳水的摄入,每天适量运动,避免着凉感冒,以免病情反复。

参考文献

[1]吴江,贾建平.神经病学[M].北京:人民卫生出版社,2015.

[2]中国抗癫痫协会.临床诊疗指南-癫痫病分册[M].北京:人民卫生出版社,2015.

[3]中华医学会神经病学分会脑血管病学组.中国急性缺血性卒中诊治指南[J].中华神经科杂志,2018,51(9):666-682.

[4]中华医学会神经病学分会帕金森病及运动障碍学组,中国医师协会神经内科医师分会帕金森病及运动障碍学组.中国急性缺血性卒中诊治指南[J].中华神经科杂志,2020,53(12):579-598.

[5]中国免疫学会神经免疫分会.中国重症肌无力诊断和治疗指南[J].中国神经免疫学和神经病学杂志,2021,28(1):1-12.

[6]中华医学会神经病学分会,中华医学会神经病学分会神经肌肉病学组,中华医学会神经病学分会肌电图与临床神经电生理学组.中国特发性面神经麻痹诊治指南[J].中华神经科杂志,2016,49(2):84-86.

[7]中华医学会神经病学会脑电图与癫痫学组.中国围妊娠期女性癫痫患者管理指南[J].中华神经科杂志,2021,54(6):539-544.

[8]神经系统疾病基层诊疗指南编写专家组.缺血性卒中基层诊疗指南[J].中华全科医师杂志,2021,20(9):927-946.

[9]中华医学会神经病学分会,中华医学会神经病学分会脑血管病学组,《中国缺血性卒中和短暂性脑缺血发作二级预防指南2022》[J].中华神经杂志,2022,55(10):1071-1110.

[10]中国医师协会内分泌代谢科医师分会,中国住院患者血糖管理专家组.《中国住院患者血糖管理专家共识》[J].中华内分泌代谢杂志,2017,33(1):1-10.

第十一章　肾脏疾病

肾脏疾病，是指肾脏结构和/或功能出现异常，从而影响健康的一组疾病。肾脏疾病根据其发病时间，主要分为慢性肾脏病（chronic kidney disease，CKD）和急性肾损伤（acute kidney injury，AKI）。

慢性肾脏病是指肾脏结构和/或者功能出现异常，持续 3 个月以上，并且影响健康的一组疾病。更为详细的标准如下。

（1）肾小球滤过率（glomerular filtration rate，GFR）下降，GFR<60 mL/（min·1.73 m²）。

（2）肾脏损伤：①24 h 尿白蛋白≥30 mg 或尿白蛋白/肌酐（albumin to creatinine ra tio，ACR）≥30 mg/g；②尿沉渣异常；③肾小管功能异常所导致的电解质或其他异常；④病理学证实的异常改变；⑤影像学显示结构异常；⑥肾移植病史。满足以上任意一条，同时影响机体健康，即可诊断慢性肾脏病。慢性肾脏病的直接后果是终末期肾脏病（end stage renal disease，ESRD）。

急性肾损伤是指短时间内出现的肾功能的下降，目前所采用的是改善全球肾脏病预后组织（Kidney Disease：Improving Global Outcomes，KDIGO）所制定的诊断标准：①48 h 内血肌酐升高≥0.3 mg/dL（>26.5pmol/L）；②确定或推测在 1 周内肌酐升高达到基线值 1.5 倍；③尿量<0.5 mL/（kg·h），持续 6 h 以上。符合上述 3 条中任意 1 条即可诊断。发生 AKI 的患者，如未得到及时有效的治疗，肾功能将无法恢复，甚至需要长期肾脏替代治疗。肾功能恢复的患者，后续发生 CKD 的风险也大大增加。

第一节　肾病综合征

一、疾病概述

（一）定义

肾病综合征（nephrotic syndrome，NS）是指大量尿蛋白 [成人尿蛋白>3.5 g/d，儿童>50 mg/（kg·d）]、低白蛋白血症（<30 g/L）、明显水肿和/或高脂血症等一组临床表现相似的综合征。

（二）药物治疗原则

肾病综合征的药物治疗包括降蛋白尿治疗和症状及并发症治疗。降蛋白尿治疗药物包括

ACEI/ARB 类药物、糖皮质激素、免疫抑制剂及细胞毒类药物。对于微小病变型肾病及局灶性节段肾小球硬化患者,首选糖皮质激素;激素无效或激素依赖,或复发的难治性肾病综合征患者,加用免疫抑制剂或细胞毒类药物治疗。对症治疗药物包括调血脂药(主要是他汀类)、利尿药、降压药、低分子量肝素及或华法林等抗凝药。

二、典型病例

(一)病例介绍

【患者基本情况】 患者男,59 岁,身高 171 cm,体重 63.9kg,BMI 21.88 kg/m²。

【主诉】 双下肢及颜面水肿 1 周余,心悸 2 d,加重 2 h。

【现病史】 患者 1 周前无明显诱因出现双下肢及颜面水肿,呈凹陷性水肿,皮肤颜色正常,无疼痛感,无胸闷、气喘、呼吸困难、胸痛等,2 d 前至当地人民医院查心电图:窦性心律,ST 改变,室性期前收缩。查尿微量白蛋白:935.9 mg/L。2 d 前出现心悸,加重 2 h,今为求进一步诊治,门诊以"①心律失常 频发室性期前收缩;②水肿原因待查;③心力衰竭?"收入院。患者于 2020 年 1 月 8 日行冠状动脉造影术,术后恢复尚可,患者双下肢水肿,请肾内科会诊后建议转科进一步治疗。患者于 2020 年 1 月 10 日转入肾内科继续治疗。

【既往史】 既往体健,无高血压、心脏病病史,无糖尿病、脑血管病病史。

【用药及药物不良反应史】 不详。

【体格检查】 T 36 ℃,P 89 次/min。神志清楚,自主体位,正常面容,表情自如,查体合作。胸廓对称,无局部隆起、塌陷、压痛,呼吸运动正常。心前区无隆起,心尖搏动移位(距左锁骨中线 0.5 cm 处),心浊音界正常,律齐,各瓣膜听诊区未闻及杂音,无心包摩擦音。周围血管搏动正常,无毛细血管搏动,无异常血管征,无 Duroziez 双重杂音,无脉搏短绌,无奇脉,无交替脉,无枪击音,无水冲脉,无动脉异常搏动。腹平坦,无腹壁静脉曲张,无胃肠型,无蠕动波,腹式呼吸。

【辅助检查】 尿常规:微量白蛋白尿 935.9 mg/L。

【入院诊断】 ①心律失常 频发室性期前收缩;②水肿原因待查;③心力衰竭?

(二)药物治疗经过

肾小球滤过屏障的病变导致大量蛋白尿是肾病综合征的主要病理环节,因此,降低尿蛋白是治疗核心,除此之外需结合患者自身情况对症治疗。初始治疗方案为还原型谷胱甘肽 2.4 g ivgtt qd 改善肾氧化应激,瑞舒伐他汀钙 10 mg qn、依折麦布片 10 mg qn 降血脂;患者入院第 5 天尿常规显示,蛋白(+++),24 h 尿蛋白 10.5 g,加用坎地沙坦酯片 4 mg qd 降尿蛋白,入院第 7 天患者出现发热及肺部感染,给予赖氨匹林针 0.9 g im 解热,美洛西林舒巴坦针 2.5 g ivgtt bid 抗感染,入院第 11 天患者感染有所好转,停用赖氨匹林及美洛西林舒巴坦针,行肾穿刺活检术以明确病理诊断。患者入院第 15 天出院,出院诊断为"①肾病综合征;②心律失常,偶发房性期前收缩,频发室性期前收缩;③右侧锁骨下动脉斑块"。

(三)药物治疗方案分析

1. 还原型谷胱甘肽使用合理性分析 肾病综合征的产生与患者机体抗氧化机制失调和免疫功能异常有关,氧自由基及其引起的脂质过氧化反应在本病产生、进展中有重要作用。患者初始治疗方案为还原型谷胱甘肽,还原型谷胱甘肽是由甘氨酸、半胱氨酸和谷氨酸等组成,在机体各器官中广泛存在,是甘油醛磷酸脱氢酶、乙二醛酶及丙糖脱氢酶的辅酶,可激活多种酶活性,参与体内糖、脂肪、蛋白质代谢;还原型谷胱甘肽还可通过巯基与体内的自由基结合,进而加速自由基的排泄,缓解组织炎症反应,有效缓解肾损伤,保护肾小管。目前,已有研究表明,还原型谷胱甘肽可有效改善肾病综合征患者尿蛋白、血清蛋白及血脂水平,该患者适用。

2. 坎地沙坦使用合理性分析　对于 CKD 合并高血压，中重度蛋白尿（G1～G4，A2 和 A3）伴或不伴糖尿病的患者，建议起始使用 RASi（ACEI 或 ARB），ACEI 及 ARB 均可减少肾衰竭及主要心血管事件的发生，同时 ACEI 还可降低全因死亡率。

3. 降血脂药物使用合理性分析　患者使用瑞舒伐他汀钙和依折麦布片联合降血脂，年龄≥50 岁、eGFR<60 mL/（min·1.73 m^2）但未接受慢性透析或肾移植的患者，推荐应用他汀类药物或他汀联合依折麦布治疗。瑞舒伐他汀是一种选择性 HMG-CoA 还原酶抑制剂，主要作用部位是肝，降低胆固醇的靶向器官。瑞舒伐他汀能够增加肝 LDL 细胞表面受体数目，促进 LDL 的吸收和分解代谢，抑制 VLDL 的肝合成，由此，降低 VLDL 和 LDL 水平。依折麦布是胆固醇吸收抑制剂，通过选择性抑制小肠胆固醇转运蛋白，有效减少肠道内胆固醇吸收，降低血浆胆固醇水平，以及肝胆固醇储量。依折麦布联合中低强度他汀，可以同时抑制胆固醇的吸收和合成，两种机制互补协同增效，且联合用药的安全性和耐受性与他汀单药治疗相当，为临床强化降脂治疗提供了一个新型的选择。

（四）药学监护

1. 有效性监护　监测患者尿蛋白、尿白蛋白及血浆白蛋白水平；评估血脂水平，包括总胆固醇、LDL-C、HDL-C 及甘油三酯。

2. 安全性监护　还原型谷胱甘肽可引起过敏性休克。应仔细询问药物过敏史，用药过程中要密切监测患者是否出现哮喘、胸闷、气促、呼吸困难、心悸、大汗、血压下降等症状和体征。坎地沙坦属 ARB 类降压药，对于肾病综合征患者，在使用此类药物降尿蛋白时，剂量一般比常规降压药剂量大，用药过程中需密切监测患者血压的变化。瑞舒伐他汀属他汀类药物，可能引起肝损伤，患者需定期检查肝肾功能，除此之外，他汀类药物可能引起肌病（罕见），包括肌痛、肌炎和横纹肌溶解综合征，应随访监测患者 CK 水平。

3. 依从性监护　肾病综合征在临床上易缓解、难治愈，且容易复发，需长期规律服药。

（五）用药教育

坎地沙坦酯片是 ARB 类降压药，针对尿蛋白排泄及肾损害进展应用时，药物剂量较大且用药时间长，药师应嘱咐患者按时规律服药，服药期间应密切关注血压变化。夜间是胆固醇合成最活跃的阶段，大约在夜晚十二点达到胆固醇合成的高峰期。药师应嘱咐患者每晚睡前服一片瑞舒伐他汀片，用药期间，需要定期复查血脂，了解血脂控制水平。另外，还要复查转氨酶、肌酸激酶、血糖等指标，避免发生严重副作用，此外若出现肌肉痛、乏力等不适应及时就医。饮食方面应注意低盐低脂。

第二节　继发性肾小球肾炎

一、疾病概述

（一）定义

继发性肾小球肾炎（secondary glomerulonephritis，SGN）是指由其他疾病引起的肾小球炎性病变。引起肾小球肾炎的全身性疾病可以是免疫复合物引起的疾病，如系统性红斑狼疮、过敏性紫癜、感染性心内膜炎等；可以是代谢性疾病，如糖尿病、肾淀粉样变性、多发性骨髓瘤等；也可以是血管性疾病，如结节性多动脉炎、韦氏肉芽肿病、溶血性尿毒症综合征等。临床表现除具有原发疾病表现外，尚有血尿、蛋白尿、肾功能改变等症状。

（二）药物治疗原则

继发性肾小球肾炎基础治疗药物包括糖皮质激素、免疫抑制剂、降尿蛋白的药物及保护肾功能的药物,伴其他合并症的患者,应给予对症治疗的药物,包括降脂药、抗贫血药、护胃药、补钙药等。继发性肾小球肾炎根据诱导病因的不同,治疗侧重点有所不同,具体治疗药物也存在一定不同。

二、典型病例

（一）病例介绍

【患者基本情况】 患者女,24 岁,身高 167 cm,体重 50 kg,BMI 17.9 kg/m²。

【主诉】 全身瘀斑 2 个月,双下肢水肿 2 周。

【现病史】 2 个月前无明显诱因出现全身瘀斑,按不褪色,伴发热、脱发、口腔溃疡,关节不适,无咳嗽、咳痰、尿频、尿急、尿痛等症状,未给予重视,2 周前出现眼睑及双下肢水肿,未给予重视,未治疗,1d 前就诊于当地医院查血常规:白细胞计数 5.88×10^9,血红蛋白 100 g/L,血小板计数 $10^3 \times 10^9$,血糖 6.02 mmol。尿常规:尿蛋白(+++)。红细胞沉降率:103 mm/h。尿微量白蛋白 5.297 g/L。未给予治疗,今为求进一步诊治,门诊以"①狼疮性肾炎;②系统性红斑狼疮。"收入院。

【既往史】 2007 年在当地县医院行阑尾炎手术。无高血压、心脏疾病病史,无糖尿病、脑血管疾病病史,无肝炎、结核、疟疾病史,预防接种史随社会计划免疫接种,输血史。

【用药史及药物不良反应史】 不详。

【体格检查】 T 35 ℃,P 80 次/min,BP 120/70 mmHg。食欲正常,睡眠正常,大小便正常,精神正常,体重无减轻。

【辅助检查】 无。

【入院诊断】 ①狼疮性肾炎;②系统性红斑狼疮。

（二）药物治疗经过

患者入院后完善检查,提示狼疮性肾炎,辅助检查结果显示高尿酸、蛋白尿、贫血。初始治疗方案为羟氯喹片 0.1 g po bid,非布司他片 1 片 po qd,重组人促红素针 6 000 IU H. 每周一、周五,还原型谷胱甘肽针 2.4 g ivgtt qd,雷贝拉唑针 20 mg ivgtt qd,左氧氟沙星注射液 0.5 g ivgtt qd,甲泼尼龙针 60 mg ivgtt qd、甲泼尼龙片 48 mg po qd,吗替麦考酚酯分散片 0.25 g po bid,骨化三醇胶丸 0.25 μg po qn。入院第 2 天,患者诊断为狼疮性肾炎、系统性红斑狼疮,调整用药方案为羟氯喹片 0.1 g po bid,非布司他片 1 片 po qd,还原型谷胱甘肽针 2.4 g ivgtt qd,百令胶囊 4 粒 po tid,胸腺法新 1.6 mg H qd;入院第 3 天,患者诉双下肢水肿,查大量尿蛋白,给予患者左氧氟沙星注射液 0.5 g ivgtt qd,甲泼尼龙针 60 mg ivgtt qd,雷贝拉唑针 20 mg ivgtt qd,骨化三醇胶丸 0.25 μg po qn;入院第 7 天,患者诉无不适,肾穿结果示弥漫白金耳型狼疮性肾炎,医师制定给药方案为甲泼尼龙片 48 mg qd,吗替麦考酚酯分散片 0.25 g bid,羟氯喹片 0.2 g bid,7 d 后(肾穿后 14 d)口服吲哚布芬半片 bid,非布司他降尿酸,配合钙片、骨化三醇胶丸、百令胶囊等对症治疗。出院诊断:①系统性红斑狼疮;②狼疮性肾炎。

（三）药物治疗方案分析

1. 糖皮质激素及免疫抑制剂用药合理性分析 患者尿检异常,水肿加重入院,入院后行超声引导下肾穿刺活检术,病理结果示弥漫白金耳型狼疮性肾炎,根据患者病情及相关辅助检查,本患者采用"甲泼尼龙片 12 片 qd,吗替麦考酚酯分散片早 0.25 g,晚 0.25 g,羟氯喹片 0.2 g bid"治疗方案,根据 KDIGO 指南推荐,Ⅲ、Ⅳ型狼疮诱导期治疗方案为:糖皮质激素联合吗替麦考酚酯;在无特殊禁忌证的情况下,建议所有患者均接受羟氯喹(每天的最大剂量为 6.0 ~ 6.5 mg/kg 理想体重)治疗。该患者用药合理。

2. 降尿蛋白药物使用合理性分析　患者 24 h 尿蛋白总量为 1.69 g,糖皮质激素具有抗炎作用,能减轻急性炎症的渗出,稳定溶酶体膜,因此,可以降低毛细血管的通透性,而减少蛋白质的渗出。

3. 护胃、补钙药物使用合理性分析　患者应用激素、免疫抑制剂会引起胃肠道反应,给予"雷贝拉唑"以护肾、缓解胃肠道反应,钙剂以补充钙流失,预防骨质疏松。

4. 纠正贫血药物使用合理性分析　该患者血红蛋白 100 g/L,根据 2021 年发布的《中国肾性贫血诊治临床实践指南》,不建议 Hb≥100 g/L 的非透析 CKD 患者开始 ESAs 治疗,该患者给予重组人促红素针纠正贫血,不合理。

5. 降尿酸药物使用合理性分析　非布司他是一种抑制尿酸合成的新型降尿酸药物,一般推荐剂量为 40 mg,每日 1 次。该药主要在肝代谢清除,对肾影响小,轻中度慢性肾功能不全(GFR >30 mL/min)患者无须调整剂量。使用合理。

(四)药学监护

1. 有效性监护　定期检测患者尿蛋白、肌酐、血浆白蛋白以观察疗效。

2. 安全性监护　甲泼尼龙片具有很强的全身抗炎及免疫抑制作用,会引起多种不良反应。包括诱发或加重感染、消化性溃疡、水钠潴留、高血压、精神症状、类固醇性糖尿病、骨质疏松症、股骨头无菌性坏死等,在治疗过程中应注意对其不良反应的观察和防治;使用前关注是否有活动性感染,开始使用后重点关注是否发生感染、胃肠道反应;羟氯喹在服用期间关注患者的皮肤、胃肠道等不良反应,应特别关注视觉改变情况。

3. 依从性监护　吗替麦考酚酯片治疗全程关注患者的依从性,嘱患者不可随意停药或减药量。

(五)用药教育

药师应嘱咐患者出院后遵医嘱服药,不可随意加用其他药物或减用相关药物。甲泼尼龙片会引起包括诱发或加重感染、消化性溃疡、水钠潴留、高血压、精神症状、类固醇性糖尿病、骨质疏松症、股骨头无菌性坏死等不良反应,严重时患者需及时就医。嘱咐患者吗替麦考酚酯片不可随意停用或减药量,若患者治疗期间出现感染,应及时就医。羟氯喹在服用期间存在皮肤、胃肠道等不良反应,此外可能会引起视觉改变,严重时患者需及时就医。

第三节　慢性肾衰竭

一、疾病概述

(一)定义

慢性肾衰竭(chronic renal failure,CRF)指 CKD 进行性进展引起的肾单位和肾功能不可逆性丧失,导致以代谢产物和毒物潴留、水电解质紊乱,以及内分泌失调为特征的临床综合征。CRF 常常进展为终末期肾病,称 CRF 晚期为尿毒症。

(二)药物治疗原则

对于初期诊断的 CRF 患者,应积极重视原发病的诊治,同时也应积极寻找 CRF 的各种诱发因素,合理纠正以控制 CRF 进展。严格控制血压是干预 CRF 进展的重要措施;纠正患者酸中毒及电解质紊乱常用碳酸氢钠、利尿剂;控制血磷、血钙;对于贫血患者可给予 EPO、铁剂和叶酸;出现感染的患者需给予合适的抗菌药物素;CRF 伴有高血脂患者可应用他汀类药物或他汀联合依折麦布治疗,但对于透析维持的成年患者,不建议使用他汀类药物;CRF 患者肾脏对多种物质清除率下降,为缓解尿毒症症状,可使用肠道吸附剂,如口服氧化淀粉。

二、典型病例 ▶▶▶

(一)病例介绍

【患者基本情况】 患者男,65 岁,身高 167 cm,体重 61.4 kg,BMI 22.0 kg/m²。

【主诉】 患者间断胸闷伴肌酐升高 8 d。

【现病史】 患者 8 d 前夜间无明显诱因出现胸闷,伴呼吸困难、乏力,持续 10 多分钟后缓解。无心慌、心悸,无头晕、头痛,无恶心、呕吐,自行到当地县中医院测血压 200/120 mmHg,完善相关检查:尿素 43.13 mmol/L,肌酐 1 252.59 μmol/L,尿酸 556 μmol/L,白蛋白 42.5 g/L,总胆固醇 5.5 mmol/L,尿蛋白(+++),葡萄糖(++),红细胞 145/μL。彩超:右肾 78 mm×32 mm×40 mm,左肾 84 mm×40 mm×41 mm,双肾体积小伴实质回声欠均匀;右肾结石,双肾囊肿,二尖及三尖瓣关闭不全,肺动脉关闭不全,肺动脉高压。当地给予苯磺酸左旋氨氯地平片 5 mg qd,美托洛尔片 25 mg po qd,未予其他治疗,血压未监测,偶伴腰部酸胀,无其他不适,5 d 前到我院门诊诊治,测高压为 156 mmHg,加用盐酸特拉唑嗪片 2 mg po qn,间断伴胸闷、乏力,求进一步诊治来我院,门诊以"①慢性肾衰竭尿毒症期;②高血压病 3 级"收入院。

【既往史】 高血压 8 d,血压最高 220/120 mmHg。

【用药史及药物不良反应史】 现规律口服苯磺酸左旋氨氯地平片 5 mg qd,美托洛尔片 25 mg qd,盐酸特拉唑嗪片 2 mg qn。无药物过敏及药物不良反应史。

【体格检查】 精神正常,睡眠正常。

【辅助检查】 血常规:血红蛋白 57.4 g/L,中性粒细胞百分数 83.0%,淋巴细胞百分数 11.0%,淋巴细胞绝对值 0.68×10⁹/L,血细胞比容 0.171。

【入院诊断】 ①慢性肾衰竭尿毒症期;②高血压病 3 级。

(二)药物治疗经过

持续有效地控制高血压,对保护靶器官具有重要作用,也是延缓、停止或逆转 CRF 进展的主要因素之一。患者初始治疗方案为苯磺酸氨氯地平片 5 mg qd,美托洛尔片 25 mg qd,盐酸特拉唑嗪片 10 mg qn 联合降压。入院第 2 天患者查血生化示钙 1.73 mmol/L,磷 2.87 mmol/L,给予葡萄糖酸钙针 1 g 10% 葡萄糖 10 mL iv 补钙,血常规示血红蛋白 52.0 g/L,给予重组人促红细胞生成素注射液 10 000 IU sc qow。入院第 3 天患者未诉特殊不适,彩超示双肾体积小并弥漫性回声改变,双肾囊肿,给予海昆肾喜胶囊 0.44 g tid,肾康注射液 100 mL ivgtt qd 护肾,胸腺法新针 1.6 mg sc qd 抗炎。入院第 4 天,患者严重贫血,经家属知情同意并签字后给予申请悬浮红细胞 2 U,输注前给予苯海拉明 20 mg 抗过敏。入院第 6 天,患者血肌酐水平高,转至微创外科行腹膜透析管置入术;入院第 14 天,患者血压较高,继续原降压、护肾、纠正贫血等药物治疗方案。患者入院第 17 天出院。出院诊断:①慢性肾衰竭尿毒症期,维持性腹膜透析;②腹膜透析管置入术后;③高血压病 3 级,极高危;④肾性贫血;⑤继发性甲状旁腺功能亢进症。

(三)药物治疗方案分析

1. 降压药物使用合理性分析 患者初始采用"苯磺酸氨氯地平片 5 mg qd,美托洛尔片 25 mg qd,盐酸特拉唑嗪片 10 mg qn"联合降压,《中国肾性高血压管理指南 2016》建议,二氢吡啶类 CCB 尤其适用于有明显肾功能异常、单纯收缩期高血压、低肾素活性或低交感活性的高血压,以及合并动脉粥样硬化的高血压患者。美托洛尔为选择性 β_1 受体阻滞剂，β 受体阻滞剂对肾血管性高血压具有降压效果，可作为联合治疗药物。盐酸特拉唑嗪为选择性 α_1 受体阻滞剂，能降低外周血管阻力，对收缩压和舒张压都有降低作用，通常不伴有心动过速，对电解质、血糖、肝肾功能无不良影响，对血脂有一定改善作用。方案合理。

2. 抗贫血药物使用合理性分析　根据 2021 年发布的《中国肾性贫血诊治临床实践指南》，红细胞生成刺激剂治疗时机为 Hb<100 g/L，该患者适用。对于 CKD 透析和非透析患者，重组人促红细胞生成素的初始剂量建议为每周 50～150 U/kg，分 1～3 次给药。如果 Hb 升高未达目标值，可将促红细胞生成素的剂量增加，每次增加 20 U/kg，每周 3 次，或 10 000 U，每 2 周 3 次。该患者 10 000 U，隔周 1 次皮下注射，给药剂量低，可导致给药后血红蛋白不达标。

（四）药学监护

1. 有效性监护　定期监测尿蛋白、血肌酐、尿素氮及 GFR，以评估肾功能及观察疗效；监测患者血压水平；治疗过程中监测血红蛋白水平和血细胞比容。

2. 安全性监护　监测患者血压，避免出现血压过低情况；重组人促红细胞生成素注射液主要不良反应是血压升高，偶可诱发脑血管意外或癫痫发作，因此，治疗期间应注意定期观察血压变化，少数患者可发生过敏反应，甚至过敏性休克，建议初次使用或重新使用该药时，先小剂量使用，确定无异常反应后，再注射全量；肾康注射液主要不良反应是注射部位皮肤发红、瘙痒、胃肠道反应、恶心、呕吐、上腹部不适、口渴、咳嗽，多在用药后 30 min 内出现，且多与溶剂使用不当相关。药师应关注该药溶剂的选择及用药后患者有无相关不良反应。

3. 依从性监护　降压药、保肾药、抗贫血药需长期规律用药。

（五）用药教育

为了维持血压稳定，药师应嘱咐患者于每日晨起服用苯磺酸氨氯地平片和美托洛尔片，每晚睡前服用特拉唑嗪片。特拉唑嗪片在首次用药或停止用药、停药后重新给药会发生眩晕、轻度头痛或瞌睡，建议在给予初始剂量 12 h 内或剂量增加时应当避免从事驾驶或危险工作。重组人促红细胞生成素需要冷藏保存（2～8 ℃），在医院开具处方领药后保证路途中用冰袋运输，回家后冷藏储存后使用。患者出院后至少每月复查 1 次血常规、尿常规、尿蛋白定量、肝肾功能。

第四节　IgA 肾病

一、疾病概述

（一）定义

IgA 肾病（IgA nephropathy，IgAN）是以反复发作性肉眼或镜下血尿，肾小球系膜细胞增殖，基质增多，伴广泛 IgA 沉积为特点的原发性肾小球疾病。1968 年贝格尔（Berger）首先描述本病，故又称为 Berger 病。

（二）药物治疗原则

基础用药包括：RAS 抑制剂、糖皮质激素、免疫抑制剂。新月体 IgA 肾病且伴肾功能快速恶化时，不建议激素联合免疫抑制剂治疗；除肾功能快速恶化的新月体 IgA 肾病外，对于 GFR 小于 30 mL/（min·1.73 m²）的患者，也不建议激素联合免疫抑制剂使用。

二、典型病例

(一)病例介绍

【患者基本情况】　患者女,18 岁,身高 160 cm,体重 45 kg,BMI 18.75 kg/m²。

【主诉】　双下肢水肿伴血尿 4 年,加重 1 月余。

【现病史】　患者 4 年前无明显原因出现双下肢水肿,晨轻暮重,肉眼血尿,泡沫尿,无血块,无发热、咳嗽、恶心、呕吐、腹痛,无尿频、尿急、尿痛、尿量减少等症状,就诊于当地市中心医院,诊断为肾病综合征,于 2016 年 3 月 1 日就诊于我科,行肾穿刺为毛细血管内 IgA 肾病,给予激素甲泼尼龙治疗,口服激素周期约 2 年,遵医嘱停药,2 年间无复发,1 个月前无明显诱因出现双下肢水肿,就诊我院门诊查:尿蛋白(++),点式蛋白 3.11 g/g,血白蛋白 29.4 g/L,给予甲泼尼龙 6 片,他克莫司早晚各 0.5 mg,骨化三醇胶丸每晚 2 片,钙片,吲哚布芬,复方磺胺甲噁唑,培哚普利,百令胶囊,效果差,今进一步治疗就诊我院查:血常规,血红蛋白<139 g/L,电解质:正常,肌酐 72 μmol/L,白蛋白 26.6 g/L,总胆固醇 5.85 mmol/L,甘油三酯 2.85 mmol/L,24 h 尿蛋白定量 3.43 g,尿常规,蛋白(++),隐血(+++),红细胞 1 346/μL,白细胞 172/μL,门诊以"毛细血管内 IgA 肾病"收入肾内科。

【既往史】　既往体健,无高血压、心脏病病史、无脑血管、糖尿病病史,无肝炎、结核、疟疾病史。

【用药史及药物不良反应史】　不详。

【体格检查】　T 36.5 ℃,P 98 次/min,BP 118/76 mmHg。神志清,精神可,泡沫尿,肉眼血尿。

【辅助检查】　血常规:血红蛋白 139 g/L,电解质正常,肌酐 72 μmol/L,白蛋白 26.6 g/L,总胆固醇 5.85 mmol/L,甘油三酯 2.85 mmol/L,尿蛋白(+++),隐血(++),红细胞 1 346/μL,白细胞 172/μL。

【入院诊断】　毛细血管内增生性 IgA 肾病。

(二)药物治疗经过

治疗的主要目标时减少尿蛋白,减轻肾损伤及延缓肾衰竭的进展。初始治疗方案为培哚普利叔丁胺片 4 mg po bid,甲泼尼龙片 24 mg po qd,他克莫司胶囊 0.5 mg po bid,百令胶囊 2 g po tid,复方磺胺甲噁唑片隔天 2 片,骨化三醇胶丸 0.5 μg po qn,碳酸钙 D₃ 片一次 1 片 po bid 补钙;入院第 2 天,患者诉双下肢水肿,尿常规示潜血(++),蛋白(+++),查血生化示血脂偏高,给予还原型谷胱甘肽 2.4 g ivgtt qd,匹伐他汀钙片 2 mg po qn;入院第 4 天,患者行无痛胃镜,结果示糜烂性胃炎,给予雷贝拉唑针 40 mg ivgtt qd;入院第 7 天,尿常规查患者大量蛋白尿伴大量血尿,考虑有可能活动性病变明显伴新月体形成,给予甲泼尼龙针 200 mg ivgtt 冲击治疗连续 2 d;入院第 10 天,患者已进行两次连续冲击治疗,复查结果示血尿明显缓解,制订院外口服药方案后出院。

(三)药物治疗方案分析

患者初始使用培哚普利叔丁胺片、甲泼尼龙片和他克莫司胶囊联合降蛋白尿,保护肾功能,延缓肾衰进展,《临床诊疗指南肾脏病学分册》指出,对于蛋白尿>1 g/d 的患者,不管血压是否升高,首选 ACEI 或 ARB。要避免血压降得过低、影响脏器供血。如果使用最大耐受量的 ACEI 和 ARB,尿蛋白仍>1 g/d,宜加用糖皮质激素治疗。免疫抑制剂治疗适宜人群更广,除新月体型 IgA 肾病需糖皮质激素联合免疫抑制剂治疗外,还包括:①24 h 尿蛋白持续≥1 g 的 IgA 肾病患者,在激素反应不佳、不良反应不能耐受或有禁忌证,可联用或单独应用免疫抑制剂治疗;②临床表现为大量蛋白尿,病理表现为肾小球系膜细胞增殖、球囊粘连、间质炎细胞浸润明显的重症 IgA 肾病患者,建议糖皮质激素联合免疫抑制剂治疗。该方案合理。

治疗期间查患者出现血尿及大量尿蛋白,以还原型谷胱甘肽改善肾应激,考虑患者有可能出现活动性病变明显伴新月体形成后,给予甲泼尼龙针 200 mg 冲击治疗 2 d。当新月体肾炎或肾病理中新月体形成累及肾小球数>25% 时,可以考虑首选大剂量甲泼尼龙冲击治疗,15~30 mg/(kg·d)连续 3 d,后续口服泼尼松(用法同上)。

降血脂药物使用合理性分析:患者应用匹伐他汀钙片 2 mg po qn 降血脂,中等强度的他汀作为我国血脂异常人群的常用药物,包括(每天的剂量)瑞舒伐他汀 5~10 mg,他汀可在任何时间段每天服用 1 次,但在晚上服用时 LDL-C 降低幅度可稍有增加。

其他辅助性治疗药物使用合理性分析:长期使用糖皮质激素会抑制骨基质蛋白的合成,引起骨质疏松症,可给予患者补钙药物进行预防;考虑患者出现糜烂性胃炎,给予雷贝拉唑针保护胃功能,《质子泵抑制剂预防性应用专家共识(2018)》指出,对于长期服用糖皮质激素(维持剂量 2.5~15 mg/d,以泼尼松计)的患者视胃黏膜损伤如出血风险,必要时给予 PPI。

(四)药学监护

1.有效性监护　监测尿蛋白、血压水平;观察患者是否有血尿;监测患者肌酐、肌酐清除率和尿素氮,监测患者肾功能;他克莫司治疗肾病综合征的有效治疗浓度一般为 5~10 μg/L,用药过程中需监测其血药浓度。

2.安全性监护　长期大量使用糖皮质激素会导致物质代谢及水盐代谢紊乱,表现为肌无力、肌萎缩、向心性肥胖、多毛、水肿、高血压、高脂血症、骨质疏松症等,停药后可自行恢复,必要时可予以对症治疗;由于糖皮质激素刺激胃黏膜和肾蛋白酶的分泌,减少胃黏液产生,会诱发或加重胃、十二指肠溃疡,甚至发生出血和穿孔,必要时给予 PPI 或抗胆碱药;糖皮质激素及免疫抑制剂有诱发或加重感染的风险,可预防性应用抗菌药物;他克莫司有潜在肾毒性,应密切关注肾功能,另外需关注有无骨髓抑制等不良反应;雷贝拉唑应关注其常见的不良反应如消化道反应(腹痛、便秘、腹泻、腹胀、恶心、呕吐)、神经系统不良反应等。

3.依从性监护　甲泼尼龙片、他克莫司需长期规律服药。

(五)用药教育

药师应强调患者需遵医嘱按时规律服药,甲泼尼龙片应早饭后服用,他克莫司胶囊应空腹服用,因糖皮质激素及免疫抑制剂的不良反应较多,需强调复诊的重要性,定期复查血常规、尿常规、尿蛋白定量、肝肾功能、他克莫司血药浓度。

第五节　糖尿病肾病

一、疾病概述

(一)定义

糖尿病肾病(diabetic nephropathy,DN)是糖尿病最常见、最严重的慢性血管并发症之一,在发达地区已成为导致终末期肾病的首位疾病。

(二)药物治疗原则

糖尿病肾病的药物治疗主要包括降糖药、降压药和降血脂药。临床常用的口服降糖药主要有六大类,对于肾功能正常的糖尿病肾病患者,主要根据其胰岛素功能、血糖变化及是否肥胖来选择药物;当肾功能异常时,以避免使用经肾排泄的磺酰脲类药物及双胍类药物,可尽量选较少经肾排泄的药物,如格列喹酮、阿卡波糖等;对于中晚期糖尿病肾病患者,应尽早选择胰岛素;在肾功能不全是尽量选择短效胰岛素。一线降压药物选择应遵循"ABCD"原则,及 ACEI/ARB 类药物、β 受体阻断剂、CCB 类药物、利尿剂,同时药物选择需考虑患者自身情况,如心功能情况等。降脂药物一般推荐他汀类。

二、典型病例

(一)病例介绍

【患者基本情况】　患者男,33 岁,身高 178 cm,体重 98 kg,BMI 29.03 kg/m²。

【主诉】　右眼玻璃体切除硅油注入术后 1 年余。

【现病史】　患者 1 年前无明显诱因自觉右眼逐渐视物模糊,无眼红史,患者曾于我院就诊为右眼玻璃体积血;双眼糖尿病视网膜病,经手术治疗,自觉无好转。现为进一步治疗来我院,门诊以右眼硅油眼;左眼人工晶体眼;双眼糖尿病视网膜病收入眼科。患者在眼科于 2020 年 5 月 15 日全身麻醉下行"右眼硅油取出+人工晶状体植入+囊膜切开+眼内探查术",术后恢复良好。患者近日血压持续增高至 170/106 mmHg,尿常规示:蛋白(+++)。

【既往史】　既往患有糖尿病 6 年,空腹血糖最高至 23 mmol/L;患有高血压 1 年,血压最高至 150/99 mmHg;无脑血管病病史,无心脏病病史,无肝炎、结核、疟疾病史。

【用药史及药物不良反应史】　皮下注射胰岛素诺和锐早 6 U、中 10 U、晚 8 U,来得时每晚 20 U,血糖控制可;口服美托洛尔缓释片 47.5 mg qd,缬沙坦胶囊 1 d 80 mg,氨氯地平片 5 mg qd,血压控制可。

【体格检查】　T 36.3 ℃,P 78 次/min,BP 189/116 mmHg。神志清,精神好。

【辅助检查】　血生化:肌酐 428 μmol/L。

【入院诊断】　右眼硅油眼;左眼人工晶体眼;双眼糖尿病视网膜病。

(二)药物治疗经过

糖尿病肾病治疗的关键在于降血糖,控制蛋白的摄入,延缓糖尿病肾病进展,除此之外应注意控制血压及血脂。患者初始治疗方案为门冬胰岛素早 6 U、中 10 U、晚 8 U sc tid,甘精胰岛素睡前 20 U sc tid 降血糖,百令胶囊 2 g po tid,海昆肾喜胶囊 0.44 g po tid;入院第 2 天,患者主诉双下肢水肿,血压高,严重尿蛋白,给予多沙唑嗪缓释片 4 mg po qn 降血压;入院第 5 天,测血压高,给予硝苯地平控释片 30 mg po qm 降血压;入院第 7 天,排除禁忌后患者行肾穿刺活检术,术前、术后应用矛头蝮蛇血凝酶针 2 IU im 预防出血;入院第 10 日,患者术后可下床活动,今日补充血浆利尿消肿,输注血浆前应用苯海拉明注射液 20 mg im 抗过敏,给予托拉塞米针 40 mg iv 利尿消肿;入院第 13 天,患者水肿有所好转,停用托拉塞米针,患者血压高,加用美托洛尔缓释片 47.5 mg po qd。患者病理诊断示结节性糖尿病肾小球硬化症伴大部分小球硬化,且肌酐上升较快,患者行动静脉内瘘手术以备血液透析使用;入院第 14 天,患者出院,嘱患者肾穿术后一周服用阿司匹林肠溶片 100 mg po qd。出院诊断:糖尿病肾病Ⅳ级,高血压,右眼硅油注入术后,左眼黄斑孔裂,左眼人工晶体植入状态,右眼后发性白内障,双眼糖尿病视网膜病,动静脉内瘘成形术后。

(三)药物治疗方案分析

1.降血糖药使用合理性分析　患者入院初始治疗方案为门冬胰岛素、甘精胰岛素降血糖,胰岛素降糖效果好,对肾脏影响不大,该患者糖尿病史 6 年,其间一直使用门冬胰岛素、甘精胰岛素治疗,血糖控制好,故可按原用药方案继续给药。

2.降压药使用合理性分析　患者降血压治疗药物硝苯地平缓释片、多沙唑嗪缓释片及美托洛尔缓释片。《高血压基层诊疗指南》(2019 年)指出,常用的五大类降压药物钙通道阻滞剂(CCB)、血管紧张素转换酶抑制剂(ACEI)、血管紧张素Ⅱ受体拮抗剂(ARB)、利尿剂和 β 受体阻滞剂均可作为初始治疗用药,建议根据特殊人群的类型、合并症,选择针对性药物个体化治疗。根据该患者的血压水平和心血管风险选择初始单药或联合治疗。《中国肾性高血压管理指南 2016》指出,二氢吡啶类 CCB 降压疗效强,主要由肝排泄,不为血液透析所清除,治疗肾性高血压没有绝对禁忌证。二氢吡啶类 CCB 尤其适用于有明显肾功能异常、单纯收缩期高血压、低肾素活性或低交感活性的高血压,以及合并动脉粥样硬化的高血压患者。硝苯地平缓释片为第二代 CCB 类降压药,零级释放模式使药物 24 h 均匀释放,能够保证药物治疗的长效性和平稳性。该患者高血压的同时伴有大量尿蛋白,高血压合并糖尿病的 CKD 患者血压控制应在 140/90 mmHg 以下,尿白蛋白 ≥30 mg/24 h 时血压可控制在 130/80 mmHg 以下。另外,对慢性肾病的高血压患者常在无肾脏透析保障的条件下应用以 CCB 为基础的治疗并联合 α 和 β 受体阻滞剂。多沙唑嗪缓释片为 α 受体阻滞剂,美托洛尔缓释片为 β 受体阻断剂,两种药物一般不作为降压治疗的首选药物,多用于难治性高血压患者的联合降压治疗,临床上多沙唑嗪缓释片特别适用于夜间服用 α 受体阻滞剂控制清晨高血压、老年男性高血压伴前列腺肥大患者。综上所述,患者降压药物使用合理。

(四)药学监护

1. 有效性监护　血糖水平监测;血压水平监测。

2. 安全性监护　低血糖时胰岛素最常见的不良反应早期表现为饥饿感、头晕、乏力、出汗、心慌等,严重时出现烦躁不安、抽搐,甚至昏迷,因胰岛素有水钠潴留的作用,应关注患者有无水肿出现;硝苯地平缓释片应关注有无水肿,头痛等不良反应出现;多沙唑嗪缓释片属 α 受体阻滞剂,降压时,应预防直立性低血压;美托洛尔缓释片属 β 受体阻滞剂,使用过程中关注有无血压降低、心率减慢、外周血管痉挛导致的四肢冰冷等不良反应。

3. 依从性监护　胰岛素需长期注射给药,应关注患者依从性。

(五)用药教育

糖尿病肾病的血糖、血压控制一定要达标,维持在平稳的状态,故药师需嘱咐患者遵医嘱按时规律用药。长期注射胰岛素会引起皮肤感染及局部反应,药师应嘱咐患者每次注射时注意皮肤清洁或局部消毒,注射区域有计划轮流注射,胰岛素易导致低血糖,表现为头晕、发力、饥饿感,严重时出现烦躁不安、抽搐,甚至昏迷,一旦出现症状应及时进食或饮糖水,严重时应及时就医治疗;硝苯地平缓释片可能会引起头痛、水肿等不良反应,严重时患者应及时就医治疗;此外,嘱咐患者定时复诊复查血糖、尿蛋白含量、肝肾功能。

第六节　急性肾损伤

一、疾病概述

(一)定义

急性肾损伤(acute kidney injury,AKI)是临床常见的急危重症,是一种常见的临床综合征,主要表现为肾功能的快速下降及代谢废物的蓄积,其诊断有赖于血清肌酐(serum creatinine,SCr)的升高和尿量的减少。

(二)药物治疗原则

AKI 的药物治疗分为针对原发病的药物治疗和对症治疗。针对 AKI 各种病因的治疗,包括应用抗感染,停用肾毒性药物,补充容量,抗凝及针对结石、肿瘤等解除肾后性梗阻的治疗等,需要应用的药物包括激素、免疫抑制剂类药物;对症治疗主要是针对水钠潴留、低血压、高钾血症、代谢性酸中毒、出血或贫血等,水钠潴留的对症治疗药物主要是利尿剂;肾前性 AKI 的低血压往往通过液体管理即可纠正,但当发生脓毒症休克时,则需要血管活性药逆转全身性血管扩张,此时应首选去甲肾上腺素改善休克状态;高钾血症多应用葡萄糖酸钙或氯化钙;纠正代谢性酸中毒往往使用碳酸氢钠。

二、典型病例

(一)病例介绍

【患者基本情况】 患者男,30 岁,身高 173 cm,体重 75 kg,BMI 31.7 kg/m^2。

【主诉】 发热 17 d,发现肾功能异常 2 d。

【现病史】 患者 17 d 前受凉后出现发热,伴咳嗽、咽痒、畏寒,无皮疹、腹痛、腹泻,热峰 39 ℃,一般下午加重,就诊于当地县人民医院,收住于隔离病房,查血常规:白细胞计数 6.4×10^9/L,血红蛋白 139.0 g/L,血小板计数 132×10^9/L;C 反应蛋白 20.9 mg/L。血生化:谷丙转氨酶 50 U/L,血糖 6.11 mmol/L,高密度脂蛋白 0.65 mmol/L,低密度脂蛋白 1.49 mmol/L,核酸检测及肺部 CT 排除新冠肺炎,予以布洛芬缓释胶囊后体温降至 37 ℃ 以下,次日体温逐步上升。2 d 前,复查血生化:谷丙转氨酶 147 U/L,谷草转氨酸 75 U/L,胆碱酯酶 3 855 U/L,肌酐 563 μmol/L,血尿酸 713 μmol/L。为求进一步诊治,于我院门诊。

【既往史】 既往体健,无高血压、心脏疾病病史,无糖尿病、脑血管疾病病史,无肝炎、结核、疟疾病史,预防接种史随社会计划免疫接种,无手术、外伤、输血史。

【用药史及药物不良反应史】 不详。

【体格检查】 T 36.6 ℃,P 86 次/min。精神正常。

【辅助检查】 血常规:白细胞计数 15.52×10^9/L,血红蛋白 135.5 g/L,血小板计数 157×10^9/L。尿常规:PRO(+)。尿点式总蛋白:0.5 g/g。血生化:谷丙转氨酶 139 U/L,谷草转氨酶 81 U/L,肌酐 641 μmol/L,血尿酸 628 μmol/L,白蛋白 35.5 g/L。心脏超声:心内结构及功能未见明显异常。双肾输尿管膀胱超声:双肾大小形态正常,左肾 113 mm×55 mm×50 mm,右肾 110 mm×53 mm×49 mm,实质未见异常回声,血流灌注正常。

【入院诊断】 ①急性肾损伤;②发热待查;③急性肝损伤待查。

(二)药物治疗经过

根据患者目前病情,相关辅助检查提示患者炎症指标较高,血生化结果示高尿酸血症及急性肾损伤、急性肝损伤,血常规结果显示血红蛋白下降,初始给药方案为比阿培南针 0.3 g ivgtt q12h 抗感染,甲泼尼龙针 20 mg ivgtt qd 降蛋白尿,非布司他片 40 mg po qd 降尿酸,甘草酸单铵半胱氨酸针 100 mL ivgtt qd。入院第 2 天,患者诉仍发热,查炎症指标仍较高,且肾功能受损严重,仍维持抗感染对症治疗并给予百令胶囊 2 g tid,海昆肾喜胶囊 0.44 g tid。入院第 3 天,患者诉昨日未再发热,继续院治疗方案。入院第 6 天,患者未诉特殊不适,检查结果示血肌酐明显降低,维持原治疗方案。入院第 12 天,患者诉水肿较前减轻,尿量逐步恢复,血肌酐由入院检查 1 031 μmol/L 逐步恢复至 170 μmol/L,今日停用激素。入院第 14 天,恢复良好,病情稳定,目前符合出院指征,今日办理出院,出院诊断为:急性肾损伤(①急性肾小管损伤;②肥胖相关性肾小球肥大症),感染性发热,急性肝损伤。

(三)药物治疗方案分析

1. 抗感染药物使用合理性分析 患者入院检查结果示患者炎症指标较高,且患者发热时间持续较长,初始给予比亚胺培南用于抗感染治疗。患者入院前有住院史,是否抗感染治疗不详,结合目前患者病情及相关辅助检查,考虑多重耐药,患者感染重,考虑经验用特殊级抗菌药物,比阿培南为碳青霉烯类抗生素,通过抑制细菌细胞壁的合成而发挥抗菌作用,对革兰氏阳性、革兰氏阴性的需氧和厌氧菌有广谱抗菌活性,适合该患者使用。

2.降尿蛋白药物使用合理性分析　患者入院检查显示大量尿蛋白,KDIGO 指南推荐首选激素降尿蛋白,且患者肝功能受损,甲泼尼龙除具有很强的全身抗炎及免疫抑制作用外,还可降低尿蛋白,与泼尼松龙不同,甲泼尼龙不需经肝脏转化即可发挥药理作用,而本患者有急性肝损伤,因此甲泼尼龙较为适用。

(四)药学监护

1.有效性监护　感染的监测;血红蛋白水平的监测;肾功能监测,即在治疗过程中持续监测患者 SCr、血尿酸、蛋白尿、肌酐等,以及时评估病情及观察疗效。

2.安全性监护　比阿培南属碳青霉烯类合成抗生素,应用前应充分问诊,仔细询问患者药物过敏史,并做好过敏性休克发生的抢救准备,长期应用该药物易导致耐药菌大量繁殖,引起菌群失调和二重感染,应注意观察患者腹泻等菌群失调症状,若出现应及时停药,给予双歧杆菌乳杆菌三联活菌片、布拉氏酵母菌散等治疗。甲泼尼龙有很强的全身抗炎及免疫抑制作用,会引起众多的不良反应,包括诱发或加重感染、消化性溃疡、水钠潴留、高血压、精神症状、类固醇性糖尿病、骨质疏松症、股骨头无菌性坏死等,在治疗过程中应注意对其不良反应的观察和防治。重组人促红细胞生成素使用过程中应监测血压,关注血栓发生风险。甘草酸单铵半胱氨酸针治疗过程中应定期监测血压、血清钾、钠浓度,如出现高血压、水钠潴留、低血钾等情况应停药或适当减量。

(五)用药教育

药师需嘱咐患者遵医嘱服药,若在服用某些药物后出现尿量减少、水肿、全身皮疹、发热、皮肤发痒、尿色发红等症状时,应立即停药,并及时到医院就诊。

第七节　急进性肾小球肾炎

一、疾病概述

(一)定义

急进性肾小球肾炎(rapidly progressive glomerulonephritis,RPGN)是一组以血尿、蛋白尿及肾功能急剧恶化为特征的临床综合征,多在早期即出现少尿,病理类型表现为新月体肾炎的一组疾病,是肾小球肾炎中最严重的类型。

(二)药物治疗原则

药物治疗主要包括激素及免疫抑制剂。激素常选择甲泼尼龙,冲击治疗主要应用于Ⅱ型及Ⅲ型急进性肾小球肾炎的治疗;免疫抑制剂中环磷酰胺适用于所有类型的急进性肾小球肾炎,吗替麦考酚酯、环孢素和他克莫司适用于Ⅱ型急进性肾小球肾炎,利妥昔单抗可考虑用于难治性系统性红斑狼疮等疾病所致的Ⅱ型急进性肾小球肾炎;当急进性肾小球肾炎合并感染等因素不能进行上述强化免疫抑制剂治疗时,可选择大剂量丙种球蛋白静脉滴注。

二、典型病例

(一)病例介绍

【患者基本情况】 患者女,28 岁,身高 159 cm,体重 55 kg,BMI 21.75 kg/m²。

【主诉】 间断血尿 1 年余,发现肌酐升高 20 余天。

【现病史】 患者 1 年余前无明显诱因出现肉眼血尿,为粉红色全程肉眼血尿,无尿急、尿频、尿痛、口腔溃疡、关节肿痛、脱发。就诊于当地诊所,予以消炎药物治疗后,症状好转,未继续治疗。20 余天前再次出现肉眼血尿,就诊于当地医院,查血常规:白细胞计数 3.69×10⁹/L,血红蛋白 94 g/L,血小板计数 224×10⁹/L。血生化:肌酐 199 μmol/L,尿酸 433 μmol/L,红细胞沉降率 30 m/h。2020 年 6 月 15 日再次复查尿常规:蛋白(+++),红细胞 6 345/μL;白细胞 0/μL。生化:肌酐 229 μmol/L,尿酸 388 μmol/L。促甲状腺素<0.0051 IU/mL,FT 52.88 pmol/L,三碘甲状腺原氨酸 8.57 pmol/,甲状腺过氧化物酶抗体 37.73 IU/mL,补体未见明显异常。予以静脉输注甲泼尼龙 40 mg,甲泼尼片 40 mg qd、复方 α-酮酸片等对症治疗为主。今为求进一步诊治,门诊以"急进性肾小球肾炎"收入院。

【既往史】 既往甲状腺功能亢进症 10 余年,无高血压、心脏疾病病史,无糖尿病,脑血管疾病病史,无肝炎、结核、疟疾病史,预防接种史随社会计划免疫接种,无手术、外伤、输血史。

【用药史及药物不良反应史】 不详。

【体格检查】 T 36.6 ℃,P 100 次/min,BP 124/87 mmHg。精神正常,睑结膜稍苍白,咽腔无红肿,肺部未闻及干、湿啰音,心脏各瓣膜区未闻及杂音,双下肢稍水肿。

【辅助检查】 血常规:白细胞计数 9.55×10⁹/L,血红蛋白 102.0 g/L,嗜酸性粒细胞百分数 0.3%,中性粒细胞绝对值 6.37×10⁹/L。血生化:尿素 12.38 mmol/L,肌酐 231 μmol/L,尿酸 472 μmol/L。

【入院诊断】 ①急进性肾小球肾炎;②甲状腺功能亢进。

(二)药物治疗经过

患者初始治疗方案为琥珀酸亚铁片 0.1 g po tid 补铁、改善贫血,百令胶囊 2 g po tid。入院第 2 天,患者查尿常规示血尿及大量尿蛋白,血生化结果示高尿酸、肌酐升高,血常规结果示血红蛋白水平降低,给予患者还原型谷胱甘肽针 2.4 g ivgtt qd,非布司他片 40 mg po qd 降尿酸,重组人促红细胞生成素 6 000 IU 每周一、三、五,皮下注射改善贫血。入院第 3 天,患者查有明显甲状腺功能亢进症,且冰冻病理切片示有新月体形成,给予甲泼尼龙 60 mg ivgtt qd 免疫抑制,骨化三醇胶丸 0.25 μg po qn 治疗甲状旁腺功能亢进症,雷贝拉唑针 20 mg ivgtt qd 护胃。入院第 5 天,患者病理诊断为新月体性肾小球肾炎,且细胞新月体占 31.6%,细胞纤维性新月体占 5.3%,纤维性新月体占 21.1%,肾间质病变重度,给予甲泼尼龙 250 mg+0.9%氯化钠注射液 100 mL ivgtt 冲击治疗 1 次。入院第 7 天,患者诉无特殊不适,血尿减轻,再次给予甲泼尼龙 250 mg+0.9%氯化钠注射液 100 mL ivgtt 冲击治疗 1 次。入院第 9 天,继续给予患者甲泼尼龙 250 mg+0.9%氯化钠注射液 100 mL ivgtt 冲击治疗 1 次。入院第 11 天,患者诉无特殊不适,继续甲泼尼龙 250 mg+0.9%氯化钠注射液 100 mL ivgtt 冲击治疗 1 次。入院第 13 天,患者诉无特殊不适,继续甲泼尼龙 250 mg+0.9%氧化钠注射液 100 mL ivgtt 冲击治疗 1 次。入院第 16 天,患者 ANCA 抗体水平略有下降,暂不继续冲击治疗,患者尿酸水平低于正常水平,停用非布司他。出院诊断为急进性肾小球肾炎(ANCA 相关性小血管炎肾损害伴 IgA 肾病)、甲状腺功能亢进、肝囊肿。

(三)药物治疗方案分析

1.糖皮质激素用药合理性分析 患者初始病理切片结果显示有新月体形成,给予患者足量甲泼尼龙常规治疗,KDIGO 指南指出对于临床表现符合小血管炎且血清 MPO-ANCA 或 PR3-ANCA 阳性患者,特别是快速进展的患者,不要因等待肾活检或肾活检报告而延迟免疫制剂治疗。对于新发 AAV,推荐糖皮质激素联合环磷酰胺或利妥昔单抗为初始治疗。患者最终病理结果显示超过 50% 的肾小球有新月体形成,给予患者大剂量甲泼尼龙冲击疗法,《临床诊疗指南肾脏病学分册》指出,对于重要脏器受累的重症患者,如存在小血管纤维素样坏死、细胞新月体和肺出血的患者,可采用甲泼尼龙冲击疗法来尽快控制病情。一般为每次 0.5~1.0 g,每日 1 次,3 次为一个疗程,继以口服泼尼松治疗。患者用药合理。

2. 其他药物用药合理性分析　患者检查结果显示甲状腺功能亢进症,给予骨化三醇胶丸治疗甲状旁腺功能亢进症,《活性维生素 D 在慢性肾病 SHPT 中合理应用专家共识》指出,CKD 3、4、5 期的患者,血浆 PTH 超过相应目标范围时(CKD3 期 >70 pg/mL,CKD4 期 >110 pg/mL,CKD5 期 >300 pg/mL),需给予活性维生素 D 制剂。主要适用于轻度 SHPT 患者或中重度 SHPT 患者维持治疗阶段。1 天 1 次 0.25 μg。该患者肌酐 279 μmol/L,甲状旁腺素 139 pg/mL,适用于小剂量持续疗法。除此之外,患者应用雷贝拉唑针保护肾功能,《质子泵抑制剂预防性应用专家共识(2018)》指出,对于长期服用糖皮质激素(维持剂量 2.5~15.0 mg/d,以泼尼松计)的患者视胃黏膜损伤如出血风险,必要时需给予 PPI。患者用药合理。

(四)药学监护

1. 有效性监护　监护肾生存率,即治疗过程中密切监测血肌酐、尿素氮、尿量变化来评估。

2. 安全性评估　甲泼尼龙治疗过程中应关注患者有无过敏、皮疹、水肿、感染、血糖升高等不良反应;骨化三醇胶丸属于活性维生素 D 类药物,常见的不良反应包括升高血钙,以及加重高磷血症,因此治疗过程中应密切监测血钙、磷水平,并给予积极的纠正;非布司他治疗过程中应关注肝功能异常、恶心、关节痛、皮疹等不良反应。

3. 依从性监护　糖皮质激素需长期规律服药。

(五)用药教育

临床药师应嘱咐患者甲泼尼龙需与食物同时服用。如果每天只需服用 1 次,应在早上用药。患者不可擅自停药,突然停药可能引起不适,主要表现为厌食、恶心、呕吐、嗜睡、头痛、发热、关节疼痛、脱屑、肌痛、体重减轻和低血压。如需停药,请在医生指导下逐渐减量,千万不要擅自停药。服用非诺贝特胶囊可能会出现横纹肌溶解综合征,一旦出现肌肉痛、肌炎、肌痛性肌肉痉挛、肌无力等症状,应立即停药。骨化三醇可导致血钙和血磷升高,用药期间需要定期检查血钙和血磷。此外,患者还可能需要定期检查血肌酐浓度、血镁、碱性磷酸酶,以及 24 h 尿钙。

第八节　急性肾小球肾炎

一、疾病概述

(一)定义

急性肾小球肾炎(acute glomerulonephritis,AGN)是由多种病因引起的肾小球疾病,以血尿、蛋白尿、高血压、水肿、少尿及生理功能损害为常见临床表现,这是一组临床综合征,又称为急进性肾炎综合征,病理变化以肾小球毛细血管内皮细胞和系膜细胞增殖性变化为主。

(二)药物治疗原则

药物治疗主要包括利尿消肿的药物和对症治疗治疗的药物,利尿消肿药物主要为利尿剂,包括氢氯噻嗪、呋塞米等;对症治疗药物包括降压药、抗心力衰竭药包括硝酸甘油、扩张血管的药物如硝普钠、洋地黄类强心药物等。出现脑病征象应快速给予镇静、扩血管、降压等治疗,可选择硝普钠或肼屈嗪。急性(急进性)肾功能不全、严重的体液潴留(对利尿剂反应差)、难以纠正的高钾血症,应予以持续性血液净化治疗。APSGN 表现为肾病综合征或肾病水平的蛋白尿,给予泼尼松治疗有效。

二、典型病例

(一)病例介绍

【患者基本情况】　患者女,11 岁,身高 138 cm,体重 45 kg,BMI 23.6 kg/m²。

【主诉】　5 d 前无明显诱因面部、双下肢水肿。

【现病史】　患者于 5 d 前,出现咽痛,以及颜面、双下肢水肿,同时伴有头晕,无头痛,无恶心、呕吐,无发热,无咳嗽、咳痰,尿量减少,无肉眼血尿,无尿频、尿急、尿痛,体重增加 3 kg。为求进一步诊治,来我院就诊。

【既往史】　既往无特殊病史。家族史无特殊。

【用药史及药物不良反应史】　不详。

【体格检查】　T 36.5 ℃,P 78 次/min,R 21 次/min,BP 150/105 mmHg。咽红,扁桃体I度肿大。

【辅助检查】　血常规:白细胞计数 11.30×10⁹/L,中性粒细胞百分数 79.2%。尿常规:尿蛋白(++),红细胞(++)。血生化:尿素氮 3.5 mmol/L,肌酐 75 μmol/L,C3 138 mg/L,抗链球菌溶血素 O(ASO)599 IU/L。

【入院诊断】　急性肾小球肾炎。

(二)药物治疗经过

患者整体治疗方案为,青霉素钠 160 万 U+生理盐水注射液 100 mL ivgtt tid 抗感染治疗,氯沙坦片 50 mg po qd 降压。

(三)药物治疗方案分析

该患者有明确的上呼吸道感染病史,C3 降低,ASO 升高,有咽部发红、扁桃体肿大、白细胞和中性粒细胞升高等感染指征,临床主要表现为高血压,伴颜面、双下肢水肿,急性链球菌感染性肾小球肾炎诊断明确。急性肾小球肾炎临床表现为高血压的患者,积极稳步地控制血压对于改善肾血流量、改善肾功能至关重要。急性肾小球肾炎高血压主要是由于水钠潴留、高血容量引起,首选利尿剂,兼顾利尿、降压两方面。

(四)药学监护

1. 有效性监护　关注患者血尿、蛋白尿、水肿缓解情况。

2. 安全性监护　青霉素使用前必须按照规定先进行青霉素皮肤过敏试验,且宜在临用前进行溶液配制,青霉素易出现过敏反应,治疗期间一旦发现应立即停药,并予以对症处理及适当补液,另外也应密切关注其他相关不良反应的发生,包括胃肠道反应、静脉炎及注射部位反应、二重感染等。

3. 依从性监护　按医嘱服药并及时复诊。

(五)用药教育

临床药师应嘱咐患者严格按医嘱用药,不自行减量或停药、换药。青霉素过敏反应较常见,包括荨麻疹等各类皮疹,哮喘发作等反应,过敏性休克偶见,一旦发生,必须立即抢救。

参考文献

[1] KIDNEY DISEASE:IMPROVING GLOBAL OUTCOMES（KDIGO）GLOMERULAR DISEASES WORK GROUP. KDIGO 2021 Clinical Practice Guideline for the Management of Glomerular Diseases[J]. Kidney Int,2021,100:S1-S276.

[2] ROVIN B H,ADLER S G,BARRATT J,et al. Executive summary of the KDIGO 2021 Guideline for the Management of Glomerular Diseases[J]. Kidney Int,2021,100(4):753-779.

[3] 陈香美,倪兆慧,刘玉宁,等. 慢性肾衰竭中西医结合诊疗指南[J]. 河北中医,2016,38(2):313-317.

[4] 中华医学会. 临床诊疗指南—肾脏病学分册[M]. 北京:人民卫生出版社,2012.

[5] 中国成人肾病综合征免疫抑制治疗专家组. 中国成人肾病综合征免疫抑制治疗专家共识[J]. 中华肾脏病杂志,2014,30(6):467-474.

[6] WADA T,ISHIMOTO T,NAKAYA I,et al. A digest of the Evidence-Based Clinical Practice Guideline for Nephrotic Syndrome 2020[J]. Clin Exp Nephrol,2021,25:1277-1285.

[7] 中国人民解放军医学会儿科分会肾脏病学组. 急性肾小球肾炎的循证诊治指南[J]. 临床儿科杂志,2013,31(6):561-564.

[8] 中国医师协会肾脏内科医师分会肾性贫血指南工作组. 中国肾性贫血诊治临床实践指南[J]. 中华医学杂志,2021,101(20):1463-1502.

[9] 中国医师协会肾脏内科医师分会,中国中西医结合学会肾脏疾病专业委员会. 中国肾性高血压管理指南2016[J]. 中华医学杂志,2017,97(20):1547-1555.

[10] 质子泵抑制剂预防性应用专家共识写作组. 质子泵抑制剂预防性应用专家共识(2018)[J]. 中国医师杂志,2018,20(12):1775-1781.

[11] 中华医学会,中华医学杂志社,中华医学会全科医学分会,等. 高血压基层诊疗指南(2019年)[J]. 中国全科医师杂志,2019,18(4):301-313.

第十二章　儿科疾病

儿童的体格和智能处于不断生长发育中,其生理、病理,以及对药物的反应都与成人有着较大的不同,是临床上的特殊群体。另外,实际临床治疗的药品的说明书中仍存在缺少儿童用药相关信息,儿童的药物品种和适宜剂型、规格都相对偏少,因此,在药物治疗上存在一定的特殊性,对儿科人群进行药学监护尤为重要。本章主要围绕儿童常见病展开。呼吸系统疾病如肺炎,尤其多见于婴幼儿,据世界卫生组织数据显示,2016 年肺炎造成 92 万 5 岁以下儿童死亡,其中 98% 来自发展中国家;肺炎也是当前我国 5 岁以下儿童死亡的主要原因之一,其中绝大部分儿童肺炎为社区获得性肺炎。支气管哮喘为儿童时期最常见的慢性呼吸道疾病。儿童时期是癫痫的高发时期,18 岁以下儿童占全部癫痫患者的 60% 以上。肾脏疾病是常见的影响儿童正常生长发育的健康问题之一,其中肾病综合征是儿童常见、多发的肾小球疾病,发病年龄多为学龄前儿童,3 ~ 5 岁为发病高峰。在免疫性疾病中,过敏性紫癜是儿童期最常发生的血管炎,多发生在学龄期儿童,一年四季均有发病,以春秋两季居多。该病表现为全球发病,男女之比为1.4∶1;白血病是儿童时期最常见的恶性肿瘤,15 岁以下儿童白血病发病率约为 4/10 万,约占该时期所有恶性肿瘤的 35%,其中急性白血病占 90%~95%。

第一节　肺　炎

一、疾病概述

(一)定义

肺炎(pheumonia)是指感染不同病原体或由其他因素(如吸入羊水、油类或过敏反应等)所引起的肺部炎症。主要临床表现为发热、咳嗽、气促、呼吸困难和肺部固定性中、细湿啰音。重症患者可累及循环、神经及消化系统而出现相应的临床症状,如心力衰竭、缺氧中毒性脑病及缺氧中毒性肠麻痹。

关于该疾病无统一分类,目前常用的有以下几种分类法。

1. 按病理分类　大叶性肺炎、间质性肺炎和支气管肺炎,其中以支气管肺炎最为多见。

2. 按病因分类　分为感染性肺炎和非感染性肺炎。感染性肺炎包括细菌性肺炎、病毒性肺炎、真菌性肺炎和非典型病原体肺炎。细菌性肺炎常见的感染病原体有肺炎链球菌、金黄色葡萄球菌、A 群链球菌、流感嗜血杆菌、大肠埃希菌和肺炎克雷伯菌等,其中以肺炎链球菌最常见。病毒性肺炎常见的病原体有呼吸道合胞病毒、腺病毒、流感病毒、副流感病毒和巨细胞病毒。真菌性肺炎多由念珠菌、曲霉菌、球孢子菌等引起。非典型病原体主要有肺炎支原体、肺炎衣原体和沙眼衣原体等。非感染因素引起的肺炎包括吸入性肺炎、过敏性肺炎和坠积性肺炎等。

3. 按病程分类　大部分肺炎为急性过程,病程在 1 个月内为急性肺炎。有营养不良、免疫缺陷等并发症时,病程容易迁延。病程在 1~3 个月为迁延性肺炎。病程超过 3 个月者为慢性肺炎。

4. 按病情分类　轻症:除呼吸系统外,其他系统仅轻微受累,无全身中毒症状。重症:除呼吸系统出现呼吸衰竭外,其他系统亦严重受累,可有酸碱平衡失调,水、电解质紊乱,全身中毒症状明显,甚至危及生命。

5. 按感染地点分类　社区获得性肺炎(community-acquired pneumonia,CAP)指原本健康的儿童在医院外或住院 48 h 内获得的感染性肺炎;医院获得性肺炎(hospital-acquired pneumonia,HAP),又称医院内肺炎,指患儿入院时不存在、也不处于潜伏期而在入院>48 h 发生的感染性肺炎。

临床上如果病原体明确,则按病因分类,有助于指导治疗。否则按病理或其他方法分类。

(二)药物治疗原则

肺炎的治疗应采取综合措施,积极有效地控制感染,改善肺的通气功能,缓解症状,防止并发症的发生。

1. 抗菌药物治疗　抗菌药物使用以安全有效为原则。结合患儿的年龄、生理及疾病特点,根据药代动力学、药效学、组织部位浓度,以及副作用等选择。未确定病原微生物前予以初始经验治疗,一旦明确病原微生物,根据药敏试验结果,即开始针对性治疗。

(1)怀疑细菌性肺炎:①存在致命性并发症者,推荐糖肽类抗生素或利奈唑胺,必要时联合头孢菌素/加酶抑制剂或第四代头孢菌素或碳青霉烯类抗生素。一旦病原体明确,需及早进行目标治疗。②存在非致命性并发症者,存在大叶肺实变合并胸腔积液或伴有肺坏死、脓肿,起病 1~3 d 炎性指标明显升高者,推荐使用头孢曲松或头孢噻肟。若当地流行病学提示侵袭性肺炎链球菌存在对头孢曲松或头孢噻肟耐药菌株或疗效不佳时或可疑金黄色葡萄球菌肺炎尤其是耐甲氧西林金黄色葡萄球菌(MRSA),推荐使用糖肽类抗生素或利奈唑胺。若考虑革兰氏阴性、产 ESBLs 细菌感染可能时,推荐使用头孢菌素/加酶抑制剂、第四代头孢菌素等,也可应用亚胺培南、美罗培南等。③无上述表现者,根据病情和胃肠道耐受等情况,口服或静脉应用阿莫西林或阿莫西林/克拉维酸,第一、二代头孢菌素,必要时第三代头孢菌素,但第三代头孢菌素需覆盖肺炎链球菌。怀疑革兰氏阴性细菌,但产 ESBLs 菌的可能性不大者,首选以抗革兰氏阴性杆菌为主的第三代头孢菌素或头霉素类。

(2)怀疑支原体肺炎:3 个月以下儿童有沙眼衣原体肺炎可能,而 5 岁以上者支原体、衣原体肺炎比率较高,可根据病情,首选口服或静脉应用大环内酯类抗菌药物治疗。8 岁以上患儿也可选择多西环素或米诺环素。高度怀疑重症难治性支原体肺炎时,因在病程 7~10 d 合并耐药细菌感染的可能性很低,不建议联合使用糖肽类抗生素、利奈唑胺,以及碳青霉烯类抗生素,可根据病程、临床和影像学表现、治疗反应以及炎性指标的动态变化,联合或不联合第二、三代头孢类药物。

2. 抗病毒治疗　可疑流感病毒肺炎,应尽可能在 48 h 内给予抗流感病毒治疗,常用药物包括奥司他韦、扎米那韦。考虑巨细胞病毒感染可选择更昔洛韦。可疑其他病毒性肺炎,通常无特效抗病毒药物。另外可根据病情、病程,以及有无混合感染证据等,确定是否应用抗菌药物。

二、典型病例

(一)病例介绍

【患者基本情况】　患儿,女,4 岁,身高 101 cm,体重 12.4 kg。

【代主诉】　间断咳嗽 16 d,发热 9 d。

【现病史】　患儿于 16 d 前受凉后出现咳嗽,呈阵发性,2～3 声/次,无咳痰、无发热、流涕、恶心、呕吐、腹胀、腹泻等症状,观察一周后,咳嗽次数频繁,5～6 声/次,以晨起及夜间明显,有痰咳不出,伴发热,热峰 39.0 ℃,口服退热药物后可降至正常,易反复,无头晕、头痛,无恶心、呕吐、腹泻、腹痛等症状,至当地医院查血常规:白细胞计数 10.05×10⁹/L,红细胞计数 4.51×10¹²/L,血红蛋白 129 g/L,血小板计数 292×10⁹/L,中性粒细胞百分数 61.6%,淋巴细胞百分数 30.8%,C 反应蛋白 17.95 mg/L。流感病毒抗原筛查:甲型、乙型流感病毒抗原阴性,按肺部感染给予注射用头孢曲松钠间断口服阿奇霉素干混悬剂治疗 5 d,效果欠佳,间断高热。家属为求进一步治疗,遂来就诊。

【既往史】　平素体健,无肝炎、结核、疟疾病史,预防接种史随社会计划免疫接种,11 个月时行腭裂修复术,无外伤、输血史,无食物、药物过敏史。

【用药史及药物不良反应史】　肺力咳合剂 10 mL po tid,无药物不良反应。

【体格检查】　T 37.3 ℃,P 98 次/min,R 23 次/min,BP 96/60 mmHg。发育正常,神志清,精神可,查体合作。全身皮肤黏膜无黄染,全身浅表淋巴结未触及,扁桃体 Ⅰ 度肿大。心尖搏动正常,心率 98 次/min,律齐,心脉率一致,各瓣膜听诊区未闻及杂音。呼吸运动正常,双肺呼吸音弱,可闻及少量细湿啰音。腹平坦,无腹壁静脉曲张,无胃肠型,无蠕动波。腹部无压痛、反跳痛。腹部柔软、无包块。肝脾肋下未触及,肠鸣音正常,4 次/min。神经系统查体未见明显阳性体征。

【辅助检查】　血常规:白细胞计数 12.11×10⁹/L,红细胞计数 4.83×10¹²/L,血红蛋白 137 g/L,血小板计数 296×10⁹/L,中性粒细胞百分数 60%,淋巴细胞百分数 29%,C 反应蛋白 13.68 mg/L。胸部正位片:支气管肺炎。

【入院诊断】　肺炎。

（二）药物治疗经过

第 1 天:患儿发热 3 次,热峰 39.1 ℃,热型不规则,给予退热药物口服后可降至正常,易反复;仍咳嗽,次数较频繁,有痰不易咳出,听诊双肺呼吸音弱,可闻及少量细湿啰音。结合年龄、症状及治疗过程考虑社区获得性肺炎,完善三大常规、肝肾功能、炎性指标、病毒全套、胸部 CT 等相关检查,送检血培养。痰不易咳出,故未送检。经验性给予注射用阿奇霉素 0.12 g ivgtt qd,注射用头孢曲松钠 0.8 g ivgtt qd,硫酸特布他林雾化液 2.5 mg ivgtt bid,吸入用布地奈德混悬液 1 mg ivgtt bid,盐酸氨溴索 7.5 mg ivgtt qd,布洛芬混悬液 4 mL po prn,进行抗感染、平喘止咳、化痰、退热等治疗。

第 2 天:体温仍不稳定,间隔 6～7 h 发热 1 次,热峰 38.8 ℃,热峰稍降低,阵发性咳嗽,饮食差,尿量尚可。无发绀、呼吸困难、三凹征阴性,患儿哭闹查体不配合,呼吸 25 次/min,心率 95 次/min,双肺呼吸音粗糙,可闻及少量干啰音。血常规:白细胞计数 13×10⁹/L,其余项正常。支原体滴度:1∶1 280。C 反应蛋白 55.33 mg/L,降钙素原 0.2 ng/mL。胸部 CT:两肺炎症并右肺为著,右肺门稍大。

第 3 天:患儿发热 3 次,间隔 7～10 h 发热 1 次,热峰 38.8 ℃,较前变化不大,仍咳嗽,晨起及夜间明显,无痰液。三凹征阴性,听诊双肺呼吸音粗,可闻及少量干啰音,呼吸 36 次/min,心率 110 次/min。临床医师申请临床药师会诊,建议将"头孢曲松"更改为"头孢哌酮舒巴坦 0.5 g ivgtt q12h",同意该方案并监测体温动态变化以及凝血功能,必要时补充维生素 K。血培养回示阴性。

第 4 天:患儿发热 2 次,热峰 38 ℃,热峰较前明显下降,咳嗽较前好转,晨起明显,无痰液咳出。听诊双肺呼吸音粗,右肺可闻及少量啰音,呼吸 30 次/min,心率 100 次/min。复查 C 反应蛋白 37.37 mg/L,降钙素原 0.2 ng/mL。

第 5 天:患儿体温波动在 36.1～37.5 ℃,热峰较前明显下降,咳嗽较前好转,晨起明显,无痰液咳出。听诊双肺呼吸音粗,右肺可闻及少量啰音,呼吸 26 次/min,心率 98 次/min。

第 7 天:患儿体温正常,夜间偶咳嗽,数次,无痰液,饮食及睡眠可。查体:三凹征阴性,右肺可闻及少量啰音,心率 90 次/min,呼吸 24 次/min。阿奇霉素已用 6 d,体温已恢复正常,今日予停用阿奇霉素、盐酸氨溴索治疗。继续动态观察体温变化,复查 C 反应蛋白 14.32 mg/L,降钙素原 0.2 ng/mL。

第 10 天:患儿体温正常,夜间偶咳,有少量痰液咳不出。精神可,三凹征阴性,呼吸及心率正常,复查 C 反应蛋白 7.35 mg/L,降钙素原 0.2 ng/mL。停用头孢哌酮舒巴坦,予以口服阿奇霉素 120 mg po qd 巩固治疗。复查 C 反应蛋白 3.5 mg/L,降钙素原 0.2 ng/mL。复查胸部 CT:双肺炎症,较前好转。右肺门稍大。

第 11 天:患儿体温正常,咳嗽较前明显好转,三凹征阴性,双肺呼吸音清,未闻及明显干、湿啰音。相关复查结果阴性。出院诊断:肺炎支原体肺炎。出院医嘱:阿奇霉素干混悬剂 120 mg po qd(用够 4 d 后停服)。

(三)药物治疗方案分析

根据《儿童社区获得性肺炎诊疗规范》(2019 年版),结合患儿的临床表现,实验室病原学检查结果以及影像学分析,患儿 CAP 诊断明确,且有肺炎支原体感染依据,同时患儿炎症指标较高,细菌混合感染的可能性较大。初始合理的经验性治疗对于降低病死率和减少后遗症的发生至关重要。结合患儿情况入院初始治疗方案应选择大环内酯类抗生素联合广谱抗生素。对于重症肺炎多选择联合用药,选用的抗生素应能覆盖到肺炎链球菌、流感嗜血杆菌、卡他莫拉菌和金黄色葡萄球菌,以及肺炎支原体和肺炎衣原体,同时要考虑病原菌的耐药情况。可选择阿莫西林克拉维酸,二、三代头孢等。考虑前期头孢曲松疗程不够,继续给予头孢曲松。大环内酯类抗生素首选阿奇霉素 10 mg/(kg·d) qd,轻症 3 d 为 1 个疗程,重症可连用 5~7 d,2~3 d 后可重复第 2 个疗程。但考虑到安全性建议临床选用口服制剂,于第 2 个疗程更换为口服制剂。给予阿奇霉素联合头孢曲松。治疗过程中头孢曲松使用 7 d,但患儿的体温改善不明显,炎症指标较前升高,经临床药师会诊后,考虑合并产 ESBLs 革兰氏阴性细菌感染可能,调整头孢曲松为头孢哌酮舒巴坦制剂。经过联合治疗,患儿体温、炎症指标逐渐降至正常。

肺炎支原体肺炎临床表现多样,在积极抗感染的同时,有效地对症支持治疗也非常重要。患儿咳嗽,频繁,有痰不易咳出,听诊双肺呼吸音弱,可闻及少量细湿啰音,给予雾化吸入支气管扩张剂和糖皮质激素可减轻气道促进反应,促进纤毛上皮细胞功能的恢复。《雾化吸入疗法合理用药专家共识》(2019 年版)、《儿童喘息性疾病合理用药指南》,有明显咳嗽、喘息、胸部 X 线片肺部明显炎症反应及肺不张,应用布地奈德每次 0.5~1.0 mg bid,同时联合使用支气管舒张剂如特布他林雾化溶液使用 1~3 周。本次患儿入院后给予硫酸特布他林雾化液 2.5 mg 和吸入用布地奈德混悬液 1 mg 雾化吸入 bid,有效地改善了咳嗽、咳痰的症状。

(四)药学监护

1. 有效性监护　密切关注患儿的体温、降钙素源、C 反应蛋白等感染相关性指标,胸部影像学和患儿体征如咳嗽、呼吸频率等情况,血培养和药敏试验结果,以及其他类别病原菌的检查结果。患儿检查出肺炎支原体,经过治疗方案的调整,密切监护患儿的体温从入院首日发热 3 次,热峰 39.1 ℃到第 6 天恢复正常体温,之后至出院无复发。炎症指标等逐渐趋于正常,咳嗽情况明显好转。

2. 安全性监护　根据患儿的体重精准计算给药剂量。密切监测患儿有无过敏反应、心血管系统反应、胃肠道反应、肝肾功能和凝血功能指标。用药前仔细询问患者对青霉素类药物的过敏史。长期使用抗生素可引起抗生素相关性腹泻,需要及时停用并及时处理。头孢曲松和头孢哌酮舒巴坦治疗期间出现凝血酶原时间延长,可能有必要补充维生素 K,故需要监测凝血酶原时间。阿奇霉素静脉制剂在 16 岁以下的儿童和青少年中应用的疗效和安全性不明确,需要严格按照说明书要求稀释并滴注,同时密切关注心功能,肝功能。雾化吸入时观察有无急剧咳嗽等。本患儿首次雾化时存在哭闹,出现了咳嗽喘息加重。其他未见不良反应。

3.用药依从性　家属对疾病认知度:中;医患沟通较容易,对患儿比较关心。首次雾化不配合,经过教育后能够很好地完成雾化及其他治疗。住院期间依从性良好。

(五)用药教育

1.雾化的用药教育

(1)雾化吸入治疗前:家长清洁双手;清洁口腔分泌物和食物残渣,雾化吸入治疗前1 h不应进食;患儿洗脸、不抹油性面膏,以免药物吸附在皮肤上。避免患儿哭闹引起治疗效果不佳和误入眼睛,让婴幼儿和儿童保持平静呼吸宜在安静或睡眠状态下治疗。

(2)雾化吸入过程中:按医嘱配制药液放入雾化管内;雾化管的放置应和地面成垂直状态,和面部成平行状态,如果药罐发生倾斜,可能会将药液洒出,或者影响出雾;患儿保持平静呼吸;雾化吸入通常需要5~10 min,尽量不要中断。但应密切观察患儿情况,如果患儿出现频繁咳嗽及喘息加重,应暂停雾化,帮患儿拍背促进咳痰并清理呼吸道,有可能是雾化吸入过快或过猛导致,放缓雾化吸入的速度再次尝试雾化,一般可耐受。如果出现呼吸急促、突然胸痛、肌肉痉挛,要立即停止雾化找医护人员做相应的处理。

(3)雾化吸入后:用湿毛巾及时清洁面部及口鼻部;年幼患儿可用棉球蘸水擦拭口腔后再适量喂水,年长患儿要及时用清水充分漱口,防治口咽部念珠菌感染;空手心翻身拍背,促进痰液排出,恢复患儿呼吸道通畅;装置保存应得当,专人专用,清洁并干燥,避免交叉污染。

2.退热药物　按给药剂量,24 h不超过4次。阿奇霉素用药注意按医嘱用药4 d停药,并观察患儿有无恶心、呕吐、腹泻等症状。

第二节　支气管哮喘

一、疾病概述

(一)定义

支气管哮喘(简称哮喘)是一种以慢性气道炎症和气道高反应性为特征的异质性疾病,以反复发作的喘息、咳嗽、气促、胸闷为主要临床表现,常在夜间和/或凌晨发作或加剧。呼吸道症状的具体表现形式和严重程度具有随时间而变化的特点,并常伴有可逆性呼气气流受限和阻塞性通气功能障碍。

在哮喘的发病机制中气道慢性炎症起着关键作用。哮喘是由多种细胞,包括炎性细胞(嗜酸性粒细胞、肥大细胞、T淋巴细胞、中性粒细胞等)、气道结构细胞(气道平滑肌细胞和上皮细胞等)和细胞组分参与的气道慢性炎症性疾病。这种慢性炎症导致易感个体气道高反应性,当接触物理、化学、生物等刺激因素如吸入过敏原(花粉、尘螨和动物毛屑等)、食入变应原(牛奶、虾和花生等)时发生广泛多变的可逆性气流受限,从而引起的一系列呼吸道症状,多数患儿可经治疗缓解或自行缓解。

根据临床表现哮喘可分为急性发作期、慢性持续期和临床缓解期。急性发作期是指突然发生喘息、咳嗽、气促、胸闷等症状,或原有症状急剧加重;慢性持续期是指近3个月内不同频度或不同程度地出现过喘息、咳嗽、气促、胸闷等症状;临床缓解期系指经过治疗或未经治疗症状、体征消失,肺功能恢复到急性发作前水平,并维持3个月以上。哮喘诊断后应进行病情严重程度分级、急性发作严重程度分级和哮喘控制水平分级。≥6岁儿童哮喘急性发作严重程度分为轻度、中度、重度和危重4级。6岁以下哮喘儿童的严重度仅分为轻度和重度。

（二）药物治疗原则

哮喘治疗应尽早开始，并坚持长期、持续、规范、个体化治疗原则。降低气道炎症是哮喘患者长期的控制目标。

急性发作期应快速缓解症状，如进行抗炎、平喘治疗，同时需根据患儿年龄、发作程度及诊疗条件选择合适的初始治疗方案，并连续评估治疗的效果。首选吸入速效 β_2 受体激动剂（short-acting β_2-agonist，SABA），经吸入 SABA 治疗无效者，可静脉应用 β_2 受体激动剂。对中重度患儿应尽早联合使用吸入短效抗胆碱能药物（short-acting muscarinic antagonist，SAMA），尤其是对 β_2 受体激动剂治疗反应不佳者。对于儿童重度哮喘发作时，首选全身应用糖皮质激素，根据病情选择口服或者静脉给药。硫酸镁是哮喘急性发作时的二线药物，可以作为对常规支气管扩张剂治疗效应不佳的重症哮喘急性发作时的附加治疗。

慢性持续期和临床缓解期重在防止症状加重和预防复发，如避免诱发因素、抗炎、降低气道高反应性、防止气道重塑，并做好自我管理。在儿童哮喘的长期治疗方案中，除每日规则地使用控制治疗药物外，根据病情按需使用缓解药物。各年龄段儿童急性哮喘的首选缓解治疗药物为按需使用吸入型 SABA。根据年龄儿童哮喘的长期控制治疗方案分为≥6岁和6岁以下，分别分为5级和4级管理。1级一般不需要治疗，从第2级开始的治疗方案中都有不同的哮喘控制药物可供选择。控制治疗的优选药物为吸入糖皮质激素（inhaled carticosteroid，ICS），对大多数患儿推荐使用低剂量 ICS（第2级）作为初始控制治疗。对于≥6岁儿童 ICS-LABA（long acting β_2-agonists，LABA）联合治疗是该年龄段儿童哮喘强化治疗或初始治疗控制不佳时的优选升级方案；对大多数6岁以下儿童可从低剂量 ICS（第2级）开始进行控制治疗，或选择白三烯受体拮抗剂（leukotriene receptor antagonist，LTRA）治疗方案。如果低剂量 ICS 不能控制症状，优先考虑加倍 ICS 剂量（中剂量）。

二、典型病例

（一）病例介绍

【患者基本情况】　患儿，男，8岁，身高132 cm，体重26 kg。

【代主诉】　反复咳嗽、喘息2年，再发3 d。

【现病史】　患儿2年前因受凉、家中喷洒"敌敌畏"后出现咳嗽，10余次/d，3~5声/次，伴喘息，有痰不易咳出，以受凉后及夜间为著，无发热、头痛、呕吐、腹痛、腹泻、关节痛、皮疹等不适，遂就诊于当地医院，诊断为肺部感染，给予阿奇霉素、孟鲁司特钠等口服药物治疗，咳喘缓解后自行停药。后反复出现咳嗽、喘息，性质同前，2次/年，每次至当地医院就诊，予阿奇霉素、孟鲁司特钠咀嚼片口服或住院给予静脉输液治疗5 d左右，症状缓解，缓解后未规律治疗。3 d前受凉后再次出现阵发性咳嗽，10余次/d，2~3声/次，偶可咳出白色黏痰，伴喘息，夜间为著，无发热、头痛、呕吐、腹痛、腹泻、关节痛、皮疹等不适，至我院门诊检查。变应原：总 IgE>200 IU/mL。变应原筛查：艾蒿（++），豚草（+），霉菌（++）。肺功能：轻度阻塞性肺通气功能障碍，气道阻力轻度增高；吸入支气管舒张剂后第1秒用力呼气容积（forced expiratory volume in one second，FEV_1）增加21%，气道通气功能明显改善，气道舒张试验阳性。胸部 CT：右肺炎症。遂住院治疗。

【既往史】　患儿鼻炎4年，未治疗。无高血压、心脏疾病病史，无糖尿病、脑血管疾病病史，无肝炎、结核、疟疾病史，无手术、外伤、输血史。预防接种史随社会计划免疫接种，无不良反应。

【家族史】　父亲吸烟时晨起易咳嗽，母亲有哮喘病史，非近亲结婚，有一哥一妹均体健，无与患儿类似疾病。

【用药史及药物不良反应史】 既往使用阿奇霉素口服或住院给予静脉输液和孟鲁司特钠咀嚼片5 mg。

【体格检查】 T 36.7 ℃,P 109 次/min,R 28 次/min,BP 101/58 mmHg。发育正常,营养中等,神志清楚,自主体位,正常面容,表情自如,查体合作。全身皮肤黏膜无黄染,无皮疹。颈部可触及数枚绿豆大小淋巴结,最大者约花生米大小。头颅无畸形。眼睑无水肿。眼球无凸出、震颤。结膜无充血、水肿、出血。巩膜无黄染。双侧瞳孔等大等圆,直径3 mm,对光反射灵敏。鼻无畸形。唇无畸形、疱疹、皲裂、溃疡,牙龈无肿胀、溃疡。咽腔稍充血。扁桃体I度肿大,咽腔充血。颈软、无抵抗。胸廓对称。呼吸运动正常,双肺呼吸音粗、双肺可闻及哮鸣音。心、腹、四肢及神经系统检查未见明显异常。

【辅助检查】 变应原:总 IgE>200 IU/mL,变应原筛查:艾蒿(++),豚草(+),霉菌(++);肺功能:轻度阻塞性肺通气功能障碍,气道阻力轻度增高;吸入支气管舒张剂后 FEV_1 增加21%,气道通气功能明显改善,气道舒张试验阳性。胸部 CT:右肺炎症。血常规:白细胞计数 $11.82×10^9$/L、中性粒细胞百分数69.9%、淋巴细胞百分数23.0%、红细胞计数 $5.23×10^{12}$/L、血红蛋白137 g/L、血小板计数 $374×10^9$/L。C 反应蛋白17 mg/L。

【入院诊断】 支气管哮喘合并肺部感染。

(二)药物治疗经过

第1天:神志清,精神可,阵发性咳嗽,4~5声/次,7~8次/d,有痰不易咳出,偶可咳出白色黏痰,颈部及下颌部可触及数枚淋巴结,最大者约花生米大小,质软,活动度可,无压痛。咽腔充血,双侧扁桃体无肿大。三凹征阳性,双肺呼吸音粗,双肺可闻及哮鸣音。完善血、尿、大便常规,支原体和病毒抗体检测、血生化、T-SPOT 等检查,并送检痰培养等相关检查,暂给予抗感染、止咳平喘、化痰治疗。给予注射用头孢他啶1.0 g ivgtt q12h,盐酸氨溴索注射液30 mg ivgtt qd,吸入用沙丁胺醇溶液2.5 mg bid 和吸入用布地奈德混悬液1 mg 压缩雾化,bid。

第2天:患儿咳嗽,2~3声/次,7~8次/d,偶可咳出白色黏痰,伴喘息,夜间为著,无发热、流涕、呕吐、腹痛、腹泻、关节痛、皮疹等不适,咽腔充血,三凹征阳性,双肺呼吸音粗,双肺可闻及哮鸣音。

第3天:患儿咳嗽较前有所减轻,偶可咳出淡黄色黏痰,无明显喘息,三凹征阴性,双肺呼吸音粗,深吸气末可闻及哮鸣音。辅助检查:尿常规示白细胞16/μL。免疫球蛋白补体(含IgE):免疫球蛋白 M 2.260 g/L,免疫球蛋白 IgE 119.20 IU/mL。肝功能:球蛋白19.8 g/L,前白蛋白170 mg/L;病毒全套、肺炎支原体、血凝试验等结果未见明显异常;肝胆脾胰、心脏彩超检查未见明显异常;C 反应蛋白11 mg/L。痰培养阴性。雾化吸入调整为丙酸氟替卡松吸入气雾剂12.5 μg 雾化吸入 tid;沙丁胺醇吸入气雾剂0.01 mg 雾化吸入 qid,每次1~2喷,通过定量吸入气雾剂+储雾罐。

第5天:咳嗽较前明显减轻,偶可咳出淡黄色黏痰,无喘息,三凹征阴性,双肺呼吸音粗,未闻及干、湿啰音。T-SPOT 回示阴性;复查尿常规:白细胞阴性。继续给予雾化吸入治疗。调整为丙酸氟替卡松吸入气雾剂12.5 μg 雾化吸入 tid;沙丁胺醇吸入气雾剂0.01 mg 雾化吸入 tid。

第8天:患儿咳嗽、咳痰较前明显减轻,无喘息,三凹征阴性,肺部体征好转,咽腔稍充血,双侧扁桃体无肿大。C 反应蛋白正常,停用头孢他啶,调整为头孢丙烯片190 mg(约2/3片) bid 用至5 d。

第10天:患儿一般情况可,未再咳喘;三凹征阴性,无发热、流涕,颈部及下颌部可触及数枚绿豆大小淋巴结,质软,活动度可,无压痛。咽腔无充血,双侧扁桃体无肿大。双肺呼吸音稍粗,未闻及干、湿啰音。余查体未见明显异常。复查胸部 CT:肺部炎症明显吸收。复查肺功能:小气道通气功能轻度下降,气道阻力轻度增高;吸入支气管舒张剂后 FEV_1 增加1%,气道通气功能无明显改善,气道舒张试验阴性。出院诊断:①支气管哮喘;②肺部感染。出院医嘱:头孢丙烯片190 mg(约2/3片)bid(出院后用3 d);丙酸氟替卡松吸入气雾剂+沙丁胺醇吸入气雾剂(各1支) bid 定量吸入气雾剂+储雾罐;孟鲁司特钠咀嚼片5 mg qd 睡前嚼服。

（三）药物治疗方案分析

根据患儿的临床表现既往症状，以及胸部 CT 和肺功能检查等结果，患儿肺部感染和支气管哮喘诊断明确。根据《儿童社区获得性肺炎管理指南》，对怀疑细菌性肺炎的患儿，选用抗感染药物应覆盖最常见的病原菌包括肺炎链球菌、流感嗜血杆菌和金黄色葡萄球菌及非典型微生物。头孢他啶是第三代头孢类广谱抗菌药物，除非典型病原体基本都覆盖。结合患儿体征及近年来由于非典型病原体对大环内酯类的耐药性逐渐增高，应进一步明确有无非典型病原体感染后再考虑联合治疗。患儿后期检测肺炎支原体抗体阴性，故不需要覆盖。通常 CAP 的疗程用至热退及全身症状明显改善，呼吸道症状部分改善后 3~5 d，同时结合病原微生物综合考量，抗感染在喘息未发作后继续序贯治疗 5 d。

儿童哮喘的防治应坚持长期、持续、规范和个体化治疗原则。急性发作期以快速缓解气道阻塞症状为主，进行平喘及抗气道炎症治疗；慢性持续期和临床缓解期应以防止症状加重和预防复发为主，如避免诱发因素、抗炎、降低气道高反应性和防止气道重构，并做好自我管理。《儿童支气管哮喘诊断与防治指南》（2016 年版）及 2023 版 GINA 均指出，哮喘急性发作的治疗取决于患儿病情的严重程度以及对治疗的反应。哮喘急性发作时，必须尽快缓解气流受限，首选吸入速效 β_2 受体激动剂，如雾化吸入沙丁胺醇雾化液或特布他林雾化液 2.5~5.0 mg 等。也可使用压力型定量气雾剂经储物罐吸药。在非危及生命的哮喘急性发作时，SABA 与高剂量 ICS 雾化吸入联用可作为急性发作起始治疗选择。糖皮质激素是控制气道炎症最有效的药物，推荐吸入疗法为哮喘防治的主要途径，并强调 ICS 是哮喘长期控制的优选一线药物。喘息控制后，考虑到住院期间需要指导患儿及家属正确使用雾化吸入装置，同时给予丙酸氟替卡松吸入气雾剂 125 μg 联合沙丁胺醇吸入气雾剂 0.1 mg 雾化吸入 tid 使用。患儿喘息控制良好。患儿每年发作 2~3 次，属于部分控制期，同时对于以往未经规范治疗的哮喘患儿根据病情严重程度 6 岁以上控制药物可以选择低剂量 ICS 加白三烯受体拮抗剂。另外患儿伴有变应性鼻炎可优选孟鲁司特钠，在出院时加用孟鲁司特钠咀嚼片，与 ICS 联合使用治疗持续性哮喘期。

（四）药学监护

1. 有效性监护   密切关注患儿体征如咳嗽、喘息等情况，C 反应蛋白等感染相关性指标，胸部影像学、肺功能、痰培养和药敏试验结果。经过抗感染、抗炎平喘治疗，患儿咳嗽、喘息情况得到改善，肺功能检查结果好转，C 反应蛋白等指标恢复正常，均提示治疗有效。

2. 安全性监护   用药前仔细询问患者对青霉素类药物的过敏史。监护头孢他啶用药时有无过敏反应发生，患儿未出现皮疹、皮肤瘙痒等情况，也未出现腹泻。

糖皮质激素雾化监护局部不良反应如口咽部念珠菌感染、声音嘶哑和刺激引起的咳嗽，另外还需监护长期用药引起的骨质疏松、皮质功能亢进等情况。β_2 受体激动剂可引起心动过速等心血管系统不良反应，以及骨骼肌震颤，在患儿哮喘发作有效控制后需根据情况停药，另外可引起低钾血症，定期监测血钾。孟鲁司特钠可引起皮疹、头晕、流感样症状，以及精神系统紊乱，用药过程中密切关注患儿的精神状态。经过监护上述不良反应暂未发生，需远期随访。

3. 依从性监护   患儿既往未遵医嘱可能在一定程度上影响哮喘的控制，经过教育，家属对疾病认知度高，医患沟通较容易，对患儿比较关心，用药依从性良好。

（五）用药教育

哮喘治疗药物不可以随便停药和减量。指导家长正确使用雾化装置，对患儿家长进行雾化吸入相关注意事项的用药教育。雾化吸入过程中要防止药物进入眼睛，使用面罩吸药时，在吸药前不能涂抹油性面膏，吸药后立即清洗脸部，以减少经皮肤吸收的药量，并及时用清水充分漱口。

丙酸氟替卡松吸入气雾剂+沙丁胺醇吸入气雾剂用药前请充分摇晃药瓶。第一次使用或超过 1 周未使用时，请先向空气中预喷 2 次，使喷出的药液均匀；配合使用储物罐装置。使用前打开咬嘴盖,振摇,喷入储物罐。移开咬嘴后尽可能长地屏住呼吸,最好 10 s,然后缓缓呼气。如果需要多吸 1 剂,请将吸入器朝上等待至少半分钟再重做以上步骤;请不要将药罐从塑料外壳中拔出,也不要将药罐放在水中;如果气雾剂药罐冰冷,药物疗效可能降低,可用手暖和数分钟,但不要采取其他方式如加热;即使使用后没有症状,也请按疗程定期使用该药。经医生评估后给予药量的调整。同样需要漱口和清洁面部。用药期间定期进行肺功能检查。丙酸氟替卡松影响骨矿物质密度、肝功能,长期用药还可引起白内障、青光眼等副作用,故需要定期监测骨密度、肝功能、眼科检查等。沙丁胺醇在正常剂量下不起作用、症状变严重、用药后不易缓解、症状缓解的时间维持不足 3 h,需要及时就诊调整剂量。孟鲁司特钠咀嚼片用药期间密切关注神经精神状态,如有无激动、攻击性、抑郁等症状,一旦出现及时联系医生给予调整。

第三节　癫　痫

一、疾病概述

(一)定义

癫痫(epilepsy)是一种由多种病因引起的慢性脑部疾病,以脑神经元过度放电导致反复性、发作性和短暂的中枢神经系统功能失常为特征。癫痫发作(seizures)是指大脑神经元过度异常放电引起的突然的、短暂的症状或体征,因累及的脑功能区不同,临床可有多种发作表现,包括意识、运动、感觉异常,精神及自主神经功能障碍。癫痫和癫痫发作是两个不同的概念,前者是指临床呈长期反复性发作的疾病过程,而后者是指发作性皮质功能异常所引起的一组临床症状。

抗癫痫药物的选择及判定预后,与癫痫发作类型分类有直接的关系。根据 2010 年国际抗癫痫联盟对癫痫分类的调整,目前可分为全面性发作、局灶性发作和发作类型不明。全面性发作:强直-阵挛,失神包括典型失神、不典型失神和特殊表现的失神(肌阵挛失神、眼睑肌阵挛),肌阵挛包括肌阵挛、肌阵挛失张力、肌阵挛强直,以及失张力。局灶性发作:根据需要,对局灶性发作进行具体描述。发作类型不明:癫痫性痉挛。

(二)药物治疗原则

根据发作类型和综合征分类选择药物是治疗癫痫的基本原则,见表 12-1 和表 12-2。

表 12-1　根据发作类型选择抗癫痫药物

发作类型	一线药物	添加药物	可考虑药物	可加重发作的药物
强直阵挛发作	丙戊酸钠	左乙拉西坦、托吡酯	苯巴比妥	/
失神发作	丙戊酸钠、拉莫三嗪	托吡酯	/	卡马西平、奥卡西平、加巴喷丁、苯巴比妥
肌阵挛发作	丙戊酸钠、托吡酯	左乙拉西坦、氯硝西泮、拉莫三嗪	/	卡马西平、奥卡西平
失张力发作	丙戊酸钠、拉莫三嗪	左乙拉西坦、托吡酯	/	加巴喷丁、卡马西平、奥卡西平
局灶性发作(伴有或不伴有全身强直阵挛发作)	卡马西平、丙戊酸钠、奥卡西平	左乙拉西坦、托吡酯	苯巴比妥	/

表 12-2   根据癫痫综合征选择抗癫痫药物

癫痫综合征	一线药物	添加药物	可考虑药物	可加重发作的药物
儿童失神癫痫、青少年失神癫痫或其他失神综合征	丙戊酸钠、拉莫三嗪	丙戊酸、拉莫三嗪	氯硝西泮、唑尼沙胺、左乙拉西坦、托吡酯	卡马西平、奥卡西平、苯妥英钠、加巴喷丁、普瑞巴林
青少年肌阵挛癫痫	丙戊酸钠、拉莫三嗪	左乙拉西坦、托吡酯	氯硝西泮、唑尼沙胺、苯巴比妥	卡马西平、奥卡西平、苯妥英钠、加巴喷丁、普瑞巴林
仅有全面强直阵挛发作的癫痫	丙戊酸钠、拉莫三嗪、卡马西平、奥卡西平	左乙拉西坦、托吡酯、丙戊酸、拉莫三嗪	苯巴比妥	/
特发性全面性癫痫	丙戊酸钠、拉莫三嗪	左乙拉西坦、丙戊酸、拉莫三嗪、托吡酯	氯硝西泮、唑尼沙胺、苯巴比妥	卡马西平、奥卡西平、苯妥英钠、加巴喷丁、普瑞巴林
儿童良性癫痫伴中央颞区棘波、早发型儿童枕叶癫痫或晚发型儿童枕叶癫痫	奥卡西平、卡马西平、左乙拉西坦、丙戊酸钠、拉莫三嗪	卡马西平、奥卡西平、左乙拉西坦、丙戊酸、拉莫三嗪	苯巴比妥、苯妥英钠、唑尼沙胺、普瑞巴林	/
婴儿痉挛症	类固醇（促肾上腺皮质激素）	氯硝西泮、硝西泮、丙戊酸钠、托吡酯、拉莫三嗪	/	卡马西平、奥卡西平
伦诺克斯-加斯托综合征	丙戊酸钠	拉莫三嗪	托吡酯、左乙拉西坦	卡马西平、奥卡西平、加巴喷丁、普瑞巴林
婴儿严重肌阵弯性癫痫	丙戊酸钠、托吡酯	左乙拉西坦、氯硝西泮	/	卡马西平、奥卡西平、加巴喷丁、拉莫三嗪、苯妥英钠、普瑞巴林
癫痫性脑病伴慢波睡眠期持续棘慢波	丙戊酸钠、氯硝西泮、类固醇	左乙拉西坦、拉莫三嗪、托吡酯	/	卡马西平、奥卡西平
获得性癫痫性失语	丙戊酸钠、氯硝西泮、类固醇	左乙拉西坦、拉莫三嗪、托吡酯	/	卡马西平、奥卡西平
肌阵挛-失张力癫痫	丙戊酸钠、托吡酯、氯硝西泮	拉莫三嗪、左乙拉西坦	/	卡马西平、奥卡西平、苯妥英钠、加巴喷丁、普瑞巴林

二、典型病例

(一)病例介绍

【患者基本情况】   患儿,男,7 岁,身高 115 cm,体重 19 kg。

【代主诉】   间断抽搐 1 年 2 月余。近 4 个月发作频发,最近 3 d 前发作。

【现病史】   ①1 年 2 个月前出现抽搐,表现为意识丧失、双眼紧闭、牙关紧闭,头颅转向左侧,双上肢及双下肢屈曲抖动,肢体强直,持续 1 min 左右,给予按压人中后逐渐缓解,缓解后神志清、精神差、嗜睡,无口吐泡沫、大小便失禁、口唇青紫、发热、呕吐等,遂至某市中心医院门诊就诊,行脑电图示弥散性异常(各时间段均可见高幅短至中程棘波尖慢波综合发放,右侧占优势);头颅 MRI 平扫未见明显异常,入院后视频脑电图示异常儿童脑电图;给予输液治疗 7 d,住院期间未曾抽搐,院外建议给予丙戊酸镁片,家属未遵医嘱。②11 个月前因就餐期间电磁炉爆燃再次出现抽搐,抽搐性质同前,家属遵循之前医嘱给予口服丙戊酸镁片治疗,之后未曾出现抽搐。其间多次复查脑电图均提示异常儿童脑电图,丙戊酸镁浓度维持在 50 ~ 66 μg/mL。③4 月前患儿夜间偶有出现双手轻微抖动,唤醒后可自行消失,未曾就诊,继续给予口服丙戊酸镁治疗。之后患儿间断出现抽搐 4 次均表现为:意识丧失、双眼紧闭、牙关紧闭,头颅转向左侧,双上肢及双下肢屈曲抖动,持续 10 s 左右,可自行缓解,缓解后出现精神欠佳、嗜睡。今为求进一步诊治,遂来我院就诊。

【既往史】　既往体健,无高血压、心脏疾病病史,无糖尿病、脑血管疾病病史,无肝炎、结核、疟疾病史,预防接种史随社会计划免疫接种,无手术、外伤、输血史。

【用药史及药物不良反应史】　1 年 2 个月前癫痫发作,当地医院输液治疗 7 d,出院口服丙戊酸镁片,家长担心药物副作用,未遵医嘱;11 个月前至今:丙戊酸镁片 0.15 g po bid,血药浓度维持在 50 ~ 66 μg/mL。

【体格检查】　T 36.3 ℃,P 88 次/min,R 22 次/min,BP 94/55 mmHg。不发作时神志清,精神反应可,全身皮肤黏膜无黄染,左侧颈部可见一约铜钱大小黑色素痣,全身浅表淋巴结未触及,头颅无畸形,眼睑无水肿,眼球活动自如,双侧瞳孔等大等圆,对光反射灵敏,口唇红润,咽腔稍充血,扁桃体无肿大,呼吸运动正常,叩诊清音,听诊双肺呼吸音清,无干、湿啰音,肝脾脏肋缘下未触及,肠鸣音正常、4 次/min,四肢活动正常,双侧巴宾斯基征、克尼格征阴性。

【辅助检查】　院外有明确抽搐病史,外院脑电图:弥散性异常(各时间段均可见高幅短至中程棘波尖慢波综合发放,右侧占优势),提示儿童异常脑电图。

【入院诊断】　癫痫。

(二)药物治疗经过

第 1 天:患儿入院后未曾出现抽搐,根据患儿之前用药继续口服丙戊酸镁早 0.2 g、晚 0.2 g。检测丙戊酸血药谷浓度,并完善头颅 MRI 等相关检查。

第 2 天:患儿未出现抽搐。辅助检查:血常规、肝肾功、电解质、传染病筛查、头颅 MRI 等无明显异常。精准用药检测中心:丙戊酸镁血药浓度为 34 μg/mL。临床药师建议增加丙戊酸镁的剂量,使其达到有效血药浓度为 50 ~ 100 μg/mL。该患儿 19 kg,无肝肾功能异常,既往常见于夜间发作。儿童丙戊酸镁常用剂量为 20 ~ 30 mg/(kg·d),分两次服用。建议调整为早 0.2 g、晚 0.4 g。临床药师遵循该意见,并安排患儿进行脑电图检测。

第 4 天:患儿视频脑电图结果:儿童异常脑电图,伴中央颞区棘波,考虑为儿童良性癫痫伴中央颞区棘波(BECTS)。同时送检丙戊酸镁血药浓度。

第 5 天:丙戊酸镁血药浓度为 89 μg/mL,在正常血药浓度范围 50 ~ 100 μg/mL。白天患儿癫痫无发作,晚上睡眠时出现双上肢及双下肢屈曲抖动,持续约几十秒,缓解后精神状况可,无口唇发绀、意识障碍、口吐白沫等。

第 6 天:结合患儿的发作情况和发作类型,该患儿单用一线药物丙戊酸镁,血药浓度达标后仍有癫痫症状发作,考虑丙戊酸镁控制癫痫发作效果不佳,临床药师建议将丙戊酸镁改为奥卡西平。丙戊酸镁需缓慢减停,暂联合使用奥卡西平片早、晚各 0.075 g。

第 8 天:最近两天患儿无发作,复查血常规、肝肾功能等指标正常,患儿一般情况可。加用奥卡西平后无不适,办理出院。2 周后复查并监测奥卡西平的血药浓度,并给予丙戊酸镁的剂量调整。出院诊断癫痫(BECTS)。出院医嘱:丙戊酸镁为早 0.2 g、晚 0.4 g 口服;奥卡西平片(0.15 g)早晚各半片,如患儿无皮疹等不适,可逐渐加量,1 周后早晚各 1 片,1 周后早晚各 1 片半。

(三)药物治疗方案分析

儿童良性癫痫伴中央颞区棘波(BECTS)又称良性 Rolandic 癫痫,是儿童期最常见的癫痫综合征,明显年龄依赖,多数患儿 5~10 岁发病,主要特点是面部和口咽部局灶运动性和感觉性发作,偶有继发全面性发作。大多数病例仅在睡眠中发作,通常发作不频繁。EEG 的特征为中央颞区棘波,在睡眠中发作明显增多。该患儿入院前大部分于夜间睡眠中发作,表现为意识丧失、双眼紧闭、牙关紧闭,头颅转向左侧,双上肢及双下肢屈曲抖动,肢体强直。丙戊酸镁的治疗根据血药浓度进行适当地调整。据《新诊断儿童癫痫的初始单药治疗专家共识》(2015 版)伴中央颞区棘慢的良性癫痫患儿首选药物为奥卡西平,一线药物为奥卡西平、左乙拉西坦、丙戊酸、卡马西平。该患儿单用一线药物丙戊酸,血药浓度达标后仍有癫痫症状发作,考虑丙戊酸镁控制癫痫发作效果不佳。癫痫的治疗首选单药治疗,若效果不佳再考虑联合用药。故调整用药方案,将丙戊酸镁改为奥卡西平,但应注意调整方法。

据《临床诊疗指南癫痫病分册》(2015 版),如果选用的第一种抗癫痫药因为不良反应或仍有发作而治疗失败,应试用另一种药物,并加量至足够剂量后,将第一种用药缓慢地减量。故该患儿治疗方案为丙戊酸镁维持治疗,奥卡西平缓慢加量,定期检测奥卡西平血药浓度,血药浓度达正常范围后,根据患儿癫痫控制情况缓慢减停丙戊酸镁。奥卡西平起始剂量 8~10 mg/(kg·d)分两次给药,如需加量可每周增加每天的剂量,每次增量不超过 10 mg/(kg·d),维持剂量 20~30 mg/(kg·d),分两次给药,维持血药浓度 10~35 μg/mL。结合患儿体重,初始 8 mg/kg,2 周后维持剂量早晚各 1 片半,约 24 mg/(kg·d)。出院时嘱患儿 2 周后门诊复查,根据癫痫控制情况和奥卡西平的血药浓度,及时调整药物剂量。药物的用药时机、用法用量均符合癫痫的治疗原则。

(四)药学监护

1. 有效性监护　监护患儿的癫痫发作情况,患儿住院期间癫痫发作 1 次,且丙戊酸镁在有效的血药浓度治疗范围内,结合患儿近期的发作情况,考虑丙戊酸镁单药治疗效果不佳,故进行了治疗方案的调整。

2. 安全性监护　密切监测患儿抗癫痫药的血药浓度及肝肾功能,根据患儿的具体情况指导患儿个体化用药。丙戊酸镁片期间无呕吐、腹泻、厌食、肌无力、四肢震颤、意识模糊、昏迷等不适发生。奥卡西平片使用后未出现皮疹等皮肤反应,以及疲劳、困倦、复视、头晕、共济失调、恶心等不良反应。

3. 依从性监护　之前患儿家属出现未遵医嘱用药的情况,对患儿的疾病进展有一定的影响。通过充分的沟通和教育,家属对疾病和药物的认知度得到了提升,医患沟通较容易,对患儿比较关心。住院期间依从性良好。

(五)用药教育

指导家属及患儿正确地认识癫痫,保持良好的用药依从性,坚持长期规律治疗,定期复查。做好癫痫发作记录。抗癫痫药物一定要遵医嘱服药,千万不要自行增减剂量,更不能擅自停药,避免出现因剂量不足导致的癫痫发作或过量加重药品不良反应的发生。患儿应合理膳食,尤其增加鱼、虾、蛋、绿色蔬菜等补充抗癫痫药引起的体内钙、叶酸、维生素 K、维生素 B_6 的缺乏,禁烟、酒、咖啡等刺激性食物。为减轻丙戊酸镁对胃肠道的刺激,可将丙戊酸镁与食物同服。奥卡西平可与或不与食物同服。服用抗癫痫药后可能出现眩晕、嗜睡、视物模糊等症状,用药期间请尽量不要让患儿做有危险性的事情。同时监测甲状腺功能、肝肾功能和药物的血药浓度。

第四节　肾病综合征

一、疾病概述

（一）定义

肾病综合征（nephrotic syndrome，NS）是一组由多种原因引起的肾小球基底膜通透性增加，导致血浆内大量蛋白质从尿中丢失的临床综合征。临床有以下四大特点：①大量蛋白尿，儿童>50 mg/（kg·d）；②低白蛋白血症（<30 g/L）；③高脂血症；④明显水肿。以上第①、②两项为必备条件。肾病综合征按病因可分为原发性、继发性和先天性3种类型，其中原发性肾病综合征约占儿童时期肾病综合征总数的90％。

（二）药物治疗原则

初治病例诊断明确后应尽早选用泼尼松治疗。主要分为短程疗法（目前较少用）和中、长程疗法。对于复发和激素耐药型肾病综合征的治疗，原则上需要将糖皮质激素再次恢复到初始疗效剂量或上一个疗效剂量，或改隔日疗法为每日疗法。对泼尼松/泼尼松龙疗效差的可换用为曲安西龙、曲安奈德等。同时对于肾病综合征频复发、糖皮质激素依赖、耐药或出现激素严重不良反应者，在小剂量糖皮质激素隔日使用的同时可选用环磷酰胺、环孢素、他克莫司、硫唑嘌呤、吗替麦考酚酯等免疫抑制剂。对于肾病患者存在高凝状态和纤溶障碍，易并发血栓形成，需加用抗凝药物和溶栓治疗，常用的有肝素、低分子肝素，在病情好转后可改用口服抗凝药物治疗，如双嘧达莫等，溶栓可选择尿激酶。对伴有高血压的肾病综合征患儿可选用血管紧张素转化酶抑制剂如依那普利、福辛普利等降低血压同时可减少尿蛋白。

二、典型病例

（一）病例介绍

【患者基本情况】　患儿，男，5岁，身高102 cm，体重17 kg。

【代主诉】　水肿7 d。

【现病史】　患儿7 d前无明显诱因出现双眼睑水肿，无发热、咳嗽、流涕，无少尿、血尿、皮疹、蝶形红斑，无口腔溃疡、腹泻等症状，家属未在意，未做特殊治疗，水肿逐渐加重，今为求进一步诊治，遂来就诊。

【既往史】　半年前患儿哭闹后出现双眼睑水肿，哭闹停止后，眼睑水肿缓慢恢复正常。无肝炎、结核、疟疾病史，预防接种史随社会计划免疫接种，无外伤、输血史，无食物、药物过敏史。

【用药史及药物不良反应史】　无。

【体格检查】　T 36.5 ℃，P 103 次/min，R 20 次/min，BP 96/52 mmHg。发育正常，营养中等，神志清楚，精神反应可，自主体位，查体合作。头颅外观无畸形，双眼睑水肿，巩膜无黄染，结膜无苍白、充血，双侧瞳孔等大等圆，直径3 mm，对光反射灵敏。脊柱四肢外观无畸形，四肢活动自如，双下肢凹陷性水肿，各关节无红肿、疼痛、活动受限，四肢肌力、肌张力正常。腹壁反射存在，双侧巴宾斯基征阴性，克尼格征、布鲁津斯基征阴性。

【辅助检查】　尿常规：隐血弱阳性，红细胞 0/μL，蛋白（+++），病理管型 1/μL；腹部彩超：腹水（少量）。

【入院诊断】 ①水肿;②蛋白尿查因:肾病综合征?

(二)药物治疗经过

第 1 天:患儿入院后诊断不能明确,完善相关检查。治疗上暂给予薄芝糖肽针 2 mL ivgtt qd 调节免疫力等对症支持治疗。

第 2 天:检查结果回示血常规:白细胞计数 6.20×10^9/L,红细胞计数 4.29×10^{12}/L,血红蛋白 128.0 g/L,血小板计数 366×10^9/L,中性粒细胞百分数 32.1%;血生化:总胆固醇 14.56 mmol/L,低密度脂蛋白 12.29 mmol/L;总蛋白 33.6 g/L,白蛋白 17.9 g/L,球蛋白 15.7 g/L,前白蛋白 119 mg/L。ASO+免疫球蛋白(含 IgE):免疫球蛋白 G 1.040 g/L,免疫球蛋白 A 0.560 g/L,免疫球蛋白 IgE 1 101.00 IU/mL。尿常规自动分析:隐血弱阳性,蛋白(+++),病理管型 2/LPF。化验提示有水肿、大量蛋白尿、低蛋白血症、高脂血症,符合肾病综合征诊断。经过结合其他检测指标分析,患儿诊断为原发性肾病综合征(单纯型),T-SPOT 结果未归,若阴性排除结核感染,可考虑给予足量激素应用,暂给予降脂、补钙等对症支持治疗。降脂药物的选择经过临床药师的分析,推荐使用阿托伐他汀钙片 5 mg po qn。

第 3 天:T-SPOT 阴性。24 h 尿总蛋白:蛋白(+++),尿总蛋白浓度 4.33 g/L,24 h 尿蛋白总量 1.78 g。患儿排除结核感染,肾病综合征初始治疗患儿,给予足量激素治疗。泼尼松片 10 mg po tid,碳酸钙 D_3 颗粒 3 g po qd。

第 8 天:双眼睑水肿较之前减轻,自测尿蛋白转阴,考虑激素敏感型。继续目前方案治疗。

第 10 天:辅助检查示 24 h 尿总蛋白:蛋白(+),尿总蛋白浓度 0.62 g/L,24 h 尿蛋白总量 0.54 g。免疫球蛋白(含 IgE):免疫球蛋白 G 1.550 g/L。血常规(细胞室):白细胞计数 13.98×10^9/L,血红蛋白 157.0 g/L,血小板计数 550×10^9/L。血生化:白蛋白 28.6 g/L,总胆固醇 11.03 mmol/L,其他检测正常;促肾上腺皮质激素测定 2.67 pg/mL,皮质醇 4.92 μg/L。继续给予口服激素后,现尿蛋白转阴,考虑激素敏感型。复查 24 h 尿蛋白定量较前明显减少,但血白蛋白回升,血脂下降,但尿蛋白未转阴,考虑与尿蛋白减少时间尚短有关,继续目前治疗。加用贞芪扶正颗粒 2.5 g po bid。

第 12 天:患儿双下肢无水肿,双眼睑水肿较之前减轻,24 h 尿总蛋白:蛋白阴性,尿总蛋白浓度 0.21 g/L,24 h 尿蛋白总量 0.14 g。现患儿一般情况可,自测尿蛋白阴性,出院继续治疗。出院诊断:①肾病综合征;②免疫功能低下。出院医嘱:口服泼尼松片 30 mg qd 口服 3 周后拟行减量;碳酸钙 D_3 颗粒 0.75 g po qd;阿托伐他汀钙片 5 mg po qn;贞芪扶正颗粒 2.5 g po bid。

(三)药物治疗方案分析

患儿水肿、大量蛋白尿、低蛋白血症、高脂血症,确诊为原发性肾病综合征(单纯型)。根据《肾病综合征诊治循证指南》及《儿科学》(第 8 版),初治病例诊断确定后尽早选用泼尼松治疗,足量泼尼松 2 mg/(kg·d),先分次口服,尿蛋白转阴后至少巩固两周后开始减量,按着减量方法直至停药。患儿口服激素一周后自测尿蛋白转阴,拟 3 周后开始减量。长期使用激素可减少钙、磷在肠道的吸收并增加其排泄,且长期应用抑制骨细胞活力,造成骨质疏松。对于骨质疏松的防治,根据《2020 版中国糖皮质激素性骨质疏松症防治专家共识》建议在应用激素治疗期间,补充维生素 D 600 ~ 800 U/d 和钙剂 1 000 ~ 1 200 mg/d(含食物来源),患儿用药期间积极进行了维生素 D 和钙的补充。

目前有关肾病综合征血脂异常的最佳治疗方法尚不明确。《临床实践建议:儿童血脂异常》指出当儿童血脂异常首选的生活方式干预无效时,需要考虑药物治疗,并且仍需同时继续生活方式干预。药物干预的目标常为降低升高的胆固醇和甘油三酯水平。高胆固醇患者治疗可首选他汀类药物。但没有合适该年龄患儿的用药剂量。考虑到阿托伐他汀在肾功能不全患者中无需调整剂量,推荐使用阿托伐他汀。

(四)药学监护

1. 有效性监护　首先监护并评估患儿原发病对激素治疗的敏感性,观察患儿的水肿、尿蛋白变化、食欲、尿量等,以及监测尿常规、尿蛋白定量等实验室指标随药物使用的动态变化。加用激素后,患儿的双下肢和眼睑水肿逐渐消退。自测尿蛋白从(+++)到一周后为阴性,24 h 尿蛋白总量从用药初期的 1.78 g 到出院时的 0.14 g,以及血白蛋白得到回升,总胆固醇和甘油三酯都得到下降,患儿总体治疗有效。

2. 安全性监护　生活方式及饮食上应注意,避免受凉感冒,不洁、高脂饮食。长期应用激素可致一系列的问题,可能会出现库欣综合征,血压、血糖及血脂升高,出现低血钾、骨质疏松症、白内障、体重增加、水钠潴留等。阿托伐他汀常见的副作用为肌痛等肌肉相关症状、肝损伤、高血糖。监护患儿的肝肾功能、电解质变化、血糖和血脂,有无肌痛、腰背痛和周身骨骼痛等情况,以及服用碳酸钙 D_3 颗粒后的胃肠道反应和大便情况。患儿住院期间无感冒发生,入院初期肾小管功能异常后期得到一定的改善。肝功能、血糖、电解质正常,无骨骼肌肉痛,未出现便秘。

3. 依从性监护　家属对疾病认知度:中;医患沟通较容易,对患儿比较关心。住院期间依从性良好。

(五)用药教育

保持良好的依从性,不能自行增加或减少用药次数和剂量,也不能自行延长或缩短用药的时间和改变用法,避免复发和进展。低脂、优质蛋白饮食,避免大量蛋白饮食,加强护理,避免受凉感染。应用激素期间及激素停用半年以内避免免疫接种(狂犬疫苗除外)。阿托伐他汀掰片应注意等量性。每天测尿蛋白、血压。定期测量身高、体重、血常规、尿常规、肝肾功能、电解质和血脂。

第五节　过敏性紫癜

一、疾病概述

(一)定义

过敏性紫癜(hypersensitive purpura,HSP),是以小血管炎为主要病变的系统性血管炎。临床特点为血小板不减少性紫癜,常伴关节炎或关节肿痛、腹痛、便血、血尿和蛋白尿。该病是一种特征性自限性疾病,约2/3的患儿预后良好,约有5%的患儿发生终末期肾炎。肾脏受损程度是决定过敏性紫癜预后的关键因素。

(二)药物治疗原则

该病目前尚无特效疗法,主要采取支持和对症治疗。

一般治疗需要卧床休息,积极寻找和去除致病因素,如控制感染,补充维生素。有荨麻疹或血管神经性水肿时,应用抗组胺药物如氯雷他定和钙剂。腹痛时应用解痉剂如山莨菪碱,消化道出血时应禁食,可静脉滴注西咪替丁,必要时输血。本病有高凝状态,待患儿的病情稳定后再使用抗血小板聚集药物、抗凝药物,如阿司匹林、双嘧达莫、肝素等。对于单独皮肤或关节病变时,无须使用肾上腺皮质激素。但存在有下述情况时有用激素的指征:①有严重消化道病变,如消化道出血,口可服泼尼松,或用地塞米松、甲泼尼龙静脉滴注,症状缓解后即可停用;②表现为肾病综合征者,可用泼尼松,这种情况下需要逐渐减停;③急进性肾小球肾炎可用甲泼尼龙冲击治疗。激素治疗无效者,可加用免疫抑制剂,如环磷酰胺等。对于进展至肾功能衰竭时,可采用血浆置换和透析治疗。紫癜严重病例对于常规激素治疗无效时,可用大剂量丙种球蛋白进行冲击治疗。

二、典型病例

(一)病例介绍

【患者基本情况】　患儿,女,12 岁,身高 150 cm,体重 37 kg。

【代主诉】　发现皮肤紫癜 5 d,加重 1 d。

【现病史】　患儿 5 d 前发现双下肢皮肤散在鲜红色皮疹,高出皮肤表面,压之不褪色,双侧基本对称,无瘙痒、疼痛,无关节疼痛及活动障碍,无呕血、便血,无咳嗽、咳痰、少尿、尿频、尿急、尿痛,无肉眼血尿、腹痛、腹胀、腹泻等症状。在当地诊所给予抗过敏药物治疗 2 d。1 d 前发现皮肤皮疹较前增多,颜色呈暗红色,局部融合成片,性质基本同前,余无不适,效果不佳,今为求进一步诊治,遂来就诊。

【既往史】　无高血压、心脏疾病病史,无糖尿病、脑血管疾病病史,无肝炎、结核、疟疾病史,预防接种史随社会计划免疫接种,无手术、外伤、输血史,无食物、药物过敏史。

【用药史及药物不良反应史】　氯雷他定 10 mg po qd 2 d。

【体格检查】　T 36.4 ℃,P 80 次/min,R 20 次/min,BP 106/71 mmHg。全身皮肤黏膜无黄染,臀部、双下肢及双足散在暗红色皮疹,双足背、踝部皮疹可见局部融合成片,高出皮面,压之不褪色,无瘙痒、破溃。全身浅表淋巴结未触及。腹平坦,无腹壁静脉曲张,无胃肠型,无蠕动波,腹部无压痛、反跳痛。腹部柔软,无包块。肝脾肋缘下未触及,Murphy 征阴性,左、右肾区无叩击痛,输尿管点无压痛,移动性浊音阴性,肠鸣音正常,4 次/min,无过水声,无血管杂音。关节无红肿、疼痛、压痛、积液、活动度受限、畸形,肌肉无萎缩。

【辅助检查】　血常规检查:白细胞计数 $5.30×10^9$/L;红细胞计数 $4.52×10^{12}$/L;血红蛋白 131 g/L;血小板计数 $232×10^9$/L;中性粒细胞百分数 68.1%;淋巴细胞百分数 24.7%;单核细胞百分数 6.5%。尿常规:尿蛋白阴性,隐血阴性。

【入院诊断】　过敏性紫癜。

(二)药物治疗经过

患儿入院后进行健康教育,嘱患儿低敏饮食,避免接触新衣服、新玩具、化妆品等易过敏物质,多休息,避免剧烈运动。加强护理、避免受凉感染。

第 1 天:入院后完善相关检查,积极寻找和去除致病因素制定抗凝、改善循环及对症支持治疗的方案。首选补充维生素 C 注射液 0.5 g ivgtt qd 和注射用核黄素磷酸钠 10 mg ivgtt qd,改善毛细管通透性,给予肝素钠注射液 3 750 U H qd 抗凝,西咪替丁针 200 mg ivgtt 减轻黏膜及内脏器官的水肿。

第 2 天:患儿 D-二聚体高,加用抗血小板药物双嘧达莫片 50 mg po tid 和芦丁片 20 mg po tid。

第 3 天:患儿出现腹痛,脐上及剑突下明显,考虑过敏性紫癜累及消化道可能,夜间疼痛加重,经家属同意后立即使用甲泼尼龙针 40 mg ivgtt qd。

第 6 天:患儿未诉特殊不适,双下肢皮肤紫癜基本消退,无新发紫癜,余无不适,停用糖皮质激素。

第 8 天:患儿诉无腹痛、食欲缺乏,双下肢皮肤紫癜消退,无新发紫癜,余无不适,给予血常规、尿常规、肝肾功能、凝血功能无异常,患儿病情稳定出院。

出院诊断为过敏性紫癜。出院医嘱:芦丁片 20 mg po tid;双嘧达莫片 50 mg po bid;维生素 C 片 0.2 g po tid;醋酸钙颗粒 0.2 g po bid。

（三）药物治疗方案分析

根据《儿科学》（第8版）该病无特异性诊断试验，同时也无特异性的治疗方案。治疗过程中积极寻找和去除病因，如控制感染，补充维生素等。患儿入院后无感染指征，同时C反应蛋白、红细胞沉降率、病毒感染筛查均为阴性，考虑非感染因素所致，所以暂未给予抗感染治疗。西咪替丁是一种强效H_2受体阻滞剂，与维生素C合用增强毛细血管抵抗力、降低毛细血管通透性及脆性，从而减轻皮肤黏膜及内脏器官的水肿、出血，同时发挥保护胃黏膜的作用。

过敏性紫癜患儿早期存在明显的高黏滞血症，血流缓慢，使肾缺血加重，加剧肾损害，肝素可刺激内皮细胞释放内源性类肝素物质，加强抗血栓作用，有效改善过敏性紫癜患儿的血液高凝状态，改善肾供血情况，预防肾损害的发生。对肾小球疾病，肝素可补充丢失的阴电荷，维护肾小球的电荷屏障，阻止白蛋白漏出，达到保护肾小球的功能。但与双嘧达莫联合使用是可加重出血的风险，临床药师在监护过程中提醒医师注意监测凝血功能。

根据《儿童过敏性紫癜循证诊治建议》，糖皮质激素适用于过敏性紫癜胃肠道症状、关节炎、血管神经性水肿、肾损害较重及表现为其他器官的急性血管炎患儿。过敏性紫癜有高凝状态，糖皮质激素可加重高凝状态，需谨慎使用。在患儿的症状缓解后考虑停用。

（四）药学监护

1. 有效性监护　临床药师监护患儿的皮疹变化，以及有无其他部位的累及。患儿入院时双下肢及双足散在暗红色皮疹，在患儿卧床休息的基础上，给予抗凝、改善循环、补充维生素等处理，患儿的皮疹逐渐消退。在患儿出现腹痛后，关注患儿腹痛的性质，以及甲泼尼龙应用后的体征变化。用药后3 d后，患儿腹痛缓解，且未进一步累及关节、肾脏等部位，提示上述治疗有效。

2. 安全性监护　患儿治疗过程的药物相对不良反应较小。密切关注凝血指标变化，尤其是肝素和双嘧达莫可致出血风险增加。出院时患儿指标正常。维生素C快速静脉注射可引起头晕、昏厥，应予以避免。西咪替丁用药期间检查肾功能和血常规。患儿用药期间无不良反应的发生。

3. 依从性监护　家属对疾病认知度：中；医患沟通较容易，对患儿比较关心。住院期间依从性良好。

（五）用药教育

患儿出院口服用药较多，首先进行用药依从性的教育。本病病程一般1～2周至1～2个月，少数可长达数月或1年以上。本病的远期预后取决于肾脏是否受累及程度，一旦迁延肾，影响较大。故应做好用药依从性。每周需复查尿常规，观察有无尿蛋白，确定肾是否受累。同时注意生活方式，避免剧烈运动，避免受凉，避免鱼虾、鸡蛋、牛奶等易致敏食物。遵照医嘱用药，不可较大剂量使用维生素C，可引起尿结石，服用过量（每天1 g以上）可引起腹泻、皮肤红而亮、头痛、尿频、恶心、呕吐、胃痉挛。芦丁片注意遮光、密闭保存。双嘧达莫长期服用可引起头晕、头痛、呕吐、腹泻。醋酸钙颗粒，可能出现打嗝、便秘，过量还可引起高钙血症。如有上述不适，告知医生。

第六节　急性白血病

一、疾病概述

(一)定义

白血病(leukemia)是造血组织中某一血细胞系统过度增生,浸润到各组织和器官,从而引起一系列临床表现的恶性血液病,是我国最常见的小儿恶性肿瘤。急性白血病占90%~95%,慢性白血病仅占3%~5%。目前认为白血病的发生与病毒、电离辐射、化学药物及遗传因素有关。儿童急性白血病一般起病较急,少则几天多则数月,也有部分患儿起病时症状缓慢。早期症状有面色苍白、精神不振、乏力、食欲缺乏、鼻出血或齿龈出血等;少数患儿以发热和类似风湿热的骨关节痛为首发症状。临床表现合并有发热、贫血、出血,以及白血病细胞浸润引起的相应症状,如肝、脾、淋巴结肿大,骨和关节浸润,中枢神经系统和睾丸浸润等。

急性白血病的分类和分型对于诊断、治疗和提示预后都有意义。根据增生的白细胞种类的不同,可分为急性淋巴细胞白血病(ALL)和急性非淋巴细胞白血病(ANLL)两大类,前者占小儿白血病的70%~85%。ALL主要起源于B系或T系淋巴祖细胞,白血病细胞在骨髓内异常增生和聚集并抑制正常造血,导致贫血、血小板减少和中性粒细胞减少;白血病细胞也可侵犯髓外组织,如脑膜、性腺、胸腺、肝、脾,或淋巴结、骨组织等,引起相应病变。儿童ALL一般专指前体细胞性白血病。

药物治疗原则本节以儿童急性淋巴细胞白血病为例。

(二)药物治疗原则

儿童ALL的治疗以化疗为主,还包括支持治疗、放疗和造血干细胞移植。治疗应基于分型,一般将ALL分为3型:低危组或标危组(SR)、中危组(IR)、高危组(HR)。根据临床危险度不同分别采用不同强度的治疗方案。

1. 化疗方案　分为诱导治疗、强化治疗、维持期治疗,以及中枢神经系统白血病和睾丸白血病的预防性治疗。

(1)诱导期治疗是通过最大限度地杀灭白血病细胞,从而尽快地达到完全缓解。常用的治疗方案有VDLP或VDLD或CVDLD,具体药物有糖皮质激素包括泼尼松(VDLP方案应用)或地塞米松(VDLD方案应用)、柔红霉素、长春新碱或长春地辛、门冬酰胺酶或培门冬酶。VDLD联合使用环磷酰胺为CVDLD方案。IR和HR需要增加柔红霉素的使用次数。

(2)早期强化治疗:CAM或CAML方案,根据危险度不同给予1~2个疗程。CAM方案药物包括环磷酰胺、阿糖胞苷和6-巯基嘌呤。或者在CAM基础上加用培门冬酶组成CAML方案。

(3)巩固治疗:SR和IR采用mM方案,大剂量氨甲蝶呤联合6-巯基嘌呤,SR组大剂量氨甲蝶呤每次2 g/m²,IR组大剂量氨甲蝶呤每次5 g/m²。上述方案实施期间需要进行水化、碱化。HR患儿经CAM或CAML方案后应用HR-1′、HR-2′、HR-3′方案。HR-1′:地塞米松口服或静脉注射,联合长春新碱,根据时间点给予大剂量氨甲蝶呤-四氢叶酸钙疗法,7 h后开始给予环磷酰胺、阿糖胞苷、维生素B₆和培门冬酶;HR-2′:地塞米松、大剂量氨甲蝶呤和培门冬酶用法同HR-1′,长春新碱调为长春地辛,大剂量氨甲蝶呤结束后7 h予以环磷酰胺,柔红霉素替换HR-1′中的阿糖胞苷。HR-3′:地塞米松和培门冬酶用法同HR-1′;联合用药调整为阿糖胞苷,维生素B₆和依托泊苷。

(4)延迟强化治疗:推荐VDLD(或VDLA)方案和CAM(或CAML)方案,IR患者在继续治疗后可选择重复一次上述方案。其中 VDLA 方案是由阿糖胞苷替换 VDLD 中的柔红霉素。

（5）维持治疗：患儿一般情况良好，无严重感染，满足血象要求即可开始维持治疗。SR 和 IR 方案一致，包括 6-MP+MTX 方案（6-巯基嘌呤+氨甲蝶呤），持续至终止治疗或 6-MP+MTX/VD 方案，在 6-MP+MTX 方案每 4 周叠加使用长春新碱和地塞米松。HR 患儿采用 6-MP+MTX/CA/VDex 方案，每 4 周一个循环，持续至终止治疗。第 1~2 周 6-MP+MTX 方案，第 3 周 CA 方案（环磷酰胺+阿糖胞苷），第 4 周 VD 方案（长春新碱+地塞米松）。

（6）中枢神经系统白血病（central nervous system leukemia，CNSL）：初诊未合并 CNSL 的患儿取消放疗，在进行全身化疗的同时，采用三联鞘注。CNS2 者（CNS 分级）在诱导早期增加 1~2 次腰穿及鞘内注射至少 17~26 次，根据危险度分组可单用氨甲蝶呤或三联鞘注（氨甲蝶呤、阿糖胞苷和地塞米松）。如需放疗，可在完成延迟强化治疗后、维持治疗前接受颅脑放疗。

（7）睾丸白血病（TL）治疗：初诊时合并 TL 在全身化疗的巩固治疗结束后 B 超检查仍有病灶者进行活检，若确定白血病细胞残留者需睾丸放疗。或在全身化疗骨髓缓解的患儿出现睾丸白血病复发，也需放疗。

ALL 患儿化疗总疗程：SR 男女孩均为 2 年，IR 女孩 2 年，男孩 2.5 年，HR 男女孩均为 2.5 年。

2. 分子靶向治疗　费城染色体阳性的 ALL 患儿，化疗的同时可使用 TKI 治疗如伊马替尼或达沙替尼，以白血病微小残留（MRD）监测评估疗效，若符合 MRD-HR 标准，则升级至 HR 组的方案治疗。TKI 治疗时间至少应用至维持治疗结束。出现对达沙替尼或伊马替尼同时耐药的突变时（如 T315I 突变）可以选用敏感的第三代 TKI（如波纳替尼），并在巩固治疗后进行造血干细胞移植。

二、典型病例

（一）病例介绍

【患者基本情况】　患儿，女，11 岁，身高 138 cm，体重 42 kg，体表面积：1.29 m²。

【代主诉】　确诊急性淋巴细胞白血病 2 个月。

【现病史】　2 个月前患儿以"关节痛 26 d，发热 10 d"，入院完善相关检查，血常规：白细胞计数 22.59×10⁹/L，红细胞计数 2.97×10¹²/L，血红蛋白 88.2 g/L，血小板计数 45×10⁹/L，中性粒细胞绝对值 10.62×10⁹/L，淋巴细胞绝对值 9.80×10⁹/L。儿科实验室：急性淋巴细胞白血病骨髓象。确诊为"急性淋巴细胞白血病"。血液病（白血病）：流式细胞术（flow cytometry，FCM）图形及表型提示急性 B 淋巴细胞白血病（Com-B-ALL）。IKZF1plus 基因 CNV 检测：检测到基因 CDKN2A（EXON 2，4），CDKN2B（EXON 2），PAX5 和 RB1 杂合缺失；46 种基因突变，PHF6 阳性（提示预后欠佳）。MEF2D/ZNF384/FISH 阴性。染色体：46，XY，t（1：19）（q23；p13），+MAR，inc；第 15 天 MRD：1.26%。之后给予 VDLP 方案化疗，配合鞘内注射三联化疗药物 5 次。再次住院行 CAM 方案治疗，出院休疗。今规律治疗，门诊以"急性淋巴细胞白血病"收入院。

【既往史】　患儿平素体健，无肝炎结核接触史，有输血史，无手术、外伤史，无特殊食物及药物过敏史，无疫区疫水接触史，预防接种随当地。

【用药史及药物不良反应史】　患儿行 CAM 方案后出现呕吐，考虑化疗引起的消化道反应，及时给予护胃、止吐对症支持治后，呕吐症状好转。

【体格检查】　T 36.9 ℃，P 98 次/min，R 22 次/min，BP 102/65 mmHg。神志清，精神可，全身皮肤黏膜略苍白，无皮疹，咽腔无充血，牙龈无红肿，口腔内黏膜光滑完整，扁桃体无肿大。颈软，无抵抗。双肺呼吸音清，未闻及干、湿啰音。腹软，无压痛、反跳痛，肝脾肋下未触及，余查体未见明显异常。

【辅助检查】　血常规（急）示：白细胞计数 2.19×10⁹/L，红细胞计数 2.28×10¹²/L，血红蛋白

76.0 g/L,血小板计数 266×10⁹/L,中性粒细胞绝对值 1.15×10⁹/L。尿常规自动分析:鳞状上皮细胞 31/μL。葡萄糖测定+肾功能+血脂+肝功能+胰腺炎诊断+电解质:谷丙转氨酶 54 U/L,球蛋白 17.9 g/L。粪常规、肾功能、电解质、凝血功能、心肌酶、淀粉酶未见明显异常。细胞学及免疫分型: ①原幼细胞(B 门)占 86.2%,位于 CD45 阳性至阴性区域,高表达 CD10、CD19、CD38、CD58、 cCD79a,不表达 cIgM,其他分化抗原和胞浆抗原均不表达,提示为异常幼稚 B 淋巴细胞;②淋巴细胞 (A 门)占 1.6%,比例减低;③粒细胞(C 门)占 11.2%,比例减低;④单核细胞(D 门)占 0.3%,比例 减低。FCM 图形及表型提示急性 B 淋巴细胞白血病(Com-B-ALL)。

【入院诊断】　急性淋巴细胞白血病。

(二)药物治疗经过

第 1 天:根据《儿童急性淋巴细胞白血病诊疗规范》(2018 年版),结合患儿的化疗情况即进行 早期强化治疗的第 2 个疗程"CAML"方案:阿糖胞苷注射液 0.1 g ivgtt qd 第 1~7 天+注射用环磷酰 胺 1.3 g ivgtt qd 第 1 天+巯嘌呤片 1.3 片 po qn 第 1~7 天+培门冬酶注射液第 2 天。结合该方案引 起的化疗相关恶心、呕吐风险,给予阿扎司琼注射液 10 mg ivgtt qd 第 1 天+地塞米松磷酸钠注射液 5 mg iv qd 第 1~7 天预防止吐。临床药师通过审阅医嘱,考虑到阿扎司琼无儿童用药的安全性证 据,无儿童推荐剂量,建议更改品种,选用一代昂丹司琼、格拉司琼、托烷司琼或二代的帕洛诺司琼。 同时考虑经济性因素,推荐使用格拉司琼。

第 2 天:继续行"CAML"方案化疗,今日给予培门冬酶肌内注射,3 750 IU im qd。同时调整阿扎 司琼为格拉司琼 1.5 mg iv qd 第 2~7 天。

第 4 天:给予重组人粒细胞刺激因子 200 μg iv qd,第 4~7 天。

第 5 天:给予阿糖胞苷+氨甲蝶呤+地塞米松(0.035 g+12.5 mg+5 mg)鞘内注射。

化疗第 4 天,患儿出现了骨髓抑制,白细胞计数 0.75×10⁹/L,中性粒细胞绝对值 0.56×10⁹/L,给 予升白处理后恢复正常,化疗期间复查脑脊液常规生化未见明显异常;脑脊液甩片:未见白血病细 胞。第 9 天患儿一般状况可,复查血常规:白细胞计数 4.47×10⁹/L,中性粒细胞绝对值 4.33×10⁹/L,顺 利出院。出院诊断:急性淋巴细胞白血病。出院医嘱:复方磺胺甲噁唑每天 2 次,按要求口服(中性 粒细胞<1.0×10⁹/L 时,每天吃;>1.0×10⁹/L 时,吃 3 d 停 4 d)。

(三)药物治疗方案分析

化疗是儿童急性淋巴细胞白血病治疗的关键手段。治疗初期诱导治疗能迅速杀伤白血病细 胞,然后通过后续的强化和巩固治疗进一步降低残留癌细胞,并预防中枢神经系统复发。根据《儿 童急性淋巴细胞白血病诊疗规范》(2018 年版)患儿诱导期给予 VDLP 方案及鞘内注射三联化疗药 物 5 次,结合患儿年龄和 MRD 标准,患儿为中危,需要进行两个疗程的早期强化治疗,故本次入院通 过检查评估后开始进行 CAML 方案:环磷酰胺 750~1 000 mg/(m²·d),1 次,静脉滴注;阿糖胞苷 75~100 mg/(m²·次),7~8 d,每天 1~2 次静脉滴注;6-巯基嘌呤 50~75 mg/(m²·d),7~14 d,空腹 口服。培门冬酶 2 000~2 500 IU/(m²·d),第 2 天,1 次,肌内注射。患儿的体表面积 1.29 m²,经 计算上述药物的用法用量及疗程均较规范。另外初诊未合并中枢神经系统白血病的患儿取消放 疗,在进行全身化疗的同时根据危险度分组可单用 MTX 或三联鞘注,患儿为中危,故采用三联鞘注。

化疗所致恶心、呕吐(chemotherapy-induced nausea and vomiting,CINV)是儿童肿瘤治疗过程中 常见的不良反应,对于儿童频繁剧烈的呕吐会引起食欲缺乏,影响进食量,甚至可导致营养缺乏,免 疫力下降,严重的还可能造成水、电解质紊乱,因此,需要积极进行防治。根据《肿瘤药物治疗相关 恶心呕吐防治中国专家共识》(2019 年版)化疗药物的致吐风险分级,可分为高致吐风险、中致吐风 险、低致吐风险、轻微致吐风险。患儿静脉给予环磷酰胺≤1.5 g/m² 属于中致吐风险药物。止吐治 疗应先于抗肿瘤治疗,根据拟行抗肿瘤治疗方案的致吐风险、患者自身的高危因素、既往发生恶心呕吐的严重程度,制订个体化的防治方案。据《儿童肿瘤化疗相关恶心呕吐药物治疗的研究进展》,中致吐风险化疗方案建议5-HT₃联合地塞米松或阿瑞匹坦,采用二联方案。患儿初始止吐方案为阿扎司琼+地塞米松,经过临床药师的分析及阿扎司琼在儿童中使用的不确定性,后期调整为格拉司琼+地塞米松。

(四)药学监护

1. 有效性监护　多数化疗药物不易进入血脑屏障和睾丸而使其成为白血病细胞的"庇护所",会因中枢神经系统或睾丸系统复发引起治疗的失败。该病例为女孩,其化疗的有效性与其中枢神经系统的复发相关,患儿治疗后脑脊液常规生化未见明显异常,脑脊液甩片:未见白血病细胞。另外骨髓细胞形态学和MRD水平评估不在本阶段进行,故未进行监护。同时给予二联止吐方案和重组人粒细胞刺激因子治疗后,患儿未发生化疗相关性恶心、呕吐,以及骨髓抑制情况得到改善,均提示治疗有效。

2. 安全性监护　化学治疗的不良反应较多,骨髓抑制常引起感染,贫血,以及肝肾、心脏等器官损伤。根据患儿的体重精准计算给药剂量,避免药物剂量不当引起的不良反应。本病例化疗期间出现骨髓抑制,监护患儿在此期间是否出现发热,炎症指标的变化,以及咳嗽咳痰等症状。应用环磷酰胺时注意多饮水,注意出血性膀胱炎的发生;应用阿糖胞苷时注意阿糖胞苷综合征的发生(症状为阿糖胞苷综合征多出现于用药后6～12 h,有骨痛或肌痛、咽痛、发热、全身不适、皮疹、眼睛发红等表现);应用巯嘌呤注意高尿酸血症的发生;监测心肺功能,应用培门冬酶需警惕过敏反应及胰腺炎的发生。通过用药教育提醒患儿多饮水,并密切监护患儿的体征,以及脂肪酶、淀粉酶、肝肾功能指标、电解质、凝血功能变化等,患儿未出现除骨髓抑制外的其他不良反应。

3. 依从性监护　家属对疾病认知度:中;医患沟通较容易,对患儿比较关心。整体依从性良好。

(五)用药教育

整个化疗期间嘱患儿多饮水,观察尿液颜色,注意保暖,口腔及肛周的护理,预防感染。培门冬酶应注意过敏反应、凝血功能异常及急性胰腺炎的发生,用药期间低糖低脂饮食,避免暴饮暴食。从用药前3 d开始控制饮食,选择清淡易消化的食物,延续至用药后2～4周,一旦出现腹痛及时就医。复方磺胺甲噁唑用于预防卡氏肺孢子虫肺炎,需要长期应用至整个化疗期结束。监测血常规、肝肾功能,按医嘱要求规律服用,使用过程中多饮水,必要时联合使用碳酸氢钠。

参考文献

[1]王卫平,孙锟,常立文. 儿科学[M]. 9版. 北京:人民卫生出版社,2018.

[2]王天有,申昆玲,沈颖. 诸福棠实用儿科学[M]. 9版. 北京:人民卫生出版社,2022.

[3]中华医学会儿科学分会. 儿科呼吸系统疾病诊疗规范[M]. 北京:人民卫生出版社,2017.

[4]国家卫生计生委儿童用药专家委员会,中华医学会儿科学会和呼吸学组,中国医师协会儿科医师分会儿童呼吸专业委员会,等. 儿童喘息性疾病合理用药指南[J]. 中华实用儿科临床杂志,2018,33(19):1460-1472.

[5]中华医学会儿科学分会. 中国儿童咳嗽诊断与治疗临床实践指南[J]. 中华儿科杂志,2021,59(9):720-729.

[6]国家儿童医学中心(北京). 儿童常用雾化吸入药物处方审核建议[J]. 中国实用儿科杂志,2020,35(2):81-88.

[7]SOUTH AFRICAN THORACIC SOCIETY. Diagnosis and management of community-acquired pneumonia in children:South African Thoracic Society guidelines[J]. Afr J Thoracic Crit Care Med,2020,26(3),95-116.

[8] 中华人民共和国国家健康委员会,国家中医药局. 儿童社区获得性肺炎诊疗规范(2019 年版)[J]. 中华临床感染病杂志,2019,12(1):6-13.

[9] 刘瀚旻,马融. 儿童肺炎支原体肺炎中西医结合诊治专家共识(2017 年制定)[J]. 中国实用儿科杂志,2017,32(12):881-885.

[10] 中华儿科杂志编辑委员会,中华医学会儿科学会呼吸学组,中国医师协会儿科医师分会儿童呼吸专业委员会. 儿童支气管哮喘规范化诊治建议(2020 年版)[J]. 中华儿科杂志,2020,58(9):708-717.

[11] 中国儿科相关医学专家组. 支气管舒张剂在儿童呼吸道常见疾病中应用的专家共识[J]. 临床儿科杂志,2015,33(4):373-379.

[12] 鲍一笑,陈爱吹,符州,等. 儿童支气管哮喘诊断与防治指南(2016 年版)[J]. 中华儿科杂志,2016,53(4):167-181.

[13] 中国抗癫痫协会.《临床诊疗指南·癫痫病分册》[M]. 北京:人民卫生出版社,2015.

[14] 中华医学会儿科学分会肾脏病学组. 儿童激素敏感、复发/依赖肾病综合征诊治循证指南[J]. 中华儿科杂志,2017,55(10):729-734.

[15] ELKINS C,FRUH S,JONES L,et al. Clinical Practice Recommendations for Pediatric Dyslipidemia [J]. Pediatr Health Care,2019,33(4),494-504.

[16] 中国医师协会风湿免疫科医师分会,中华医学会风湿病学分会,中华医学会骨质疏松和骨矿盐疾病分会,等. 2020 版中国糖皮质激素性骨质疏松症防治专家共识[J]. 中华内科杂志,2021,60(1):13-21.

[17] 吴小川. 儿童过敏性紫癜循证诊治建议[J]. 中华儿科杂志,2013,51(7):502-507.

[18] PATEL P,ROBINSON P D,COHEN M,et al. Prevention of acute and delayed chemotherapy-induced nausea and vomiting in pediatric cancer patients:A clinical practiceguideline[J]. Pediatr Blood Cancer,2022,69(12):e30001.

[19] 姜文奇,巴一,冯继锋,等. 肿瘤药物治疗相关恶心呕吐防治中国专家共识(2019 年版)[J]. 中国医学前沿杂志(电子版),2019,11(11):16-26.

[20] 李英,赵文,成晓玲,等. 儿童肿瘤化疗相关恶心呕吐药物治疗的研究进展[J]. 中国小儿血液与肿瘤杂志,2018,23(6):333-336.

第十三章 妇科疾病

妇科学是医学的一门重要学科。妇女出生后发育成熟、结婚、生儿育女、更年期和老年期都有各期相关变化，与之相伴而来的妇科疾病也很多，如炎症、内分泌、肿瘤及其他相关妇科疾病也需要诊治。妇科疾病一般是指女性特有的疾病，包含的种类繁多。常见的妇科疾病包括女性生殖系统炎症，如阴道炎、宫颈炎症、盆腔炎性疾病等；生殖内分泌疾病，如功能失调性子宫出血、闭经、多囊卵巢综合征、痛经、经前期综合征、绝经综合征、高催乳素血症、性早熟等；药物流产和避孕，以及女性生殖器肿瘤。

第一节 女性生殖系统炎症

一、疾病概述

(一)定义

女性生殖系统炎症包括下生殖道的外阴、阴道、宫颈及盆腔内的子宫、输卵管、卵巢、盆腔腹膜、子宫旁结缔组织所发生的炎症。根据炎症所在部位的不同而表现出不同的症状，其主要临床表现为外阴瘙痒、疼痛，甚至溃烂，以及阴道分泌物增多、宫颈充血、下腹部及腰骶部疼痛等症状。急性盆腔炎还可引起弥漫性腹膜炎、败血症、感染性休克，严重者可危及生命。

(二)药物治疗原则

从用药方式上主要有全身用药和局部用药，常需考虑性伴侣治疗。由厌氧菌感染引起的，治疗用药以甲硝唑和替硝唑等硝基咪唑类抗菌药为主；由真菌感染引起的，治疗用药以唑类药物(氟康唑、咪康唑、克霉唑)和制霉菌素为主；另外还有淋病奈瑟球菌、沙眼衣原体等病原菌引起，治疗用药以头孢曲松和氧氟沙星为主。复杂的生殖系统炎性疾病，病原体种类多，治疗用药需覆盖需氧菌、厌氧菌、衣原体和真菌等。如经验用药后疗效不显著或病情加重，需根据药敏试验结果及时改用相应的抗菌药物。

二、典型病例

(一)病例介绍

【患者基本情况】 患者女,33 岁,身高 162 cm,体重 60.0 kg,BMI 22.9 kg/m^2。

【主诉】 阴道异常流液 2 月余。

【现病史】 患者 2 月余前无明显诱因出现阴道异常流液,黄色稀薄液体,不伴有异味,不伴有腹痛、恶心、二便改变,未予以特殊处理。1 个月前至当地县医院就诊,给予外阴洗剂(具体不详),症状未见明显改善。后至市医院就诊,行超声检查:子宫及双附件区未见明显占位性病变。白带常规:未见明显异常,给予头孢泊肟酯 50 mg po bid,医用抗菌凝胶敷料外阴局部用药 7 d,上述症状消失。遵医嘱 7 d 后停药,上述症状再次出现,遂至本院就诊,行白带常规:乳酸杆菌(少量或无);细菌性阴道病(+),阴道清洁度(Ⅲ),给予口服甲硝唑片 0.1 g tid,康妇凝胶外阴局部应用,因应用康妇凝胶过敏自行停药,上述症状无明显改善,改用雌二醇凝胶腹部涂抹,效果欠佳。今为求进一步诊治,门诊以"阴道异物"收入院。自发病以来,食欲正常,睡眠正常,大小便正常,精神正常,体重无减轻。

【用药史及药物不良反应史】 用药史:头孢泊肟酯 50 mg po bid,医用抗菌凝胶敷料外阴局部用药(7 d),甲硝唑片 0.1 g po tid,雌二醇凝胶腹部涂抹。既往康妇凝胶过敏。

【体格检查】 T 36.5 ℃,P 80 次/min,R 20 次/min,BP 124/76 mmHg。发育正常,营养良好,体型匀称,神志清楚,自主体位,正常面容,表情自如,查体合作。全身皮肤黏膜无黄染,无皮疹、皮下出血、皮下结节、瘢痕,毛发分布正常,皮下无水肿,无肝掌、蜘蛛痣。全身浅表淋巴结未触及。头颅无畸形、压痛、包块。听力正常。扁桃体无肿大,声音正常。颈软、无抵抗。甲状腺无肿大、无压痛、震颤、血管杂音。呼吸运动正常。乳房正常对称、无包块、红肿、压痛,左、右乳头无分泌物。呼吸运动正常,叩诊清音,双肺呼吸音清,无胸膜摩擦音。心尖搏动正常,无心包摩擦音。左、右肾区无叩击痛,输尿管点无压痛,肠鸣音正常。脊柱活动正常,四肢活动自如。腹壁反射正常,肌张力正常。子宫体有压痛,双附件区压痛。外阴潮红,可见少量淡黄色稀薄分泌物。

【辅助检查】 超声:子宫及双附件区未见明显占位性病变。白带常规:阴道清洁度(Ⅱ);霉菌菌丝(-);霉菌孢子(-);滴虫(-);乳酸杆菌(少或无);细菌性阴道病(+)。阴道分泌物支原体、衣原体检验:解脲支原体(-);淋球菌(-);沙眼衣原体(-)。

【入院诊断】 ①阴道排液;②细菌性阴道炎。

(二)药物治疗经过

入院后完善相关检查,排除手术禁忌,于全身麻醉下行宫腔镜探查术及宫腔粘连松解术。术前半小时及术后给予抗菌药物头孢呋辛 1.5 g ivgtt qd+奥硝唑氯化钠 500 mg ivgtt qd 预防感染及适当补液等对症支持治疗。入院第 3 天加用奥硝唑氯化钠针 500 mg qd 阴道冲洗治疗细菌性阴道病。入院第 5 天复查白带常规,阴道分泌物五联检结果:过氧化氢(+),白细胞酯酶(+),唾液酸苷酶(+),阴道清洁度Ⅲ度,白细胞 5~15/HP,细菌性阴道病(BV)(+)。继续给予抗感染、阴道冲洗。入院第 6 天特殊细菌涂片检查(革兰氏染色)+一般细菌培养及鉴定:化脓性链球菌,给予头孢克肟胶囊 0.1 g po bid、甲硝唑 0.1 g po tid、奥硝唑及多聚长效抗菌膜液材料阴道冲洗。出院诊断:①细菌性阴道炎;②腹腔积液;③子宫肌瘤。出院带药:头孢克肟胶囊 0.1 g po bid;甲硝唑 0.1 g po tid;外用奥硝唑冲洗外阴及阴道。1 个月后门诊复查。

(三)药物治疗方案分析

根据《抗菌药物临床应用指导原则》(2015 年版),该患者拟行的宫腔镜探查术及宫腔粘连松解术,属于清洁-污染手术,此类手术部位存在大量人体寄殖菌群,手术时可能污染手术部位导致感染,故此类手术通常需预防用抗菌药物。根据 2015 版指导原则附表 2 抗菌药物在围手术期预防应用的品种选择,该手术可能的污染菌为革兰氏阴性杆菌、肠球菌属、链球菌、厌氧菌,可以选用的抗菌药物为:第一、二代头孢菌素±甲硝唑,或头霉素类。该治疗方案所选用预防用抗菌药物为头孢呋辛+奥硝唑,头孢呋辛为第二代头孢菌素类抗菌药物,对革兰氏阳性球菌的活性与一代头孢菌素相仿或略差,对部分革兰氏阴性杆菌具有抗菌活性,奥硝唑为硝基咪唑类抗菌药,主要对厌氧菌有效,两者联用覆盖了可能的污染菌。

患者白带常规结果如下。阴道分泌物五联检:过氧化氢(+),白细胞酯酶(+),唾液酸苷酶(+),阴道清洁度Ⅲ,白细胞(WBC)5-15/HP,细菌性阴道病(BV)(+);特殊细菌涂片检查(革兰氏染色)+一般细菌培养及鉴定:化脓性链球菌,给予头孢克肟胶囊0.1 g po bid、甲硝唑0.1 g po tid、奥硝唑及多聚长效抗菌膜液材料阴道冲洗。细菌性阴道病是指阴道内正常菌群失调,乳酸杆菌明显减少,多种致病菌大量繁殖并伴有阴道分泌物性质改变的一组综合征,根据《细菌性阴道病诊治指南》(2021 版),细菌性阴道病选用抗厌氧菌药物,主要有硝基咪唑类药物(甲硝唑、替硝唑和吗啉硝唑)、克林霉素。针对细菌性阴道病反复发作者可沿用复发前的治疗方案。患者细菌培养为化脓性链球菌,为革兰氏阳性菌,头孢克肟为第三代头孢菌素类抗菌药物,对革兰氏阴性菌及革兰氏阳性菌均有抗菌活性;甲硝唑及奥硝唑为硝基咪唑类抗菌药,主要对厌氧菌有效;多聚长效抗菌膜液材料是一种具有长效抗菌、强效杀菌功能的第七代季铵盐产品,可同时杀灭细菌、真菌、病毒,对混合感染有很好的治疗作用。该患者前几次治疗间断应用头孢泊肟、甲硝唑,效果欠佳,此次需遵医嘱规律用药、联合治疗。

(四)药学监护

1. 有效性监护　观察是否仍有阴道流液情况;复查白带常规是否仍有细菌感染。
2. 安全性监护　应用头孢呋辛时,对有青霉素或β-内酰胺酶过敏史者应加以特别注意,对头孢类抗生素过敏者禁用,一旦出现过敏反应需马上停药。常见的不良反应有舌炎、恶心、呕吐、腹泻、胃灼热、腹痛感等胃肠道反应,偶尔出现荨麻疹、皮疹、皮肤瘙痒、关节痛等过敏反应。奥硝唑用药期间可能出现的不良反应:轻度胃部不适、胃痛、口腔异味等消化系统反应;头痛、困倦、眩晕、颤抖、四肢麻木、痉挛和精神错乱等神经系统反应;皮疹、瘙痒等过敏反应。使用过程中如有异常神经症状反应即停药,并进一步观察治疗。用药期间,药师应关注药物的不良反应。
3. 依从性监护　奥硝唑静脉滴注时间不少于30 min,药师需告知患者,不可自行调节静脉滴注速度。按疗程用药,不可在疗程结束前因症状减轻或消失就停止用药,造成再次感染。

(五)用药教育

用药期间及停药24 h 内禁止饮酒;性伴侣也需同时进行治疗;痊愈前禁止无保护性性交;内裤、洗浴用毛巾等物品应煮沸5~10 min 以避免再次感染;治疗期间保持外阴清洁,勤洗外阴,勤换内裤。月经期间应暂停使用阴道局部用药。

第二节　生殖内分泌疾病

一、疾病概述

(一)定义

女性生殖内分泌疾病是女性常见的疾病,其主要表现为下丘脑-垂体-卵巢内分泌轴异常所引起的症状。临床常见的有女性性早熟、经前期综合征、功能失调性子宫出血、痛经、多囊卵巢综合征、高催乳素血症,以及绝经综合征。

(二)药物治疗原则

功能失调性子宫出血治疗原则是出血阶段应迅速有效止血及纠正贫血,止血后应尽可能明确病因进行针对性治疗,选择合适方案,控制月经周期或诱导排卵,预防复发及远期并发症。无排卵性功能失调性子宫出血可用大剂量雌激素的内膜修复,孕激素内膜脱落法,高效合成孕激素内膜萎缩法,三代短效口服避孕药。排卵性功能失调性子宫出血一般用对症止血治疗,或出血前补充孕激素或人绒毛膜促性腺素或氯米芬改善卵泡发育及随后的黄体功能。调整月经周期,用于避免异常出血复发,可用孕激素治疗,雌孕激素序贯法治疗,口服避孕药治疗。有生育要求者应进行排卵治疗诱发排卵,青春期无生育要求的无排卵性功能失调性子宫出血患者,不推荐使用促排卵药物,有生育需求的,无排卵不孕患者,可针对病因促排卵,可以选用的药物有氯米芬或者促性腺激素。

多囊卵巢综合征药物治疗原则是调整月经周期,避免子宫内膜增生及病变;治疗高雄激素与胰岛素抵抗,避免对代谢和生育的不利影响;有生育要求者应促进生育。调整月经周期可采用口服避孕药、孕激素后半周期疗法或人工周期治疗,其中口服避孕药治疗为首选。高雄激素的治疗采用口服避孕药,必要时尝试螺内酯、氟他胺等抗雄激素药物,但需要同时做好避孕。有肥胖或胰岛素抵抗的患者,首先是减重、生活方式调整,二线治疗为采用胰岛素增敏剂如二甲双胍。有生育要求者应行促进生育治疗,采用枸橼酸氯米芬促排卵,若无效可用促性腺激素注射。

闭经的治疗原则包括内分泌治疗,目的在于维持女性生殖系统乃至全身健康状态,包括心血管系统、骨骼及骨代谢、神经系统等,同时维持第二性征及月经周期。治疗方法包括:雌孕激素替代治疗;孕激素后半周期疗法;口服避孕药;抑制泌乳素过多分泌;甲状腺功能减退症引起者应行甲状腺素替代治疗;促生长治疗。有生育要求者应行促进生育治疗。诱发排卵可用雌激素、枸橼酸氯米芬或者促性腺激素;催乳素过高者用溴隐亭可恢复排卵。

二、典型病例

(一)病例介绍

【患者基本情况】　女性,16 岁,身高 155 cm,体重 52 kg,BMI 21.6 kg/m^2。

【主诉】　月经紊乱 2 年余,阴道不规则出血 2 月余。

【现病史】　因月经紊乱 2 年余,阴道不规则出血 2 月余入院。2 年余前无明显诱因出现月经紊乱,主要表现为月经淋漓不净,月经期延长,月经周期及月经量尚正常,曾于当地医院口服中药治疗,效差。2 年前月经周期较前改变,月经量较前增多,曾于我院门诊就诊,查彩超提示子宫畸形,双子宫可能。给予口服屈螺酮炔雌醇片(Ⅱ)、生血宝等药物对症治疗 3 月余,月经淋漓不断症状未见好转,月经周期及经量正常。为进一步治疗再次于门诊就诊,给予雌二醇片/雌二醇地屈孕酮片、榆栀止血颗粒对症治疗 3 月余后,月经周期、经期及月经量均恢复正常。但雌二醇片/雌二醇地屈孕酮片停药后,再次出现月经周期紊乱,25～75 d 不等,月经量及经期尚正常,未规律服用药物周期治疗。2 月余前无明显诱因再次出现阴道不规则出血,淋漓不净至今,前期出血量少,呈点滴状,后期出血量偏多,约为平素月经量,色暗红,伴血凝块,无腹痛、发热、腹泻等不适。自行给予口服"雌二醇片/雌二醇地屈孕酮片和断血流片"药物治疗,效差,阴道淋漓出血至今。今为进一步治疗来我院,门诊以"异常子宫出血"收入院。发病以来,神智清,精神状态良好,食欲正常,睡眠正常,大小便正常,体重无减轻。

【用药史及药物不良反应史】　不详。

【体格检查】　T 36.8 ℃,P 68 次/min,R 17 次/min,BP 120/60 mmHg。发育正常,营养良好,体型匀称,神志清楚,自主体位,正常面容,表情自如,查体合作。全身皮肤黏膜无黄染,无皮疹、皮下出血、皮下结节、瘢痕,毛发分布正常,皮下无水肿,无肝掌、蜘蛛痣。全身浅表淋巴结未触及。头颅无畸形、压痛、包块。听力正常。扁桃体无肿大,声音正常。颈软、无抵抗。甲状腺无肿大、无压痛、震颤、血管杂音。呼吸运动正常。乳房正常对称、无包块、红肿、压痛,左、右乳头无分泌物。呼吸运动正常,叩诊清音,双肺呼吸音清,无胸膜摩擦音。心尖搏动正常,无心包摩擦音。左、右肾区无叩击痛,输尿管点无压痛,肠鸣音正常。脊柱活动正常,四肢活动自如。腹壁反射正常,肌张力正常。妇科检查:外阴发育正常,未婚未产式,可见陈旧性血迹。肛诊子宫后位,体积偏大,双附件未触及明显异常。

【辅助检查】 血常规:红细胞计数 $3.25×10^{12}/L$,血红蛋白 52.0 g/L,血小板计数 $378×10^9/L$。盆腔超声:子宫畸形,考虑双子宫可能性大;左侧宫颈腺囊肿。盆腔纵切面可先后显示两个子宫体,宫底水平两个子宫间有间隙,见两个内膜回声,宫体水平呈分叶状。左侧子宫宫体大小约 51 mm×41 mm×37 mm,宫颈长约 28 mm,内膜厚 7 mm。宫颈处可见两个囊性回声,较大者大小约 5 mm×4 mm。右侧子宫宫体大小约 50 mm×39 mm×33 mm,宫颈长约 29 mm,内膜厚 8 mm。轮廓清晰,形态失常,肌层回声均匀。

【入院诊断】 ①异常子宫出血;②慢性失血性贫血。

(二)药物治疗经过

因患者存在重度贫血,在家属知情同意并签字后给予申请悬浮红细胞4 U,经三查八对无误,输注前给予地塞米松10 mg,开始给予静脉滴注悬浮红细胞4 U。输注结束后给予0.9%氯化钠注射液冲管。输注中及输注后无发热、寒战、皮疹等输血反应。输血后患者头晕、心慌、乏力、胸闷及精神状态明显好转,且血红蛋白52.0 g/L升高至89.0 g/L。入院第2天患者出现阴道出血,出血量同月经量,给予止血及缩宫素药物治疗。入院第3天,患者阴道出血量同较前减少,继续给予止血(氨甲环酸注射液1 g ivgtt qd、榆栀止血颗粒10 g po tid和蔗糖铁注射液0.1 g ivgtt qod)及缩宫素药物治疗。同时给予屈螺酮炔雌醇片,一天2次,一次两片口服药物治疗。入院第4天患者一般情况可,阴道出血极少量,患者及家属要求出院,告知院外继续口服屈螺酮炔雌醇片1次1片,1天2次,出血完全停止3 d后,更改为1次1.5片,1天1次,连用3 d后,更改为1次1片,1天1次,连续服用。用药期间每周复查血常规,直至血红蛋白升高至100 g/L,停用屈螺酮炔雌醇片。出院诊断:①异常子宫出血;②慢性失血性贫血;③双子宫;④重度贫血。院外继续口服琥珀酸亚铁片,定期复查血常规。

(三)药物治疗方案分析

根据由中华医学会妇产科学分会妇科内分泌学组2014年制定发布的中国《异常子宫出血诊断与治疗指南》,出血期止血并纠正贫血,血止后调整周期预防子宫内膜增生和子宫出血复发,有生育要求者促排卵治疗。止血的方法包括孕激素子宫内膜脱落法、大剂量雌激素内膜修复法、短效口服避孕药或高效合成孕激素内膜萎缩法和诊刮。辅助止血的药物还有氨甲环酸等。该患者因存在重度贫血,给予静脉输注悬浮红细胞。输血后,贫血得到一定的纠正。止血使用氨甲环酸注射液1 g ivgtt qd、榆栀止血颗粒10 g po tid和蔗糖铁注射液0.1 g ivgtt qod。调整周期的方法主要是后半期孕激素治疗、雌孕激素序贯法治疗,以及口服避孕药治疗。该患者使用屈螺酮炔雌醇片用来调整周期。有生育要求者促排卵治疗,该患者暂时没有生育要求,并未给促排卵药物。出院后口服琥珀酸亚铁片,持续改善贫血状态。

(四)药学监护

1.有效性监护 观察是否仍有阴道出血情况;复查实验室检查的血常规中红细胞及血红蛋白量是否正常;关注月经周期是否正常。

2.安全性监护 应用雌激素时,诊断功能失调性子宫出血前需先进行凝血功能检查,排除血液系统疾病,6个月内患有活动性静脉或动脉血栓栓塞性疾病者、血卟啉病者不宜使用雌激素;应用雌激素止血过程中应注意血栓可能;止血后减量过程中,每次减量不得超过之前24 h总量的1/3,否则易发生再次出血,如再次出血需恢复原剂量。应用孕激素内膜脱落法止血时,停药后会发生撤退出血,出血量可能多于月经量,这是正常现象,可以合用止血药;如不出现撤退出血,可能有内源性雌激素水平过低。

3. 依从性监护　口服屈螺酮炔雌醇片需根据出血情况更改剂量,连续服用用药期间每周应复查血常规,至血红蛋白升高至一定水平才可停药。

(五)用药教育

口服避孕药可能加重肝病、心脏病、肾病、高血压、乳腺增生症、乳腺癌、子宫肿瘤、血液病和血栓性疾病等疾病病情,因此,在用药前应排除上述疾病禁忌。雌、孕激素的长期使用可带来一定不良反应,因此,止血后调整周期为 3 个周期一个疗程,不宜长期用药。功能失调性子宫出血的复发率高,需注意复查。

第三节　药物流产

一、疾病概述

(一)定义

药物流产是常用终止妊娠方法之一,是用药物终止早孕的一种避孕失败的补救措施,我国目前用于药物流产的药物主要是米非司酮配伍米索前列醇。

(二)药物治疗原则

药物流产的药物治疗原则为米非司酮配伍米索前列醇。米非司酮给药后 24~36 h 子宫收缩才增加,可以增加子宫肌层对前列腺素的敏感性,序贯合用米索前列醇可以减少米非司酮的不良反应,提高完全流产率。米非司酮服用分为顿服法和分次服药法,米索前列醇可以口服、经阴道、颊黏膜含服或舌下途径给药。

二、典型病例

(一)病例介绍

【患者基本情况】　女性,36 岁,身高 162 cm,体重 56 kg,BMI 21.3 kg/m^2。

【主诉】　停经 3 月余,彩超提示胚胎停育 2 d。

【现病史】　平素月经规律,3~4/30 d,末次月经时间 3 个月前,停经 40 d 自测尿人绒毛膜促性腺素弱阳性,遂查血人绒毛膜促性腺素阳性。孕 50 余天出现恶心、呃逆等不适,可忍受,未特殊诊治,现症状缓解。孕 45 d 查彩超:宫内早孕,单活胎。孕早期无毒物、药物、放射线接触史。2 d 前行超声示:宫内早孕,未见胎心搏动,宫腔内囊性回声,范围 57 mm×37 mm,内可见明显胚芽及卵黄囊。遂来我院行彩超:宫内早孕,胚胎停止发育,宫腔内囊性回声,范围 53 mm×38 mm,内可见明显胚芽及卵黄囊,胚芽长约 6 mm,未见原始心管搏动。现为进一步诊治,门诊以稽留流产,孕 5 产 2 为诊断收住入院。自停经以来,饮食睡眠良好,二便正常,体重无明显增加。

【用药史及药物不良反应史】　不详。

【体格检查】　T 36.5 ℃,P 78 次/min,R 20 次/min,BP 110/60 mmHg。发育正常,营养良好,体型匀称,神志清楚,自主体位,正常面容,表情自如,查体合作。全身皮肤黏膜无黄染,无皮疹、皮下出血、皮下结节、瘢痕,毛发分布正常,皮下无水肿,无肝掌、蜘蛛痣。全身浅表淋巴结未触及。头颅无畸形、压痛、包块。听力正常。扁桃体无肿大,声音正常。颈软、无抵抗。甲状腺无肿大,无压痛、震颤、血管杂音。呼吸运动正常。乳房正常对称、无包块、红肿、压痛,左、右乳头无分泌物。呼吸运动正常,叩诊清音,双肺呼吸音清,无胸膜摩擦音。心尖搏动正常,无心包摩擦音。左、右肾区无叩击痛,输尿管点无压痛,肠鸣音正常。脊柱活动正常,四肢活动自如。腹壁反射正常,肌张力正常。

【辅助检查】 彩超示:宫内早孕,胚胎停止发育,宫腔内囊性回声,范围 53 mm×38 mm,内可见明显胚芽及卵黄囊,胚芽长约 6 mm,未见原始心管搏动。

【入院诊断】 ①稽留流产;②孕 12 周 5 天;③孕 5 次产 2 次流 2 次;④瘢痕子宫。

(二)药物治疗经过

入院后患者一般情况可,结合患者病史及辅助检查,患者初步诊断:稽留流产。与患者及家属沟通病情后,患者及家属要求行药物引产,给予口服米非司酮 50 mg q12h,密切观察患者阴道出血情况及生命体征。入院后第 2 天无特殊不适,无腹痛,无阴道出血流液,继续给予口服米非司酮 50 mg q12h,密切观察患者阴道出血情况及生命体征。入院后第 3 天患者一般情况可,诉阴道少量出血,无阴道流液,双下肢无水肿。于晨 8:00 阴道内放置米索前列醇片 2 片,16:30 阴道少量出血,腹痛渐加重,18:00 可见排出大小约 3 cm×2 cm 妊娠组织,阴道出血量大于月经量,宫缩具体,产后给予克林霉素磷酸酯 0.6 g ivgtt q12h 预防感染、缩宫素注射液 20 U ivgtt qd 促进子宫收缩等对症处理,观察宫缩及阴道出血情况。入院第 4 天继续给予克林霉素磷酸酯 0.6 g ivgtt q12h 预防感染、缩宫素注射液 20 U ivgtt qd 促进子宫收缩等对症处理,密切观察患者阴道出血情况及生命体征。入院第 5 天患者一般情况可,阴道少量出血,少于月经量,复查彩超:宫颈内偏强回声,子宫内膜回声不均匀。嘱患者多活动,给予预防感染、促进子宫收缩、化瘀止血药益诺胶囊 0.32 g po bid+妇可靖胶囊 1.08 g po tid 等对症治疗。入院后第 8 天复查彩超:宫腔下段至宫颈管内可见范围约 49 mm×15 mm 不均质高回声,根据彩超结果给予超声引导下清宫术,术后给予预防感染、促进宫缩药物。第 10 天要求出院,出院诊断:①孕 12 周 5 天;②药物流产术后;③右侧附件囊肿;④瘢痕子宫。出院带药:益诺胶囊 2 粒/次 po bid;妇可靖胶囊 3 粒/次 po tid。

(三)药物治疗方案分析

根据《早期妊娠稽留流产治疗专家共识》,药物治疗稽留流产可以单用前列腺素类似物或加用米非司酮,研究显示,米非司酮联合米索前列醇,较单独使用米索前列醇更高效。故给予该患者米非司酮配伍米索前列醇。根据《早期妊娠稽留流产治疗专家共识》,用法为口服米非司酮 200 mg,24～48 h 后开始使用前列腺素类似物:①米索前列醇 600 μg 阴道用药;或 400 μg 舌下含服;②卡前列甲酯 1 mg 阴道用药。如果无妊娠物排出,可以间隔 3 h(口服)至 6 h(阴道用药)重复用药1 次。服用方法:口服方法为舌下含服米索前列醇 400 μg;阴道用药方法为米索前列醇 400 μg,或卡前列甲酯栓 1 mg。根据 2015 年《米非司酮配伍米索前列醇终止 8～16 周妊娠的应用指南》,米非司酮,有以下两种服药方法:①顿服法,米非司酮 200 mg 一次性口服;②分次服法,米非司酮 100 mg 每天1 次口服,连续 2 d,总量 200 mg。米索前列醇,首次服用米非司酮间隔 36～48 h(第 3 天上午)使用米索前列醇。如为门诊服药者第 3 天上午需来院口服米索前列醇 400 μg 或阴道给予米索前列醇 600 μg,如无妊娠产物排出,间隔 3 h(口服)或 6 h(阴道给药)以后重复给予米索前列醇 400 μg,最多用药次数≤4 次。药物引产组织排出不全时,需及时行清宫术。临床实际给予该患者米非司酮 50 mg po q12h+米索前列醇 400 μg 阴道用药 st。根据《早期妊娠稽留流产治疗专家共识》,药物治疗稽留流产不必常规预防性使用抗生素。该患者妊娠组织排出后实际给予克林霉素磷酸酯 0.6 g ivgtt q12h 预防感染,属于无指征使用抗菌药物。缩宫素自动物脑神经垂体中提取或化学合成而得,作用于子宫平滑肌相应受体,人工合成的本品不含加压素,无升压作用,为目前预防和治疗产后出血的一线药物。

（四）药学监护

1. 有效性监护　观察胎儿、胎盘排出情况。

2. 安全性监护　米非司酮在体内主要由肝脏的 CYP3A4 酶代谢,与酮康唑、伊曲康唑、红霉素等药物合用可能增加血清米非司酮水平。与利福平、肾上腺皮质激素和某些抗惊厥药(苯妥英钠、苯巴比妥、卡马西平等)合用,可诱导肝药物代谢酶活性,因而降低米非司酮血清水平。故本品不宜与上述药物同时使用。此外本品亦不能与灰黄霉素、非甾体抗炎药合用。米索前列醇用药后观察体温、血压、脉搏变化及恶心、呕吐、腹泻、头晕、腹痛、手心瘙痒、药物过敏等不良反应,警惕过敏性休克及喉头水肿等严重不良反应,不良反应较重者应及时对症处理。

3. 依从性监护　使用药物之后会出现出血和腹痛临床症状,不应因疼痛停止服药。

（五）用药教育

药物流产过程中几乎都会发生阴道出血,多数伴有腹痛,属于药物使用后正常的作用,不必惊慌。若药物流产后有长期大量阴道出血,应立即就医。药物流产后需警惕感染的可能,如持续发热,重度腹痛或流产后数天盆腔触痛,皆有可能为感染指征。药物流产一周内,避免服用阿司匹林等非甾体抗炎药,避免与米非司酮作用拮抗。

参考文献

[1]李继贤.妇产科内分泌治疗学[M].北京:人民军医出版社,2010.

[2]赵霞,张伶俐.临床药物治疗学妇产科疾病[M].北京:人民卫生出版社,2016.

[3]冯欣,丁新.《临床药学监护》丛书·妇科疾病雌、孕激素药物治疗的药学监护[M].北京:人民卫生出版社,2020.

[4]汤惠茹,姚吉龙.妇科内分泌疾病疑难病例荟萃[M].北京:人民卫生出版社,2018.

[5]徐丛剑,华克勤.实用妇产科学[M].4版.北京:人民卫生出版社,2018.

第十四章　血液系统疾病

血液系统是机体组成的重要系统之一,主要功能是保证各种血细胞,即红细胞、白细胞、血小板在体内的正常运行,履行其生理功能,以保障机体的健康。因此,健康人外周血中各种血细胞的质量经常保持在一定范围。机体的内外环境经常处于复杂的不断变化之中。外周血液中各种血细胞的质与量能长期维持在正常范围,是由于机体内部对血细胞的生产与破坏速度均有较完善的调控机制的结果。这些调控机制有一定的限度。若某种致病因素特别强大,超出了机体的调控能力,就会导致某一种血细胞的过多或过少,出现相应的疾病。本章以临床常见的贫血、多发性骨髓瘤、骨髓增生异常综合征、白血病和淋巴瘤等疾病为例,阐述临床药师参与血液系统疾病药学监护和药学教育等过程的要点。

第一节　贫　血

一、疾病概述

(一)定义

贫血(anemia)是人体内外周血红细胞或红细胞的体积显著减少,低于正常范围下限,不能运输足够的氧至组织而产生的综合征。我国血液病学家认为,在我国海平面地区,成年男性 Hb<120 g/L,成年女性(非妊娠)Hb<110 g/L 即为贫血。同时应注意,婴幼儿及妊娠期妇女的 Hb 浓度较成人低,久居高原地区居民的 Hb 正常值较居住在海平面地区的居民高。根据不同的临床特点,贫血有不同的分类方法。按红细胞形态学可分为大细胞性贫血、正常细胞性贫血和小细胞低色素性贫血。

(二)药物治疗原则

贫血性疾病的治疗主要分为对症治疗和对因治疗。

1. 对症治疗　目的是缓解重度血细胞减少对患者的致命威胁,为对因治疗争取时间。具体内容包括对因严重贫血威胁生命的患者输注红细胞,纠正贫血,改善体内缺氧状态;急性大量失血患者应及时输血,迅速恢复血容量并纠正贫血;对贫血合并出血者,应根据出血机制的不同采取不同的止血治疗(如重度血小板减少应输注血小板);对贫血合并感染者,应酌情予以抗感染治疗;对贫血合并其他脏器功能不全者,应根据脏器的不同及功能不全的程度而给予不同的支持治疗;先天性溶血性贫血多次输血等。

2. 对因治疗　是指针对贫血发病机制的治疗。如缺铁性贫血补铁及治疗导致缺铁的原发病;

巨幼细胞贫血补充叶酸或维生素 B_{12};溶血性贫血采用糖皮质激素治疗或脾切除术;遗传性球形红细胞增多症可行脾切除术;造血干细胞质异常性贫血采用造血干细胞移植;慢性贫血及肾性贫血采用 EPO;肿瘤性贫血采用化疗或放疗;免疫相关性贫血采用免疫抑制剂;继发性贫血治疗原发病等。

二、典型病例

(一)病例介绍

【患者基本情况】 陈某,患者女,41 岁,身高 160 cm,体重 62.0 kg,BMI 24.2 kg/m²。

【主诉】 颜面部及双下肢水肿 3 年余。

【现病史】 患者 3 年余前出现喝水后颜面部和双下肢凹陷性水肿,伴乏力,无头晕、头痛、发热、咳嗽、咳痰。2021 年 3 月曾就诊于某三甲医院,查血常规:白细胞计数 $5.69×10^9/L$,红细胞计数 $4.22×10^{12}/L$,血红蛋白 77.0 g/L,血小板计数 $426×10^9/L$。尿常规:红细胞(+),白细胞(++),白细胞计数 $151.3/\mu L$,细菌计数 $563/\mu L$。肾输尿管膀胱检查诊断意见为"尿路感染"。一年前曾就诊于当地某门诊部,诊断为贫血,给予阿胶粉治疗,症状减轻,查血指标上升。2022 年 7 月就诊于当地某门诊部,查血常规:白细胞计数 $6.9×10^9/L$,红细胞计数 $3.79×10^{12}/L$,血红蛋白 67 g/L,血小板计数 $345×10^9/L$,诊断为贫血。今为求进一步诊治来我院,门诊以"贫血查因"收入院。自发病以来,食欲正常,厌油腻。睡眠易早醒,有便秘,小便少,体重无减轻。

【月经生育史】 初潮 15 岁,每次持续 7 d/周期 25 d,末次月经时间 2022 年 7 月 11 日。月经周期稍不规则,月经量稍大,颜色正常。有痛经、血块;孕 1 产 1,剖宫产。

【用药史及药物不良反应史】 不详。

【体格检查】 T 36.5 ℃,P 80 次/min,R 19 次/min,BP 100/64 mmHg。发育正常,营养良好,贫血面容。全身皮肤黏膜无黄染,无皮疹、皮下出血、皮下结节、瘢痕,毛发分布正常,双下肢皮下凹陷性水肿。全身浅表淋巴结未触及。口鼻无畸形,鼻中隔无偏曲,口内无溃疡,牙无龋齿牙、缺牙、残根,牙龈无肿胀、溃疡、溢脓、出血。心、肺无异常。腹平坦,无腹壁静脉曲张,腹部柔软、无包块,无压痛、反跳痛。肝脾肋缘下未触及。双肾区无叩击痛。无杵状指(趾)。肌张力正常,肌力 V 级。

【辅助检查】 血常规:白细胞计数 $6.9×10^9/L$,红细胞计数 $3.79×10^{12}/L$,血红蛋白 67 g/L,血小板计数 $345×10^9/L$。

【入院诊断】 贫血查因。

(二)药物治疗经过

患者入院后完善检查,结合临床症状,根据血常规,血清铁、铁蛋白、不饱和铁结合力,诊断为缺铁性贫血(iron deficiency anemia,IDA)。治疗上以补铁治疗为主,本例患者治疗方案主要应用有机铁,多糖铁复合物胶囊 0.3 g qd。出院诊断:①缺铁性贫血;②宫颈腺囊肿。出院医嘱:院外继续服药治疗,注意休息,避免劳累,定期复查,服药期间每 2 周复查血常规。

(三)药物治疗方案分析

该患者明确诊断为 IDA,治疗原则是根除病因,补足储铁。

1. 病因治疗 应尽可能地去除导致缺铁的病因。如婴幼儿、青少年和妊娠妇女营养不足导致的 IDA,应改善饮食;月经过多引起的 IDA 应调理月经;寄生虫感染者应驱虫治疗;恶性肿瘤者应手术或放疗、化疗;消化性溃疡引起者应抑酸治疗等。

2. 补铁治疗 治疗性铁剂有无机铁和有机铁两类。无机铁以硫酸亚铁为代表,有机铁则包括右旋糖酐铁、葡萄糖酸亚铁、山梨醇铁、富马酸亚铁、琥珀酸亚铁和多糖铁复合物等。有机铁剂的不良反应较无机铁剂更弱。首选口服铁剂。如硫酸亚铁 0.3 g,每日 3 次;或右旋糖酐铁 50 mg,每日 2~3 次。本例给予多糖铁复合物 0.3 g,每天 1 次。

治疗有效的表现是外周血网织红细胞增多,高峰在开始服药后 5～10 d,2 周后血红蛋白浓度上升,一般 2 个月左右恢复正常。铁剂治疗应在血红蛋白恢复正常后至少持续 4～6 个月,待铁蛋白正常后停药。治疗期间应定期复查血常规以了解治疗是否有效,评估疗效。若不能耐受口服铁剂或胃肠道正常解剖部位发生改变而影响铁的吸收,可用铁剂肌内注射。右旋糖酐铁是最常用的注射铁剂,首次给药须用 0.5 mL 作为试验剂量,1 h 后无过敏反应可给足量治疗,注射用铁的总需量按公式计算:(需达到的血红蛋白浓度−患者血红蛋白浓度)×0.33×体重(kg)。

(四)药学监护

1. 有效性监护　缺铁性贫血首选口服铁剂补充,需每 2～4 周复查血常规观察血红蛋白上升情况,一般于 2 周后血红蛋白开始上升。为充分发挥铁剂的效应,服用铁剂时不应与茶、咖啡同时服用,影响铁的吸收。与鱼、肉类、维生素 C 可加强铁剂的吸收。

2. 安全性监护　口服铁剂在治疗剂量下是安全的,主要不良反应为胃肠道反应,服用铁剂可能产生黑便,是由于铁未完全吸收所致,不影响继续用药。宜在饭后或饭时服用,以减轻胃部刺激。多糖铁复合物胃肠道刺激相对较小。如果胃肠道刺激明显,可考虑 0.15 g,每天 1 次。

3. 依从性监护　铁剂补充不需要终身服药,一般 2 个月左右恢复正常。但治疗应在血红蛋白恢复正常后至少持续 4～6 个月,待铁蛋白正常后停药。

(五)用药教育

IDA 是最常见的贫血。根据国内专家共识,对于 IDA 应防治并进。良好和全面的营养可降低IDA 的发生率。保障充足和多样的食物供应,以满足微量营养素需求。增加富含微量营养素食物的摄入,膳食多样化的推动重点在于提高动物性食品和富含维生素 C 的水果、蔬菜在饮食中的比率,以提高铁的吸收率。动物来源的铁为血红素铁,吸收率较植物性膳食来源的铁更高。药物治疗应在贫血纠正后继续服用 4～6 个月,以保证足够的储存铁。

第二节　白血病

一、疾病概述

(一)定义

白血病(leukemia)是一类造血干细胞的恶性克隆性疾病。因白血病细胞自我更新增强、增殖失控、分化障碍及凋亡受阻而停滞在细胞发育的不同阶段。在骨髓和其他造血组织中,白血病细胞大量增生累积,使正常造血受抑制并浸润其他器官和组织。

根据白血病细胞的分化成熟程度和自然病程,将白血病分为急性和慢性两大类。急性白血病(acute leukemia,AL)的细胞分化停滞在较早阶段,多为原始细胞及早期幼稚细胞,病情发展迅速,自然病程仅几个月。慢性白血病(chronic leukemia,CL)的细胞分化停滞在较晚的阶段,多为较成熟幼稚细胞和成熟细胞,病情发展缓慢,自然病程为数年。

(二)药物治疗原则

根据患者的白血病细胞形态学(morphology)、免疫学(immunology)、细胞遗传学(cytogenetics)和分子生物学(molecular biology)(简称 MICM)特征的新分型系统及临床特点进行预后危险分层,结合患者意愿、经济能力,选择并设计最优、完整系统的治疗方案。适合行异基因造血干细胞移植

（allo-HSCT）者应抽血做 HLA 配型。

1. 急性白血病

（1）一般治疗：包含以下措施。

1）紧急处理高白细胞血症：当循环血液中白细胞数>100×10^9/L，患者可产生白细胞淤滞症（leukostasis），应紧急使用血细胞分离机，单采清除过高的白细胞（APL 一般不推荐），同时给予水化和化学治疗（简称化疗）。根据白血病类型给予相应方案化疗，也可先用所谓化疗前短期预处理：急性淋巴细胞白血病（ALL）用地塞米松 10 mg/m^2 静脉注射；急性髓系白血病（AML）用羟基脲 1.5～2.5 g/6 h（总量 6～10 g/d）约 36 h，然后进行联合化疗。需预防白血病细胞溶解诱发的高尿酸血症、酸中毒、电解质紊乱、凝血异常等并发症。

2）防治感染：白血病患者常伴有粒细胞减少或缺乏，特别在化疗、放射治疗（简称放疗）后粒细胞缺乏将持续较长时间，此时患者宜住层流病房或消毒隔离病房。粒细胞集落刺激因子（G-CSF）可缩短粒细胞缺乏期，用于 ALL，老年、强化疗或伴感染的 AML。

3）成分输血支持：严重贫血可吸氧、输浓缩红细胞，维持血红蛋白>80 g/L，但白细胞淤滞时不宜马上输红细胞，以免进一步增加血黏度。血小板计数过低会引起出血，需输注单采血小板悬液。

4）防治高尿酸血症：肾病由于白血病细胞大量破坏，特别在化疗时更甚，血清和尿中尿酸浓度增高，积聚在肾小管，引起阻塞而发生高尿酸血症肾病。因此，应鼓励患者多饮水。最好 24 h 持续静脉补液，使每小时尿量>150 mL/m^2 并保持碱性尿。在化疗同时给予别嘌醇，以抑制尿酸合成。

5）营养支持：白血病系严重消耗性疾病，尤其是化疗、放疗有可能引起患者消化道黏膜炎及功能紊乱。应注意补充营养，维持水、电解质平衡，给予高蛋白、高热量、易消化食物，必要时可经静脉补充营养。

（2）抗白血病治疗：抗白血病治疗的第一阶段是诱导缓解治疗，主要方法是联合化疗，目标是使患者迅速获得完全缓解（complete remission，CR）。CR，即白血病的症状和体征消失，外周血无原始细胞，无髓外白血病；骨髓三系造血恢复，原始细胞<5%；外周血中性粒细胞>1.0×10^9/L，血小板≥100×10^9/L。达到 CR 后进入第二阶段治疗，即缓解后治疗，主要方法为化疗和 HSCT。

1）ALL 治疗：ALL 治疗方案的选择需要考虑患者年龄、ALL 亚型、治疗后的微小残留灶（MRD）、是否有干细胞供体和靶向治疗药物等多重因素。①诱导缓解治疗：长春新碱（VCR）和泼尼松（P）组成的 VP 方案是 ALL 的基本方案。VP 加蒽环类药物（如柔红霉素，即 DNR）组成 DVP 方案，CR 率可提高至 70% 以上。DVP 再加门冬酰胺酶（L-ASP）或培门冬酶（PEG-Asp）即为 DVLP 方案，是目前 ALL 常采用的诱导方案。在 DVLP 基础上加用其他药物，包括环磷酰胺（CTX）或阿糖胞苷（Ara-C），可提高部分 ALL 的 CR 率和无病生存期（DFS）。②缓解后治疗：缓解后的治疗包括强化巩固治疗和维持治疗。强化巩固治疗主要有化疗和 HSCT 两种方式，目前化疗多数采用间歇重复原诱导方案，定期给予其他强化方案的治疗。强化治疗时化疗药物剂量宜大，不同种类要交替轮换使用以避免蓄积毒性。对于 ALL（除成熟 B-ALL 外），即使经过强烈诱导和巩固治疗，仍必须给予维持治疗。口服 6-MP 和 MTX 的同时间断给予 VP 方案化疗是普遍采用的有效维持治疗方案。如未行 allo-HSCT，ALL 在缓解后的巩固维持治疗一般需持续 2～3 年，定期检测 MRD 并根据 ALL 亚型决定巩固和维持治疗的强度和时间。③中枢神经系统白血病（CNSL）的防治和睾丸白血病的治疗：CNSL 的预防贯穿于 ALL 治疗的整个过程。其防治措施包括颅脊椎照射、鞘内注射化疗和/或高剂量的全身化疗。对于睾丸白血病患者，即使仅有单侧睾丸白血病也要进行双侧照射和全身化疗。④HSCT 对治愈成人 ALL 至关重要。主要适应证：复发难治 ALL；CR2 期 ALL；CR1 期高危 ALL，如细胞遗传学分析为 Ph+染色体、亚二倍体者；MLL 基因重排阳性者；白细胞计数≥100×10^9/L 的前 B-ALL 和白细胞计数>100×10^9/L 的 T-ALL；获 CR 时间>4～6 周；CR 后在巩固维持治疗期间 MRD 持续存在或仍不断升高者。

2）AML 治疗：分为诱导缓解治疗、缓解后治疗及复发和难治 AML 的治疗。

● 诱导缓解治疗：AML（非 APL），采用蒽环类药物联合标准剂量 Ara-C（即 3+7 方案）化疗，最常用的是 IA 方案（I 为 IDA，即去甲氧柔红霉素）和 DA（D 为 DNR）方案，60 岁以下患者总 CR 率为 50%~80%。在较好的支持治疗下，IDA 12 mg/（m²·d）的 IA 方案与 DNR 60~90 mg/（m²·d）的 DA 方案均取得较高的 CR 率。我国学者率先以高三尖杉酯碱（HHT）替代 IDA 或 DNR 组成的 HA 方案诱导治疗 AML，CR 率为 60%~65%。HA 与 DNR、阿柔比星（Acla）等蒽环类药物联合组成 HAD、HAA 等方案，可进一步提高 CR 率。APL，多采用全反式维 A 酸（ATRA）+蒽环类药物。ATRA 作用于 RARA 可诱导带有 *PML-RARA* 的 APL 细胞分化成熟，剂量为 20~45 mg/（m²·d）。ATRA+蒽环类的基础上加用砷剂（如三氧化二砷，ATO）能缩短达 CR 时间。

● 缓解后治疗：其特点如下。对初诊白细胞计数>40×10⁹/L、伴髓外病变、M4/M5、伴 t（8；21）或 inv（16）的患者应在 CR 后做脑脊液检查并鞘内预防性用药至少 1 次，以进行 CNSL 筛查。而 APL 患者 CR 后至少预防性鞘内用药 3 次。AML（非 APL）比 ALL 治疗时间明显缩短。APL 在获得分子学缓解后可采用化疗、ATRA 以及砷剂等药物交替维持治疗近 2 年，其间应定期监测并维持 *PML-RARA* 融合基因阴性。

年龄小于 60 岁的 AML 患者，根据预后情况选择相应的治疗方案。预后良好组（非 APL）首选大剂量 Ara-C 为基础的化疗，复发后再行 allo-HSCT；预后中等组，配型相合的 allo-HSCT 和大剂量 Ara-C 为主的化疗均可采用；预后不良组首选 allo-HSCT。无法行 allo-HSCT 的部分预后良好组、预后中等组以及预后不良组患者均可考虑行自体 HSCT。无法进行危险度分组者参照预后中等组治疗，若初诊时白细胞≥100×10⁹/L，则按预后不良组治疗。因年龄、并发症等原因无法采用上述治疗者，也可用常规剂量的不同药物组成化疗方案轮换巩固维持，但能长期生存者仅 10%~15%。

● 复发和难治 AML 的治疗：可选用无交叉耐药的新药组成联合化疗方案；中、大剂量阿糖胞苷组成的联合方案；HSCT。临床试验：如新的靶向药物、生物治疗等。再诱导达 CR 后应尽快行 allo-HSCT。复发的 APL 选用 ATO±ATRA 再诱导，CR 后融合基因转阴者行自体 HSCT 或砷剂（不适合移植者）巩固治疗，融合基因仍阳性者考虑 allo-HSCT 或临床试验。

3）老年 AL 的治疗：多数 60 岁以上的 AL 患者化疗需减量，以降低治疗相关死亡率。少数体质好、支持条件佳者可采用类似年轻患者的方案治疗，有 HLA 相合同胞供体者可行减低剂量预处理的 allo-HSCT。由 MDS 转化而来、继发于某些理化因素、耐药、重要器官功能不全、不良核型及基因突变携带者，更应强调个体化治疗。

2.慢性髓系白血病 CML 治疗应着重于慢性期早期，避免疾病转化，力争细胞遗传学和分子生物学水平的缓解，一旦进入加速期或急变期（统称进展期）则预后不良。CML 慢性期（CP）的治疗如下。

（1）高白细胞血症紧急处理：参考本章 ALL，需合用羟基脲和别嘌醇。对于白细胞计数极高或有白细胞淤滞症表现的 CP 患者，可以行治疗性白细胞单采。明确诊断后，首选伊马替尼。

（2）分子靶向治疗：第一代酪氨酸激酶抑制剂（TKI）甲磺酸伊马替尼（imatinib mesylate，IM）能特异性阻断 ATP 在 4SL 激酶上的结合位置，使酪氨酸残基不能磷酸化，从而抑制 BCR-ABL 阳性细胞的增殖。IM 治疗 CML 患者完全细胞遗传学缓解率 92%，10 年总体生存率（overall survival，OS）84%。第二代 TKI 如尼洛替尼、达沙替尼治疗 CML 能够获得更快、更深的分子学反应，逐渐成为 CML 一线治疗方案的可选药物。在开始 TKI 治疗后的第 3 个月，第 6 个月，第 12 个月，第 18 个月进行疗效监测，对判定为治疗失败的患者需进行激酶区基因突变检查，并根据突变形式以及患者对药物的反应更换 TKI 或考虑造血干细胞移植。

（3）干扰素（interferon-α，IFN-α）：是分子靶向药物出现之前的首选药物。目前用于不适合 TKI 和 allo-HSCT 的患者。常用剂量 300 万~500 万 U/（m²·d），皮下或肌内注射，每周 3~7 次，坚持使用,推荐和小剂量 Ara-C 合用,Ara-C 常用剂量 10~20 mg/(m² · d),每个月连用 10 d。

（4）其他药物治疗:①羟基脲(hydroxyurea,HU)细胞周期特异性化疗药,起效快,用药后两三天白细胞计数即下降,停药后又很快回升。常用剂量为 3 g/d,分 2 次口服,待白细胞减至 20×10⁹/L 左右时,剂量减半。降至 10×10⁹/L 时,改为小剂量(0.5~1 g/d)维持治疗。单独应用 HU 目前限于高龄、具有合并症、TKI 和 IFN-α 均不耐受的患者;以及用于高白细胞淤滞时的降白细胞处理。②其他药物包括 Ara-C、高三尖杉酯碱(homoharringtonin,HHT)、砷剂、白消安等。

（5）异基因造血干细胞移植(allo-HSCT):allo-HSCT 是 CML 的根治性治疗方法,但在 CML 慢性期不作为一线选择。allo-HSCT 仅用于移植风险很低且对 TKI 耐药、不耐受以及进展期的 CML 患者。

加速期(AP)和急变期(BC)统称为 CML 的进展期。CML 进入进展期之后,需要评估患者的细胞遗传学、分子学 *BCR-ABL* 水平以及 *BCR-ABL* 激酶区的突变。AP 患者,如果既往未使用过 TKI 治疗,可以采用加量的一代或者二代 TKI(甲磺酸伊马替尼 600~800 mg/d、尼洛替尼 800 mg/d 或达沙替尼 140 mg/d)使患者回到 CP,立即行 allo-HSCT 治疗。BC 患者,明确急变类型后,可以在加量的 TKI 基础上,加以联合化疗方案使患者回到 CP 后,立即行 allo-HSCT 治疗。allo-HSCT 干细胞来源不再受限于全相合供体,可以考虑行单倍型相合亲缘供体移植。移植后需辅以 TKI 治疗以减少复发,并可以行预防性供体淋巴细胞输注以增加移植物抗白血病效应。移植后复发可以用供体淋巴细胞输注联合或不联合 TKI 治疗以求再缓解。进展期 CML 总体预后不佳,明显不如 CP 的移植效果,TKI 可以改善移植预后。除 allo-HSCT 外,进展期 CML 还可采用单用 TKI,联合化疗,干扰素治疗或其他治疗,疗效有限。

3. 慢性淋巴细胞白血病　并非所有患者在确诊后都需要立刻治疗。早期(Rai 0~Ⅱ期或 Binet A 期)患者无须治疗,定期随访即可。出现下列情况之一说明疾病处于活动状态,建议开始治疗:疾病相关症状,包括 6 个月内无其他原因现体重减少>10%、极度疲劳、非感染性发热(超过 38 ℃)≥2 周、盗汗;巨脾(肋下缘>10 cm)或进行性脾大及脾区疼痛;淋巴结进行性肿大或直径>10 cm;进行性外周血淋巴细胞增多,2 个月内增加>50%,或倍增时间<6 个月;出现自身免疫性血细胞减少,糖皮质激素治疗无效;骨髓进行性衰竭,贫血和/或血小板减少进行性加重。

（1）化学治疗:①烷化剂,苯丁酸氮芥(chlorambucil,CLB)目前多用于年龄较大、不能耐受其他药物化疗或有并发症的患者。苯达莫司汀是一种新型烷化剂,兼具有抗代谢功能和烷化剂作用,单药治疗 CLL,不论是初治或复发难治性患者,均显示了较高的治疗反应率和 CR 率。②嘌呤类似物氟达拉滨(fludarabine,Flu),烷化剂耐药者换用 Flu 仍有效。嘌呤类似物联合烷化剂,如 Flu 联合环磷酰胺(FC 方案),优于单用 Flu,能有效延长初治 CLL 的无进展生存期,也可用于治疗难治性复发 CLL。克拉屈滨、喷司他丁也可用于 CLL 的治疗。③糖皮质激素主要用于合并自身免疫性血细胞减少时的治疗。

（2）免疫治疗:利妥昔单抗是人鼠嵌合型抗 CD20 单克隆抗体,对于表达 CD20 的 CLL 细胞有显著的治疗作用,但因 CLL 细胞表面 CD20 表达较少、血浆中存在可溶性 CD20 分子,利妥昔单抗在 CLL 患者体内清除过快,需加大剂量或密度才能有效。

（3）化学免疫治疗:利妥昔单抗联合化疗药物可以产生协同抗肿瘤效应,提高患者治疗的总体反应率和生存率。

（4）分子靶向治疗:CLL 细胞内存在 BTK、PI3K、Syk 等多种分子信号通路异常激活,伊布替尼作为 BTK 通路的特异性抑制剂已经应用于 CLL 患者的一线和挽救治疗。

（5）造血干细胞移植:大多数 CLL 患者无须一线接受造血干细胞移植,但是高危或复发难治患者可作为二线治疗。

（6）并发症治疗:CLL 患者因低免疫球蛋白血症、中性粒细胞缺乏及老龄极易感染,甚至导致患者死亡,应积极治疗和预防。反复感染或严重低γ球蛋白血症患者可静脉滴注免疫球蛋白。并发自身免疫性溶血性贫血(AIHA)或免疫性血小板减少症(ITP)者可用糖皮质激素治疗。有明显淋巴结肿大或巨脾、局部压迫症状明显者,在化疗效果不理想时,也可考虑放射治疗缓解症状。

二、典型病例

(一)病例介绍

【患者基本情况】　患者男,29 岁,身高 178 cm,体重 102 kg,BMI 32.19 kg/m²。

【主诉】　咳嗽、乏力 2 月余,加重 1 周。

【现病史】　2 月余前无明显诱因出现嗽、乏力,活动后加重,伴胸闷、气促,无咳痰、咯血、胸痛、发热,无皮肤黏膜出血、呕血、便血等。未进一步诊治。1 周前咳嗽、乏力加重,于当地县医院查血常规:白细胞计数 2.98×10⁹/L,血红蛋白 97 g/L,血小板计数 107×10⁹/L。胸部 CT:两肺上叶结核不排除,右肺中叶及左肺下炎性病变,双侧胸膜稍增厚。5 d 前无明显诱因出现发热,热峰 38 ℃,无畏寒、寒战等,自行口服退烧药后体温恢复至正常。2 d 前于当地县医院复查血常规:白细胞计数 3.75×10⁹/L,血红蛋白 84 g/L,血小板计数 85×10⁹/L。为进一步治疗来我院。门诊查血常规:白细胞计数 11.83×10⁹/L,血红蛋白 83 g/L,血小板计数 69×10⁹/L,中性粒细胞绝对值 2.28×10⁹/L,单核细胞数绝对值 1.39×10⁹/L(51.6%),可见原始幼稚细胞及棒状小体(Auer 小体),不排除 APL。门诊以"急性早幼粒细胞白血病?"收入院。自发病以来,食欲正常,睡眠正常,大小便正常,精神正常,体重无减轻。

【用药史及药物不良反应史】　不详。

【体格检查】　T 36.5 ℃,P 76 次/min,R 19 次/min,BP 125/76 mmHg,身高 178 cm,体重 102 kg。发育正常,营养良好,体型肥胖,神志清楚,查体合作。全身皮肤黏膜无黄染,无皮疹、皮下出血、皮下结节、瘢痕,全身浅表淋巴结未触及。结膜无充血、水肿、苍白、出血。巩膜无黄染、斑点。双侧瞳孔等大等圆,对光反射灵敏。鼻无畸形,鼻中隔无偏曲。牙无龋齿牙、缺牙、义齿、残根,牙龈无肿胀、溃疡、溢脓、出血、铅线。颈软、无抵抗。颈静脉无怒张。肝颈静脉回流征阴性。甲状腺无肿大、无压痛、震颤、血管杂音。胸廓对称,呼吸运动正常。胸骨无叩痛。呼吸运动正常。心肺听诊无异常。腹平坦,无压痛及反跳痛。肝脾肋缘下未触及。脊柱活动正常,无压痛、叩击痛,四肢活动自如。肌张力正常,肌力 V 级。

【辅助检查】　(当地医院)血常规:白细胞计数 3.75×10⁹/L,血红蛋白 84 g/L,血小板计数 85×10⁹/L;胸部 CT:两肺上叶结核不排除,右肺中叶及左肺下叶炎性病变,双侧胸膜稍增厚。入院前门诊血常规:白细胞计数 11.83×10⁹/L,血红蛋白 83 g/L,血小板计数 69×10⁹/L,中性粒细胞绝对值 2.28×10⁹/L,单核细胞数绝对值 1.39×10⁹/L(51.6%),可见原始幼稚细胞及棒状小体(Auer 小体)。

【入院诊断】　①急性早幼粒细胞白血病(M3 型);②肺部感染。

(二)药物治疗经过

完善检查,血常规+外周血细胞分类分析:白细胞计数 11.71×10/L,血红蛋白 78 g/L,血小板计数 58×10⁹/L,早幼粒细胞 68%,可见 Auer 小体,偶见柴捆样细胞。骨髓涂片:增生活跃,异常早幼粒细胞 86%,浆中充满粗细不等的紫红色颗粒,可见 Auer,POX 强阳性。血涂片:早幼粒 74%。免疫分型:异常早幼粒细胞占 93.0%,高表达 CD117、CD13、CD33、CD38、CD64、CD123、CD58、cMPO。染色体:46,XY,t(15,17)(q24,q21)[8]/46,XY[2]。*PML-RARA* 基因 FISH:阳性率 92.6%。US:脂肪肝,脾大,厚 44 mm,长 151 mm。CT:双肺多发病变,考虑感染性,脂肪肝。诊断为"急性早幼粒细胞白血病",合并肺部感染。应用"维甲酸 20 mg 4 周+亚砷酸 16 mg 4 周+柔红霉素 60 mg 3 d"诱导化疗。同时给予抗感染、水化、碱化、保肝、止吐等对症支持治疗。FIB 0.7 g/L,考虑存在 DIC,给予输注冷沉淀。肺部 CT 提示感染,予抗感染、补液等对症支持治疗。合并药物性肝损伤,加强保肝治疗。本阶段治疗结束,复查血常规:白细胞计数 5.40×10^9/L,血红蛋白 66.0 g/L,血小板计数 178×10^9/L,胸部 CT 示肺部感染较前好转。

(三)药物治疗方案分析

患者诊断为 APL,多采用全反式维 A 酸(ATRA)+蒽环类药物;ATRA+蒽环类的基础上加用砷剂(如三氧化二砷,ATO)能缩短达 CR 时间。本例患者诱导化疗,应用方案"维甲酸 20 mg 4 周+亚砷酸 16 mg 4 周+柔红霉素 60 mg 3 d"。

1. 用药指导　ATRA 作用于 RARA 可诱导带有 PML-RARA 的 APL 细胞分化成熟,剂量为 20 ~ 45 mg/($m^2 \cdot$ d)。砷剂作用于 PML,小剂量能诱导 APL 细胞分化,大剂量能诱导其凋亡。治疗过程中需警惕出现分化综合征,初诊时白细胞计数较高及治疗后迅速上升者易发生,其机制可能与细胞因子大量释放和黏附分子表达增加有关。临床表现为发热、肌肉骨骼疼痛、呼吸窘迫、肺间质浸润、胸腔积液、心包积液、体重增加、低血压、急性肾衰竭,甚至死亡。一旦出现上述任一表现,应给予糖皮质激素治疗,并予吸氧、利尿,可暂停 ATRA。除分化综合征外,ATRA 的其他不良反应有头痛、颅内压增高、肝功能损害等;ATO 的其他不良反应有肝功能损害、心电图 QT 间期延长等。APL 合并凝血功能障碍和出血者积极输注血小板、新鲜冷冻血浆和冷沉淀,可减少由出血导致的早期死亡。

2. 防治感染　白血病患者常伴有粒细胞减少或缺乏,特别在化疗、放疗后粒细胞缺乏将持续相当长时间。G-CSF 可缩短粒细胞缺乏期,用于 ALL,老年、强化疗或伴感染的 AML。发热应做细菌培养和药敏试验,并迅速进行经验性抗生素治疗。本例患者合并肺部感染,给予头孢哌酮舒巴坦抗感染治疗。

3. 成分输血　支持严重贫血可吸氧、输浓缩红细胞,维持 Hb>80 g/L,但白细胞淤滞时不宜马上输红细胞,以免进一步增加血黏度。血小板计数过低会引起出血,需输注单采血小板悬液。为防止异体免疫反应所致无效输注和发热反应,输血时可采用白细胞滤器去除成分血中的白细胞。为预防输血相关移植物抗宿主病(TA-GVHD),输血前应将含细胞成分的血液辐照 25 ~ 30 Gy,以灭活其中的淋巴细胞。本例患者因凝血功能障碍和红细胞低,先后给予输注冷沉淀和悬浮红细胞。

(四)药学监护

维甲酸应用过程中需警惕出现分化综合征,其机制可能与细胞因子大量释放和黏附分子表达增加有关。临床表现为发热、肌肉骨骼疼痛、呼吸窘迫、肺间质浸润、胸腔积液、心包积液、体重增加、低血压、急性肾衰竭,甚至死亡。一旦出现上述任一表现,应给予糖皮质激素治疗,并予吸氧、利尿,可暂停 ATRA。除分化综合征外,ATRA 的其他不良反应有头痛、颅内压增高、肝功能损害等,轻度可以进行对症处理,严重可考虑停药。

亚砷酸不良反应与患者个体对砷化物的解毒和排泄功能以及对砷的敏感性有关,临床观察表明本品毒副反应轻,较少出现骨髓移植和外周血象(主要是白细胞)的下降,较常见的不良反应:①食欲缺乏、腹胀或腹部不适、恶心、呕吐及腹泻等;②皮肤干燥、红斑或色素沉着;③肝功能改变(转氨酶及胆红素升高等);④其他,关节或肌肉酸痛、水肿、轻度心电图异常、尿素氮升高、头痛等、极少见精神症状等;⑤由于本品在肝癌患者中的半衰期延长,因此,临床应用中应关注砷蓄积及相关不良反应。用药期间出现外周血白细胞过高时,可酌情选用白细胞单采分离;使用过程中出现肝、肾功能异常,应及时做针对治疗、密切观察病情,必要时停药;如出现其他不良反应时,可对症治疗,严重时可停药观察;遇未按规定用法用量用药而发生的急性中毒者,可用二巯基丙磺酸钠类药物解救。有效性监护:观察是否仍有呕血、便血,大便隐血情况;复查胃镜,观察溃疡情况。

柔红霉素治疗需在持续的监控下进行,其可迅速溶解肿瘤细胞而致血中尿素和尿酸升高。所以在治疗的第一周,至少需监测 3 ~ 4 次血浆尿素和尿酸水平。在严重的病例中,应给予充足的液体和别嘌呤醇,以避免尿酸性肾病。柔红霉素对所有患者都有骨髓抑制作用,对某些患者甚至有严重的骨髓再生障碍。所以在开始治疗之前,应时常注意药物的骨髓毒性,从而做好充分的支持疗法准备,如应用抗生素、输血、输血小板成分,最后也可输白细胞。治疗的第一周必须每日检查白细胞、红细胞及血小板计数。须特别注意,柔红霉素引起的心脏毒性。如果柔红霉素的累积总量在 20 mg/kg 的限量以下,心力衰竭的危险性是很小的,约2%。但如果累积总量过高,则发生率就相应增加。联合治疗或有与病症相关的临床情况,如贫血、感染、心包或心肌浸润都会加强柔红霉素的心脏毒性。每一治疗周期之前及之后,需做基础心电图监测。现在认为 QRS 波群低电压是心脏毒性较为特异的表现。

(五)用药教育

遵医嘱用药,戒烟酒,低盐低脂饮食,注意营养;避免劳累、避免受凉感染;3 周后返院复查。

第三节　多发性骨髓瘤

一、疾病概述

(一)定义

多发性骨髓瘤(multiple myeloma,MM)是单克隆浆细胞引起的恶性增殖性疾病。肿瘤本身、肿瘤的分泌产物可以导致多种器官功能障碍和症状,包括骨痛或骨折、肾衰竭、感染、贫血、高钙血症、凝血异常及神经系统症状等。

(二)药物治疗原则

对有症状的 MM 应采用系统治疗,包括诱导、巩固治疗(含干细胞移植)及维持治疗。无症状骨髓瘤暂不推荐治疗。对适合自体移植的患者,诱导治疗中避免使用干细胞毒性药物,避免使用烷化剂,以及亚硝脲类药物。

二、典型病例

(一)病例介绍

【患者基本情况】　患者男,65 岁,身高 160 cm,体重 78 kg,BMI 30.47 kg/m^2。

【主诉】　头晕、乏力 1 年余。

【现病史】　患者 1 年前间断性头晕,伴乏力、食欲缺乏,无恶心、呕吐、腹痛、便秘,无心慌、胸闷等,未重视。5 d 前,因肠梗阻于当地县人民医院就诊,就诊期间完善血常规:白细胞计数5.8×10^9/L,红细胞计数 2.76×10^{12}/L,血小板计数 108×10^9/L,血红蛋白 90 g/L。血生化检查:总蛋白 120.44 g/L,白蛋白 28.03 g/L,球蛋白 92.41 g/L,白球比 0.30。无口腔及牙龈出血,无鼻衄。未治疗。为求进一步诊治,门诊以"贫血、球蛋白增高查因"收入院。自发病以来,食欲正常,睡眠正常,大小便正常,精神正常,体重无减轻。

【用药史及药物不良反应史】　不详。

【体格检查】　T 36.5 ℃,P 88 次/min,R 22 次/min,BP 122/77 mmHg,身高 160 cm,体重 78 kg。发育正常,营养良好,体型肥胖,神志清楚,自主体位。全身皮肤黏膜无黄染,无皮疹、皮下出血、皮下结节。全身浅表淋巴结未触及。头颅无畸形,眼睑无水肿。结膜无充血、苍白,巩膜无黄染。双侧瞳孔等大等圆,对光反射灵敏。口唇黏膜无斑疹、溃疡、出血点。颈软、无抵抗。颈静脉无怒张。

气管居中。胸廓对称,心肺听诊无异常。腹软,无压痛、反跳痛。肝脾肋缘下未触及,双肾区无叩击痛。四肢活动自如,双下肢无水肿。

【辅助检查】 当地医院检查,血常规:白细胞计数 $5.8×10^9$/L,红细胞计数 $2.76×10^{12}$/L,血小板计数 $108×10^9$/L,血红蛋白 90 g/L。血生化检查:总蛋白 120.44 g/L,白蛋白 28.03 g/L,球蛋白 92.41 g/L,白球比 0.30。

【入院诊断】 贫血、球蛋白增高查因。

(二)药物治疗经过

在排除其他因素后给予患者对因治疗,结合患者辅助检查结果,诊断为多发性骨髓瘤 IgG λ 型,根据中国多发性骨髓瘤诊疗指南,结合患者个人情况,进行"硼替佐米、来那度胺及地塞米松"方案化疗。

(三)药物治疗方案分析

该患者为老年男性,以"头晕,乏力 1 年余"为主诉入院。因肠梗阻发现贫血、球蛋白高。入院完善相关检查:三大常规、电解质、肝肾功能、血凝、血脂、炎症指标、蛋白血症相关检查、尿本周电泳、骨髓细胞形态学、流式细胞分析、融合基因等,尿本周电泳:尿本周蛋白电泳结果 IgGλ 型(LAMBDA)阳性;骨髓涂片报告:骨髓增生低下,粒:红=94.0:1。粒系增生尚活跃,以成熟阶段中性粒细胞为主,其余阶段中性粒细胞比值均减低,粒细胞态大致正常。红系几乎缺如。成熟红细胞呈明显串钱状排列,血红蛋白充盈可。淋巴细胞比值增高,形态大致正常。浆细胞占 10.8%,该类细胞胞体大小不等,类圆形,浆量中等或丰富,染深蓝色,部分初浆区不明显,胞核类圆形,可见偏位,染色质粗糙,核仁不清。巨核细胞 0 个/片,血小板散在可见。骨髓活检:镜下所见,HE 及 PAS 染色示骨髓组织增生较活跃,异常浆细胞增多(约 90%),弥漫分布,胞体大,胞质量丰富,胞核圆形或不规则,染色质粗,核仁不明显。造血细胞少见。Gomori 染色:(MF-1 级)。刚果红染色(-)免疫组化:CD38+,CD138+,K-,λ+,CD56-,CD20-,P53-。MUM1+。结论:浆细胞骨髓瘤。FISH 诊断意见:B1(13q14)基因缺失的细胞占总细胞数 63.0%(阈值 9.01%),基因缺失阳性。P53(17p13.1):未见基因缺失的细胞(阈值 8.57%),基因缺失阳性。IGH(14q32):基因断裂的细胞占总细胞数 66.5%(阈值 9.19%),基因易位阳性。1q21:基因扩增细胞占总细胞数 67.0%(阈值 8.09%),基因扩增阳性。1p32:未见基因缺失的细胞(阈值 8.0%),基因缺失阴性。结合患者辅助检查结果,明确诊断为多发性骨髓瘤 IgGλ 型(DS 分期 II 期 A 组,ISS 分期 II 期,高危)根据中国多发性骨髓瘤诊疗指南,结合患者个人情况。进行"VRD"方案化疗。患者诉恶心、上腹部不适,食欲欠佳,患者体弱,化疗不良反应大,为避免化疗药物所致器官毒性,辅以止吐、护胃、保肝等治疗。另考虑药物副作用及多发性骨髓瘤疾病特点:骨损害、肾损伤、血液高黏滞状态等,给予补钙、抗血小板、营养神经等对症支持治疗。患者本疗程化疗结束后予以办理出院并交代院外事项。

化疗方案:来那度胺,25 mg po qd;硼替佐米:2.4 mg 第 1 天、第 4 天、第 8 天、第 11 天;地塞米松 20 mg 第 1~2 天、第 4~5 天、第 8~9 天、第 11~12 天。

辅助治疗:方案如下。

(1)神经毒性反应预防:硼替佐米常见不良反应为周围神经病变,初诊患者发生率为 40%~60%,常见手脚麻木、疼痛、灼烧感等感觉神经症状,一般在剂量和/或给药方式调整后改善或消失。日常生活中注意保养,衣裤鞋袜以柔软宽松舒适为宜;避免接触过冷过热的物体,如冰冻物品或热水热汤;可使用手足部按摩,温水足浴;多做手指操等手部活动等。也可以同时使用营养神经类的药物,如甲钴胺片 500 μg po tid。

(2)奥美拉唑:可阻断胃酸分泌,对化疗药物所致的胃黏膜损伤有预防和保护作用,并可增加胃黏膜血流,促使消化道黏膜损伤后的修复,减轻消化道反应,改善进食状况。建议预处理前一天开始每天静脉慢推奥美拉唑,药品说明书推荐剂量为 40 mg。胃肠道功能改善后,可改为口服给药。

（3）骨髓瘤:患者可能发生缺钾,原因包括化疗后呕吐、腹泻会导致缺钾,食欲缺乏导致钾摄入减少,碳酸氢钠促进钾离子进入细胞内,使钾排泄增多,大量白血病细胞被杀灭,白血病细胞对其他造血细胞系统的浸润抑制作用解除,其他系统或阶段造血细胞增生活跃,对钾需求增加。注射氯化钾进行补钾。

（四）药学监护

1. 主要化疗方案用药监护

（1）来那度胺:治疗中最常见的不良反应有血小板减少、白细胞减少、中性粒细胞减少、贫血、腹泻、胃肠炎、支气管炎、咽炎、上呼吸道感染、咳嗽、皮疹、乏力、肌肉痉挛、发热和疲劳等。来那度胺是沙利度胺的化学类似物,结构与沙利度胺相似,会导致严重的威胁生命的出生缺陷。用药后注意监测血象,一般 1~2 次周。

（2）硼替佐米:本品为属于烷化剂,其作用机制与氮芥相似,与 DNA 发生交叉联结,抑制 DNA 的合成,也可干扰 RNA 的功能,属细胞周期非特异性药物。常见手脚麻木、疼痛、灼烧感等感觉神经症状,一般在剂量和/或给药方式调整后改善或消失。日常生活中注意保养,衣裤鞋袜以柔软宽松舒适为宜;避免接触过冷过热的物体,如冰冻物品或热水热汤;可使用手足部按摩,温水足浴;多做手指操等手部活动等。也可以同时使用营养神经类的药物,如甲钴胺片。

（3）地塞米松:本品为长效糖皮质激素,使用过程中注意监测血糖及观察有无体液潴留。

2. 化疗辅助用药监护　①对于化疗常见的恶心、呕吐、腹泻或便秘应予以及时对症处理,必要时可给予止吐药物和缓泻剂。②定期监测肝肾功能、尿酸水平。③监测体温、血常规。

（五）用药教育

1. 监护患者有无神经病变的症状　如果出现新的或者加重的周围神经病变症状应立即向主治医师求助。出现骨痛的症状,因减少患者的活动,多予以安抚,转移患者的注意力,局部热敷、按摩。必要时向主治医师求助给予药物镇痛。

2. 预防骨折发生　除了脊柱压缩性骨折或盆骨骨折的患者需要卧床休息外,应当鼓励患者适当活动,以防止骨质进一步疏松。活动场地应注意地面防滑,患者保持行动平缓,不可负重,预防突发性撞击。下肢骨损害严重的患者应使用手杖,腰痛或脊髓受损的可使用腰托。此外,患者最好睡硬板床,冬季盖被不可过重过紧。路途运送患者应采取卧位,防止颠簸。

3. 合理饮食,保证营养供给　指导患者补充高蛋白、高纤维素、营养丰富、柔软易消化的饮食。保证足够的水分,多进食水果、蔬菜和纤维含量高食物,预防便秘的发生。勿食过硬,带骨刺的食物以免损伤牙龈,引起口腔黏膜出血。

4. 预防感染　保持室内空气流动,勤消毒。指导患者保持良好的生活卫生习惯,不要与患有感冒的人接触。三餐后漱口,预防口腔感染。

5. 遵照医嘱按时按量用药　用药期间出现任何不良反应及时与医生、护士取得联系。家属应该督促患者按照要求定期复查。

第四节　骨髓增生异常综合征

一、疾病概述

(一)定义

骨髓增生异常综合征(myelodysplastic syndrome,MDS)是一组起源于造血干细胞的异质性髓系克隆性疾病,其特点是髓系细胞发育异常,表现为无效造血、难治性血细胞减少,高风险向急性髓系白血病(AML)转化。MDS 诊断依赖于多种实验室检测技术的综合使用,其中骨髓穿刺涂片细胞形态学和细胞遗传学检测技术是 MDS 诊断的核心。MDS 的诊断依赖骨髓细胞分析中细胞发育异常的形态学表现、原始细胞比例升高和细胞遗传学异常。MDS 的诊断仍然是排除性诊断,应首先排除反应性血细胞减少或细胞发育异常。

(二)药物治疗原则

MDS 药物治疗的主要目的是根据不同患者的相关情况改善患者症状或提高患者的生活质量或延长存活时间。造血干细胞移植是目前根治 MDS 的唯一治疗方法。主要的治疗方法包括 5 种。①对症治疗:对于贫血严重者进行红细胞输注,对于出血症状明显的患者输注血小板。②造血功能重建治疗:激素类药物如司坦唑醇、泼尼松等对部分患者造血功能有所改善,促红细胞生成素和白细胞介素–3 等细胞因子可促进化疗后患者造血功能重建。全反式维甲酸和 1,25-羟维生素 D_3 等具有诱导分化作用的药物可改善部分患者的血象。③免疫调节治疗:沙利度胺或来那度胺可改善 5q-综合征病情,抗胸腺淋巴细胞球蛋白与环孢素联合应用对部分患者有效。④化疗:小剂量阿糖胞苷或高三尖杉酯碱化疗或与其他药物进行联合化疗。⑤造血干细胞移植:对身体健康、状况良好和原始细胞增多的年轻患者应作为首选。

二、典型病例

(一)病例介绍

【患者基本情况】　患者男,23 岁,身高 177 cm,体重 75 kg,BMI 23.9 kg/m²。

【主诉】　发热 3 d。

【现病史】　患者 3 d 前无明显诱因出现发热,最高体温 38 ℃,伴寒战,伴头晕、乏力,伴左下腹痛,针扎样疼痛,阵发性,大便次数增多,不成形,3~4 次/d,伴咳嗽,无咳痰,无畏寒,无尿频、尿急、尿痛,就诊于当地诊所,给予对症治疗后,大便次数减少,仍未成形,无黑便,体温降至正常,今为求进一步诊治,急来我院,门诊查胸部 CT:双肺内轻微炎症考虑,请结合临床。双肺上叶肺大疱。考虑气管憩室。心腔密度减低,提示贫血。血常规:血红蛋白 62 g/L,血小板计数 49×10⁹/L,以"发热、贫血查因"收入我科。自发病以来,食欲正常,睡眠正常,大小便如上述,精神欠佳,体重无减轻。

【既往史】　既往体健,无高血压、心脏疾病病史,无糖尿病、脑血管疾病病史,无肝炎、结核、疟疾病史,预防接种史随社会计划免疫接种,无手术、外伤、输血史,无食物、药物过敏史。

【用药史及药物不良反应史】　不详。

【体格检查】　T 36.7 ℃,P 76 次/min,R 19 次/min,BP 115/68 mmHg。慢性病容、贫血面容,全身皮肤黏膜无黄染,无皮疹、皮下出血,全身浅表淋巴结未触及,双眼结膜苍白,胸骨无压痛,双肺呼吸音清,未闻及干、湿啰音,心音可,律齐,心脉率一致,各瓣膜听诊区未闻及杂音,腹部无压痛、反跳痛。腹部柔软、无包块。肝脾肋缘下未触及,双下肢无水肿。

【辅助检查】 骨髓象:①取材、涂片、染色良好。髓小粒(-),脂滴(-)。②骨髓增生活跃。③粒系增生活跃,原始粒细胞占2.8%,中性分叶核粒细胞比值降低,余阶段细胞比值大致正常。部分中性粒细胞质内颗粒增多。④红系增生活跃,中晚幼红细胞比值增高,可见巨幼样变、畸形核幼红及碳核样晚幼红细胞。成熟红细胞大小不一致,血红蛋白充盈可。⑤淋巴细胞比值占12.4%,形态未见明显异常。⑥全片见巨核细胞12个,血小板散在可见。⑦片尾易见退化细胞。

【入院诊断】 ①发热查因:感染性发热? 结缔组织病? ②中度贫血,血液系统疾病?

(二)药物治疗经过

针对病情制定以下诊疗计划:完善相关检查检验,如血常规、血生化、血凝、炎症指标、病毒全套、血型、血培养,根据骨穿结果回示,考虑为骨髓增生异常综合征。根据检验结果回示患者贫血,给予申请悬浮红细胞静脉滴注。余继续给予保肝、护胃等对症支持治疗。二丁酰环磷腺苷,40 mg ivgtt qd;法莫替丁20 mg ivgtt qd;谷胱甘肽2.70 g ivgtt qd;针对血小板低,皮下注射重组人血小板生成素15 000 IU qd;地西他滨10 mg 微量泵泵入qd;阿柔比星20 mg ivgtt qd;阿糖胞苷0.05 g ivgtt qd;沙利度胺片100 mg po qn。

(三)药物治疗方案分析

支持治疗药物使用合理性分析:患者入院后初始治疗方案主要为成分输血。根据《骨髓增生异常综合征中国诊断与治疗指南》(2019年版)中提示,对于骨髓增生异常综合征患者自然病程和预后的差异性很大,治疗宜个体化。应根据MDS患者的预后分组,同时结合患者年龄、体能状况、合并疾病、治疗依从性等进行综合分析,选择治疗方案。MDS可按预后积分系统分为两组:较低危组[IPSS-低危组、中危-1组,IPSS-R-极低危组、低危组和中危组(≤3.5分),WPSS-极低危组、低危组和中危组]和较高危组[IPSS-中危-2组、高危组,IPSS-R-中危组(>3.5分)、高危组和极高危组,WPSS-高危组和极高危组]。较低危组MDS的治疗目标是改善造血、提高生活质量,较高危组MDS治疗目标是延缓疾病进展、延长生存期和治愈。该患者在确诊之前已经出现血象低的症状,针对贫血和血小板低,使用成分输血和皮下注射重组人血小板生成素,纠正贫血和血小板低的症状。确诊MDS之后在继续支持治疗的基础上根据细胞遗传学和骨髓穿刺以及分子诊断的结果,进行免疫调节剂(沙利度胺),去甲基化药物(地西他滨)治疗,以及化疗(阿柔比星和阿糖胞苷)。该患者较年轻,为治愈MDS可考虑造血干细胞移植。

(四)药学监护

1. 有效性监护 观察是否存在贫血、血小板低等情况;再次进行骨穿,观察血象改善情况。

2. 安全性监护 沙利度胺常见的不良反应有口鼻黏膜干燥、倦怠、嗜睡、眩晕、皮疹、便秘、恶心、腹痛、面部水肿,可能会引起多发性神经炎、过敏反应等。用药后不宜立即驾驶车辆和操作机械。化疗药物阿柔比星可有心脏毒性(如心电图变化、心动过速、心律失常及心力衰竭),应注意监测患者心电图。

3. 依从性监护 沙利度胺通过口服给药,大多数患者在初始治疗之后3个月内起效。

(五)用药教育

阿糖胞苷可能发生的严重不良反应包括阿糖胞苷综合征(表现为发热、肌痛、骨痛、胸痛、斑丘疹、结膜炎、不适),如出现阿糖胞苷综合征,可考虑给予本药的同时给予糖皮质激素。使用本药时,应适当增加液体的摄入量,使尿液保持碱性,必要时联用别嘌呤醇,以防止发生血清尿酸升高、尿酸性肾病。用药期间定期监测全血细胞计数、骨髓涂片。用药期间定期监测肝肾功能、血尿酸水平。

第五节 淋巴瘤

一、疾病概述

(一)定义

恶性淋巴瘤也称为淋巴瘤,是发生于淋巴结和/或结外淋巴组织的肿瘤,是一组可以高度治愈的肿瘤。对于淋巴瘤目前国际上统一分为两大类,即非霍奇金淋巴瘤(non-Hodgkin lymphoma, NHL)和霍奇金淋巴瘤(Hodgkin lymphoma,HL)。非霍奇金淋巴瘤为不同分化成熟阶段的 T 或 B 淋巴细胞恶性转化后,发生单克隆性异常增殖所致。70%~85% 的 NHL 来源于 B 淋巴细胞。霍奇金淋巴瘤又称为霍奇金病(Hodgkin's disease),其组织病理学特点与 NHL 有很多不同。HL 受累组织中存在特征性的恶性细胞——Reed-Sternberg 多核巨细胞(简称 R-S 细胞),R-S 细胞来源于生发中心的 B 细胞。

(二)药物治疗原则

目前恶性淋巴瘤的主要治疗手段包括化疗、放疗和生物免疫治疗,对于某些特殊部位的 NHL,如发生胃肠道的 NHL,在某些情况下,手术也可以成为治疗选择之一。造血干细胞移植可以作为某些年龄小于 60 岁、一般状态良好的对化疗敏感的高危初治和复发患者的选择。对于恶性淋巴瘤患者,初治的首要目的是在尽可能减小毒性的基础上获得治愈。首次治疗前应根据患者全身情况、病理类型、原发病变的部位、临床分期以及肿瘤发展趋向等,制订综合治疗计划。对于复发的患者,也要根据患者的主客观条件,对既往治疗的反应,分析各个阶段的主要和次要矛盾进行综合治疗。影响淋巴瘤治疗策略选择的因素主要包括病理分型、临床分期、原发部位、有无巨块、预后指数和分子及基因标记物等。

二、典型病例

(一)病例介绍

【患者基本情况】 患者男,66 岁,身高 171 cm,体重 61 kg,BMI 20.86 kg/m²。

【主诉】 确诊非霍奇金淋巴瘤 1 月余。

【现病史】 患者 2 个月前无明显诱因出现左下腹部疼痛,呈钝痛感,疼痛持续,局限在左下腹部,不伴有腹泻、尿频、发热等症状。于当地医院行肠镜,结果提示回盲部淋巴组织增生病变,活检免疫组化考虑为 B 细胞淋巴瘤。PET-CT 结果:回盲部、降结肠、盆腔小肠肠壁及左侧肾周筋膜明显增厚,与周围淋巴结融合呈团块影,伴多发区域(右侧颈深部、左侧锁骨区、右侧内乳、腹腔及腹膜后)肿大,¹⁸F-氟代脱氧葡萄糖代谢异常增高,考虑进展性 B 细胞淋巴瘤,广泛结外及淋巴结累及。我院病理切片会诊:回盲部弥漫大 B 细胞淋巴瘤,免疫组化提示为非生发中心型。患者开始行 R-CHOP 方案化疗,具体方案为:利妥昔单抗 600 mg 第 0 天,环磷酰胺 600 mg 第 1~2 天,多柔比星脂质体 20 mg 第 2 天,长春地辛 4 mg 第 1 天,地塞米松 15 mg 第 1~5 天。经治疗后患者腹痛明显好转。患者自上次出院后精神一般,饮食差,二便正常,睡眠一般,无特殊不适主诉,现为求进一步评估病情及巩固化疗入院。

【用药史及药物不良反应史】 不详。

【既往史】 平素体健,否认高血压、糖尿病等。确认冠心病 1 年余,经皮冠状动脉介入治疗术后心功能良好。否认肝炎史。否认结核史。确认手术史。1 年前于某市第四人民医院行经皮冠状动脉介入治疗术,植入 1 个支架。否认外伤史。否认输血史。否认食物、药品过敏史。预防接种规范,随社会。

【体格检查】　T 36.7 ℃,P 78 次/min,R 16 次/min,BP 123/78 mmHg。神志清楚,发育正常,营养好,回答切题,自动体位,查体合作,步入病房,全身皮肤黏膜未见异常,无肝掌,全身浅表淋巴结无肿大。未见皮下出血点,未见皮疹。腹部外形平坦对称,左下腹、有局部隆起。触诊腹壁紧张,左下腹、右下腹均有压痛,均可触及包块,无反跳痛、肌紧张,无液波震颤。

【辅助检查】　肠镜检查:回盲部及乙状结肠炎;结肠息肉。后病理结果:①回盲部淋巴组织增生病变,考虑为 B 细胞淋巴瘤;②乙状结肠管状腺瘤伴低级别上皮内瘤变。免疫组化提示:CK(-),CK7(-),CK20(-),CEA(-),CDX-2(-),Vim(-),CD3(部分+),CD20(+),CD34(-),CD79a(-),Bcl-2(+),Bcl-6(-),Syn(-),P53(+),Ki-67(30%+),CK19(-)。上腹部 CT 增强:肝右叶囊肿,左肾周筋膜增厚,周围软组织密度灶,累及左肾,腹腔内及腹膜后多发肿大淋巴结,考虑转移。盆腔 CT 增强:回盲部及左半结肠软组织肿块影,伴周围多发肿大淋巴结,考虑恶性病变;前列腺轻度增生。超声:腹主动脉显示段血流通畅;双侧肾动脉部分阻力指数增高;后腹膜未见明显肿大淋巴结;双侧下肢深静脉血流通畅;肝内回声改变,肝囊肿;右侧甲状腺结节,考虑 TI-RAD 3 级;主动脉轻度反流,三尖瓣轻度反流,左室舒张功能欠佳。

PET-CT 检查:①回盲部、降结肠、盆腔小肠肠壁及左侧肾周筋膜明显增厚,与周围淋巴结融合呈团块影,伴多发区域(右侧颈深部、左侧锁骨区、右侧内乳、腹腔及腹膜后)肿大,^{18}F-氟代脱氧葡萄糖代谢异常增高,考虑进展性淋巴瘤,广泛结外及淋巴结累及。②右侧上颌窦炎症,右侧肩周炎。③两肺散在炎症后遗。④轻度脂肪肝浸润,肝右叶囊肿;⑤多个椎体退行性变。我院病理切片会诊提示,回盲部弥漫大 B 细胞淋巴瘤,免疫组化提示为非生发中心型。免疫组化结果:CD20(+),CD79α(+),CD3(-),CD10(-),Bcl-6(+),Mum-1(+),Bcl-2(+),CD5(-),CD23(-),Ki67(+约80%),CyclinD-1(-)。骨髓穿刺结果:粒、红二系增生明显活跃,血小板小簇、中簇易见(原、幼细胞占 2.5%)。

【入院诊断】　非霍奇金淋巴瘤(弥漫大 B 细胞淋巴瘤,非生发中心 B 细胞样)ⅣB 期国际预后指数(IPI)4 分。

(二)药物治疗经过

患者按弥漫大 B 细胞淋巴瘤行 1 程 R-CHOP 方案化疗。具体为:利妥昔单抗 600 mg 第 0 天+环磷酰胺 1 200 mg 第 1 天+多柔比星脂质体 20 mg 第 1 天+长春地辛 4 mg 第 1 天+地塞米松 15 mg 第 1~5 天。同时给予利尿、护胃、碱化尿液等支持治疗。

(三)药物治疗方案分析

1. 化疗方案选择合理　患者诊为弥漫大 B 细胞淋巴瘤,根据《中国弥漫大 B 细胞淋巴瘤诊断与治疗指南》(2013 年版),弥漫大 B 细胞淋巴瘤推荐的一线化疗方案为 R-CHOP 方案,包括利妥昔单抗、环磷酰胺、蒽环类、长春碱类、糖皮质激素。利妥昔单抗通过抑制 BCL-2 过表达而克服肿瘤对化疗的耐药性,也可与 CD20 特异性结合导致 B 细胞溶解。用法用量为 375 mg/m² 每周期 1 次,先于化疗药使用;且滴注利妥昔单抗前 30~60 min 可予以抗组胺药物和糖皮质激素预处理。该患者体表面积为 1.70 m²,故利妥昔单抗用法用量合理。环磷酰胺可导致 DNA 链断裂及 DNA 交联,抑制 DNA 复制与转录。R-CHOP 方案中的用量为 750 mg/m²,故环磷酰胺用量合理。蒽环类药物直接嵌入 DNA 碱基对之间,干扰转录,阻止 mRNA 的形成,既能抑制 DNA 的合成也能抑制 RNA 的合成,其典型不良反应为心脏毒性。多柔比星通过与甲氧基聚乙二醇的表面结合封包于脂质体中形成多柔比星脂质体,降低了心脏毒性,适合该冠心病经皮冠状动脉介入治疗术后患者。多柔比星脂质体标准剂量为 20 mg/m²,医生综合临床实际,对该患者予减低剂量使用。长春地辛可抑制细胞内微管蛋白聚合,阻止增殖细胞有丝分裂中的纺锤丝形成,使细胞分裂停止在有丝分裂中期。长春地辛标准剂量为 3 mg/m²,故长春地辛用量合理。

2. 止吐方案选择合理 根据《中国肿瘤药物治疗相关恶心呕吐防治专家共识》(2019 年版)环磷酰胺≤1.5 g/m² 属中致吐风险药物,其余化疗药均为单药低/轻微致吐药物,推荐采用 5-HT3 受体拮抗剂联合地塞米松的标准二联方案,由于化疗方案中有地塞米松,故可再加上格拉司琼止吐。用法用量符合说明书推荐标准剂量。

3. 减轻不良反应 化疗期间辅以氯化钠注射液水化、碳酸氢钠碱化尿液,加快化疗药物排泄,减轻不良反应。患者诊为非霍奇金淋巴瘤,入院后完善相关检查,排除化疗禁忌。于 2020 年 4 月 24 日起行第二疗程 R-CHOP 化疗方案,具体方案为:利妥昔单抗 600 mg 第 0 天,环磷酰胺 1 200 mg 第 1 天,多柔比星脂质体 20 mg 第 1 天,长春地辛 4 mg 第 1 天,地塞米松 15 mg 第 1~5 天。为《中国弥漫大 B 细胞淋巴瘤诊断与治疗指南》(2013 年版)推荐方案,药物遴选适宜,用法用量合理。根据《中国肿瘤药物治疗相关恶心呕吐防治专家共识》(2022 年版)该化疗方案为中致吐风险,推荐采用 5-HT₃ 受体拮抗剂联合地塞米松的标准二联方案,止吐方案遴选适宜,用法用量合理。同时给予利尿、护胃、激素、碱化尿液等支持治疗。化疗期间,患者出现睡眠差,予唑吡坦助眠;脑利尿钠肽升高,无其他心功能异常,药师持续进行监护。出院备药有护肝、升血小板、护胃、助眠、补钙,同时继续口服地塞米松进行化疗。现患者一般情况可,予以出院。

(四)药学监护

1. 输液反应 利妥昔单抗使用时易引起输液反应。约80%的致命性输液反应发生在首次输液时,用药时应密切监测患者,对出现严重反应的患者,特别是有严重呼吸困难、支气管痉挛和低氧血症的患者应立即停止静脉滴注,必要时应给予药物治疗。待所有症状消失和实验室检查结果恢复正常后方可继续静脉滴注,此时滴注速度不能超过原滴注速度的一半。如再次发生相同的严重不良反应,应考虑停药。

2. 肿瘤溶解综合征 可以进行适当的实验室检查(尿酸、磷酸盐、钾、肌酐、钙和乳酸脱氢酶的血清浓度,以及补液量和尿量)。

3. 乙型肝炎病毒(HBV)再激活 部分患者应用利妥昔单抗后可出现暴发性肝病、肝衰竭及死亡。用药前所有患者均需筛查 HBV 感染,用药期间及停药后应密切监测。

4. 超敏反应 应用利妥昔单抗时,如出现严重超敏反应,应立即给予肾上腺素、抗组胺药和糖皮质激素。

5. 糖皮质激素的全身性不良反应 尽管在短期治疗时很少出现,但仍应仔细监护。可能的不良反应包括感染、过敏反应、葡萄糖耐量受损、低钾性碱中毒、血脂异常、钠潴留、体液潴留等。

6. 心脏毒性 心脏毒性为多柔比星的剂量限制性毒性,用药史应监护患者的心功能,如脑利尿钠肽值、心肌损伤标志物等。同时关注患者的症状体征,如是否出现胸痛、心慌等症状。

7. 出血性膀胱炎 环磷酰胺的严重不良反应是出血性膀胱炎,需关注患者肾功能和小便情况。

8. 神经毒性 长春地辛可能引起感觉异常、肌痛、肌无力、深肌腱反射丧失或降低等神经毒性,应对此症状进行监护。

9. 便秘 止吐药格拉司琼易引起便秘,关注患者大便情况。

10. 骨髓抑制 多种化疗药可引起骨髓抑制,需对患者血常规进行监护。

11. 化疗一般的不良反应 关注患者食欲、饮食、大小便、睡眠、感染、皮肤、疼痛、肝肾功能等。

(五)用药教育

化疗后避免日光直晒,加强锻炼,感觉胸闷心悸及时告知医生和药师。应加强营养,多补充富含优质蛋白的食物,如鱼、肉、蛋白等,纤维素高的饮食如蔬菜水果,少食油腻、辛辣、刺激性食物。注意饮食洁净度,降低感染风险。多饮水,多排尿。化疗后可能出现一些不良反应,如恶心、呕吐、食欲缺乏、脱发、腹胀、腹泻、便秘等,化疗结束后会症状会逐渐消失。同时针对常见的恶心、呕吐不良反应,使用止吐方案。长春地辛可能引起神经毒性,请经常活动手指、脚趾,穿柔软舒适鞋袜,若出现手足麻木可按摩、热敷,多数可逆。格拉司琼易引起便秘,而多种化疗药对消化道也有便秘或腹泻的影响。若出现大小便异常,及时告知医生和药师,可以予相应对症处理。多柔比星存在心脏毒性,但脂质体剂型心脏毒性会相对较少。若出现胸痛、心慌等症状,及时告知医生和药师。

参考文献

[1] RASPER, FAUCI, HAUSER,等. 哈里森内科学血液系统疾病分册[M]. 黄晓军,译. 北京:北京大学医学出版社,2017.

[2] GOLDMAN L, ANDREW I S. GOLDMAN-CECIL MEDICINE[M]. 26ed. Singapore:Elsevier Pte Ltd,2020.

[3] 中国医师协会血液科医师分会,中华医学会血液学分会. 中国多发性骨髓瘤诊治指南(2022年修订)[J]. 中华内科杂志,2022,61(5):480-487.

[4] 汪英颖,刘尚勤. 多发性骨髓瘤诊治指南解读(2018年)[J]. 临床内科杂志,2018,35(7):503-504.

[5] 中华医学会血液学分会. 骨髓增生异常综合征中国诊断与治疗指南(2019年版)[J]. 中华血液学杂志,2019,40(2):89-97.

[6] 中华医学会血液学分会,中国抗癌协会淋巴瘤专业委员会,中国弥漫大B细胞淋巴瘤诊断与治疗指南(2013年版)[J]. 中华血液学杂志,2013,34(9):816-819.

[7] 中国抗癌协会肿瘤临床化疗专业委员会,中国抗癌协会肿瘤支持治疗专业委员会,中国肿瘤药物治疗相关恶心、呕吐防治专家共识(2022年版)[J]. 中华医学杂志,2022,102(39):3080-3094.

第十五章 疼 痛

1979 年,世界卫生组织将疼痛定义为组织损伤或潜在组织损伤所引起的不愉快感觉和情感体验并一直沿用至今,成为继心率、血压、呼吸和脉搏之后的第五大生命体征。根据不同的指标可对疼痛进行分类,如根据疼痛持续时间,以及损伤组织的可能愈合时间将疼痛分为急性疼痛(术后疼痛、急性创伤)和慢性疼痛(癌痛、纤维肌瘤、带状疱疹后神经痛);根据疼痛发生的病理生理机制可分为创伤性疼痛(外伤性疼痛),神经病理性疼痛(带状疱疹后神经痛、糖尿病神经痛、脑卒中后遗痛、某些肿瘤痛等);按发病部位可分为躯体痛(术后切口痛、肿瘤骨转移、关节炎、筋膜炎等),内脏痛(胰腺炎、消化性溃疡、尿潴留等)和非特异性疼痛。临床上的复杂病例经常同时存在多种疼痛,称为混合性疼痛。

疼痛不仅可造成呼吸、循环、消化、代谢、内分泌,以及心理和社会功能等变化,还可反映机体面临的创伤或疾病的信号,因此,采取积极有效的镇痛治疗,缓解疼痛对提高患者诊疗舒适度和生活质量具有重要意义。

第一节 癌 痛

一、疾病概述

(一)定义

癌性疼痛(cancerous pain,简称癌痛)是指癌症、癌症相关病变、抗癌治疗,以及癌症患者合并疼痛性疾病所导致的疼痛,疼痛是癌症患者尤其是中晚期癌症患者常见症状。

(二)药物治疗原则

世界卫生组织三阶梯镇痛原则始终是癌痛治疗的基石。第一阶梯药物针对轻度癌痛,主要包括非甾体抗炎药(NSAID)等非阿片类药物;第二阶梯药物针对中度癌痛,主要包括可待因、曲马多,以及低剂量阿片类药物;第三阶梯药物主要用于中重度癌痛的治疗,以吗啡、羟考酮和芬太尼等强阿片类药物为主。各阶梯药物首选口服给药,若患者不能口服可考虑其他给药途径。针对不同的原因导致的疼痛或疼痛程度还可考虑是否同时辅以非阿片类药物镇痛或防治,如阿米替林、度洛西汀、加巴喷丁和普瑞巴林等。由于晚期重度癌痛的复杂性和难治性,目前临床还有神经阻滞/阻断,患者自控镇痛泵植入等微创介入性操作。

二、典型病例

(一)病例介绍

【患者基本情况】　患者女,49 岁,身高 158 cm,体重 43 kg,BMI 17.22 kg/m^2。

【主诉】　腹痛 11 d,加重 1 d。

【现病史】　患者 11 d 前无明显诱因出现下腹痛,伴双侧腰痛,间歇性发作,伴恶心、呕吐,呕吐为胃内容物,无发热、心慌、胸闷,至当地县医院诊治,查彩超:①肝实质弥漫性回声改变;②肝内多发钙化灶;③腹水(少量);④双肾多发结石;⑤左肾积水(轻度);⑥左侧输尿管多发结石,予药物对症支持治疗,具体药物不详,疗效欠佳。4 d 前至当地中医院诊治,查膀胱组织病理:膀胱恶性肿瘤,倾向考虑移行细胞癌二级,具体治疗方式不详。今为求进一步诊治,门诊以"①腹痛查因;②乳腺癌切除术后"收入院。

【用药史及药物不良反应史】　无。

【体格检查】　T 36.4 ℃,P 80 次/min,R 20 次/min,BP 124/78 mmHg。下腹部和盆腔疼痛,使用《NRS 疼痛程度数字评估量表》对患者疼痛程度进行评估为 8 分,重度疼痛。自发病以来,食欲差,睡眠欠佳,大便减少,不成形,体重稍减轻。

【辅助检查】　当地医院彩超:肝实质弥漫性回声改变;肝内多发钙化灶;腹水(少量);双肾多发结石;左肾积水(轻度);左侧输尿管多发结石。尿常规:隐血(+++),酮体(+),蛋白(+),维生素 C(+),红细胞 1 043/μL,白细胞 50/μL。肾功:肌酐 135 mmol/L;胆碱酯酶 3 980 U/L,N 端脑钠肽前体 233.0 pg/mL,C 反应蛋白 42 mg/L,降钙素原 0.131 ng/mL,肌酸激酶 16 U/L,乳酸脱氢酶 343 U/L。结合外院影像学检查,考虑肾功能异常,双肾积水,膀胱肿瘤。

【入院诊断】　①腹痛待查;②膀胱肿瘤? ③双侧特发性肾积水;④乳腺肿瘤术后;⑤右侧输尿管支架置入术后。

(二)药物治疗经过

排除用药禁忌后,患者因下腹部及盆腔重度疼痛,于住院第 2 天使用数字评价量表法(NRS)评分 8 分开始应用盐酸吗啡片 10 mg po st 和盐酸羟考酮缓释片 20 mg po bid。入院第 3 天疼痛缓解,但仍诉下腹部有胀痛感,NRS 评分 3 分。因患者口服用药吞咽困难且恶心、呕吐症状加重,停止口服给药,根据阿片类药物等效剂量换算改为芬太尼透皮贴剂 4.125 mg 1 次 3 贴 q3d;同时患者疑似因服用阿片类药物加重便秘,使用开塞露灌肠及乳果糖口服液缓解。第 5 天,患者诉腹部皮肤接触衣物时有烧灼感,NRS 评分 5 分,故加用加巴喷丁胶囊滴定至 0.1 g tid 和塞来昔布胶囊 200 mg bid 镇痛。自第 6 天起,患者病情稳定,疼痛减轻,NRS 评分 2 分。住院第 12 天,患者诉下腹部疼痛加剧,NRS 评分 5 分,排便困难呈进行性加重,急查 CT 示肠梗阻,口服盐酸吗啡片解救无效,经临床药师建议,加大芬太尼透皮贴剂剂量至 8.25 mg 1 次 2 贴,q3d。第 13 天,患者经胃肠减压、肠外营养支持、抑酸及消炎镇痛等对症支持治疗后症状缓解,办理出院。

(三)药物治疗方案分析

由于不同患者对阿片类药物的耐受程度不同,也为了最大限度地减少副作用和阿片类药物剂量,需要对患者进行剂量滴定。依据《癌症疼痛管理药学专家共识》和《癌症疼痛诊疗规范》(2018 年版),初始剂量滴定选择 5~15 mg 吗啡即释片,维持用药常用长效吗啡缓释片、羟考酮缓释片或芬太尼透皮贴剂。患者疼痛评估为重度且未对阿片类药物耐受,故初始采用盐酸吗啡片 10 mg po st,然后转为口服盐酸羟考酮缓释片 20 mg po bid. 进行维持镇痛。由于患者入院时伴恶心、呕吐症状,口服阿片类药物后加重,临床药师提议将吗啡片转换为芬太尼经皮贴剂镇痛,患者恶心、呕吐症状有缓解,用药方案合理。患者诉腹部接触衣物时有烧灼感,是典型的神经病理性疼痛症状,加巴喷丁可有效抑制痛觉过敏和中枢敏化,联合塞来昔布镇痛治疗后,症状缓解;治疗后期,患者肠梗阻,口服盐酸吗啡片进行镇痛解救未见好转且呈进行性加重,遂行胃肠减压,加大剂量的芬太尼透皮贴剂镇痛治疗后症状缓解,方案合理。

(四)药学监护

1. 有效性监护　患者入院时疼痛评分为 8 分,经吗啡和羟考酮镇痛治疗,下腹部疼痛减轻,疼痛评估降为 3 分,后因吗啡加重患者恶心、呕吐,故停用吗啡改用芬太尼透皮贴剂腹部镇痛,疼痛缓解;入院第 5 天,患者出现皮肤烧灼样疼痛,为典型的神经病理性疼痛,疼痛评分 5 分,故予加巴喷丁治疗神经痛,同时予塞来昔布镇痛,第 2 天疼痛症状减轻,疼痛评估为 2 分。住院第 12 天,患者下腹部和腰背部疼痛,疼痛评估 5 分,查体示肠梗阻,经吗啡治疗无效后,临床药师建议使用加大剂量的芬太尼贴剂镇痛,有效缓解疼痛后办理出院。

2. 安全性监护　羟考酮缓释片不得掰开或碾碎服用,以免药物释放过快带来不良后果,需整片吞服;吗啡片常见不良反应有恶心、呕吐、呼吸抑制、嗜睡,以及便秘等,芬太尼透皮贴剂具有类似不良反应,后者还应注意每次更换贴剂的时间应相同或相近,避免直接暴露在外部热源中,以保证药物释放、血药浓度和药效的稳定。对上述阿片类药物引起的不良反应,临床要根据实际情况采取减量、停药或对症治疗等措施。加巴喷丁胶囊治疗过程中可引起嗜睡、眩晕和运动失调等症状,防止患者摔倒,必要时根据具体情况逐渐调整剂量;塞来昔布使用过程中要注意监测胃肠功能、血压,以及肝肾功能,尽量不要长期大量用药。该患者用药期间,有恶心、呕吐和便秘的阿片类药物不良反应症状,在换用芬太尼透皮贴剂及加用对症治疗药物以后有明显缓解。

3. 依从性监护　患者住院期间积极配合诊治,规律应用药物;配合医务人员进行疼痛评估,如实报告用药过程中出现的不良反应,医生和药师及时调整治疗方案,避免了不良反应的加重,同时更加有效地缓解疼痛,该患者住院期间依从性良好,疾病得到良好的控制。

(五)用药教育

羟考酮缓释片不得掰开或碾碎服用,需整片吞服;吗啡片常见不良反应有恶心、呕吐、呼吸抑制、嗜睡,以及便秘等,症状严重时及时告知医师或药师;芬太尼透皮贴剂每次更换贴剂的时间应相同或相近,贴于皮肤平展部位并保证贴合度良好,每次更换不同部位,避免直接暴露在外部热源中而导致药物过量释放及吸收,产生不良反应;加巴喷丁胶囊可引起嗜睡、眩晕、运动失调,可降低反应速度,使驾驶能力、操纵复杂机器的能力受到损害,用药期间避免从事类似活动,加量或减量均需缓慢进行;塞来昔布可能影响胃肠道、肝肾和心血管功能,出现不适及时就医。

第二节　术后疼痛

一、疾病概述

(一)定义

手术后疼痛(postoperative pain)是手术后即刻发生的急性疼痛,包括躯体痛和内脏痛,通常持续不超过 3～7 d,常见于创伤大的胸科手术和需较长时间功能锻炼的关节置换术等手术,有时镇痛需持续数周。术后疼痛在初始状态下如果没有被充分控制,不仅影响术后患者康复,还可能发展为慢性疼痛,即持续 3 个月以上的疼痛,其性质可以转变为神经病理性疼痛或混合型疼痛。因此,良好的术后疼痛控制是加速患者术后康复的前提。

（二）药物治疗原则

手术后疼痛常用镇痛药包括阿片类镇痛药、对乙酰氨基酚和 NSAID 类药物、局麻药和其他药物（氯胺酮、加巴喷丁和普瑞巴林）。除了日间手术和创伤较小的手术仅用单一镇痛药即可镇痛外，术后中重度疼痛常选择多模式镇痛方法，如镇痛药物的联合使用：阿片类药物或曲马多与对乙酰氨基酚联合、对乙酰氨基酚与 NSAID 药物联合、阿片类或曲马多与 NSAID 联合等。药物的联合使用不仅可以发挥协同或相加的镇痛作用，同时可以减少单一药物的剂量，降低不良反应的发生率和程度。再如镇痛方法的联合应用：外周神经阻滞或伤口局麻药浸润+对乙酰氨基酚/NSAID 药物/阿片类药物或其他药物。此外，患者静脉自控镇痛（PCA）由于起效较快、无镇痛盲区、血药浓度相对稳定，可通过冲击剂量及时控制爆发痛，已经成为手术后中到重度疼痛镇痛的最常用和最理想的方法。

二、典型病例 ▶▶▶

（一）病例介绍

【患者基本情况】 患者男，34 岁，身高 172 cm，体重 85 kg，BMI 28.73 kg/m^2。

【主诉】 右侧髋关节置换术后 1 年余。

【现病史】 患者 1 年余前患者因右髋关节骨折术后感染和右股骨头坏死脱位来我院行"右髋关节松解术+髋关节病损切除术+筋膜组织瓣成形术+骨折内固定取出术"，术后恢复可，现患者为置换股骨头来我院再次就诊，门诊以"①右侧股骨头坏死；②右侧髋关节或脓性关节炎"为诊断收入我院。

【用药史及药物不良反应史】 无。

【体格检查】 T 36.5 ℃，P 64 次/min，R 16 次/min，BP 136/89 mmHg。患者自发病来神智清，精神状态良好，睡眠正常，大小便正常，体重无减轻。近髋关节处可见一长约 5 cm 纵行手术瘢痕，右踝部不能背曲，右膝关节不能完全弯曲，右下肢肌力Ⅳ级，余肢体肌力肌张力正常，双侧肱二、三头肌腱反射正常，右侧膝、跟腱反射减弱。

【辅助检查】 CT：右股骨头骨质连续性中断，骨质密度不均匀增高，右髋关节间隙增宽。MRI：右侧髋关节脱位并关节周围及所示右侧大腿前外侧肌群软组织水肿；右侧髋臼异常信号，考虑骨髓水肿，较前变化不显著；右侧髋关节腔积液，较前变化不显著。

【入院诊断】 ①右侧股骨头坏死；②右侧髋关节或脓性关节炎。

（二）药物治疗经过

骨科大手术后常伴随疼痛、手术部位感染和静脉血栓栓塞症等并发症，因此，常针对性地进行镇痛、抗感染和抗凝治疗。初始治疗方案为术前半小时头孢呋辛钠 1.5 g ivgtt 预防感染，术后氟比洛芬酯针 50 mg+氢吗啡酮 12 mg 行 PCA 镇痛，那屈肝素钙针 4 100 IU H qd 抗凝，术后当日 NRS 评分 1 分。术后第 2 天停用头孢呋辛钠，同时停用 PCA，患者诉伤口疼痛，NRS 评分 5 分，给予帕瑞昔布钠 40 mg ivgtt qd，使用三天后停药。术后第 5 天，加用骨化三醇胶丸 0.25 μg po qd，碳酸钙 D_3 片 1 片 qd 和依降钙素针 20 U im 促进骨质愈合，阿哌沙班片 2.5 mg po bid 预防 VET，NRS 评分 1 分。术后第 7 天停用那屈肝素钙针，办理出院。出院诊断：右侧股骨头缺血性坏死；右股骨头骨折术后。出院医嘱：骨化三醇胶丸 0.25 μg po qd；碳酸钙 D_3 片 1 片 po qd；阿哌沙班片 2.5 mg po bid。

（三）药物治疗方案分析

对于排除禁忌证的患者，《美国术后疼痛管理指南》（2016 年）和《成人手术后疼痛处理专家共识》推荐对乙酰氨基酚和/或 NSAID 药物联用阿片类药物用于术后镇痛，镇痛效果明显强于阿片类药物单药治疗效果且能减少阿片类药物的用量。PCA 镇痛泵适用于术后中到重度疼痛，《临床药师术后疼痛管理指引》给出常用静脉 PCA 药物的推荐剂量,氟比诺芬酯,氢吗啡酮单次给药剂量分别为 50 mg、0.2～0.4 mg,持续输注剂量分别为 200 mg/24 h,0～0.4 mg/h。NSAID 药物用于术后镇痛的指征有:①与阿片类药物或曲马多联合或多模式镇痛用于大手术镇痛,有显著的节俭阿片作用;②停用 PCA 后,大手术残留痛的镇痛,推荐的帕瑞昔布剂量范围为 40～80 mg/d iv 或 im。因此,上述药物用法用量合理。

《抗菌药物临床应用指导原则》(2015 年版)指出对于关节置换成形术、截骨、骨内固定术、腔隙植骨术、脊柱术(应用或不用植入物、内固定物)属于一类切口,可能存在金黄色葡萄球菌、凝固酶阴性葡萄球菌、链球菌属,推荐使用第一、二代头孢菌素,尽量选择单一抗菌药物预防用药,避免不必要的联合使用。预防用药疗程应少于 24 h,有感染高危因素可延长至术后 48 h。该患者术前半小时给予头孢呋辛钠,术后第 1 天,白细胞计数 $10.5×10^9/L$,中性粒细胞百分数 85.3%,中性粒细胞绝对值 $8.96×10^9/L$,术后第 2 天停药,围术期预防用抗菌药物给药方案合理。

静脉血栓栓塞症(venous thromboembolism,VTE)是骨科大手术后发生率较高的并发症,骨科大手术后凝血过程持续激活可达 4 周,深静脉血栓(deep vein thrombosis,DVT)形成的危险性可持续 3 个月,对施行全髋关节置换术(total hip replacement arthroplasty,THA)、全膝关节置换术(total knee arthroplasty,TKA)患者,药物预防时间最少 10～14 d,建议延长至 35 d。患者在住院期间期间使用那屈肝素钙针进行抗凝治疗,可以显著降低骨科大手术后患者 VTE 的发生率且不增加大出血发生风险,但在术后第 5 天联用那曲肝素钙和阿哌沙班有出血风险,经临床药师建议后,医生改为出院后口服阿哌沙班继续预防 VTE,用法用量合理。

患者术前出现右股骨头骨质连续性中断,骨质密度不均匀,行髋关节置换术后,予碳酸钙 D_3 片积极调节钙磷代谢,促进钙磷吸收,有助于骨质形成;骨化三醇胶丸能促进肠道对钙的吸收并调节骨的矿化,二者帮助股骨头骨质愈合,加速术后恢复。

(四)药学监护

1. 有效性监护　术后氟比洛芬酯针+氢吗啡酮行 PCA 镇痛,患者未觉伤口疼痛不适,术后第 2 天停用 PCA 后,患者诉手术切口稍疼痛,临床药师建议予帕瑞昔布钠镇痛,患者疼痛减轻。患者术后第 1 天,D-二聚体升高至 4.81 mg/L,经肝素抗凝治疗后,D-二聚体指标下降,术后第 5 天联用那曲肝素钙和阿哌沙班,因有出血风险,经临床药师建议后,医生改为出院后口服阿哌沙班继续预防 VTE,未出现血液系统不良反应。

2. 安全性监护　阿片类药物常见的不良反应有恶心、呕吐、便秘、呼吸抑制、皮肤瘙痒、尿潴留、镇静和认知功能障碍等。恶心、呕吐发生率较高,主要发生在手术后 24～48 h,药师需关注术后恶心、呕吐情况,必要时给予药物治疗。呼吸抑制是阿片类镇痛药最严重的不良反应,临床药师需关注易发生呼吸抑制的高危人群,及时调整剂量。氟比洛芬酯、帕瑞昔布钠作为 NSAID 药物,主要不良反应包括胃肠道、心血管、血小板功能异常和肝肾损伤等,用药期间要关注患者胃肠道损伤、肝肾功能,以及心血管功能异常情况。患者在使用依诺肝素钙期间可能有出血风险,应加以关注,若患者出现肝肾功能损伤,应注意调整剂量。该患者用药过程中未出现明显上述不良反应。

3. 依从性监护　患者住院期间积极配合医务人员,积极用药,反馈疼痛缓解情况;出院后遵医嘱规律口服治疗药物,用药依从性良好。

(五)用药教育

患者术后长期卧床且使用阿片类及 NSAID 药物,告知患者及家属若出现头晕、恶心、呕吐或胃肠道损伤等症状,及时告知医师,同时多注意饮食,少量多次摄入食物,还可以顺时针揉腹部加快胃肠恢复蠕动,如疼痛减少,则可以降低镇痛泵每小时泵入量,尽快排气和恢复正常饮食。患者前期使用那屈肝素钙抗凝,后期改用阿哌沙班片,告知患者若有失血或者异常出血的迹象,请及时告知医师,出院后继续按时服用阿哌沙班片 14 d。患者出院带药各种补钙剂,应交代患者补钙应适量,不宜过度补钙。各种药物严格按照医嘱服用,在用药过程中出现的不适症状或病情加重,及时告知临床医生或者药师,切忌自行停药或更换药物。

第三节 带状疱疹后神经痛

一、疾病概述

(一)定义

神经病理性疼痛并不是某一种疾病,而是一系列疾病或损伤导致的以自发痛、痛觉过敏,以及痛觉超敏为特征,严重影响患者生活质量的疼痛综合征。

带状疱疹后神经痛(postherpetic neuralgia,PHN)是指带状疱疹特征性皮疹愈合后,产生沿神经走行分布的疼痛,通常持续存在 1 个月及以上,是带状疱疹最常见的并发症。可表现为持续性或发作性剧烈疼痛,也可表现为缓解后再次出现的疼痛,严重影响患者的生活质量。

(二)药物治疗原则

PHN 应尽早进行药物干预,有效缓解疼痛,保证患者睡眠休息,促进机体自我修复的同时还可缓解伴随的睡眠和情感障碍达到阻止疾病进展的目的。推荐药物包括一线药物钙离子通道调节剂,如普瑞巴林、加巴喷丁;三环类抗抑郁药,如阿米替林、度洛西汀、文拉法辛,以及 5% 利多卡因贴剂;二线药物阿片类镇痛药和曲马多。其他药物包括牛痘疫苗接种家兔皮肤炎症提取物、局部辣椒素、其他抗癫痫药(拉莫三嗪、丙戊酸钠、托吡酯)及草乌甲素也被用来治疗 PHN。此外,非药物治疗手段微创介入,常可联合药物治疗 PHN,不仅有效缓解疼痛,还可减少镇痛药物的用量。

二、典型病例

(一)病例介绍

【患者基本情况】 患者女,51 岁,身高 160 cm,体重 70 kg,BMI 27.3 kg/m²。

【主诉】 右侧颈部水疱 1 月余,疼痛 1 月余。

【现病史】 患者于 1 个月前无明显诱因颈部出现疼痛,呈持续性针刺样、烧灼样疼痛,颈部出现红斑、丘疱疹继而出现水疱,疱壁紧张,内容物透明清亮,为血性,无化脓、破裂,出现结痂。3 d 前腹部出现丘疱疹,患者至当地医院就诊,医院予阿昔洛韦静脉输注、中药(具体不详)治疗后,水疱、大疱好转,患者诉双上肢、腹部、双下肢烧灼样疼痛,同时左膝关节活动痛,为进一步诊治至我院,门诊以"带状疱疹性神经痛"收入我科。

【用药史及药物不良反应史】 青霉素类药物过敏,表现为瘙痒。

【体格检查】 T 36.5 ℃,P 78 次/min,R 19 次/min,BP 108/76 mmHg。颈部疼痛,呈持续性针刺样、烧灼样疼痛,右侧颈部色素沉着;双上肢、腹部、双下肢烧灼样疼痛,同时左膝关节活动痛。

【辅助检查】 使用视觉模拟评分法(VAS)疼痛评分 8 分。MRI:左膝关节内侧半月板后角变性;左膝髌骨软化症;左侧股骨内侧髁关节面下小缺血灶;左膝周围软组织轻度水肿。精神科汉密尔顿抑郁量表(HAMD)测量:中度抑郁,重度焦虑,轻度躯体化和强迫症;

【入院诊断】 ①带状疱疹性神经痛;②左膝关节半月板损伤;③自主神经功能紊乱。

（二）药物治疗经过

住院当日,患者因颈部疼痛,呈持续样针刺样,烧灼样,NRS 评分 7 分,予鼠神经生长因子针 9 000 IU im qd、甲钴胺注射液 0.5 mg iv tiw 和牛痘疫苗接种家兔炎症皮肤提取物针 6 mL ivgtt qd 营养、调节神经,改善中枢敏化和镇痛;患者同时诉左膝关节疼痛,故予骨瓜提取物针 100 mg ivgtt qd 调节骨代谢、刺激骨增殖并协同丙帕他莫针 2 g ivgtt qd 镇痛。住院第 2 天加用加巴喷丁胶囊 0.3 g po bid 缓解烧灼感,NRS 评分 6 分,同时因为患者存在重度焦虑、轻度的强迫症和人际关系敏感等症状故服用解郁丸 4 g po tid、米氮平 15 mg po qn 和度洛西汀肠溶片 20 mg po bid。住院第 3 天 NRS 评分 5 分,利多卡因 0.2 g 和罗哌卡因 100 mg 配比后行浅神经丛阻滞镇痛。住院第 4 天予玻璃酸钠针 25 mg 关节腔注射和奥布卡因凝胶外用缓解关节疼痛,NRS 评分 2 分;迈之灵片 0.26 g po bid 减轻患者左膝周围软组织水肿,改善微循环,同时停用鼠神经生长因子。第 8 天因手部麻木疑为加巴喷丁不良反应,故停用该药,改服普瑞巴林胶囊 75 mg po bid 镇痛,NRS 评分 1 分,余药用至出院方停。第 11 天患者出院带药:普瑞巴林胶囊 75 mg po bid 镇痛;甲钴胺片 0.5 mg po tid 和牛痘疫苗接种家兔炎症皮肤提取物片 8 IU po bid 营养神经;解郁丸 4 g po st 疏肝解郁。

（三）药物治疗方案分析

《带状疱疹后神经痛诊疗中国专家共识》《中国带状疱疹诊疗专家共识》(2022 版)、2010 年欧洲神经病学会联盟和 2004 年美国神经病学会推荐的治疗药物有加巴喷丁和普瑞巴林,二者减少兴奋性神经递质的过度释放,抑制痛觉过敏和中枢敏化缓解疼痛;牛痘疫苗接种家兔炎症皮肤提取物针具有镇痛、调整自主神经功能、改善末梢循环障碍、抗变态反应、调整免疫及修复细胞损伤等作用;丙帕他莫是对乙酰氨基酚的前体药物,发挥解热镇痛作用,缓解关节疼痛。提取物调节骨代谢,刺激成骨细胞增殖,促进新骨形成,防治骨质疏松症,同时具有抗炎镇痛作用,可有效缓解患者下肢疼痛,预防骨质疏松,由于带状疱疹后疼痛常是外周和中枢敏化共同作用结果,故联合用药可从不同病理机制角度有效缓解患者疼痛。

经精神科 HAMD 测量发现患者伴发中度的抑郁、重度焦虑、轻度的躯体化症状、强迫症状和偏执症状,给予米氮平、度洛西汀和解郁丸抗焦虑、失眠、抑郁,同时还具有中枢镇痛作用,米氮平还可避免三环类抗抑郁药产生的失眠等不良反应。

患者使用 0.4% 利多卡因、0.2% 罗哌卡因和 0.9% 氯化钠注射液行神经阻滞,使神经支配区域产生局麻作用,缓解双上肢、腹部和下肢疼痛,促进肌肉,器官自我修复。神经阻滞时常使用较低浓度局麻药,利多卡因成人一次最大用量 0.4 g,罗哌卡因常用浓度在 0.5%~1.0%,并尽量缩短使用时间,两者合用可快速起效并延长有效时间,该神经阻滞用药方案合理。鼠神经生长因子有促进损伤神经的恢复作用,而甲钴胺可营养、修复神经,二者对于可能的神经损伤造成的疼痛敏感性增强具有一定的缓解作用,使用合理。

（四）药学监护

1. 有效性监护　患者 VAS 疼痛评分 8 分,为重度疼痛,经营养神经药、镇痛药和抗抑郁药联合治疗后,疼痛缓解不明显,故行星状神经节阻滞,连续注射 7 d 后,疼痛缓解至 2 分;患者通过消除疼痛,抗焦虑、抗抑郁治疗后,整体精神状况良好。

2. 安全性监护　加巴喷丁和普瑞巴林需要根据疼痛缓解情况和耐受情况逐渐增加剂量,肾功能不良患者应减量,还应关注二者的主要不良反应如嗜睡、头晕是否加重;度洛西汀肠溶片除了恶心、口干、出汗、乏力和嗜睡外,其镇静作用还会损害判断力、思维或运动能力,故服药期间注意防止摔倒且不得从事需高度集中注意力的工作。米氮平除了上述类似的不良反应外,还要特别注意患者是否有白细胞减少,二者均可加重病情或自杀倾向,需要停药时应逐渐减量而不能骤然停药。使用丙帕他莫期间不应再和其他含对乙酰氨基酚成分的药物联合应用,合理控制剂量,超量使用易造成肝损伤;牛痘疫苗接种家兔炎症皮肤提取物针、骨瓜提取物针和鼠神经生长因子针有相似的皮疹、瘙痒、发热及过敏反应,发现后应酌情减量或立即停药,严重肾功能不全时禁用骨瓜提取物针;该患者同时应用牛痘疫苗接种家兔炎症皮肤提取物针、解热镇痛药和局部麻醉药,会使合用药物作用增强,应注意监测不良反应或调整剂量;甲钴胺针开封后立即避光使用,注意避开神经分布密集的部位,严重过敏时出现低血压、呼吸困难等症状,应马上终止用药。利多卡因针作用于中枢神经系统,可引起嗜睡、感觉异常、肌肉震颤、惊厥昏迷及呼吸抑制等不良反应,罗哌卡因可引起心动过缓、感觉异常、头痛头晕等,严重肝病时应慎用,两种局部麻醉药使用时需严格掌握浓度和用药总量,同时监测血压、电解质、血药浓度和心电图。该患者初始应用加巴喷丁期间出现手部麻木不良反应,经临床药师鉴别后建议医生换用普瑞巴林,相关不良反应症状减轻。其他药物使用期间无明显不良反应。

3. 依从性监护　患者积极配合诊治,及时评估疼痛和精神症状,按时规律应用药物;如实报告疼痛缓解情况和不良反应,医务人员及时地调整治疗方案,减少不良反应的发生发展,更加有效地缓解疼痛,该患者住院期间依从性良好,疾病得到良好的控制。

(五)用药教育

镇痛药和抗抑郁药物需要长期规律服用,药物可能引起食欲增加、体重增加、口干、便秘或头晕嗜睡,当上述症状恶化时,及时告知医师,切忌私自停药或调整剂量;服药期间避免从事需要精神警觉或协调力的活动,如开车等;度洛西汀肠溶片为保证有效性和安全性,应整片吞服,不得掰开或碾碎;普瑞巴林胶囊如需停药应缓慢减量。告知患者在服药期间保持情绪乐观,少吃生冷及油腻难消化的食品,不得饮酒,因为可能会导致中枢神经系统抑制;慢性病患者应在医师指导下服药,定期复查,不适随诊。

第四节　骨关节炎痛

一、疾病概述

(一)定义

骨性关节炎(osteoarthritis,OA)是由多种因素引起关节软骨纤维化、皲裂、溃疡和脱失而导致的以关节疼痛为主要症状的慢性退行性疾病,病理特点为关节软骨变性破坏、软骨下骨硬化或囊性变、关节边缘骨质增生、滑膜炎症、关节囊挛缩、韧带松弛或挛缩等,常累及膝关节、髋关节、脊柱和手等部位。

(二)药物治疗原则

关节炎导致的疼痛应遵循阶梯治疗的原则,在饮食和运动控制不佳的情况下,首选对乙酰氨基酚或局部应用 NSAID 药物进行镇痛,如氟比洛芬凝胶贴膏;中重度疼痛或疼痛持续存在时可以联合口服 NSAID 药物;针对对乙酰氨基酚或 NASID 药物无效或不耐受者可使用非 NASID 类药物或阿片类药物,但不推荐阿片类药物作为骨关节炎一线镇痛药物。其他治疗药物包括早中期关节腔内注射玻璃酸钠、中重度疼痛患者可关节腔注射糖皮质激素、伴焦虑抑郁患者可应用抗抑郁药如度洛西汀,以及出现神经病理性疼痛时可加用加巴喷丁和普瑞巴林。

二、典型病例

(一)病例介绍

【患者基本情况】　患者女,70 岁,身高 161 cm,体重 80.2 kg,BMI 30.94 kg/m²。

【主诉】　腰部疼痛伴右下肢疼痛、麻木 3 月余,加重 7 d。

【现病史】　患者 3 月余前无明显诱因出现腰痛,伴右下肢疼痛、麻木,可放射至右足踝,行走后加重,休息后减轻,无发热、盗汗、全身乏力、头痛、头晕、恶心等症状,至当地卫生院就诊,给予静脉输液及拔罐、针灸等对症治疗,症状较前好转。7 d 前无明显诱因再次出现腰部疼痛,伴右下肢疼痛、麻木,蹲下来时难以站立,今为求进一步治疗,来我院以"①腰椎间盘突出症;②膝关节骨性关节炎"为诊断收治入科。

【用药史及药物不良反应史】　无。

【体格检查】　T 36.2 ℃,P 69 次/min,R 19 次/min,BP 100/64 mmHg。自发病以来,神志清,精神可,睡眠正常,体重无减轻;腰椎无侧弯,前屈,后伸活动受限,右侧直腿抬高试验疑似阳性,右侧"4"字试验阳性,四肢肌力张力正常,余肢体感觉,运动及腱反射正常。

【辅助检查】　MRI:①右膝关节退行性骨关节病,骨质增生;右髌骨后缘、右股骨远端、胫骨近端缺血性改变;髌骨软骨软化;关节软骨厚薄不均;②右膝外侧半月板前后角变性;③右膝前交叉韧带损伤;④右膝关节腔、髌上囊少量积液或滑液;⑤右膝前方软组织轻度水肿;⑥腰 4～腰 5 椎间盘膨出;腰 5～骶 1 椎间盘突出,相应水平黄韧带增厚或椎小关节增生;⑦腰椎骨质增生;⑧腰部皮下浅筋膜炎;⑨双髋关节少量积液或滑液。

【入院诊断】　①腰椎间盘突出症;②膝关节骨性关节炎。

(二)药物治疗经过

入院当日,患者诉下肢疼痛、麻木,影响睡眠,NRS 评分 7 分,初始给予患者氟比洛芬凝胶贴膏 40 mg bid 镇痛、甲钴胺针 0.5 mg ivgtt qd 营养神经、关节腔注射 0.5% 利多卡因 3 mL 和玻璃酸钠针 50 mg 润滑、保护关节,同时镇痛。第 2 天,患者诉疼痛减轻,NRS 评估 4 分。第 4 天,患者诉下肢仍有麻木感,NRS 评估 4 分,彩超示左侧小腿肌间静脉血栓形成,加用艾瑞昔布片 0.1 g po bid 和加巴喷丁胶囊 0.3 g po bid 镇痛,依诺肝素钠针 6 000 IU H 抗凝。第 6 天,继续关节腔注射 0.5% 利多卡因 3 mL 和玻璃酸钠 50 mg,患者诉疼痛控制良好,NRS 评分 2 分;第 7 天,患者轻微焦虑,夜晚睡眠不佳,予以度洛西汀肠溶片 20 mg po bid,睡眠改善。第 11 天患者疼痛减轻,NRS 评分 0 分,欲明日出院,故停用依诺肝素钠针改为阿哌沙班片 2.5 mg po bid。第 12 天,患者因骨质疏松症加用唑来膦酸针 5 mg ivgtt st,同时予布洛芬混悬液治疗双膦酸盐类药物引起的发热,次日出院。

(三)药物治疗方案分析

镇痛药使用合理性分析:《中国骨关节炎疼痛管理临床实践指南》(2020 年版)和《中国骨关节炎诊疗指南》(2021 年版)推荐首选局部外用 NSAID 药物,氟比洛芬凝胶贴膏在抗炎镇痛的同时能减少心血管和胃肠道不良反应;关节腔内注射局麻药 0.5% 利多卡因缓解疼痛,片刻后,再次注射玻璃酸钠,润滑、保护关节的同时还能使患者在无痛条件下早期恢复活动,促进患者康复。玻璃酸钠注射通常每周 1 次,利多卡因局部浸润麻醉常用 0.5%～1% 溶液,50～300 mg,用法用量正确;患者用药几天后诉下肢疼痛、麻木,彩超示左腿肌间静脉血栓形成,故加用艾瑞昔布片抗炎镇痛,加巴喷丁胶囊抑制中枢敏化缓解疼痛,依诺肝素钠针抗凝,防止发生血栓性疾病。甲钴胺能够营养、修复受损神经,改善患者疼痛、灼热和麻木感觉;住院期间患者出现轻微焦虑情绪,夜晚睡眠不佳,度洛西汀不仅可缓解焦虑和睡眠障碍,还可抑制疼痛传导、治疗骨关节炎慢性疼痛和改善膝关节功能,具有较好安全性和耐受性。

（四）药学监护

1. 有效性监护　　患者初始治疗方案予氟比洛芬凝胶贴膏外用镇痛，关节腔注射利多卡因麻醉镇痛，玻璃酸钠润滑保护关节，关节疼痛减轻，活动改善。第4天，针对患者下肢疼痛、麻木，以及小腿肌间血栓形成，积极予加巴喷丁、帕瑞昔布和依诺肝素钠进行抗炎、镇痛和抗凝治疗，患者疼痛麻木症状缓解且有效抑制了血栓栓塞疾病的进展；及时规律服用度洛西汀有效缓解了患者焦虑、失眠状态，也加速了患者整体康复进程。

2. 安全性监护　　患者为老年人，应用NSAID药物艾瑞昔布有增加胃肠、肝肾和心血管等不良反应的危险，若发现不适及时更改治疗方案。初期加巴喷丁可因其镇静作用影响日常行为，故首次用药从晚间起始，逐渐滴定至0.3 g bid；患者存在血栓栓塞性疾病，建议在使用低分子肝素治疗前进行血小板计数，并在治疗中进行常规计数监测，如果血小板计数显著下降（低于原值的30%～50%），应停用本品，静脉给药后应在适当时开始口服抗凝剂治疗，直至达到抗凝治疗效果。度洛西汀使用过程中应密切关注患者是否症状恶化、行为异常，以及肝肾功能异常，异常时及时告知医师，患者出院带药阿哌沙班，应了解慎用、禁用疾病，并告知患者有出血征象时及时询问医师，不可随意调整剂量。该患者住院期间未出现明显上述不良反应。

3. 依从性监护　　患者住院期间，规律按医嘱服药，同时积极配合医务人员行局部麻醉和周围神经阻滞；及时向医生或药师反馈疼痛缓解情况、新发疼痛不适反应或不良反应，积极配合进行异常检查和排查；患者出院，药师详细交代院外用药的注意事项，患者仔细确认用法用量，规律服用药物。该患者住院期间依从性良好，加速了患者康复的进程。

（五）用药教育

告知患者，氟比洛芬凝胶贴膏可能出现接触部位皮肤发疹、发痒症状，可暂停使用，或将使用间隔拉长，一天勿贴超过8 h。玻璃酸钠注射后可能有局部和关节腔反应，表现为注射局部轻中度疼痛、肿胀或关节内少量积液，一般多能耐受，无须特殊治疗，也可采取休息、冰敷或使用NSAID等处理措施，一般2～3 d后症状改善并恢复。加巴喷丁作用于中枢神经系统，可引起镇静、眩晕或类似症状，但几日后可耐受，如需停药需逐渐减量。度洛西汀常见副作用为嗜睡、晕眩、运动失调等，建议患者在达到药物疗效前避免从事需要精神警觉或协调的活动，若症状恶化且无法忍受请迅速告知医师。服用阿哌沙班的同时，未经医师许可，不要自行服用任何药品、中草药或保健食品，尤其是阿司匹林、非类固醇性消炎止痛药、抗凝血剂、血小板凝集抑制剂等，以避免影响药效，避免组织受伤，若出现不寻常的出血或瘀青，请立即就医。

参考文献

[1] 徐建国，邓小明，冯艺，等. 成人手术后疼痛处理专家共识[J]. 临床麻醉学杂志，2017，33（9）：911-917.

[2] 广东省药学会. 临床药师术后疼痛管理指引[J]. 今日药学，2019，4：217-226.

[3] 李慧，饶跃峰. 对2016年版美国《术后疼痛管理指南》的药学解读[J]. 中国药房，2017，28（35）：5007-5012.

[4] 中华医学会骨科学分会关节外科学组. 中国骨关节炎疼痛管理临床实践指南[J]. 中华骨科杂志，2020，40（8）：476-496.

[5] 中华医学会骨科学分会关节外科学组. 中国骨关节炎诊疗指南（2021年版）[J]. 中华骨科杂志，2021，41（18）：1291-1314.

[6] 徐建国，黄宇光，杨建军. 疼痛药物治疗学[M]. 2版. 北京：人民卫生出版社，2020.

[7] 中华医学会疼痛学分会. 中国疼痛病诊疗规范[M]. 北京：人民卫生出版社，2020.

[8]樊碧发,傅志俭,韩济生.神经病理性疼痛诊疗专家共识[J].中国疼痛医学杂志,2013,19(12)：705-711.

[9]于生元,万有,万琪,等.带状疱疹后神经痛诊疗中国专家共识[J].中国疼痛医学杂志,2016,22(3):161-168.

[10]中华人民共和国国家卫生健康委员会.癌症疼痛诊疗规范(2018年版)[J].临床肿瘤学杂志,2018,23(10):937-945.

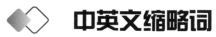

中英文缩略词

缩写	中文含义
bid	每日 2 次
q6h	每 6 小时
q8h	每 8 小时
q12h	每 12 小时
qd	每日
qid	每日 4 次
qm	每晨
qn	每晚
qod	隔日一次
st	立刻
tid	每日 3 次
H	皮下注射
im	肌内注射
iv	静脉注射
ivgtt	静脉滴注
po	口服
pmol	皮摩尔
mmol	毫摩尔
nmol	纳摩尔
μmol	微摩尔
mmHg	毫米汞柱
g	克
kg	千克

缩写	中文含义
mg	毫克
mL	毫升
μg	微克
ng	纳克
pg	皮克
L	升
dL	分升
fL	费升
U	单位
mm	毫米
IU	国际单位
cm	厘米
BMI	体重指数
min	分钟
d	天
h	小时
T	温度
P	脉搏
R	呼吸频次
BP	血压